LACaN PARa ANaLISTAS

Editora Appris Ltda.
1.ª Edição - Copyright© 2024 do autor
Direitos de Edição Reservados à Editora Appris Ltda.

Nenhuma parte desta obra poderá ser utilizada indevidamente, sem estar de acordo com a Lei nº 9.610/98. Se incorreções forem encontradas, serão de exclusiva responsabilidade de seus organizadores. Foi realizado o Depósito Legal na Fundação Biblioteca Nacional, de acordo com as Leis nºs 10.994, de 14/12/2004, e 12.192, de 14/01/2010.

Catalogação na Fonte
Elaborado por: Dayanne Leal Souza
Bibliotecária CRB 9/2162

M444l
2024

Mattos, José Marcus de Castro
    Lacan para analistas / José Marcus de Castro Mattos. – 1. ed. – Curitiba: Appris, 2024.
    583 p. : il. color. ; 23 cm. – (Coleção Saúde Mental).

    Inclui bibliografia.
    ISBN 978-65-250-6384-3

    1. Psicanálise. 2. Freudiana. 3. Psicanalistas. I. Mattos, José Marcus de Castro. II. Título. III. Série.

CDD – 150.195 2

Livro de acordo com a normalização técnica da ABNT

Appris editora

Editora e Livraria Appris Ltda.
Av. Manoel Ribas, 2265 – Mercês
Curitiba/PR – CEP: 80810-002
Tel. (41) 3156 - 4731
www.editoraappris.com.br

Printed in Brazil
Impresso no Brasil

José Marcus de Castro Mattos

LACaN PARa ANaLISTAS

Appris
editora

Curitiba, PR
2024

FICHA TÉCNICA

EDITORIAL	Augusto Coelho
	Sara C. de Andrade Coelho
COMITÊ EDITORIAL	Ana El Achkar (Universo/RJ)
	Andréa Barbosa Gouveia (UFPR)
	Antonio Evangelista de Souza Netto (PUC-SP)
	Belinda Cunha (UFPB)
	Délton Winter de Carvalho (FMP)
	Edson da Silva (UFVJM)
	Eliete Correia dos Santos (UEPB)
	Erineu Foerste (UFES)
	Erineu Foerste (Ufes)
	Fabiano Santos (UERJ-IESP)
	Francinete Fernandes de Sousa (UEPB)
	Francisco Carlos Duarte (PUCPR)
	Francisco de Assis (Fiam-Faam-SP-Brasil)
	Gláucia Figueiredo (UNIPAMPA/ UDELAR)
	Jacques de Lima Ferreira (UNOESC)
	Jean Carlos Gonçalves (UFPR)
	José Wálter Nunes (UnB)
	Junia de Vilhena (PUC-RIO)
	Lucas Mesquita (UNILA)
	Márcia Gonçalves (Unitau)
	Maria Aparecida Barbosa (USP)
	Maria Margarida de Andrade (Umack)
	Marilda A. Behrens (PUCPR)
	Marília Andrade Torales Campos (UFPR)
	Marli Caetano
	Patrícia L. Torres (PUCPR)
	Paula Costa Mosca Macedo (UNIFESP)
	Ramon Blanco (UNILA)
	Roberta Ecleide Kelly (NEPE)
	Roque Ismael da Costa Güllich (UFFS)
	Sergio Gomes (UFRJ)
	Tiago Gagliano Pinto Alberto (PUCPR)
	Toni Reis (UP)
	Valdomiro de Oliveira (UFPR)
SUPERVISOR DA PRODUÇÃO	Renata Cristina Lopes Miccelli
PRODUÇÃO EDITORIAL	Bruna Holmen
REVISÃO	Bruna Fernanda Martins
DIAGRAMAÇÃO	Andrezza Libel
CAPA	Eneo Lage
REVISÃO DE PROVA	Lavínia Albuquerque

COMITÊ CIENTÍFICO DA COLEÇÃO SAÚDE MENTAL

DIREÇÃO CIENTÍFICA	Roberta Ecleide Kelly (NEPE)
CONSULTORES	Alessandra Moreno Maestrelli (Território Lacaniano Riopretense)
	Ana Luiza Gonçalves dos Santos (UNIRIO)
	Antônio Cesar Frasseto (UNESP, São José do Rio Preto)
	Felipe Lessa (LASAMEC - FSP/USP)
	Gustavo Henrique Dionísio (UNESP, Assis - SP)
	Heloísa Marcon (APPOA, RS)
	Leandro de Lajonquière (USP, SP/ Université Paris Ouest, FR)
	Marcelo Amorim Checchia (IIEPAE)
	Maria Luiza Andreozzi (PUC-SP)
	Michele Kamers (Hospital Santa Catarina, Blumenau)
	Norida Teotônio de Castro (Unifenas, Minas Gerais)
	Márcio Fernandes (Unicentro-PR-Brasil)
	Maria Aparecida Baccega (ESPM-SP-Brasil)
	Fauston Negreiros (UFPI)

Para minha filha, MARINA CHAN Y MATTOS.

\AGRADECIMENTOS/

⁂

Agradeço a:
ISIDORO EDUARDO AMERICANO DO BRASIL (Escola Brasileira de Psicanálise: Movimento Freudiano/RJ), por ter acompanhado como analista lacaniano, entre os anos 1990 – 1992, meus primeiros passos em Psicanálise.

ELIANE GABAY SERFATI (Círculo Psicanalítico do Rio de Janeiro/RJ), por ter testemunhado como analista freudiana, entre os anos 1990 – 1995, a primeira transferência instituinte de meu '*um* Inconsciente e/ou *um* Outro': ordenamento discursivo no registro *imaginário*.

MIRIAM CHOR BLANK (Escola Letra Freudiana/RJ), por ter testemunhado como analista lacaniana, entre os anos 2000 – 2005, a segunda e última transferência instituinte de meu '*um* Inconsciente e/ou *um* Outro': ordenamento discursivo nos registros *simbólico* e *real*.

ANDRÉA ROCHA, CARMEM AGUIAR, CRISTIANO RODRIGUES, DAVI ALEX, ELIANE REIS, GABRIEL ABBADE, JÚLIO BRAGA, MARLENE FERREIRA, ROZANA MAZZETTO e SÉRGIO WAKSMAN (Membros da Escola Popular de Psicanálise Brasileira: João Guimarães Rosa [EPPB:JGR/RJ]), por testemunharem meu *um* ensino a partir de 2021.

⁂

É preciso forjar muitos pensamentos, não muitos conhecimentos.
DEMÓCRITO DE ABDERA. *Sentenças*, 30.

❖

A repetição demanda o novo. Ela se volta para o lúdico que faz, desse novo, sua dimensão.
LACAN, J. "Tiquê e autômaton", *in: O seminário, livro 11: os quatro conceitos fundamentais da psicanálise* (1964). Sessão de 12 de Fevereiro de 1964. Rio de Janeiro: Jorge Zahar Editor, 1998: 62.

❖

A gente vive repetido, o repetido, e, escorregável, num mim minuto, já está empurrado noutro galho. Acertasse eu com o que depois sabendo fiquei, para lá de tantos assombros... Um está sempre no escuro, só no último derradeiro é que clareiam a sala. Digo: o real não está na saída nem na chegada: ele se dispõe para a gente é no meio da travessia.
RIOBALDO. *Grande sertão: veredas* (1987: 51 – 52).

❖

Quando a Psicanálise houver deposto as armas diante dos impasses crescentes de nossa civilização (mal-estar que Freud pressentia) é que serão retomadas – por quem? – as indicações de meus *Escritos* (1966).
LACAN, J. "A psicanálise: razão de um fracasso", *in: Escritos* (1966). Rio de Janeiro: Jorge Zahar Editor, 1998: 349.

❖

Aqui eu não sei o que o senhor não sabe.
RIOBALDO. *Grande sertão: veredas* (1987: 219).

❖

Tal como hoje chego a pensar, a Psicanálise é intransmissível. Isso é bem desagradável. É desagradável que cada psicanalista seja forçado – já que é preciso que ele seja forçado a isso – a reinventar a Psicanálise.
LACAN, J. "Congresso sobre a transmissão" (EFP: 06 – 09 de Julho de 1978), *in: Documentos para uma Escola* (II): *Lacan e o passe*. Rio de Janeiro: Escola Letra Freudiana. Circulação Interna, 1995: 66.

SUMÁRIO

PREFÁCIO.. 17

PRÓLOGO.. 33

O SIGNIFICANTE & SUA FUNÇÃO 39

A BANDA DE MÖBIUS DO CAPITAL/TECNOCIÊNCIA 59

A CARNE É FRACA 63

A CLÍNICA LACANIANA DO SUJEITO CLIVADO 69

A EXTRATERRITORIALIDADE DE LACAN........................ 85

A LETRA JOYCIANA ULTRAPASSA LACAN 87

A MATRIZ-LÓGICA DO ENSINO DE LACAN 91

A METÁFORA 'A MULHER NÃO EXISTE' 95

A PLATAFORMA DISCURSIVA GIRA 97

A POSIÇÃO EPISTEMOCLÍNICA DE LACAN 99

A RACIONALIDADE ESTRUTURAL DA PSICANÁLISE......... 101

A TRADUÇÃO CORRETA DE 'PARLÊTRE' 109

ANGÚSTIA: PRA QUE TE QUERO? 111

ANOTAÇÕES SOBRE O SEMINÁRIO 01: O RECONHECIMENTO DO DESEJO.. 117

ANOTAÇÕES SOBRE O SEMINÁRIO 02: A LETRA DO DESEJO .. 131

ANOTAÇÕES SOBRE O SEMINÁRIO 02: ONDE ESTÁ A LETRA DO DESEJO? 145

ANOTAÇÕES SOBRE O SEMINÁRIO 03: O DESEJO IMPOSSÍVEL .. 157

ANOTAÇÕES SOBRE O SEMINÁRIO 04: O DESEJO RECONQUISTADO 169

ARGONAUTAS DO DESEJO 185

BACH & O REAL LACANIANO 187

COMENTÁRIOS LÓGICOS SOBRE LACAN 199

COMO ROMPER O ENGODO DO SIGNO? 207

COMO TRADUZIR LACAN SERVINDO-SE DELE? 211

CORTAR NO DISCURSO O CONTAR DO DISCURSO 215

DESEJAR O GOZO PARA MAIS-GOZAR COM O DESEJO 217

FANTASMA 219

FANTASMA & REAL 221

FLAUBERT E O CÔMICO 225

FORBES: O MAU USO DA PSICANÁLISE 231

FORBES: UMA CLÍNICA IDEOLÓGICA 237

FREUD: UM ANALISANDO SELVAGEM 243

JOY C'EPIFÂNICO: UMA ESCRITURA EXEMPLAR 247

LACAN & A LEI DO REAL 259

LACAN & O MAL-ENTENDIDO DE LAPLANCHE 275

LACAN EM COLONO 287

LACAN: QUATRO PONTUAÇÕES 291

'LAS MENINAS': ONDE ESTÁ O QUADRO? 297

LEITURA DE LACAN DO 'CASO DICK' 319

LETRA DO DESEJO COMO ESCRITURA 327

LIMITE 329

LINGUAGEM 333

LIVRE ASSOCIAÇÃO & ESCUTA POR IGUAL 347

NECESSIDADE: NA DEMANDA, NO DESEJO & NO GOZO 349

O BELO AÇOUGUEIRO... DE LACAN 351

O DESEJO DE LACAN 355

O DISCURSO-PATRIARCAL & AS MULHERES 359

O GEMER DO GOZAR É O ESGAR DO DIZER 363

O GOZO FEMININO &/OU MÍSTICO COMO GOZO DO OUTRO .. 365

O IMPOSSÍVEL COMO CONDIÇÃO DE POSSIBILIDADE 371

O MAPA DE LACAN 373

O QUE OS MÍSTICOS ENSINAM À PSICANÁLISE? 379

O SEGREDO REVELADO... 385

O 'SUJEITO PSICÓTICO' & O OUTRO RADICALMENTE OUTRO ..395

'ON-TIQUE': A DESCONSTRUÇÃO LACANIANA 399

OS CORTES LÓGICOS DO ENSINO DE LACAN.................. 409

OS OBJETOS PULSIONAIS NA PLATAFORMA DISCURSIVA..... 413

OS NOMES-DO-PAI NA CLÍNICA PSICANALÍTICA............. 419

OS TRÊS TEMPOS DA ANÁLISE.................................. 423

PARA A PSICANÁLISE, DEUS EXISTE? 427

POR QUE A RELAÇÃO SEXUAL NÃO EXISTE? 437

PSICANÁLISE & 'CONJUNTO DE TODOS OS CONJUNTOS'..... 445

PSICANÁLISE: ULTRAPASSAMENTO PRÁTICO.................. 449

QUATRO MOMENTOS ESTRUTURAIS DO ENSINO DE LACAN.. 451

QUEM TEM JOÃO NÃO PRECISA DE JOYCE!.................... 453

RENÚNCIA À PULSÃO (FREUD) / RENÚNCIA AO GOZO (LACAN) 465

SCHREBER: UM RESTO ESCRITURAL 471

SEXOS // SEXUAÇÕES & SEXUALIDADES........................ 485

SINGULARES SIGNIFICANTES DE SUA HISTÓRIA.............. 491

SÓCRATES \\AVESSO// LACAN 495

TEREZA: O CORPO DE CRISTO 497

TRANSFERÊNCIA PSICANALÍTICA – O QUE É? 503

TRANSPOSIÇÃO DA CLÍNICA FREUDIANA PARA A
LACANIANA 507

UM NÓ A QUATRO EM VENEZA 529

UMA CONTRIBUIÇÃO DEFINITIVA DE LACAN 531

UMA LEITURA DE KANT *AVEC* LACAN 533

UMA LÓGICA SUICIDA... 541

VAMOS ORDENAR A 'HISTERIA'? 549

VOCÊ DESEJA O QUE QUER?...................................... 553

ZIZEK OU COMO NÃO LER LACAN 557

◆

UMA CONFIDÊNCIA FINAL DE LACAN......................... 561

◆

QU'IGNORÂNCIA! 565

QUE É PSICANÁLISE?... 579

◆

UM (APENAS UM) DIAGNÓSTICO CLÍNICO 581

\PREFÁCIO/

POR UMA PSICANÁLISE DO DESEJO E NÃO DO SINTOMA!

⸸

Logo no início de seu ensino subversor da escrita freudiana, Lacan lança *à la cantonade* pelo menos três notabilíssimas observações, as quais, infelizmente, não foram ouvidas pelo comum dos psicanalistas:

01)

→ A experiência freudiana parte de uma noção diametralmente contrária à perspectiva teórica [‹campo unitário›, etc]. *Ela começa por estabelecer um mundo do desejo*. Ela o estabelece antes de toda e qualquer espécie de experiência, antes de qualquer consideração sobre o mundo das aparências e o mundo das essências [antes, portanto, de considerações filosóficas e/ou científicas]. O desejo é instituído no interior do mundo freudiano onde nossa experiência se desenrola [a experiência epistemoclínica dos analistas], ele o constitui, *e isso não pode ser apagado em instante algum do mais mínimo manejo de nossa experiência*. §. O mundo freudiano não é um mundo das coisas, não é um mundo do 'ser', é um mundo do desejo como tal. (LACAN, J. "O desejo, a vida, e a morte", *in: O seminário, livro 02: o eu na teoria de Freud e na técnica da psicanálise* [1954 – 1955]. Sessão de 19 de Maio de 1955. Rio de Janeiro: Jorge Zahar Editor. Terceira Edição, 1992: 280. [Grifos meus: J. M. C. MATTOS.])

02)

→ É num registro de relações totalmente diferente que o campo da experiência freudiana se estabelece. O desejo é uma relação de ser com falta. Essa falta é falta de ser, propriamente falando. Não é falta disto ou daquilo, porém falta de ser através do que o ser existe. §. Essa falta acha-se para além de tudo aquilo que possa apresentá-la. Ela nunca é apresentada senão como um reflexo num véu. A libido – porém, não mais em seu emprego teórico [libido como forma de unificação do campo dos efeitos psicanalíticos] – fica sendo o nome daquilo que anima o conflito fundamental que se acha no âmago da ação humana. §. *O desejo, função central em toda experiência humana, é desejo de nada que possa ser nomeado.* (LACAN, J. "O desejo, a vida, e a morte", *in: O seminário, livro 02: o eu na teoria de Freud e na técnica da psicanálise* [1954 – 1955]. Sessão de 19 de Maio de 1955. Rio de Janeiro: Jorge Zahar Editor. Terceira Edição, 1992: 280 – 281. [Grifos meus: J. M. C. MATTOS.])

03)

→ Existe apenas uma resistência, é a resistência do analista. O analista resiste quando não entende com o que ele tem de lidar. Não entende com o que ele tem de lidar quando crê que interpretar é mostrar ao sujeito que, o que ele deseja, é tal objeto sexual. Engana-se. O que ele [o analista] imagina aqui como sendo objetivo é apenas pura e simples abstração. Ele [analista] é que está em estado de inércia e de resistência. §. Trata-se, pelo contrário, de ensinar o sujeito a nomear, a articular, a fazer passar para a existência, esse desejo que está, literalmente, *para aquém da existência, e por isto insiste.* Se o desejo não ousa dizer seu nome, é porque, esse nome, o sujeito ainda não o fez surgir. (LACAN, J. "O desejo, a vida, e a morte", *in: O seminário, livro 02: o eu na teoria de Freud e na técnica da psicanálise* [1954 – 1955]. Sessão de 19 de Maio de 1955. Rio de Janeiro: Jorge Zahar Editor. Terceira Edição, 1992: 287. [Grifos meus: J. M. C. MATTOS.]) ←

\A GRAMÁTICA ANALÍTICA/

→ Trabalho no impossível de dizer. (LACAN, J. *Seminário 25: o momento de concluir* [1977 – 1978]. Sessão de 20 de Dezembro de 1977. Inédito.) ←

O que nós, analistas, fazemos?

Nós testemunhamos a inauguração discursiva – pelo analisando – de seu *um* Inconsciente e/ou *um* Outro, e, pois, de *sua* Falta como Saber (notação algébrico-lacaniana: Ⱥ, ou seja, Outro-clivado, logo, Outro do significante *como* falta, vale escrever, [S(Ⱥ)]).

Note-se que acentuamos '*um* Inconsciente e/ou *um* Outro' e '*sua* Falta como Saber (Ⱥ)' porque o elemento em cena nessa inauguração discursiva é nada menos do que *a singularidade real do analisando*, vale dizer, *o um-impossível exigente de simbolização*.

Ato contínuo, trabalhamos ao fim e ao cabo para que o analisando *possa ordenar-se discursivamente em sua Falta como Saber* (Ⱥ), *mantendo-se nela, por ela e através dela.*

Essa inauguração consiste na emissão – novamente, pelo analisando – do constructo que cognominamos de 'palavra plena' (*parole pleine*, nos termos de Lacan), qual seja, do ponto gramatical de interrogação (?) instituinte de *seu* (dele, analisando) campo de alteridade, vale dizer, a nomeação interrogativa a título de *um* Inconsciente e/ou *um* Outro (Falta como Saber: Ⱥ) à qual o analisando está estruturalmente indexado.

Portanto nós, analistas, trabalhamos para que o analisando sustente no transcorrer da análise a palavra plena, ou seja, o ponto gramatical de interrogação (?) constitutivo em e por si mesmo de seu (apenas seu) *um* Inconsciente e/ou *um* Outro (*sua* Falta como Saber: Ⱥ).

Ora, o ponto de interrogação (?) dito palavra plena configura-se na e pela questão *Por que sofro?*, a qual se segue ao ponto final (.) dito 'palavra vazia' (*parole vide*, nos termos de Lacan), configurada, por sua vez, na e pela afirmativa *Eu sofro*.

Em termos discursivos (portanto, analítico-estruturais), à palavra plena segue-se a 'palavra real' (*parole réel*, nos termos de Lacan), a saber, aquela configurada na e pela exclamativa *Falta como saber!*, a qual denota o impasse propriamente estrutural dito 'conclusão de análise' – essa exclamativa expressa que o analisando encontra-se finalmente subsumido (englobado) pelo seu *um* Inconsciente e/ou *um* Outro e/ou pela *sua* Falta como Saber (Ⱥ).

Noutras palavras, na conclusão de análise (apenas nela), a singularidade real do analisando – ou melhor, como resposta a essa singularidade mesma, sua subjetividade discursivo-representacional – vê-se *ultrapassada* pelo impasse estrutural segundo o qual o dito exclamativo *Falta como saber!* recupera e exibe comicamente (não tragicamente, como errara Freud) o dizer ineludível da estrutura já lá *en souffrance*, qual seja, Falta como Saber (Ⱥ).

Ouçamos Lacan:

→ A conclusão de análise ocorre quando se girou duas vezes em círculo, quer dizer, reencontrando isso do qual se está prisioneiro. Basta que se veja isso do qual se está cativo, pois o Inconsciente é a *face real* disso no que se está enredado (*empêtré*). (LACAN, J. *Seminário 25: o momento de concluir* [1977 – 1978]. Sessão de 10 de Janeiro de 1978. Inédito. [Grifos meus: J. M. C. MATTOS.]) ←

→ A vida não é trágica e sim cômica. Entretanto é bastante curioso que Freud não tenha encontrado nada melhor que designar com o Complexo de Édipo – logo, com uma tragédia – a isso do que se trataria no tema. Não se vê porque Freud o fez, quando poderia tomar um caminho mais curto. De fato, ele designou com algo distinto de uma comédia a isso com o qual se implicara, nessa relação que articula o *simbólico*, o *imaginário* e o *real*. (LACAN, J. *Seminário 25: o momento de concluir* [1977 – 1978]. Sessão de 06 de Dezembro de 1977. Inédito.) ←

Dispomos assim de um percurso lógico-temporal escandido em três segmentos discursivamente correlacionados:

INSTANTE DE VER – Palavra vazia: *Eu sofro.*

TEMPO PARA COMPREENDER – Palavra plena: *Por que sofro?*

MOMENTO DE CONCLUIR – Palavra real: *Falta como saber!*

Como é fácil notar, esses segmentos pautam uma *gramática analítica* constituída por três pontos essencialmente discursivo-gramaticais, quais sejam, 01) *ponto final* (.), 02) *ponto de interrogação* (?) e 03) *ponto de exclamação* (!).

Pois bem, a singela gramática analítica (.?!) materializa o fenômeno que desde Freud é nomeado como 'transferência' (*Ubertragung*, em termos freudianos) e que Lacan pôde genialmente formalizar a título de Sujeito-suposto-Saber (SsS: *Sujet-supposé--Savoir*, em termos lacanianos).

Nesse contexto lógico-estrutural, finalmente entendemos por transferência o percurso discursivo-gramatical – palavra vazia (.), palavra plena (?) e palavra real (!) – no e pelo qual institui-se a *suposição* de existência de *um* Inconsciente e/ou *um* Outro enquanto, a rigor, *um* Saber (propriamente, *uma* Falta como Saber: Ⱥ).

Entretanto, essa suposição – logo, a transferência – obedece, como vimos, aos segmentos ditos *instante de ver, tempo para compreender* e *momento de concluir*, de modo a se configurar no dispositivo psicanalítico sob os respectivos cognomes *transferência imaginária, transferência simbólica* e *transferência real*: a primeira é pré-analítica, posto que indexada ao ponto final (.) da palavra vazia (*Eu sofro.*); a segunda é analítica, posto que indexada ao ponto de interrogação (?) da palavra plena (*Por que sofro?*); a terceira, conclusivamente, é pós-analítica, posto que indexada ao ponto de exclamação (!) da palavra real (*Falta como saber!*).

De fato, indexada ao ponto final (.) da palavra vazia, a transferência imaginária é pré-analítica porque endereçada ao saber *in absentia* dito 'Psicanálise', suporte até ali do aluvião de sintomas e/ou de equivocadas demandas de amor (um pleonasmo!) encapsulados na gozosa assertiva *Eu sofro.* – nesse segmento, lemos que *o analisando fala dele mas não para o analista-testemunha* (inexistência de Sujeito suposto ao Saber Inconsciente, ou, o que seria dizer o mesmo, inexistência de Sujeito suposto à Falta como Saber [Ⱥ]).

Por sua vez, indexada ao ponto de interrogação da palavra plena, a transferência simbólica é analítica porque endereçada ao saber *in praesentia* dito '*um* Inconsciente e/ou *um* Outro', suporte doravante do desejo e/ou da 'falta como objeto' encapsulados na interrogativa *Por que sofro?* – nesse segmento, lemos que *o analisando fala dele mas sim para o analista-testemunha* (existência de Sujeito suposto ao Saber Inconsciente, ou, o que seria dizer o mesmo, existência de Sujeito suposto à Falta como Saber [Ⱥ]).

Finalmente, indexada ao ponto de exclamação da palavra real, a transferência real é pós-analítica porque ordenada ela mesma no saber *in personam* dito '*um* Inconsciente e/ou *um* Outro', suporte conclusivo do desejo e/ou da falta como objeto encapsulados na exclamativa *Falta como saber!* – nesse segmento, lemos que *o analisando fala dele desde o Outro mas não para o analista-testemunha* (queda da existência de Sujeito suposto ao Saber Inconsciente, ou, o que seria dizer o mesmo, queda da existência de Sujeito suposto à Falta como Saber [Ⱥ], e, pois, *autorização a analista*).

Formalmente:

Transferência imaginária: pré-analítica.
Indexada ao ponto final (.) da palavra vazia: *Eu sofro*.
Instante de ver: entrevistas preliminares.
(Inexistência de Sujeito suposto ao Saber Inconsciente, à Falta como Saber.)
(Inexistência de Desejo, de Falta como Objeto.)

Tranferência simbólica: analítica.
Indexada ao ponto de interrogação (?) da palavra plena: *Por que sofro?*
Tempo para compreender: análise.
Existência de Sujeito suposto ao Saber Inconsciente, à Falta como Saber.
Existência de Desejo, de Falta como Objeto.

Transferência real: pós-analítica.
Indexada ao ponto de exclamação (!) da palavra real: *Falta como saber!*
Momento de concluir: conclusão de análise.
Queda da existência de Sujeito suposto ao Saber Inconsciente, à Falta como Saber.
Autorização: a Falta como Objeto em posição agente do Discurso-Psicanalítico.

\A PLATAFORMA DISCURSIVA/

→ O discurso e o desejo têm a mais estreita relação. (LACAN, J. "Topologia da fala", *in: O seminário, livro 19: ...ou pior* [1971 – 1972]. Sessão de 03 de Fevereiro de 1972. Rio de Janeiro: Jorge Zahar Editor, 2012: 71.) ←

A Plataforma Discursiva seria constituída por *quatro discursos radicais* (nos termos de Lacan), os quais pautariam do início à conclusão a *análise pessoal do analisando*, ordenando-o paulatinamente em sua transferência (*Uberträgung*, nos termos de Freud).

Os *quatro discursos radicais* – radicais porque formalizados em letras algébricas e não em palavras representacionais – são, em ordenamento epistemoclínico, os seguintes:

Discurso-Inconsciente (Discurso-Primaz e/ou Mestre, cujo Agente é S^1)

↓

Discurso-Outro (Discurso-Universitário, cujo Agente é S^2)

↓

Discurso-Desejo (Discurso-Psicanalítico, cujo Agente é *a*)

↓

Discurso-Analisando (Discurso-Histérico, cujo Agente é $)

Formalmente:

$$\frac{\text{Agente}}{\text{Verdade}} \quad \frac{\text{Outro}}{\text{Produção}}$$

PLATAFORMA DISCURSIVA

Discurso-Inconsciente
$$\frac{S1}{\$} \rightarrow \frac{S2}{a} \; // \;$$

Discurso-Outro
$$\frac{S2}{S1} \rightarrow \frac{a}{\$} \; // \;$$

Discurso-Analisando
$$\frac{\$}{a} \rightarrow \frac{S1}{S2} \; // \;$$

Discurso-Desejo
$$\frac{a}{S2} \rightarrow \frac{\$}{S1} \; // \;$$

Isso significa que a Plataforma Discursiva forneceria ao analisando uma base operatória na e pela qual sua 'palavra plena' (*parole pleine*, nos termos de Lacan) – conceitualmente, sua suposição de existência de *um* Inconsciente e/ou *um* Outro – percorreria *equivocadamente* os quatro discursos radicais, confluindo para a exclamativa conclusiva da análise segundo a qual *falta como saber!*

Naturalmente, esse percurso – a rigor, *do* Discurso-Inconsciente (Discurso-Primaz e/ou Mestre) *ao* Discurso-Desejo (Discurso-Psicanalítico), passando-se pelo Discurso-Outro (Discurso-Universitário) e pelo Discurso-Analisando (Discurso-Histérico) –, pois bem, *esse percurso operaria a ultrapassagem do sintoma pelo desejo*, vale dizer, o analisando surpreender-se-ia doravante ordenado pela *falta como objeto* intrínseca à palavra plena (*Por que sofro?*), posto enfim ter abandonado (no mais das vezes, a contragosto e/ou a contragozo) o *objeto como presença ôntica* intrínseco à 'palavra vazia' (*parole vide*, nos termos de Lacan: *Eu sofro.*).

Formalmente:

ULTRAPASSAGEM DO SINTOMA PELO DESEJO
O analisando surpreende-se ordenado pela *falta como objeto* intrínseca à palavra plena:
Por que sofro?
(Falta como objeto: Desejo.)

Sendo assim, a Plataforma Discursiva institui uma ineditíssima CLÍNICA DOS DISCURSOS, capaz como tal de finalmente entregar o *ethos* da experiência psicanalítica, qual seja, trata-se nela da ultrapassagem, caso a caso, da palavra vazia (*Eu sofro.*) pela palavra plena (*Por que sofro?*) e essa pela palavra real (*Falta como saber!*), ou, se se quiser, trata-se nela da tripla ultrapassagem do 01) *sintoma*, encapsulado no ponto gramatical dito 'final' (.), pelo 02) *desejo*, encapsulado no ponto gramatical dito 'interrogativo' (?), e esse pelo 03) *desejo do psicanalista*, encapsulado no ponto gramatical dito 'exclamativo' (!).

Ainda, se se quiser, na Clínica dos Discursos trata-se da ultrapassagem *do* sintoma, enquanto *presença ôntica do objeto* (ponto gramatical dito 'final', ou seja, *sintoma*), *pelo* desejo, enquanto *ausência ética como objeto* (ponto gramatical dito 'interrogativo', ou seja, *desejo*).

Mas por que 'desejo enquanto *ausência ética do objeto*'?

Simplesmente porque a ética da Psicanálise consiste em *bem dizer o impossível de dizer bem*, e, pois, trata-se de experienciar – claro, discursivamente – a 'letra do desejo' (*la lettre du désir*, em termos lacanianos) e/ou a 'falta como objeto' posicionada em 'mais-gozar' (*plus-de-jouir*, em termos lacanianos).

Nesse contexto, a justo título discursivo, uma análise transcorre no seguinte campo epistemoclínico:

A falta como objeto (Desejo) *no campo da falta como saber* (Inconsciente).

\O CAMPO DISCURSIVO GERAL/

→ *É legítimo aplicar o método psicanalítico à coletividade que o sustenta. §. Que renuncie a isso quem não conseguir alcançar em seu horizonte a subjetividade de sua época.* (LACAN, J. "Função e campo da fala e da linguagem em psicanálise" (1953), *in: Escritos* [1966]. Rio de Janeiro: Jorge Zahar Editor, 1998: 245 e 322.) ←

O Campo Discursivo Geral seria constituído pelo Discurso-Senhorial (Discurso-Patriarcal) e pela sua 'atual mutação interna' dita Discurso-Capitalista (Discurso-Descartabilidade), assim como pela 'atual mutação interna' ao Discurso-Histérico dito Discurso-Científico (Discurso-Conhecimento), todos pautados pela suposta 'consciência de si' (sic).

Nesse sentido, o Discurso-Senhorial (Discurso-Patriarcal) é por assim dizer a colonização discursivo-política do Discurso-Inconsciente (Discurso-Primaz e/ou Mestre), transmudando-o em Discurso-Consciente (Discurso-Primaz e/ou Senhor), e, pois, em discursividade supostamente capaz a todo tempo de governar, comandar, gerenciar, agenciar, decidir e conhecer quer a posição quer o destino de tudo e todos no laço social – claro está, sob a atribuída garantia da presença inconcussa (austera, incorruptível, inabalável, incontestável, irrecusável, estável, firme, segura, fálico-imaginária) nessa discursividade de um 'senhor' sob as modalidades 'pai, chefe, amo, patrão, dono, comandante, governador, doutor, etc'.

Em regra, as discursividades religiosa, filosófica, universitária e política abrigam-se alegremente sob o amplíssimo guarda-sol do Discurso-Senhorial...

Para irmos rápido, nossa contemporaneidade pós Segunda Guerra (1939 – 1945), sobretudo a instituída a partir dos anos '80, configura-se sob a hegemonia discursiva da cópula lógico-estrutural entre o Discurso-Descartabilidade (Discurso-Capitalista) e o Discurso-Conhecimento (Discurso-Científico), pautando, essa hegemonia, o mais-gozar (*plus-de-jouir*, nos termos de Lacan) das subjetividades, sociedades e culturas apensas às 'latusas' que, 'em todas as esquinas da Aletosfera' (esses termos sob meias-aspas são ainda de Lacan), sopram em nossos ouvidos o tecnoimperativo ANYTHING GOES AND NO FRONTIERS! (VALE TUDO E SEM FRONTEIRAS!), cujo desdobramento transcorre nos seguintes termos (*):

→ *Avancem, avancem, avancem e tecnogozem irrestritamente com a tecnoprodução e o tecnoconsumo generalizados de tecn'objetos tecnodescartáveis, de maneira tal que vocês mesmos se tornem esses tecn'objetos: sendo enfim tecnoconsumidos e tecnodescartados!* ←

(*) Mais-gozar é o gozo discursivo-compensatório a título de 'renúncia ao gozo (renúncia ao gozo como pura sensação sem forma, vale dizer, ao gozo de Deus) sob o efeito do discurso' (cf. LACAN, *Seminário 16*); por sua vez, latusas são as onipresentes tecnoventosas midiáticas que ecoam a voz do tecnoimperativo acima (cf. LACAN, *Seminário 17*); finalmente, Aletosfera é o Campo Discursivo Geral (em termos amplos: subjetividades, sociedades e culturas) sob a hegemonia da cópula lógico-estrutural entre as mutações discursivas ditas Discurso-Descartabilidade (Discurso--Capitalista) e Discurso-Conhecimento (Discurso-Científico) (cf. LACAN, *Seminário 17*).

Note-se portanto o que está em jogo na contemporânea articulação entre o Capital e a Ciência/Tecnociência: para além da costumeira miopia filosófica, sociológica e antropológica, estamos imersos na 'sociedade de consumo' (sic) sob estrita condição de nela mais-gozarmos com a descartabilidade de tudo e todos...

Logo, a Sociedade Neoliberal é, em verdade psicanalítica, a Sociedade Descartável!

Ora, o grave problema subjetivo, social e cultural reside contudo exatamente nisto: como discursivamente mais-gozarmos com a descartabilidade de tudo e todos (portanto, mais-gozarmos com a descartabilidade do próprio Campo Discursivo) se, de fato, o mais-gozar discursivo (um pleonasmo!) impõe a renúncia ao gozo?

Noutros termos, como desmontar a armadilha – discursiva, evidentemente – intrínseca ao tecnoimperativo ANYTHING GOES AND NO FRONTIERS!?

Claramente: como renunciar ao gozo (portanto, como mais-gozar), sob um e dentro de um tecnoimperativo discursivo pautado pelo brutal paradoxo segundo o qual não se deve renunciar ao gozo (portanto, não se deve mais-gozar) –, em um campo estrutural que exige todavia essa renúncia caso se queira a sobrevivência do laço social?

Com efeito, aí está o 'um real-impossível' (*un réel-impossible*, nos termos de Lacan) com o qual cegamente se defronta o Campo Discursivo Geral (subjetividades, sociedades e culturas) em nossa malfalada contemporaneidade: certo, malfalada (a rigor, malfalante) porque incapaz de ler corretamente o embuste discursivo na qual está submersa, ou seja, ao invés de fornecer meios capazes de reintroduzir, delimitar e sustentar a renúncia ao gozo (mais-gozar no e do discurso, etc), pois bem, a malfadada cópula lógico-estrutural entre o Discurso-Descartabilidade (Discurso-Capitalista) e o Discurso-Conhecimento (Discurso-Científico) entoa bárbara e loucamente pelas latusas o seu canto de cisne, prometendo o 'gozo de Deus' ('pura sensação sem forma', lembram-se?) a pasmados transeuntes pautados pelo vale-tudo e sem fronteiras...

Face a isso, Lacan faz os breves e agudos comentários:

→ O capitalismo reina porque está estreitamente ligado à ascensão da função da Ciência. Mas até esse poder, esse poder camuflado, esse poder secreto e, também cabe dizer, anárquico –

ou seja, dividido contra si mesmo, sem a menor dúvida –, por seu aparelhamento com a ascensão da Ciência, está agora mais atrapalhado com isso do que um peixe diante de uma maçã, porque, de todo modo, do lado da Ciência, acontece alguma coisa que vai além da sua capacidade de controle. Então, o que seria preciso é que houvesse pelo menos um certo número de cabecinhas que não se esquecesse disso, de que é inútil uma certa associação permanente da contestação com iniciativas controladas no sentido da revolução, porque isso continua a ser, no sistema capitalista, o que melhor pode servi-lo. (LACAN, J. "39 de febre", in: *O seminário, livro 16: de um Outro ao outro* [1968 – 1969]. Sessão de 19 de Março de 1969. Rio de Janeiro: Jorge Zahar Editor, 2008: 233.) ←

→ Não se esperou, para ver isso, que o Discurso-Senhorial tivesse se desenvolvido plenamente para mostrar sua clave no Discurso-Capitalista, em sua curiosa copulação com a Ciência. Isto sempre foi visto e, em todo caso, é tudo o que vemos quando se trata da verdade, ao menos da verdade primeira, daquela que não obstante nos interessa um pouco, embora a Ciência nos faça renunciar a ela dando-nos somente o seu imperativo: *Continua a saber em um certo campo!* – coisa curiosa, num campo que tem com o que te concerne, a ti, meu bom homem, uma certa discordância. Pois bem, ele é ocupado pelo mito. (LACAN, J. "Édipo e Moisés e o Pai da Horda", in: *O seminário, livro 17: o avesso da psicanálise* [1969 – 1970]. Sessão de 11 de Março de 1970. Rio de Janeiro: Jorge Zahar Editor, 1992: 103.) ←

→ Toda ordem, todo discurso que se aparente ao Capitalismo (e também à Ciência) deixa de lado o que chamaremos simplesmente de as coisas do amor. (LACAN, J. *O seminário, livro 19: ...ou pior* [1971 – 1972]. Sessão de 03 de Fevereiro de 1972. Inédito.) ←

→ O Discurso-Capitalista (em cópula lógica com o Discurso-Científico) é algo loucamente astucioso. Ele anda às mil-maravilhas; não pode andar melhor. Justamente, no entanto, anda rápido demais: *consome a si mesmo*, consome-*se* de modo que *se consuma*. (LACAN, J. *Conferência na Universidade de Milão*, 12 de Maio de 1972. Inédito.) ←

→ O Discurso-Científico (em cópula lógica com o Discurso-Capitalista) tem consequências irrespiráveis para o que se chama Humanidade. A Psicanálise é o pulmão-artificial graças ao qual se tenta assumir o que é preciso encontrar de gozo no falar para que a História continue. (LACAN, J. "Déclaration à France-Culture à propos du 28e. Congrès de Psychanalyse" [EFP: 1973], *in: Le coq héron*. Paris [France]. Nº 45 – 46: 05.) ←

Formalmente:

CAMPO DISCURSIVO GERAL
(Subjetividades, Sociedades & Culturas)

DISCURSO-SENHORIAL
(Discurso-Patriarcal)
Colonização do Discurso-Inconsciente (Primaz e/ou Mestre):
Transmudação em Discurso-Consciente (Primaz e/ou Senhor).

CONTEMPORANEIDADE
(Campo Discursivo Geral pós Segunda Guerra [1939 – 1945])

Aletosfera: hegemonia da cópula entre o Capital e a Ciência/ Tecnociência.

Tecnoimperativo pelas latusas: ANYTHING GOES AND NO FRONTIERS!

Um real-impossível: não renunciar ao gozo (não mais-gozar).

Pós anos '80, neoliberalismo: a sociedade descartável.

Pois bem, se cabe aos analistas estarem 'à altura da subjetividade de sua época' (cf. LACAN, J. *Função e campo da fala e da linguagem em psicanálise* [1953]), eles o farão se (somente se) forem advertidos pelas seguintes observações lacanianas:

→ Eu não digo que a política é o Inconsciente, mas, apenas, que o Inconsciente é a política. (LACAN, J. *O seminário, livro 14: a lógica do fantasma* [1966 – 1967]. Sessão de 10 de Maio de 1967. Inédito.) ←

Comentemos: o Inconsciente é a política, vale dizer, o Inconsciente é o *dissenso* entre o Campo do Sujeito ($) e o Campo do Outro (Ä), cujo mediador estrutural é o Objeto *a* sob a rubrica *falta como objeto*.

→ É nessa articulação com o real que se encontra a incidência política em que o psicanalista teria lugar, se fosse capaz de fazê-la. (LACAN, J. "Radiofonia" (1970), *in: Outros escritos* (2001). Rio de Janeiro: Jorge Zahar Editor, 2003: 443.) ←

Comentemos: a incidência política do analista consiste em suportar a real – logo, impossível – função dita Desejo do Psicanalista a título de 'semblante' (*semblant*, nos termos de Lacan) de Objeto *a*, vale dizer, *autorizar-se de si mesmo* como testemunha da transferência discursiva do analisando, instituinte, essa transferência, de seu (dele, analisando) *um* Inconsciente e/ou *um* Outro (cf. supra).

→ A razão está em que aquilo a que concerne o Discurso-Psicanalítico é o sujeito, o qual, como efeito de significação, é resposta do real. (LACAN, J. "O aturdito" [1972], *in: Outros escritos* [2001]. Rio de Janeiro: Jorge Zahar Editor, 2003: 458.) ←

Comentemos: propriamente, o tema do Discurso-Desejo (Discurso-Psicanalítico) é o sujeito da estrutura ($: *interditado, inter-dictado, dictado*), o qual, enquanto pautado pelo Outro (Ä: Linguagem & Discurso & Fala) é resposta da impossibilidade real desse Outro (Ä: *desde aí, neste aí, eis aí*) subsumi-lo integralmente, posto que a testemunha discursiva dessa real impossibilidade é o operador Desejo do Psicanalista.

\BIBLIOGRAFIA/

LACAN, J. *Escritos* (1966). Rio de Janeiro: Jorge Zahar Editor, 1998.

LACAN, J. *Outros escritos* (2001). Rio de Janeiro: Jorge Zahar Editor, 2003.

LACAN, J. *O seminário, livro 02: o eu na teoria de Freud e na técnica da psicanálise* (1954 – 1955). Rio de Janeiro: Jorge Zahar Editor. 1992.

LACAN, J. *O seminário, livro 07: a ética da psicanálise* (1959 – 1960). Rio de Janeiro: Jorge Zahar Editor, 1988.

LACAN, J. *O seminário, livro 17: o avesso da psicanálise* (1969 – 1970). Rio de Janeiro: Jorge Zahar Editor, 1992.

LACAN, J. *O seminário, livor 20: mais, ainda* (1972 – 1973). Rio de Janeiro: Jorge Zahar Editor, 1985.

LACAN, J. *O seminário, livro 25: o momento de concluir* (1977 – 1978). Inédito.

\PRÓLOGO/

POR QUE LACaN PARa ANaLISTAS?

O ensino do estúrdio psicanalista francês JACQUES LACAN (1901 – 1981) foi quase em sempre (obrigado, Rosa!) 'para analistas'.

O que isso significa?

Isso significa que o abilolado janota trabalhou durante conturbados trinta anos para 'formar psicanalistas à altura da função', confluindo auto-derrisoriamente para o seguinte:

→ Tal como hoje chego a pensar, a Psicanálise é intransmissível. Isso é bem desagradável. É desagradável que cada psicanalista seja forçado – já que é preciso que ele seja forçado a isso – a reinventar a Psicanálise. (LACAN, J. "Congresso sobre a transmissão" [EFP: 06 – 09 de Julho de 1978], *in: Documentos para uma Escola* [II]: *Lacan e o passe*. Rio de Janeiro: Escola Letra Freudiana. Circulação Interna, 1995: 66.) ←

Ora, transferido (sabe meu *um* Outro o porquê) à auto-derrisão lacaniana, vi por mal reinventar a Psicanálise... no Brasil!

Portanto, acertei no milhar, posto que no Brasil tudo está em sempre (Rosa, outra vez) para ser reinventado!

Contudo, errei no milhar, posto que no Brasil a Psicanálise foi cuidadosamente vacinada para nunca mais ser a peste freudiana...

Isso mesmo: a mais rápida passada de olhos e ouvidos pela massa crítica psicanalítica (associações freudianas, escolas lacanianas, colóquios, jornadas, conferências, palestras, seminários, livros, vídeos, etc) comprova tristemente que os psicanalistas brasileiros fazem juz ao tragicômico verso do cômico-trágico Duque-Estrada e que quase teria selado o destino de nosso país – 'deitado (no caso, deitados) eternamente em berço esplêndido'!

Exagero de minha parte?

De modo algum, pois a Psicanálise praticada e pensada no Brasil é uma mixórdia colonizada, intimidada dos pés à cabeça pelo alemão de Freud, pelo inglês de Winnicott, pelo ilegivês de Lacan, pelo lerolês de Joyce, etc.

Nessa embrulhada, nenhuma linha ou voz em *brasilês canibalírico* – a noss'alíngua! – capaz de despertar os psicanalistas brasileiros do delírio segundo o qual seus divãs estão situados em Viena, Londres, Paris ou Dublin e não no Sertão Brasil, esse vastíssimo campo discursivo cujos mais-gozares ressaltam de uma *alíngua sertoma* falada em tupi, em português e em iorubá (a seus postos, tambores: *tupíportuguêsiorubá!*) – *alíngua sertoma* da qual os transmineiros CARLOS DRUMMOND DE ANDRADE (1902 – 1987) & JOÃO GUIMARÃES ROSA (1908 – 1967) são os poetas, os profetas, os mistagogos, os bruxos... (Ao lerem esse parágrafo, os psicanalistas brasileiros, dormitando satisfeitos em suas poltronas, engasgam-se com as moscas que engoliram: *brasilês canibalírico, alíngua sertoma, tupíportuguêsiorubá...*)

Com efeito, *o nó górdio é este*: jamais se reinventou a Psicanálise no Brasil – portanto, a rigor, jamais houve Psicanálise no Brasil – *porque seus psicanalistas nunca ousaram praticá-la e pensá-la na língua (melhor, n'alíngua) própria do país*, e, pois, em momento algum entregaram-se ao gozo transpoético fulgurante em nosso brasilês canibalírico, ouvindo-o clinicamente e pensando-o teoricamente, à semelhança do que Lacan fizera com a escrita freudiana por meio da criação de pelo menos setecentos e oitenta e nove neologismos em seu doidivanas francês, os quais equivocam poeticamente o alemão de Freud, fornecendo no transcurso duas neológicas – a do *significante* (representante, não representação) e a dos *nós* (topologia, não fenomenologia) – que prolongam a experiência psicanalítica, vale dizer, inserem-na legitimamente *pelo avesso* no laço social, posto que enfim pautada por um discurso cuja racionalidade é, apesar dos raivosos protestos dos idiotas da objetividade (obrigado, Nelson Rodrigues!), a do linguajar em vigor no Sertão Francófono...

Claramente: a Psicanálise praticada e pensada no Brasil é duplamente um mal-entendido colonizado, ou seja, *de uma parte*, seu missal consiste de uma língua – a portuguesa, suposta mal-falada pelos brasileiros – intimidada e impotente *per se* para interpretar (vale dizer, equivocar) soberanamente as línguas dos colonizadores euro-ocidentais, e, *de outra parte*, tal intimidação e impotência fazem-na abrigar-se covardemente sob um guarda-chuva cujo cabo é constituído pelo Discurso-Científico/

Cienti'mico e cuja cobertura protetora é fornecida pelo Discurso-Universitário/Univers'otário – ambos, naturalmente, escritos e falados e propalados em colonisês.

De fato, ao concluir seu ensino Lacan perceberá com ares de surpresa que *há transmissão da Psicanálise apenas na e pela contínua reinvenção discursiva do corpus doutrinário freudiano, operada singularmente, como tal, por cada psicanalista em sua língua – a rigor, em sua alíngua geratriz.*

Ora, essa reinvenção discursiva resta por ser o desfecho bem-composto da *autorização de si mesmo*, conquistada em análise pessoal e que transpassara o analisando para o operador dito 'analista' – a rigor, para a função epistemoclínica designada Desejo do Psicanalista.

Nesse ínterim, portanto, sem dúvida Lacan terá notado que a transmissão da Psicanálise à qual ele se propusera desde cedo só o fora porque *ab ovo* era uma reinvenção rigorosamente em *alíngua lacaniana* do ultrapassamento de Freud pelo *seu* (dele, Freud) Inconsciente e/ou seu Outro (ultrapassamento freudianamente cognominado em alemão *Psychoanalyse*), e, pois, bem a propósito, haja visto o burlesco semblante 'diva do divã' (sic) do dândi parisiense, era então, por assim dizer e afinal, o autocoroamento neonapoleônico de sua autorização de si mesmo na *res publica* francesa...

(No imortal *Four quartets* [1943], o poeta angloestadunidense T. S. ELIOT [1888 – 1965] já observara que *'in my end is my begining'*, verso que escande à perfeição a saga psicanalítica de Lacan.)

Pois bem, ao fim e ao cabo o ensino lacaniano demonstra (via Lógica do Significante) e de-*monstra* (via Topologia Nodal) que não há Psicanálise – prática & teoria (nesta ordem) – se não houver a reinvenção dela por *um* psicanalista em *sua* alíngua matriz: reinvenção portanto pautada por uma poética interpretativa grávida de neologismos, equivocações, transliterações, transcriações, dribles e o escambau – tudo para manter vivas as subjetividades que, embora sob perigo constante de selvageria pela perversa cópula entre Capital e Ciência (Tecnociência), ecoam a clássica 'descoberta freudiana do Inconsciente' (sic), vale dizer, persistem em re-tomar (tomar outra vez para si) o ultrapassamento de Freud pela *falta como objeto* no campo da *falta como saber*.

– A *falta como objeto* é o conceito de Desejo (Objeto *a*: Letra do Desejo) e a *falta como saber* é o conceito de Inconsciente (A̸: Outro-clivado, logo, Outro do significante *como* falta, vale escrever, [S(A̸)]).

A escritura matêmica desses conceitos é a seguinte:

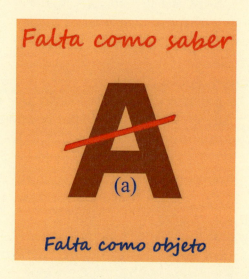

De minha parte, modéstia às favas (não é disso que se trata), forneço a seguir minha reinvenção da Psicanálise: operada por *um* psicanalista, a interpretação equivocante do ensinamento lacaniano – essa interpretação é parte constitutiva desse ensinamento enquanto 'única arma contra o sintoma' – chancela os textos a seguir, elaborados no transcurso dos trinta anos de minha experiência psicanalítica (dez anos de análise pessoal & clínica & escola & controle).

Como se lerá, neologismos, transcriações do alemão, do francês, do inglês e conceitos inéditos aparecem aqui ali lá acolá além, demarcando um campo discursivo que o autor terá desejado ser o da PSICANÁLISE BRASILEIRA DECOLONIZADA.

Entretanto, esse ato a justo título decolonizador não terá nada a ver com nacionalismo e/ou provincianismo e/ou (muito menos!) fascismo: tratar-se-á em verdade e a rigor de uma *autorização cosmopolita de si mesmo* naquilo que, já o dissera, cognomino poeticamente de *brasilês canibalírico*, a saber, autorização n'*alíngua sertoma* – vale dizer, n'*alíngua* na e pela qual trançam, tramam e transam seus mais-gozares (discursivos, por definição) o *tupi*, o *português* e o *iorubá*, autorizada ess'*alíngua* a interpretar Bach, Velásquez, Kant, Flaubert, Marx, Freud, Joyce, Lacan, Guimarães Rosa...

Isso em prol de suprir algumas insuficiências lógico-conceituais do ensino de Lacan – sobretudo as condizentes ao constructo denominado 'Linguagem' –, de modo a caucionar com rigor po-ético (nada mais rigoroso do que esse dizer) uma ineditíssima *plataforma discursiva* instituinte de uma não menos inovadora *clínica dos discursos*.

Em prol também de uma escuta psicanalítica grã-sertã-brasileira, pois o *um* Inconsciente e/ou *um* Outro falante no e do Sertão Brasil espera da Psicanálise que haja analistas à altura das transequivocações que fazem com que o em sempre atrapalhado Riobaldo não cesse de recontar sua estória pra lá de estúrdia com Diadorim Sua Neblina...

O corte decolonizador (um pleonasmo!) está lançado.

\O SIGNIFICANTE & SUA FUNÇÃO/

❖

> Nada funciona, portanto, senão pelo equívoco significante.
> LACAN, J. "O aturdito" (1972), in: *Outros escritos* (2001). Edição Brasileira, 2003: 459.

Transcorrido ao longo de três décadas (1951 – 1981), o ensino de Lacan é constituído por *quatro passos metodológicos* que permitem ao psicanalista francês a) *acompanhar* lógica e *topologicamente a escrita freudiana*, lendo-a com o intuito de b) *prolongar o ineditismo da plataforma clínico-discursiva instituída por* SIGMUND FREUD (1856 – 1939) – nos seguintes termos:

→ Nós não seguimos Freud: *o acompanhamos*. Que uma noção figure em algum lugar na obra de Freud nem por isso nos assegura de que a manejamos no espírito da pesquisa freudiana. De nossa parte, é ao espírito, à palavra de ordem, ao estilo dessa pesquisa que tentamos obedecer. (LACAN, J. "Os dois narcisismos", *in: O seminário, livro 01: os escritos técnicos de Freud* [1953 – 1954]. Sessão de 24 de Março de 1954. Rio de Janeiro: Jorge Zahar Editor, 1983: 142.) ←

→ Dediquei-me precisamente a isso, posto que jamais pretendi superar Freud (como me acusam), mas sim prolongá-lo. (LACAN, J. "Lacan: seis dizeres conclusivos – 04: Senhor A.", *in: Lacan para analistas*. www.lacanparaanalistas.blogspot.com) ←

→ Eu diria portanto que, até certo ponto, pus de pé o que diz Freud. Se falei de 'retorno a Freud', foi para convencê-los do quanto ele [Freud] é capenga, e me parece que a ideia de *significante* de alguma forma esclarece como isso funciona. §. O Inconsciente portanto não é de Freud: é preciso bem que eu o diga, ele é de Lacan. Isso não impede que o campo, ele mesmo, seja freudiano. (LACAN, J. "Abertura da seção clínica de Vincennes" [05 de Janeiro de 1977], in: Opção lacaniana. Número 30. Abril/2001: 07.) ←

Assim, os quatro passos metodológicos são os seguintes:

\REMANEJAR\

Conceito: o passo remanejar consiste em *transpor a escrita freudiana para plataformas lógicas e topológicas de maneira que ela possa ser rigorosamente acompanhada*, ou seja, lida desde determinados mirantes epistemológicos – *epistemoclínicos*, em última instância – que permitam obter exaustiva clareza de sua *significação* (sentido vetorial) e *significância* (valor ético da significação), evitando-se assim segui-la acriticamente (acriticismo adesista a dogmas e/ou desvios).

\RETIFICAR\

Conceito: o passo retificar consiste em *corrigir e alinhar os conceitos, as funções e os aportes clínicos fornecidos por Freud*, efetuando-se assim a necessária depuração do *corpus* doutrinário de sorte a *ordená-lo discursivamente*, estabilizando-o e predispondo-o portanto para a consecução de seus fins (esclarecer e orientar a prática clínica, formação de analistas, etc).

\RECONSTRUIR\

Conceito: o passo reconstruir consiste na *efetiva reconstrução da plataforma psicanalítica*, assentando-a em fundamentos epistemoclínicos confiáveis de modo que seus processadores possam ser agenciados e postos a serviço do trabalho propriamente analítico (*processadores*: Plataforma Discursiva, Discurso-Psicanalítico, Desejo do Psicanalista, Autorização, etc).

\RECOMEÇAR\

Conceito: o passo recomeçar consiste na *tarefa de reinventar a Psicanálise*, inserindo-a e sustentando-a no Campo Discursivo Geral (subjetividades, sociedades e culturas) como um dos laços 'mais fundamentais dentre os que permanecem para nós em atividade' – nos seguintes termos:

→ Tal como hoje chego a pensar, a Psicanálise é intransmissível. Isso é bem desagradável. É desagradável que cada psicanalista seja forçado – já que é preciso que ele seja forçado a isso – a reinventar a Psicanálise. (LACAN, J. "Congresso sobre a transmissão" [EFP: 06 – 09 de Julho de 1978], in: Documentos para uma escola (II): Lacan e o passe. Rio de Janeiro: Escola Letra Freudiana. Circulação interna, 1995: 66.) ←

→ O discurso que digo analítico é o laço social determinado pela prática de uma análise. Ele merece ser elevado à altura dos laços mais fundamentais dentre os que permanecem para nós em atividade. (LACAN, J. Televisão [1973]. Rio de Janeiro: Jorge Zahar Editor, 1993: 31.) ←

Ora, em seus quatro primeiros seminários (transcorridos entre os anos 1953 e 1957) Lacan remaneja e retifica a escrita freudiana, transpondo-a seja para a Teoria da Falta como Objeto (crítica lógica à Teoria da Relação de Objeto) seja para o Esquema L (crítica topológica à primeira e à segunda tópicas freudianas: inconsciente, pré-consciente, consciente / isso, eu, supraeu).

De uma parte, a Teoria da Falta como Objeto – atenção: falta como e não falta 'de' – ancora-se nos conceitos de significante ('signifiant') e letra do desejo ('lettre du désir'), enquanto que, de outra parte, o Esquema L estrutura-se topologicamente nos conceitos de Outro (Ȁ), sujeito-do-significante ($), imaginário (I), simbólico (S), etc (Nota 01).

Lacan conquista e erige portanto uma surpreendente plataforma psicanalítica com suficiente consistência conceitual para lhe permitir continuar avançando no projeto cognominado Retorno a Freud, de maneira a reinserir com legitimidade na cena discursiva o questionamento freudiano da verdade – nos seguintes termos:

→ O sentido de um Retorno a Freud é um retorno ao sentido de Freud. E o sentido do que Freud disse pode ser comunicado a qualquer um, porque, mesmo dirigido a todos, cada um estará interessado – e basta uma palavra para fazer senti-lo: a descoberta de Freud questiona a verdade, e não há ninguém que não seja pessoalmente afetado pela verdade. (LACAN, J. "A coisa freudiana ou sentido do retorno a Freud em psicanálise" [1955 – 1956], in: Escritos [1966]. Rio de Janeiro: Jorge Zahar Editor, 1998: 406.) ←

Isto posto, atentemos para o seguinte: a leitura que Lacan realiza da escrita freudiana fundamenta-se in totum no conceito psicanalítico de significante, visto que será esse conceito que lhe permitirá obter legitimidade epistemoclínica para a descoberta do Inconsciente (Unbewusst) por Freud, validando-a como tal no Campo Discursivo Geral (subjetividades, sociedades e culturas) – nos seguintes termos:

→ Então eu diria que, até certo ponto, pus de pé o que diz Freud. Se falei de 'retorno a Freud', foi para convencê-los do quanto ele [Freud] é capenga, e me parece que a ideia de significante de alguma forma esclarece como isso funciona. (LACAN, J. "Abertura da seção clínica de Vincennes" [05 de Janeiro de 1977], in: Opção lacaniana. Número 30. Abril/2001: 07.) ←

Entretanto, a 'ideia de significante' não apenas explica o modus operandi do descobrimento freudiano mas também lhe fornece sua própria racionalidade, ou melhor, sua racionalidade própria: de fato, o ineditismo do Inconsciente exige como tal o ineditismo de seu suporte epistemoclínico – e Lacan passará as três últimas décadas de vida vindo a público para convencê-lo de que afinal o lacanismo não estava capturado em um cercle vicieux segundo o qual a ideia de significante consistiria no mantra 'o significante é o representante de um sujeito para outro significante, que, por sua vez, é o representante de um sujeito para outro significante, que, por sua vez, etc'.

Claro que o público denunciatório do cercle vicieux não estava preparado para ouvir no suposto mantra a presença do 'automatismo de repetição' (l'automatisme de répétition, nos termos de Lacan / Wiederholungszwang, nos termos de Freud), incapacitando-se portanto para testemunhar a 'dimensão do novo' – nos seguintes termos:

→ A repetição demanda o novo. Ela se volta para o lúdico que faz, desse novo, sua dimensão. (LACAN. J. "Tiquê e autômaton", *in: O seminário, livro 11: os quatro conceitos fundamentais da psicanálise* [1964]. Sessão de 12 de Fevereiro de 1964. Rio de Janeiro: Jorge Zahar Editor, 1998: 62.) ←

Evidentemente que, já não mais para o público em geral mas para o lacaniano, o 'novo' demandado pela repetição do significante é o *gozo*, a saber, não aquele referido ao vocábulo dicionarístico '*la jouissance*', mas sim o encapsulado na equivocação psicanalítica '*la jouis-sens*': gozo *do* (desde o) significante (N. 02).

E deve-se acrescentar: se o novo demandado pela repetição é o gozo *do* (desde o) significante, essa demanda é o direcionamento 'para o lúdico' enquanto 'sua dimensão', ou seja, será na dimensão do lúdico – logo, na *'dit-mension'* (no campo discursivo) do jogar (N. 03) – que a repetição do significante permitirá enfim ao sujeito a obtenção de um 'novo gozo' ou (se tudo der certo, será errado se der) de um *gozo novo*...

Seja como for, a racionalidade própria e inédita do Inconsciente é sustentada de fio a pavio pela *ideia de significante* – nos seguintes termos:

→ Notre définition du signifiant (il n'y en a pas d'autre) est: un signifiant, c'est ce qui represente le sujet pour un autre signifiant. Ce signifiant sera donc le signifiant pour quoi tous les autres signifiants représentent le sujet: c'est dire que faute de ce signifiant, tous les autres ne représenteraient rien. Puisque rien n'est représenté que pour. (LACAN, J. "Subversion du sujet et dialectique du désir dans l'inconscient freudien" [1960], *in: Écrits* [1966]. Paris: Éditions du Seuil. Édition en poche, 1999: 299.) ←

→ Nossa definição do significante (não existe outra) é: um significante é o que representa o sujeito para um outro significante. Esse significante será portanto o significante para o qual todos os outros significantes representam o sujeito: quer dizer que na falta desse significante, todos os outros não representam nada. Pois que nada não é representado senão para algo. (LACAN, J. "Subversão do sujeito e dialética do desejo no inconsciente freudiano" [1960], *in: Escritos* [1966]. Rio de Janeiro: Jorge Zahar Editor, 1998: 833. [Com correções na tradução.]) ←

Pois bem, apresentado por Lacan nesses termos, o conceito de significante pode nos levar a crer que não haveria nele nenhum ineditismo que correspondesse ao caráter também inédito da descoberta freudiana do Inconsciente (Unbewusste, nos termos de Freud), e que, pois, esse conceito não seria capaz de fornecer nem sustentabilidade epistemoclínica à plataforma psicanalítica nem legitimidade racional no Campo Discursivo Geral (subjetividades, sociedades e culturas).

Por que poderíamos incorrer nesse equívoco?

Porque Lacan afirma que o significante 'é aquilo que representa' e que os significantes 'representam o sujeito', acrescentando no final que 'nada não é representado senão para algo'.

Qual seria então o possível equívoco?

Surpreendentemente, o equívoco exemplar é aquele cometido por ninguém menos do que JEAN LAPLANCHE (1924 – 2012), o qual fora analisando de Lacan por dez anos e um de seus mais eminentes alunos: o autor dos cultuados Hölderlin e a questão do pai (1961) e Vocabulário da psicanálise (1967) estabelece com seu analista e mestre (ordem de razões separadas, por favor) um decisivo debate sobre a tradução do termo Vorstellungsrepräsentanz, cujo resultado força-nos à melancólica constatação de que Laplanche absolutamente não entendeu o alcance epistemoclínico do conceito de significante, e que, pois, não soube ler com rigor necessário o ineditismo do Inconsciente sob a pena de Freud (N. 04).

De fato, o que fez o aturdido Laplanche?

Ele traduz Vorstellungsrepräsentanz por 'representante-de-representação', esclarecendo em seguida que se trata de 'representante no domínio da representação ou representante representativo ou representante-representação' (os grifos são de Laplanche) – com o corolário inevitável contra Lacan: "Freud jamais expressou a ideia de que a 'representação' (Vorstellung) possa ter ela mesma um delegado, um representante" (N. 05).

Aí está, brutalmente, o equívoco letal de Laplanche vis-à-vis Freud: sua tradução de Vorstellungsrepräsentanz situa o Inconsciente no velho e confortável Campo da Representação ('no domínio da representação', diz ele com propriedade alertiva), de maneira que o ineditismo da descoberta freudiana fosse imediatamente recuperado por um campo de significação (sentido vetorial) e de significância (valor ético da significação) já estabelecido, e, pois, de antemão estruturado, ordenado, agenciado e operativo, tudo transcorrendo de maneira a impedir ferreamente sua subversão.

Porém, para preservar o estatuto próprio e inédito da plataforma epistemoclínica instituída por Freud – portanto, para permitir que transcorram suas consequências clínicas –, Lacan toma a palavra em público e traduz Vorstellungsrepräsentanz por 'representante-da-representação', demarcando com rigor lógico e topológico exemplares nada menos do que a posição do recalcamento (Verdrängung) enquanto instituinte do Inconsciente (Unbewusste), a saber, nas luminosas palavras de Lacan, ele (recalcamento) 'cai sobre algo que é da ordem da representação, que ele [Freud] denomina de Vorstellungsrepräsentanz. Então insisti nisto, que o que é recalcado não é o representado do desejo, a significação, mas o representante – traduzi, literalmente – da representação' (N. 06).

Logo, embora pertencente à 'ordem da representação', o Vorstellungsrepräsentanz não está, sob a pena de Freud, nem reduzido nem subsumido a essa estruturação discursiva, pois há nele uma 'dupla inscrição', qual seja, pelo ordenamento lógico fiel ao ineditismo da descoberta do Inconsciente, 01) o Repräsentanz (representante) e 02) a Vorstellung (representação).

Nesse sentido, a posição do recalcamento (Verdrängung) é estritamente coincidente com a do representante (Repräsentanz) enquanto instituinte do Inconsciente (Unbewusste), vale dizer, ao avesso da tradução de Laplanche, o Inconsciente não se situa 'no domínio da representação [Vorstellung]' e sim obtém sua cidadania epistemoclínica do (desde o) primado lógico e topológico do representante (Repräsentanz).

Percebamos pois que Lacan opera um autêntico corte pontuativo na materialidade mesma do termo Vorstellungsrepräsentanz, concedendo anterioridade lógica ao representante (Repräsentanz) vis-à-vis a representação (Vorstellung) – posicionando-o, ato contínuo, topologicamente, enquanto recalcamento (Verdrängung), vale dizer, enquanto Inconsciente (Unbewusste).

Ao fazê-lo, Lacan prova ao mundo que Freud subverte o Campo da Representação, na medida em que ninguém antes dele ousara cortar e dividir (o termo é bem este: Spaltung) o apaziguador 'encadeamento das ideias', ou, o que seria dizer o mesmo, o laplanchianamente controlado (e controlador e controlável) 'domínio da representação' (cf. Laplanche, supra).

Para dizê-lo de uma vez: pós a descoberta freudiana instituinte do Inconsciente (Unbewusste), a representação (Vorstellung) perdeu seu milenar domínio, posto que sua condição de possibilidade é a posição do representante (Repräsentanz) ao qual ela não tem acesso por quaisquer meios representativos e do qual, pois, ela não sabe (não pode saber) absolutamente nada – nos seguintes termos:

→ O *Vorstellungsrepräsentanz* é o significante binário [S²: significante do saber inconsciente]. Esse significante vem constituir o ponto central da *Urverdrängung* [recalcamento-primordial] – daquilo que, a ser passado ao Inconsciente será, como indica Freud em sua teoria, o ponto de *Anziehung*, o ponto de atração por onde serão possíveis todos os outros recalques, todas as outras passagens similares ao lugar do *Unterdrückt*, do que é passado por baixo como significante –. Aí está o de que se trata no termo *Vorstellungsrepräsentanz*. (LACAN, J. "O sujeito e o Outro [II]: a afânise", in: *O seminário, livro 11: os quatro conceitos fundamentais da psicanálise* [1964]. Sessão de 03 de Junho de 1964. Rio de Janeiro: Jorge Zahar Editor. Segunda Edição: 1998: 206 – 207.) ←

Formalmente:

LAPLANCHE

Vorstellungsrepräsentanz:
I) Representante-representativo: representante *no domínio* da representação.
II) Inconsciente subsumido pelo Campo da Representação.
III) O Inconsciente (freudiano) *não subverte* o Campo da Representação.
IV) O Campo da Representação mantém seu domínio apesar de Freud.

LACAN

Vorstellungsrepräsentanz:
I) Representante-*da*-representação: representante *primaz* da representação.
II) Inconsciente não-subsumido pelo Campo da Representação.
III) O Inconsciente (freudiano) *subverte* o Campo da Representação.
IV) O Campo da Representação perde seu domínio após Freud.

Com efeito, na condição – sobretudo, na *posição* lógica e topológica – de representante-*da*-representação, o *Vorstellungsrepräsentanz* se constitui e se institui como significante binário (notação: S^2) a título de *saber inconsciente*, qual seja, paradoxalmente (paradoxo na e da língua), *saber não-sabido* (ou, como prefiro, *saber a-se-saber*).

Por que 'saber'?

Porque se trata de uma *estrutura*, e, pois, de uma *posição* instituída/constituída por determinados elementos dos quais é possível supor notações algébricas logicamente articuladas sob forma de *matemas*, quais sejam, células de significância capazes de mostrar a validade epistemológica – no caso, epistemoclínica – do estado de coisas em tela (a estruturação do Inconsciente, sua funcionalidade, etc).

Por que 'não-sabido' e/ou 'saber a-se-saber'?

Porque esse saber é uma *posição* instituída/constituída pelo *Vorstellungsrepräsentanz* (S^2: significante binário), qual seja, pelo representante-*da*-representação, e, pois, logicamente, como expusemos acima, pelo próprio recalcamento (*Verdrängung*).

Observe-se com atenção o fato de Lacan assinalar que o recalcamento *cai* sobre o representante e não sobre o 'recalcado do desejo' (portanto, não sobre a representação *tout court* do desejo), vale dizer, o recalcamento *incide* sobre o representante, *ocupando a mesma posição lógico-estrutural*: o representante (*Repräsentanz*) é o significante (*Signifikant/Signifiant*) sob o efeito – na e pela incidência – do recalcamento (*Verdrängung*).

Noutros termos, o representante/significante freudiano e lacaniano é a *chancela do recalcamento* – marcando-o, selando-o, validando-o, legitimando-o como tal.

Formalmente:

Vorstellungsrepräsentanz: Representante-*da*-representação.

S^2: Significante binário → 01. Representante / 02. Representação.

Representante/Significante: chancela do Recalcamento.

Inconsciente: Saber a-se-saber, e, pois, a rigor, Falta como Saber ($S^1 \rightarrow S^2$).

S^1 (Falta: *real*) → S^2 (Saber a-se-saber: *simbólico-imaginário*).

Nesse ínterim, qual seria afinal a *função do significante*?

Ora, desfeito o mal-entendido de Laplanche (certamente, de muitos outros), essa função – essa *posição* no campo psicanalítico freud-lacaniano – não poderia ser outra senão esta:

> *Significante*: o representante – não a representação – de um sujeito para outro significante.

Logo, o conceito de significante fornecido por Lacan deve ser lido nos seguintes termos:

→ Nossa definição do significante (não existe outra) é: *um significante* (S^1) *é o representante instituinte do sujeito* (\$) *para um outro significante* (S^2). Esse significante (S^1) será portanto o significante para o qual todos os outros significantes (S^2, S^3, Sn) *serão os representantes instituintes do sujeito* (cadeia/rede de significantes: $S^1 \to S^2$, $S^1 \to S^3$, $S^1 \to $ Sn): quer dizer que na falta desse significante (S^1), todos os outros (S^2, Sn) não representam nada. Pois que nada não é representado senão para algo. ←

Sendo assim, o *sujeito* aí em cena é, a justo título, sujeito-do-representante/sujeito-do-significante, e, pois, a justíssimo título, sujeito-do-recalcamento/sujeito-do-inconsciente, cuja notação algébrica assinalativa de sua subsunção à dupla inscrição do *Vorstellungsrepräsentanz* (01. representante / 02. representação) é (\$), ou seja, *sujeito sobre o qual incide o corte e a clivagem (Spaltung) do representante/significante enquanto chancela do recalcamento*.

Formalmente:

> \$
> *Spaltung* do representante/significante enquanto chancela do recalcamento:
> Sujeito-do-Representante/Sujeito-do-Significante.
> Sujeito-do-Recalcamento/Sujeito-do-Inconsciente.

Genialmente, Lacan fornece as escrituras matêmicas desse percurso epistemoclínico, subversor da dominância do Campo da Representação, nas seguintes formulações:

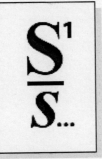

Leitura: primado do representante/significante (S^1) sobre as representações/significados (*s*).

$$S^1 \rightarrow S^2$$
$$\downarrow$$
$$\$$$

Leitura: o sujeito-do-inconsciente ($) é aquele que suporta a chancela do recalcamento.

Demarcados portanto o conceito de *significante* e sua função – ambos freud-lacanianamente subversores do Campo da Representação (posto que validam em termos epistemoclínicos a *ex-sistência* lógica e topológica do Inconsciente) –, percebemos com clareza que a Ordem Simbólica é o *locus* próprio no e pelo qual podem ser deduzidos a ocorrência desses fenômenos psicanalíticos, autorizando-nos assim a nomeá-la como Outro, a saber, enquanto *alter* ao qual estão referidos, no presente contexto, o primado do representante/significante (S^1/*s*...) e seu sujeito ($).

Por outras palavras, a Ordem Simbólica (Outro/Alter) é nada menos do que a *condição de possibilidade* do Inconsciente tal como Freud o trouxe para a cena discursiva, e, pois, posiciona-se como *conditio sine qua non* do tema lógico que se deve predicar àquela descoberta freudiana, a saber, o sujeito-do-significante/sujeito-do-inconsciente ($).

Face a isso, quais são os elementos constituintes do ordenamento simbólico a título de Outro?

Esses elementos, propriamente psicanalíticos, configuram uma estruturação triádica caracterizada por complexa articulação lógico-atualizativa – nos seguintes termos:

LINGUAGEM (Sincronia) ↔ DISCURSO (Diacronia) ₪ FALA (Ato).

Formalmente:

ORDEM SIMBÓLICA

Outro/Alter: Linguagem ↔ Discurso ₪ Fala.

Representante/Significante: Chancela do Recalcamento.

Escritura matêmica:

$S^1 \rightarrow S^2$

Inconsciente: Sujeito-do-Significante/Sujeito-do-Inconsciente/Sujeito-do-Discurso.

Escritura matêmica:

$

A Ordem Simbólica (Outro/Alter) institui pois o Inconsciente e o sujeito habitado/habilitado por ele ($): especificamente, nos termos de Lacan, o constructo Linguagem & Discurso & Fala é a condição de ambos, estruturando-os e lhes fornecendo o suporte necessário para o estabelecimento, a demarcação, o agenciamento e a operacionalidade de uma 'realidade psíquica' – *atenção*: essa expressão epistemoclínica não tem absolutamente nada a ver nem com 'indivíduo' nem com 'si mesmo' (posicionamentos equivocados das psicologias), posto que seu estatuto está umbilicalmente apenso ao *alter*, devendo portanto seu *ethos* (modo próprio de ser) ao Outro.

Ouçamos Lacan em seis passagens decisivas:

→ (...) é toda a estrutura da Linguagem que a experiência psicanalítica descobre no Inconsciente. (LACAN, J. "A instância da letra no inconsciente ou a razão desde Freud" [1957], *in: Escritos* [1966]. Rio de Janeiro: Jorge Zahar Editor, 1998: 498.) ←

→ Também o sujeito, se pode parecer servo da Linguagem, o é ainda mais de um Discurso em cujo movimento universal seu lugar já está inscrito em seu nascimento, nem que seja sob a forma de seu nome próprio. (LACAN, J. "A instância da letra no inconsciente ou a razão desde Freud" [1957], *in: Escritos* [1966]. Rio de Janeiro: Jorge Zahar Editor, 1998: 498.) ←

→ Com efeito, meu ensino é muito simplesmente a Linguagem, nada além disso. (LACAN, J. "Lugar, origem e fim do meu ensino" [1967], *in: Meu ensino*. Rio de Janeiro: Jorge Zahar Editor, 2006: 34.) ←

→ 'O homem habita a Linguagem', mesmo extraído do texto de Heidegger, isso fala por si só. Isso quer dizer que a Linguagem está aí antes do homem, o que é evidente. Não apenas o homem nasce na Linguagem exatamente como nasce no mundo, como também nasce *pela* Linguagem. (LACAN, J. "Lugar, origem e fim do meu ensino" [1967], *in: Meu ensino*. Rio de Janeiro: Jorge Zahar Editor, 2006: 36.) ←

→ Quando me exprimo dizendo que o Inconsciente é estruturado como uma Linguagem, é para tentar restituir a verdadeira função a tudo o que se estrutura sob a égide freudiana, e isso já nos permite vislumbrar um passo. §. É porque há Linguagem, como todos podem perceber, que há verdade. (LACAN, J. "Lugar, origem e fim do meu ensino" [1967], *in: Meu ensino*. Rio de Janeiro: Jorge Zahar Editor, 2006: 37.) ←

→ A verdade só começa a se instalar a partir do momento em que há Linguagem. Se o Inconsciente não fosse Linguagem, não haveria espécie alguma de privilégio, de interesse no que se pode designar, no sentido freudiano, como o Inconsciente. (LACAN, J. "Lugar, origem e fim do meu ensino" [1967], *in: Meu ensino*. Rio de Janeiro: Jorge Zahar Editor, 2006: 38.) ←

Todavia, cumprirá a Lacan esclarecer a célebre proposição segundo a qual o Inconsciente estrutura-se *como* uma Linguagem – nos seguintes termos:

→ O Inconsciente é estruturado *como* uma Linguagem, eu não disse *pela*. (...) é manifestamente pel*a* [com acento em '*a*' para pontuar tratar-se de '*como* uma'] Linguagem que explico o Inconsciente: a Linguagem, portanto, (...), é a condição do Inconsciente. (LACAN, J. "O aturdito" [1972], *in: Outros escritos* [2001]. Rio de Janeiro: Jorge Zahar Editor, 1998: 490.) ←

→ Vocês veem que, ao conservar ainda esse *como*, me apego à ordem do que coloco quando digo que o Inconsciente é estruturado *como* uma Linguagem. Eu digo *como* para não dizer, sempre retorno a isso, que o Inconsciente é estruturado *por* uma Linguagem. O Inconsciente é estruturado como os ajuntamentos de que se tratam na Teoria dos Conjuntos como sendo letras. (LACAN, J. "O amor e o significante", *in: O Seminário, livro 20: mais, ainda* [1972 – 1973]. Sessão de 16 de Janeiro de 1973. Rio de Janeiro: Jorge Zahar Editor. Segunda Edição, 1985: 65 – 66.) ←

→ A Linguagem só pode designar a estrutura pela qual há efeito de linguagens, essas diversas, dando acesso ao uso de uma entre outras, o que confere a meu *como* seu alcance muito preciso: o do *como uma* linguagem, no qual, justamente, o senso comum diverge do Inconsciente. (LACAN, J. "O aturdito" [1972], *in: Outros escritos* [2001]. Rio de Janeiro: Jorge Zahar Editor, 1998: 490.) ←

Portanto, aí está – *justamente* – o essencial do ineditismo do Inconsciente sob a escrita de Freud lida por Lacan e que faz esse mesmo Inconsciente *divergir do senso comum*, vale dizer, no âmbito conceitual do que estou expondo, *contraditar* o Campo da Representação e sua pretensa 'validade universal': Linguagem *&* Discurso *&* Fala *só podem designar a estrutura primordial na e pela qual há efeito de linguagens diversas*, facultando às subjetividades (apensas, como tais, ao sujeito da estrutura: $) o uso de uma entre outras, definindo-se e caracterizando-se pois a *singularidade discursivo-falante* daquilo mesmo que ela (estrutura) institui como e enquanto dizer/enunciação, logo, pré-dispondo-as (às subjetividades) no dito/enunciado – nos seguintes termos:

→ Qu'on dise reste oublié derrière ce qui se dit dans ce que s'entend. (LACAN, J. "A Jakobson", *in: Le séminaire, livre XX: encore* [1972 – 1973]. Leçon 19 Décembre 1972. Paris: Éditions du Seuil, 1975: 20.) ←

→ Que se diga [o dizer] resta esquecido detrás do que se diz [do dito] no que se ouve. (LACAN, J. "A Jakobson", *in: O seminário, livro 20: mais, ainda* [1972 – 1973]. Sessão de 19 de Dezembro de 1972. Rio de Janeiro: Jorge Zahar Editor. Segunda Edição, 1985: 26.) ←

Face a essas formulações, há dois corolários psicanalíticos inevitáveis: o primeiro *remaneja* a escrita freudiana e o segundo a *retifica* – nos seguintes termos:

→ Para cada um, algo caminha dessas primeiras falas ouvidas, resultando que ele tenha *seu* Inconsciente. Freud tinha pois razão, mas não podemos dizer que o Inconsciente tenha sido por ele verdadeiramente delimitado pela função que chamei de simbólico e que está apontada na noção de *significante*. (LACAN, J. "Abertura da seção clínica de Vincennes" [05 de Janeiro de 1977], *in: Opção lacaniana*. Nº 30. São Paulo: Eólia, 2001: 07. [Com correções na tradução.]) ←

→ Preciso então dizê-lo: o Inconsciente não é de Freud e sim de Lacan. Isso não impede que o campo seja, como tal, freudiano. (LACAN, J. "Abertura da seção clínica de Vincennes" [05 de Janeiro de 1977], *in: Opção lacaniana*. Nº 30. São Paulo: Eólia, 2001: 07. [Com correções na tradução.]) ←

Assim, instituído logicamente pelo conceito até então inédito de *significante*, o Inconsciente-lacaniano sustenta a racionalidade – *et pour cause*, a legitimidade discursiva – do Campo Freudiano como subversor/avessador do Campo da Representação, soerguendo à luz a existência de *dupla inscrição*, a saber, aquela encapsulada no termo *Vorstellungsrepräsentanz*: a condição de possibilidade da representação (*Vorstellung*) é o representante (*Repräsentanz*) como chancela do recalcamento (*Verdrängung*).

Como vimos, a escritura matêmica correspondente ao *Vorstellungsrepräsentanz é* (S^2), *cuja leitura desdobra-se da seguinte maneira:*

> S^2: Significante binário a título de *saber a-se-saber*, ou seja, Inconsciente (*Unbewusste*).
> S^2: a rigor, saber a-se-saber, e, pois, *falta como saber*.

Nesse contexto, a célebre 'terceira ferida narcísica' seria em verdade a subsunção do Campo da Representação ao Campo do Representante, ou, o que seria dizer o mesmo, a demarcação do primado lógico-estrutural do representante/significante como posição assinalativa do recalcamento *vis-à-vis* os significados (escritura matêmica: S^1/s...).

Formalmente:

> FREUD: TERCEIRA FERIDA NARCÍSICA
> Primado do Campo do Representante ⌐ Subsunção do Campo da Representação.

Pois bem, em *O seminário, livro 05: as formações do inconsciente* (1957 – 1958), Lacan seguirá incólume nos quatro passos metodológicos nos e pelos quais ele lê a escrita freudiana, agora remanejando-a e retificando-a no que diz respeito às 'formações' advindas da posição estrutural do representante/significante enquanto instituinte primaz do tema sujeito ($) – naturalmente, como expus, esses passos transcorrem no interior do campo epistemoclínico denominado Teoria da Falta como Objeto (cf. *Seminário 04*), marcado, esse campo, pela decisiva presença conceitual do objeto dito 'letra do desejo' (*lettre du désir*, cf. *Seminário 02*).

Para fazê-lo, Lacan trará para a cena discursiva de seu ensino o célebre 'Grafo do Desejo' (*Graphe du Désir*), comandante topológico, a partir de então, do extraordinário mapeamento que o psicanalista francês fará do 'ponto de capitonê' (*point de capiton*) entre o Campo do Outro (Ⱥ) e o Campo do Sujeito ($).

(O fio condutor desse mapeamento será o não menos célebre *witz* freudiano encapsulado no neologismo 'familionário' [*famillionnaire*], testemunho maior do trabalho incansável realizado pelo significante [$S^1 \to S^2, S^1 \to S^3, S^1 \to Sn$] para chancelar o recalcamento e, isso feito, postar-se como *representante de um sujeito para outro significante*.)

Com simplicidade e delicadeza notáveis, Lacan desenhará os vetores essenciais à estruturação do Grafo do Desejo, assinalando nele o ponto de capitonê:

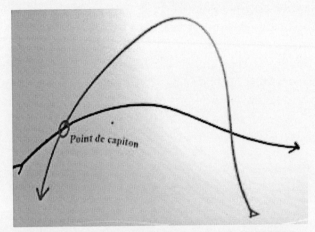

LINHAS BASILARES DO GRAFO DO DESEJO

De fato, o ponto de capitonê aciona a estrutura em jogo na plataforma psicanalítica ('coloca-a de pé', dirá Lacan), facultando aos oficiantes da função dita 'analista' testemunhar os avatares epistemoclínicos da *letra do desejo*, de sorte que a subjetividade analisanda desses avatares *terá conseguido* – no futuro anterior, pois essa é a temporalidade própria ao ponto de capitonê – escrever o seu (apenas seu) *desejo de letra*.

\NOTAS/

(Nota 01) Criada por mim, a expressão *falta como objeto* é utilizada ao longo do conjunto de textos que compõe o presente livro com o intuito de retificar conceitualmente os termos lacanianos 'falta de objeto', comumente utilizados para designar o Desejo (*Wunsch*).
Também criada por mim, a expressão *falta como saber* retifica os termos 'falta de saber', comumente utilizados para designar o Inconsciente (*Unbewusste*).
Desse modo, contribuo com duas expressões inéditas – *falta como objeto* (Desejo: *a*) e *falta como saber* (Inconsciente: A) – para o projeto de decolonizar a Psicanálise praticada e pensada em nosso país.
Observe-se o seguinte: os conceitos psicanalíticos têm um estatuto próprio, diferenciando-se portanto dos conceitos filosóficos e dos científicos.

Qual seria a diferença?
Os conceitos filosóficos e os científicos estão subsumidos em última instância *àquilo que MARTIN HEIDEGGER (1889 – 1976) denominou de 'esquecimento da difer*ença ontológica entre Ser e ser do ente' (cf. *Ser e tempo*: 1927), pertencendo aqueles conceitos, portanto, ao vasto campo da Ontologia (reflexão e/ou determinação lógico-racional e metodológica sobre o 'ser', o 'ser do ente', etc).
Por sua vez, os conceitos psicanalíticos dizem respeito diretamente à *ética*, a saber, no caso, à instituição do sujeito-do-significante ($: sujeito-do-inconsciente) no e pelo Outro (Ⱥ: *Autre-barrée*, ou seja, Outro-*interditado* pela Linguagem / Outro-*inter-dictado* pelo Discurso / Outro-*dictado* pela Fala, e, pois, em conjunto, Outro-*clivado*) – nos seguintes termos:
→ Vocês concordarão comigo em que o *um* que é introduzido pela experiência do Inconsciente é o *um* da fenda, do traço, da ruptura. §. Aqui brota uma forma desconhecida do *um*: o *Un* do *Unbewusste* [Inconsciente]. Digamos que o limite do *Unbewusste* é o *Unbegriff* – não o não-conceito mas o *conceito da falta*. §. Assim, o Inconsciente se manifesta sempre como o que vacila num corte do sujeito, donde ressurge um achado que Freud assimila ao desejo: desejo que situaremos provisoriamente na metonímia desnudada do discurso em causa, em que o sujeito se saca em algum ponto inesperado. (LACAN, J. "O inconsciente freudiano e o nosso", *in: O seminário, livro 11: os quatro conceitos fundamentais da psicanálise* [1964]. Sessão de 22 de Janeiro de 1964. Rio de Janeiro: Jorge Zahar Editor. Segunda Edição, 1998: 30 e 32. [Grifos meus: J. M. C. MATTOS.]) ←
Conclusivamente:
→ A hiância do Inconsciente, poderíamos dizê-la *pré-ontológica*. Insisti nesse caráter demasiado esquecido – esquecido de um modo que não deixa de ter significação – da primeira emergência do Inconsciente, que é de não se prestar à Ontologia. §. O que, com efeito, se mostrou de começo a Freud (...) é que ele [Inconsciente] não é nem ser nem não--ser, mas algo de não-realizado. §. O que é ôntico [referência ao ente], na função do Inconsciente, é a fenda por onde esse algo, cuja aventura em nosso campo parece tão curta, é por um instante trazido à luz – por um instante, pois o segundo tempo, que é de fechamento, dá a essa apreensão um caráter evanescente. §. Onticamente então [referência ao ente], o Inconsciente é o evasivo – mas conseguimos cercá-lo numa estrutura, uma estrutura temporal [corte significante], da qual se pode dizer que jamais foi articulada, até agora, como tal. §. O estatuto do

Inconsciente, que eu lhes indico tão frágil no plano ôntico [referência ao ente], é ético. (LACAN, J. "Do sujeito da certeza", *in: O seminário, livro 11: os quatro conceitos fundamentais da psicanálise* [1964]. Sessão de 29 de Janeiro de 1964. Rio de Janeiro: Jorge Zahar Editor. Segunda Edição: 1998: 33, 34, 35, 36 e 37.) ←

(N. 02) Ouçamos Lacan:
→ Pois essas cadeias [de significantes] *não são de sentido mas de gozo*, não são de *sens* mas de *jouis-sens*, a ser escrito como queiram conforme ao equívoco que constitui a lei do significante. (LACAN, J. *Televisão* [1973]. Rio de Janeiro: Jorge Zahar Editor, 1993: 25. [Grifos meus: J. M. C. MATTOS.]) ←

(N. 03) Ouçamos Lacan:
→ Basta ir aos textos de Freud (...) para se dar conta de que não se trata de nada mais senão de um deciframento de *dit-mension* significante pura. (LACAN, J. *Televisão* [1973]. Rio de Janeiro: Jorge Zahar Editor, 1993: 22.) ←

(N. 04) Certificar-se: "Lacan e o mal-entendido de Laplanche", *in: Lacan para analistas*:
https://lacanparaanalistas.blogspot.com/2022/01/lacan-e-o-mal-entendido-de-laplanche_19.html

(N. 05) IDEM.

(N. 06) IBIDEM.

\A BANDA DE MÖBIUS DO CAPITAL/TECNOCIÊNCIA\

Talvez JORGE ALEMÁN (*1951) cometa um equívoco conceitual (político, em última instância) ao dizer que, no Discurso-Capitalista/Tecnocientífico, o *sujeito* ($) está 'en posición de mando en el movimiento circular' (Nota 01).

Ora, a direção dos vetores no Discurso-Capitalista/Tecnocientífico produzem uma Banda de Möbius e não um 'movimiento circular': as notações algébricas $, S¹, S² e *a* PASSAM DE UM LUGAR PARA OUTRO SEM QUE SE CONSTITUA UMA POSIÇÃO DOMINANTE E/OU DE MANDO, como se existisse pois PERFEITA EQUIVALÊNCIA entre *sujeito* ($), *capital* (S¹), *tecnociência* (S²) e *gadgets/descartabilidade* (*a*).

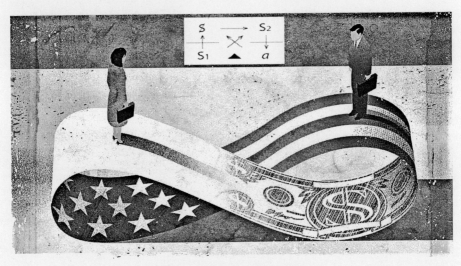

DISCURSO-CAPITALISTA
&
BANDA DE MÖBIUS DO CAPITAL/TECNOCIÊNCIA

Essa Banda de Möbius e sua suposta 'perfeita equivalência entre $, S^1, S^2 e a' são efeitos do TRATAMENTO DO REAL PELO IMAGINÁRIO, o qual define, caracteriza e especifica o Discurso-Capitalista/Tecnocientífico.

De fato, ao tratar o real pelo imaginário, a cópula discursiva entre o Capital e a Tecnociência *procura neutralizar a incidência do real na estrutura*, como se não houvesse nenhum obstáculo à operacionalização dos dispositivos capitalistas-tecnocientíficos.

Nesse contexto, chamo de 'dessimbolização' aos procedimentos pelos quais o Discurso-Capitalista/Tecnocientífico *busca neutralizar a incidência do real na estrutura*.

Por que dessimbolização?

Porque o real é o que emerge como limite lógico e topológico *do* (desde o) simbólico, e, pois, a dessimbolização é essencial para que sejam obtidos EFEITOS IMAGINÁRIOS, de maneira que se possa supor que o real (a impossibilidade, o obstáculo, o furo) terá sido efetivamente neutralizado (N. 02).

(A demonstração de que o real é efeito *do* [desde o] simbólico foi especialmente realizada por Lacan no *Seminário 17: o avesso da psicanálise* [1969 – 1970].)

Assim, o Discurso-Capitalista/Tecnocientífico se configura como uma Banda de Möbius marcada pela dessimbolização/imaginarização de seus componentes ($, S^1, S^2, a), como se nada e ninguém pudesse obstaculizar a 'perfeita equivalência' entre eles.

Todavia, como Lacan mostrou convincentemente, *o real é um fato de estrutura que não pode ser nem neutralizado nem, muito menos, eliminado* – portanto, a Banda de Möbius capitalista-tecnocientífica é transpassada a cada instante pela incidência do real nela e as ditas 'crises sistêmicas do Capital' nada mais são do que testemunhas sintomáticas dessa incidência.

(Essas crises são sistêmicas porque *retornam no mesmo lugar*, qual seja, no lugar do real, comprovando a impossibilidade estrutural de existir 'perfeita equivalência' entre *sujeito, capital, ciência/ tecnociência* e *gadgets/descartabilidade*.)

Em resumo, penso ser necessário desfazer o equívoco cometido por Alemán e passarmos a ler o Discurso-Capitalista/Tecnocientífico não como uma estruturação circular (com o *sujeito* [$]

em 'posición de mando') e sem corte possível, mas sim como uma Banda de Möbius Imaginária, emergida com a dessimbolização/ imaginarização e transpassada a cada vez pela incidência do real (crises sistêmicas: impossibilidade de 'perfeita equivalência', etc).

Evidentemente que, como eu disse, a incidência do real na configuração do Discurso-Capitalista/Tecnocientífico é *tratada pelo imaginário*, exigindo-se pois que o corte capaz de subverter e ultrapassar o dispositivo capitalista-tecnocientífico ocorra a contrapelo da dessimbolização/imaginarização, de modo a desfazer a 'perfeita equivalência' entre *sujeito* ($), *capital* ($S^1$), *ciência/tecnociência* (S^2) e *gadgets/descartabilidade* (*a*).

Nesse âmbito, cabe à simbolização – ao *tratamento do real pelo simbólico* – operar o corte necessário no Discurso-Capitalista/ Tecnocientífico, reintroduzindo o primado do Campo Freudiano e do Inconsciente Lacaniano na estruturação seja da Plataforma Discursiva (*quatro discursos radicais* [porque 'sem palavras']) seja do Campo Discursivo Geral (o qual inclui as *duas mutações anômalas* [porque 'sem limites'], a título de Discurso-Capitalista e Discurso-Científico).

\NOTAS/

(Nota 01) Cf. postagem na página de Alemán:
https://www.facebook.com/jorge.aleman.75457?hc_ref=ARQNkIkJ-O-XuepovBCtdYFWYN80-1Fn1hOwCLUZRYqzdfU1NimTsdgpDjkgWhM-Jg6H0&fref=nf

(N. 02) Cf. DUFOUR, D-R. *A arte de reduzir as cabeças: sobre a nova servidão na sociedade ultraliberal*. Rio de Janeiro: Editora Companhia de Freud, 2005.

\A CARNE É FRACA/

◆

> → O que acontece com o gozo não é de modo algum redutível a um naturalismo. O que há de naturalista na Psicanálise é, simplesmente, o nativismo dos aparelhos chamados pulsões [aparelhos discursivos], e esse nativismo é condicionado pelo fato de que o homem nasce num banho de significantes. ←
>
> →← Citação colhida em: LACAN, J. "Do gozo postulado como um absoluto", in: *O seminário, livro 16: de um Outro ao outro* (1968 – 1969). Sessão de 05 de Março de 1969. Rio de Janeiro: Jorge Zahar Editor, 2008: 208.)
>
> → As pulsões são o eco no corpo do fato de que há um dizer [do Outro]. ←
>
> →← Citação colhida em: LACAN, J. "Do uso lógico do sinthoma (ou Freud com Joyce)", in: *O seminário, livro 23: o sinthoma* (1975 – 1976). Sessão de 18 de Novembro de 1975. Rio de Janeiro: Jorge Zahar Editor, 2007: 18.

A carne é fraca porque o Dizer do Outro – que a institui *carnodizente* – é forte.

De fato (fato discursivo-psicanalítico), o Dizer do Outro é forte porque Ele é *irrecusável*: seu primado impõe-se em sempre (obrigado, Rosa!) ao *infans*, demandando-lhe fezes, ofertando-lhe seios, vendo-o, falando-lhe.

Encurralado em um beco sem saída, para não sucumbir *in totum* ao Dizer do Outro, restará ao *infans* criar *meios discursivos* para responder à demanda de fezes, à oferta de seios, ao olhar e à voz intrínsecos ao Dizer do Outro, de modo a satisfazê-Lo – mas não-de-todo...

(A satisfação 'toda' do Dizer do Outro, se fosse possível, implicaria no aniquilamento do *infans*.)

Entretanto, o Dizer do Outro – ao se instituir como *dizer* – é um *campo discursivo* desdobrável em Demanda & Desejo, a saber, em Demanda *do* Outro (por 'fezes'), em Demanda *ao* Outro (por 'seios'), em Desejo *ao* Outro (pelo 'olhar') e em Desejo *do* Outro (pela 'voz').

Assim, Demanda & Desejo são essencialmente *fatos discursivos*, ou seja, elementos constitutivos de *uma língua*, subsumida (englobada) como tal, de sua parte, pelos componentes estruturantes de Linguagem & Discurso & Fala (Interdição/Inter-dicção/Dicção).

Ora, por serem fatos discursivos (nada é se não for um fato discursivo, alerta-nos Lacan), Demanda & Desejo estão – também eles em sempre – marcados e capturados irrecorrivelmente pelo que lhes é próprio, qual seja, o 'objeto de satisfação' demandado ou desejado não é outro senão um *objeto-discursivo* (o hífen é importante), a saber, um objeto instituído como tal no e pelo Dizer do Outro (se se preferir, no e pelo constructo Linguagem & Discurso & Fala).

Logo, as 'fezes' da Demanda *do* Outro, os 'seios' da Demanda *ao* Outro, o 'olhar' do Desejo *ao* Outro e a 'voz' do Desejo *do* Outro são o que são apenas e tão-somente enquanto *objetos estruturalmente discursivos*, atinentes e condizentes, portanto, tão-somente e apenas, ao Outro do Dizer (se se preferir, ao Outro de Linguagem & Discurso & Fala).

Lacan cognominará esses objetos de *Lapetitá & Lettre du Désir* (Apequená & Letra do Desejo), encapsulando-os portanto em sintagmas neológicos indicativos de que o 'objeto' aí em cena apenas o é enquanto *falta*: trata-se, em suma, do Objeto pequeno *a* enquanto *falta como objeto*.

Atenção: o Objeto pequeno *a* (*Lapetitá & Lettre du Désir*) é notação algébrica que assinala, no campo linguageiro-discursivo-falante da Lógica do Significante (ensinamento de Lacan entre os anos 1953 e 1973), a radical *falta como objeto* – instituída pelo primado lógico do significante (S^1) na estruturação do Inconsciente (S^2), de maneira que essa falta opera como *causa de desejo do sujeito* (matema: $\$ \lozenge a$): completa-se assim as cinco notações algébricas elementares (Ⱥ, S^1, S^2, $, a$) com as quais Lacan formaliza a escrita de Freud, transformando-a em uma escritura matêmico-discursiva supostamente transmissível.

Pois bem, ao demandar discursivamente 'fezes' ao *infans*, a Demanda *do* Outro institui uma 'carne', qual seja, uma freudiana 'zona erógeno-pulsional' dita *pulsão anal*, a saber, ela demarca no *infans* a borda pulsátil de um vacúolo que emite, repetidamente (logo, mais-gozosamente), o eco do Dizer do Outro (o eco, vale dizer, a repercussão, o rumor e/ou o reflexo atenuados, amenizados, parcializados do Outro do Dizer).

Eis aí a formatação – em tudo e por tudo linguageiro-discursivo-falante – do *gozo anal*: resposta carnodizente ecoante (logo, atenuante) do Dizer do Outro.

Mutatis mutandis, formatações homólogas transcorrerão com 'seios', 'olhar' e 'voz', instituindo, respectivamente, as *pulsões oral, visual/especular* e *vocal/invocante*.

No limite do Dizer do Outro – na dimensão pois da 'causa final' do significante –, as bordas pulsáteis dos vacúolos carnodizentes do *infans* ecoam, repetidamente, seus próprios gozares: 'anal, oral, visual e vocal' – *mas atenção*: trata-se de *gozares discursivos*, logo, *mais-gozares*, a saber, *gozares compensatórios* pelo fato de serem, estruturalmente, testemunhas carnopulsionais da renúncia ao Gozo Absoluto do Outro ('pura sensação sem forma' e/ou 'Gozo de Deus', notará Lacan), ou, o que seria dizer o mesmo, da renúncia à suposição de existência do Outro do Outro (do Outro do qual *não se poderia dizer*: 'falta-Lhe o significante', e, pois, 'Ele é não-todo').

Logicamente, a suposição de existência do Outro do Outro é uma ilusão projetiva discursivamente compensatória, pois é a *inconsistência simbólica (significante)* do Outro (A̶) aquela que faz com que o sujeito ($) ampare-se na *consistência imaginária (significados)* do Outro (A: Outro-*não* interditado / *não* inter-dictado / *não*-dictado).

Todavia, o amparo na consistência imaginária do Outro (A) vê-se permanentemente às voltas com a impossibilidade – real, portanto – de suturar a inconsistência simbólica do Outro (A̶), resultando-se desse fracasso a produção de uma miríade de ilusões projetivas a cada vez mais religiosas...

Nesse contexto, a carne psicanalítica – instituída como ecopulsional do Dizer do Outro – mais-goza nas e pelas bordas de seus vacúolos pulsáteis: 'ânus', 'boca', 'olhos' e 'ouvidos' co-memoram

– a rigor, ecomemoram – o primado do Outro do Dizer (do Outro de Linguagem & Discurso & Fala): a Demanda *do/ao* Outro e o Desejo *ao/do* Outro geram uma *substância gozante* (aquilo que os antigos chamavam de 'corpo e alma') destinada estruturalmente ao mais-gozar linguageiro-discursivo-falante, qual seja, ao gozo compensatório cuja notação algébrica resume-se à 'pequena letra *a*' (*Lapetitá & Lettre du Désir*) – nos seguintes termos:

→ Porque somos seres nascidos do mais-gozar, resultado do emprego da Linguagem. §. Quando digo *emprego da Linguagem*, não quero dizer que a empreguemos. Nós é que somos seus empregados. A Linguagem nos emprega, e é por aí que aquilo [o sujeito carnodizente do Discurso] goza. (LACAN, J. "Verdade, irmã de gozo", *in*: *O seminário, livro 17: o avesso da psicanálise* [1969 – 1970]. Sessão de 21 de Janeiro de 1970. Rio de Janeiro: Jorge Zahar Editor, 1992: 62.) ←

E ainda:

→ Esse mais-gozar, não se sabe o que fazer dele. (LACAN, J. "A impotência da verdade", *in*: *O seminário, livro 17: o avesso da psicanálise* [1969 – 1970]. Sessão de 10 de Junho de 1970. Rio de Janeiro: Jorge Zahar Editor, 1992: 167.) ←

Certo, nossas substâncias gozantes – nossos corpos-dizentes, *lato sensu* – não sabem o que fazer do fato estrutural em acordo com o qual nasceram, vivem e morrerão do Dizer do Outro, atrapalhadas pela e atabalhoadas com 'a pequena letra *a*' (*Lapetitá & Lettre du Désir*), índice vital-mortal da *falta como objeto* (Desejo) no campo da *falta como saber* (Inconsciente).

Entretanto, *atentemos para o seguinte*: se a carne é fraca porque o Dizer do Outro é forte, pois bem, essa força consiste no posicionamento lógico desse Dizer do Outro enquanto instituinte primordial da 'carne', posto que, tudo considerado, o Outro do Dizer (o Outro de Linguagem & Discurso & Fala) é também *fraco*, a saber, falta a Ele o significante capaz de representá-Lo em e para Si mesmo – pelo simples e bom motivo de que o significante é sim o representante, mas para outro significante, e para outro, e para outro...

Aprendemos com Lacan que o que afinal se transmite – discursivamente, claro está – é apenas a fraqueza da equivocação, do ultrapassamento, do atrapalhamento: *do* mais-gozar do Dizer do Outro (Å) *ao* mais-gozar do sujeito carnodizente ($).

Mas há aí uma ética – nos seguintes termos:

→ Afirmar que existe apenas *gozo do corpo* [do corpo instituído pelo Dizer do Outro, logo, do corpo carnodizente] nos aparta dos gozos eternos [ideais religiosos] e também da possibilidade de adiar o gozo para um futuro feliz [ideais políticos]. Contudo, em acordo com a exigência de verdade do freudismo, esse princípio [existe apenas gozo do corpo carnodizente] nos obriga a levantar a questão do gozo olhando-a de frente, isto é, a levar a sério o que nos acontece em nossa vida cotidiana. (LACAN, J. *Seminário 'A lógica do fantasma'* [1966 – 1967]. Sessão de 07 de Junho de 1967. Inédito.) ←

\A CLÍNICA LACANIANA DO SUJEITO CLIVADO/

\A/

DO SUJEITO ENFIM EM QUESTÃO – eis a palavra de ordem que Lacan insere no campo epistemoclínico inaugurado por Freud e do qual ele fará o conclusivo *mapeamento lógico e topológico* (Nota 01).

De fato, para Lacan o sujeito é 'enfim' colocado em questão por Freud, vale dizer, esse questionamento será o componente prático e teórico decisivo do ordenamento discursivo-clínico dito (em alemão) *Psychoanalyse*: doravante, o constructo *sujeito psicanalítico* estará definitivamente em cena na plataforma que transfere, ao fim e ao cabo, *uma fala carnodizente a uma interpretação equivocante* (N. 02).

Entretanto, indaga-se Lacan, que 'sujeito' é o cerne da práxis (prática e teoria, nessa ordem) freudiana?

Ora, aqui estamos imersos no monumental *approach* lacaniano: o sujeito questionado na e pela práxis epistemoclínica instituída por Freud não é outro senão o *sujeito da Ciência*, e, pois, trata-se propriamente daquela *função* tão bem demonstrada por Descartes e encapsulada na fórmula *Cogito, ergo, sum* (Penso, logo, sou/existo) (N. 03).

Contudo, o ensinamento de Lacan consistirá na demonstração lógica e na de-*monstração* topológica (a primeira desdobra *pari passu* os componentes estruturais, enquanto que a segunda 'monstra' a má-forma intrínseca a esse desdobramento) segundo as quais a inédita incidência da clivagem (*Spaltung*) do Inconsciente *subverte o cógito cartesiano* – logo, o sujeito da Ciência – na medida em que desvela três fatos elementares, quais sejam:

01. O cógito não possui primado lógico face à estrutura de Linguagem & Discurso & Fala, a saber, a condição de possibilidade do 'Penso, logo, sou/existo' é o Outro (Interdição de Linguagem / Inter-dicção de Discurso / Dicção de Fala).

02. O Eu ('Eu penso, etc') não é, pois, representante de si mesmo, mas sim *representado* no Outro por significantes/representantes que o instituem como tal, impossibilitando-lhe extrair a sequência '...logo, sou/existo' enquanto proposição auto-referente.

03. O representante/instituinte do Eu no Outro é o significante ($S^1 \rightarrow S^2, S^1 \rightarrow S^3, S^1 \rightarrow Sn$) e esse é causa não do Eu e sim do gozo – a rigor, causa do mais-gozar discursivo (N. 04).

Nesse contexto, a subversão do cógito pelo Inconsciente (*Unbewusste*, nos termos de Freud; *Unebévue / Parlêtre*, nos termos de Lacan) pode ser escrita nos seguintes termos:

∟ Penso ao ser pensado pelo Outro (Linguagem & Discurso & Fala), logo, *sou do/existo no* Outro (Interdição de Linguagem / Inter-dicção de Discurso / Dicção de Fala).

Pois bem, Lacan esclarece os dois momentos desse *logo* ('penso' e 'sou/existo') da seguinte maneira:

∟ O significante é o representante/instituinte do sujeito para outro significante (Outro: Linguagem & Discurso & Fala), logo, *o significante é a causa do gozo – a rigor, causa do mais-gozar discursivo*.

A tempo: ser *do*/existir *no* Outro (Linguagem & Discurso & Fala), é isso o gozo (o mais-gozar discursivo).

Lacan fornece o conceito de 'mais-gozar discursivo' (*plus-de-jouir discursif*) nos seguintes termos:

→ O mais-gozar é uma função da renúncia ao gozo sob o efeito do discurso. É isso que dá lugar ao Objeto *a*. §. Assim, o mais-gozar é aquilo que permite isolar a função do Objeto *a*. (LACAN, J. "Da mais-valia ao mais-gozar", *in: O seminário, livro 16: De um Outro ao outro* [1968 – 1969]. Sessão de 13 de Novembro de 1968. Rio de Janeiro: Jorge Zahar Editor, 2008: 19.) ←

Nesse sentido, o mais-gozar discursivo é, a rigor, *gozo compensatório* à impossibilidade de as subjetividades indexadas ao sujeito da estrutura ($) experienciarem 'uma pura sensação sem forma' (cf. *Seminário 17*) e/ou 'o gozo de Deus' (cf. os termos metafóricos empregados por Lacan no *Seminário 20*).

Atenção: no neologismo lacaniano *plus-de-jouir discursif*, o *plus* ('mais') significa exata e precisamente *compensatoire* ('compensatório').

Assim, o sujeito da Psicanálise é o sujeito da Ciência – *subvertido* esse, todavia, pelo significante como causa do gozo (do mais-gozar discursivo) –, nos seguintes termos:

→ Parto daí. Isso não lhes dá necessariamente a regra do jogo, mas ela virá depois. '*Penso, logo Se goza*'. Isso rejeita o 'logo' usual, aquele que diz 'Eu go(z)sou'. §. (...) Descartes jamais ouviu dizer, através de seu *go(z)sou*, que ele gozava a vida. Não se trata disso de modo algum. Que sentido tem isso, seu *go(z)sou*? Exatamente o meu tema específico, o *Eu [Je]* da Psicanálise. §. É o que eu chamo de um saber impossível de ser reintegrado pelo sujeito [saber impossível, logo, real: saber do Inconsciente], enquanto este, o sujeito, só tem um significante que o representa diante desse saber. (...). É exatamente por isso que ele [Descartes] não se sai bem com seu *Penso, logo, go(z)sou* (N. 05). ←

Em suma, a clivagem (*Spaltung*) operada por Freud no cógito institui a clínica propriamente psicanalítica e Lacan ensinará que o desdobramento lógico e topológico do ato freudiano implica em gozo (a rigor, implica em mais-gozar discursivo).

Resumamos: o sujeito da Psicanálise é o sujeito da Ciência sob estrita e rigorosa condição de o sujeito da Ciência for *subvertido* pela clivagem (*Spaltung*) introduzida pela incidência estrutural do significante ($S^1 \to S^2$, $S^1 \to S^3$, $S^1 \to Sn$), a qual é causa do gozo – a rigor, causa do mais-gozar discursivo, e, pois, causa do gozo compensatório.

Essa subversão – $, sujeito clivado: Sujeito-do-Inconsciente; e não S, sujeito não-clivado: Sujeito-do-Conhecimento – inaugura o que cognomino por *clínica lacaniana do sujeito clivado*, vale dizer, do sujeito ($) *ultrapassado pelas formações do significante* (sonho, sintoma, ato falho, chiste, esquecimento, conversões, etc) *e cujo horizonte diagnóstico é pautado pelo desejo*.

\B/

Do significante ao gozo d'A Mulher e do gozo d'A Mulher retorna-se ao significante: eis o percurso do sujeito clivado ($) na plataforma epistemoclínica instituída por Freud e formalizada por Lacan.

A demonstração desse percurso ancora-se nos seguintes componentes:

> Matriz-lógica do Ensino de Lacan (cf. 1972).
> *Logos* do Discurso-Psicanalítico (cf. 1972).
> Estrutura da Psicanálise (cf. 1972).

Não por acaso esses componentes são demarcados no ano 1972, e, pois, emergem no contexto das elaborações que servem de base às sessões do seminário *Encore* (1972 – 1973), o qual conclui a Lógica do Significante (Lógica de Interdição/Inter-dicção/Dicção) e inicia a transposição de seus elementos para o campo da Topologia Nodal (Nó Borromeu & Nó Sinthoma), estruturando-se assim o arco de leitura capaz de demonstrar e de-*monstrar* a legitimidade epistemoclínica da plataforma psicanalítica.

\C/

No âmbito da leitura lógico-topológica que Lacan realiza da escrita freudiana, o *primado* do significante – vale dizer, da equivocação *in limine* do campo representacional – é decisiva.

Considerando-se esse primado estrutural, a formalização lacaniana da plataforma epistemoclínica inaugurada por Freud resulta na demarcação de dois campos e na articulação lógica e topológica entre ambos, quais sejam, o Campo do Sujeito ($) & o Campo do Outro (A̸).

A demarcação é operada, pois, a partir do *primado do significante na clínica psicanalítica*, a saber, a racionalidade e a legitimidade discursivas do Inconsciente – sua estruturação e operacionalidade no dispositivo instituído por Freud e no laço social – são possíveis se (somente se) supusermos esse primado (N. 06).

Formalmente:

Significante → ICS: racionalidade/legitimidade e operacionalidade clínico-discursivas.

De sua parte, a articulação é propiciada pelo conceito de Objeto *a* enquanto notação algébrica para a incidência do primado do significante nesses campos, justificando-se assim a escritura do sujeito e do Outro transpassados por uma clivagem (*Spaltung*), a saber, ($) & (A̸).

Formalmente:

> Campo do Sujeito ($) ← \Objeto *a*/ → Campo do Outro (Ā)
> $ ← *a*/ → Ā

Ora, no bojo da leitura lógico-topológica que Lacan realiza de Freud, a *interdição* (operada pela Linguagem), a *inter-dicção* (operada pelo Discurso) e a *dicção* (operada pela Fala) são deduzidas em última instância do *primado do significante*, vale dizer, o significante é o *agente* dessas operações epistemoclínicas, fornecendo-nos a racionalidade do constructo recalcamento-primordial/Inconsciente (*Urverdrängung/Unbewusste*, em termos freudianos).

Formalmente:

> Significante → Interdição/Inter-dicção/
> Dicção → Recalcamento-primordial → Inconsciente

Todavia, a incidência da subsunção última de Linguagem & Discurso & Fala ao significante faz com que não haja relação/proporção/complementaridade/correspondência (*rapport*, nos termos de Lacan) entre os campos do sujeito ($) e do Outro (Ā), justificando-se desse modo aquilo que já adiantara o psicanalista francês em 1967, a saber, o estatuto *político* próprio ao Inconsciente – nos seguintes termos:

→ Eu não digo que a política é o Inconsciente, mas, apenas, que o Inconsciente é a política. (LACAN, J. *O seminário, livro 14: a lógica do fantasma* [1966 – 1967]. Sessão de 10 de Maio de 1967. Inédito.) ←

Atentemos para o seguinte: Inconsciente e política constituem um mesmo fato estrutural porque *não há* relação/proporção/complementaridade/correspondência (*rapport*) entre o Campo do Sujeito ($) e o Campo do Outro (Ā), de modo que a política aí em tela nada mais é que o fracasso reiterado das tentativas pelas quais se busca correlacionar as subjetividades às sociedades e às culturas, articulando-as entre si por meio de narrativas sócio-históricas (N. 08).

Aliás, sumariando esplendidamente a impossibilidade – logo, a impotência – vigente entre esses campos linguageiros-discursivos, eis o prudente alerta de Lacan:

→ É nessa articulação com o real que se encontra a incidência política em que o psicanalista teria lugar, se fosse capaz de fazê-la. (LACAN, J. "Radiofonia" (1970), *in: Outros escritos* [2001]. Rio de Janeiro: Jorge Zahar Editor, 2003: 443.) ←

\D/

Entretanto, ao concluir a demonstração do primado do significante no dispositivo psicanalítico, Lacan nos fornecerá a *matriz-lógica* que sustentara e acionara seu ensino até ali – nos seguintes termos:

→ O significante é a causa do gozo. (LACAN, J. "A Jakobson", *in: O Seminário, livro 20: mais, ainda* [1972 – 1973]. Sessão de 19 de Dezembro de 1972. Rio de Janeiro: Jorge Zahar Editor. Segunda Edição, 1985: 36. ←

Assim, a Lógica do Significante (Lógica de Interdição/Inter--dicção/Dicção) pode ser finalmente formalizada nos seguintes termos gerais:

Significante → Interdição/Inter-dicção/Dicção → Recalcamento → Inconsciente ⌐ Gozo

Nesse contexto, Lacan ver-se-á obrigado a fazer uma importante escansão significante (equivocativa) no vocábulo *jouissance*, transmudando-o em *jouis-sens*:

Jouissance ↳ *Jouis-sens*: gozo *do* (desde o) significante (N. 11).

\E/

A partir dessa escansão podemos delimitar *quatro modalidades de gozo* a título de *jouis-sens*, subsumidas, essas modalidades, à metáfora 'A Mulher não existe' (*La Femme n'existe pas*) – nos seguintes termos:

> \A̶ Mulher não existe/
> 01) Gozo Fálico (*Jouis-sens Phallique*): gozo no discurso, 'fora do corpo'.
> 02) Gozo Feminino (*Jouis-sens Féminine*): gozo no corpo, 'fora do discurso'.
> 03) Gozo Místico (*Jouis-sens Mystique*): gozo no corpo/discurso, com o significante 'Deus'.
> 04) Gozo d'A̶ Mulher (*Jouis-sens de Ła Femme*): gozo real-impossível.

Formalmente:

> \A̶ Mulher não existe/
> Gozo Fálico ⌊ Gozo Feminino ⌊ Gozo Místico (‹Deus›) ⊣∥
> Gozo d'A̶ Mulher

Todavia, Lacan encapsulará o vetor que parte do significante e se esbate no contraforte do Gozo d'A̶ Mulher (real-impossível) no seguinte e conclusivo matema:

> S (A̶) ⊣∥ Gozo d'A̶ Mulher (Real-Impossível)

A leitura que o próprio Lacan realiza desse matema, resumindo de maneira lapidar as quatro modalidades de gozo expostas anteriormente, expressa-se nos seguintes termos:

→ Se com esse S(A̶) eu não designo outra coisa senão o Gozo d'A̶ Mulher, é certamente porque é ali que eu aponto que Deus ainda não fez sua retirada. (LACAN, J. "Letra de uma carta de almor", in: *O seminário, livro 20: mais, ainda* [1972 – 1973]. Sessão de 13 de Março de 1973. Rio de Janeiro: Jorge Zahar Editor. Segunda Edição, 1985: 112 – 113.) ←

Atenção: o matema S (A̶) *designa* o Gozo d'A̶ Mulher, ou seja, esse matema *não é* a escritura do referido gozo e sim *aponta* para ele, assinalando-o enquanto, propriamente, real-impossível.

\F\

Pois bem, concomitantemente à abertura da matriz-lógica de seu ensino – *o significante é a causa do gozo* (cf. supra) –, Lacan poderá finalmente enunciar o *logos* ordenador do dispositivo epistemoclínico freudiano, agenciando em uma mesma proposição os elementos essenciais constitutivos da *Psychoanalyse* – nos seguintes termos:

→ A razão está em que aquilo a que concerne o Discurso-Psicanalítico é o sujeito, o qual, como efeito de significação, é resposta do real (N. 13). ←

Portanto, o sujeito clivado ($) – cujo representante é o significante enquanto causa do gozo – se constitui no ponto nodal do Discurso-Psicanalítico, na medida em que ele é o *limite da significação* (em termos estruturais, a máxima extensão linguageira e discursiva do Outro [A̸]), e, nessa condição, ele é *resposta do real*, a saber, rigorosamente, *retorno do (desde o) impossível* (N. 14).

Formalmente:

> *Logos* do Discurso-Psicanalítico: Sujeito ($) → Limite da significação: resposta *do* real.

\G\

Nesse ínterim, à matriz-lógica e ao *logos* deve-se seguir o conceito de *estrutura* próprio à Psicanálise, de modo a concluir com rigor a apresentação da Clínica do Sujeito Clivado tal como Lacan a institui – nos seguintes termos:

→ A estrutura é o real que vem à luz na Linguagem. Obviamente, não tem nenhuma relação com a 'boa forma' (N. 15). ←

Deparamo-nos assim com três momentos complementares:

A. Matriz-lógica: o significante (representante de um sujeito para outro significante) é a causa do gozo.

B. *Logos*: o sujeito clivado ($) é o limite da significação (máxima extensão linguageira e discursiva do significante), e, pois, resposta *do* real (retorno *do* [desde o] impossível).

C. Estrutura: o real (o impossível) incidente na Linguagem.

Ora, a subsunção do sujeito clivado ($) à matriz-lógica, ao *logos* e à estrutura psicanalíticos faz com que ele fale 'alíngua' (*lalangue*, nos termos de Lacan), a saber, um'*a*'língua pautada pela impossibilidade – real, portanto – do Gozo d' A̶ Mulher, ou, o que seria dizer o mesmo, um'*a*' língua marcada pela inexistência de *o* significante causa de *o* gozo no Campo do Outro – em suma, um'*a*'língua que testemunha que o Objeto *a* é afinal *a letra que indecide* (os termos são bem esses) todo e qualquer dizer, empuxando-nos gozosos e extenuados aos pés da metáfora 'A̶ Mulher não existe' (cf. supra).

Formalmente:

---
01) Matriz-lógica ⌴ *Logos* ⌴ Estrutura ⋈ Sujeito ($) \Objeto *a*/ Outro (A̶).

02) Sujeito ($) ← Objeto *a* : Alíngua ... 'A̶ Mulher não existe'... → Outro (A̶).

03) Sujeito ($) \ Política : Impossibilidade ⋈ Impotência/ Outro (A̶).

\H/

Os leitores atentos terão percebido que o sujeito clivado ($) ao qual me refiro nada tem a ver com 'psiquê' (seja lá o que isto queira dizer), mas sim com a demarcação de uma determinada *função*, a saber, especificamente, aquela proveniente da clivagem (*Spaltung*) do *bios* humano pela estrutura de Linguagem & Discurso & Fala – se se preferir, *stricto sensu*, pelo significante (N. 16) – nos seguintes termos:

→ O sujeito que nos interessa – sujeito na medida em que é efeito de discurso – é o sujeito da enunciação (N. 17). ←

Portanto, à Psicanálise diz respeito não o sujeito do enunciado – a rigor, a subjetividade implícita na frase gramatical (dita ou escrita) – e sim o *sujeito da enunciação*, qual seja, aquele que apenas pode falar sob estrita condição de já ter sido instituído como falante pelo Outro (Ⱥ), posicionando-o (ao sujeito), pois, na dimensão discursiva (N. 18) – nos seguintes termos:

→ Para que possamos nos situar quanto ao funcionamento do sujeito, esse Outro deve ser definido como o lugar da fala. É nesse lugar que a palavra assume seu valor de palavra, isto é, onde ela inaugura a dimensão da verdade. Isso é absolutamente indispensável para fazer funcionar aquilo de que se trata [em Psicanálise] (N. 19). ←

\I/

Para fazer funcionar aquilo de que se trata em Psicanálise é preciso acentuar que o recorte que Freud opera no cógito é de fato e de direito um 'encontro marcado' – nos seguintes termos:

→ Queremos falar do sujeito colocado em questão por esse discurso, pois ao reinstaurá-lo aqui, pelo ponto em que de nossa parte não faltamos para com ele, é apenas fazer justiça ao ponto em que ele nos concedia um encontro marcado (N. 20). ←

Com efeito, ao colocar em questão – *et pour cause*, ao subverter – o cógito e/ou o sujeito da Ciência, o Discurso-Psicanalítico reinstaura-o na plataforma clínico-discursiva freudiana, finalmente fazendo justiça 'ao ponto' em que esse cógito/sujeito facultava aos psicanalistas um encontro decisivo...

Ora, o ponto que nos aguardava no cógito/sujeito não era outro senão o gozo (*jouissance* ⇨ *jouis-sens*), vale dizer, o paradoxal *prazer com o desprazer*, a um só tempo egresso e parasitário das configurações discursivas em geral.

Pois bem, estabelecendo homologia com a *mais-valia* marxiana (*Mehrwert*, nos termos de Marx), Lacan cognominou o ponto de gozo ejetado do cógito/sujeito de *mais-gozar* (*plus-de-jouir*, nos termos de Lacan), ou seja, o produto – in-satisfatório (o hífen é importante) – resultante das operações discursivas (N. 21).

Formalmente:

Outro (Ⱥ) → Cógito/Sujeito ($) ⌐ Ponto de gozo discursivo: Mais-gozar.

\J/

Concluo com o seguinte: para a Clínica Lacaniana do Sujeito Clivado as supostas 'novas doenças da alma, novas modalidades de gozo, novas situações e novos pacientes', etc – exigentes, segundo dizem, de uma 'Psicanálise Contemporânea e/ou Psicanálise do Século XXI' (sic) –, expressam quer a miopia teórica quer a má-fé de seus propugnadores, extremamente equivocados ao lerem a Psicanálise pela Civilização (*Kultur*, nos termos de Freud) e incapacitando-se, portanto, para interpretar analiticamente o estado de coisas próprio à conjuntura atual do Campo Discursivo Geral (subjetividades, sociedades e culturas) – nos seguintes termos:

└ A dessimbolização/imaginarização promovida pela cópula entre o Capital e a Ciência (Tecnociência) procura neutralizar – no limite, substituir – o *modus vivendi* característico dos faletras (*parlêtres*, nos termos de Lacan), solapando o *tratamento do real pelo simbólico* (práxis estrutural-humana) e erigindo no lugar desse o *tratamento do real pelo imaginário* (dispositivo capitalista-tecnocientífico) (N. 22).

└ Todavia, o reviramento e a colonização do Campo Discursivo Geral pelo dispositivo capitalista-tecnocientífico são nada menos que *traumáticos*, vale dizer, eles expressam a *impossibilidade* de as subjetividades, sociedades e culturas serem instituídas exclusivamente pelo registro do *imaginário*, de modo a restarem objetificadas, imergidas no fluxo transnacional de tecnomercadorias e afinal descartáveis.

└ Não obstante, às escuras esse dispositivo fornece 'soluções' (também elas imaginárias) para os gritantes impasses criados por ele mesmo, auto-capturando-se em um círculo vicioso que cava sob seus pés uma *no man's land* cada vez mais bárbara, niilista e mortífera.

└ As respostas desde o traumatismo instalado pela cópula entre o Capital e a Ciência (Tecnociência) aí estão, deixando-nos extremamente perplexos: essas respostas podem ser encapsuladas no abrupto encurtamento da tríade freudiana *inibição-sintoma-angústia*, reduzindo-se esse importante constructo epistemoclínico apenas à angústia e expondo as subjetividades, sociedades e culturas a um sinistro cortejo de devastações.

└ Acrescente-se a isso o colapso do *ethos* da Natureza face ao *sujeito cognoscente e consumidor/descartável* – responsável, esse colapso, pela crescente desertificação ecossistêmica do planeta – e estaremos finalmente entregues à consecução daquilo que dois excelentes filósofos denominaram de 'calamidade triunfal' (N. 23).

A Clínica Lacaniana do Sujeito Clivado nada tem a ver, portanto, com as tentativas daqueles que, desviando-se de Freud e Lacan, procuram territorializar a Psicanálise, cedendo-a ao *tratamento do real pelo imaginário* e pasteurizando-a subsequentemente seja em 'terapia', seja em 'disciplina universitária', seja enfim em 'dispositivo clínico-pragmático' (sic).

Ora, instituindo-se como obstáculo frontal e perene a esses desvios, a Clínica Lacaniana do Sujeito Clivado está em acordo com três fatos de estrutura:

A. Com a práxis instituinte do *modus vivendi et operandi* intrínseco ao Campo Discursivo Geral (subjetividades, sociedades e culturas): *tratar o real pelo simbólico*.

B. Com o *ethos* fundamental do Discurso-Psicanalítico: *ler a Civilização pela Psicanálise e não o contrário*.

C. Com a articulação lógica e topológica entre o Campo do Sujeito ($) e o Campo do Outro (Ⱥ): *mediar essa articulação pela 'falta como objeto'* (em termos rigorosos, pelo Desejo).

Esses fatos de estrutura talvez possam ser sumariados nos seguintes termos:

PRIMADO DO SIGNIFICANTE ($S^1 \to S^2, S^1 \to S^3, S^1 \to Sn$)
Sujeito ($) \ Objeto *a*/ Outro (Ⱥ) ↔ Mais-gozar (*Jouis-sens*): S(Ⱥ)
⊣∥ Gozo d'Ⱥ Mulher

⬥

\NOTAS/

(Nota 01) Cf. LACAN, J. "Do sujeito enfim em questão" (1966), *in: Escritos* (1966). Rio de Janeiro: Jorge Zahar Editor, 1998: 229 – 237.

(N. 02) Ouçamos Lacan:
→ O fim do meu ensino, pois bem, seria fazer psicanalistas à altura dessa função que se chama *sujeito*, porque se verifica que só a partir desse ponto de vista se enxerga bem aquilo de que se trata na Psicanálise. (LACAN, J. "Lugar, origem e fim do meu ensino", *in: Meu ensino*. Rio de Janeiro: Jorge Zahar Editor, 2006: 53.) ←
Esse sujeito ($) é *carnodizente*, ou seja, seu corpo é instituído no e pelo Dizer do Outro (Ã).
A interpretação analítica é *equivocante*, ou seja, ela institui a clivagem (*Spaltung*) no Campo da Representação (Lógica da Identidade, etc).

(N. 03) Ouçamos Lacan:
→ O encaminhamento de Freud é cartesiano – no sentido de que parte do fundamento do sujeito da certeza –. Trata-se daquilo de que se pode estar certo. Para esse fim, a primeira coisa a fazer é superar o que conota tudo que seja do conteúdo do Inconsciente – especialmente quando se trata de fazê-lo emergir da experiência do sonho –, de superar o que flutua por toda parte, o que pontua, macula, põe nódoas no texto de qualquer comunicação de sonho: "Não estou certo, tenho dúvidas". (LACAN, J. "Do sujeito da certeza", *in: O seminário, livro 11: os quatro conceitos fundamentais da psicanálise* [1964]. Sessão de 29 de Janeiro de 1964. Rio de Janeiro: Jorge Zahar Editor. Segunda Edição, 1998: 38.) ←
→ Dizer que o sujeito sobre quem operamos em Psicanálise só pode ser o sujeito da ciência talvez passe por um paradoxo. É aí, no entanto, que se deve fazer uma demarcação, sem o que tudo se mistura e começa uma desonestidade que em outros lugares é chamada de objetiva: mas que é falta de audácia e falta de haver situado o objeto que malogra. Por nossa posição de sujeito, sempre somos responsáveis. (LACAN, J. "A ciência e a verdade" [1965], *in: Escritos* [1966]. Rio de Janeiro: Jorge Zahar Editor, 1998: 873.) ←

(N. 04) Ouçamos Lacan:
→ O significante é a causa do gozo. (LACAN, J. "A Jakobson", *in: O Seminário, livro 20: mais, ainda* [1972 – 1973]. Sessão de 19 de Dezembro de 1972. Rio de Janeiro: Jorge Zahar Editor. Segunda Edição, 1985: 36.) ←

(N. 05) LACAN, J. *A terceira* (1974). Rio de Janeiro: Jorge Zahar Editor, 2022: 13 – 14.

(N. 06) Cf. LACAN, J. "A instância da letra no inconsciente ou a razão desde Freud" (1957), *in: Escritos* (1966). Rio de Janeiro: Jorge Zahar Editor, 1998: 496 – 533.

(N. 07) LACAN, J. *O seminário, livro 14: a lógica do fantasma* (1966 – 1967). Sessão de 10 de Maio de 1967. Inédito.

(N. 08) A sobredeterminação do sujeito ($) pelo significante – vale dizer, pelo Outro (A̸) – não basta para definir o Inconsciente como política: de fato, com o conceito de real em mãos Lacan vai mais longe, ou seja, instituído como tal pelo significante, *o sujeito é resposta do (desde o) real* e é exata e precisamente este 'tocar no impossível' (*toucher au réel*, nos termos de Lacan) o que faz com que o Inconsciente seja o *dis-senso* – nos seguintes termos:
→ A razão está em que aquilo a que concerne o Discurso-Psicanalítico é o sujeito, o qual, como efeito de significação, é resposta do real. (LACAN, J. "O aturdito" [1972], in: Outros escritos [2001]. Rio de Janeiro: Jorge Zahar Editor, 2003: 458. ←

(N. 09) LACAN, J. "Radiofonia" (1970), *in: Outros escritos* (2001). Rio de Janeiro: Jorge Zahar Editor, 2003: 443.

(N. 10) LACAN, J. "A Jakobson", *in: O Seminário, livro 20: mais, ainda* [1972 – 1973]. Sessão de 19 de Dezembro de 1972. Rio de Janeiro: Jorge Zahar Editor. Segunda Edição, 1985: 36.

(N. 11) Ouçamos Lacan:
→ Pois essas cadeias [de significantes] não são de sentido mas de gozo; não são de *sens* mas de *jouis-sens*, a ser escrito como queiram conforme ao equívoco que constitui a lei do significante. (LACAN, J. *Televisão* [1973]. Rio de Janeiro: Jorge Zahar Editor, 1993: 25. ←

(N. 12) LACAN, J. "Letra de uma carta de almor", *in: O seminário, livro 20: mais, ainda* (1972 – 1973). Sessão de 13 de Março de 1973. Rio de Janeiro: Jorge Zahar Editor. Segunda Edição, 1985: 112 – 113.

(N. 13) LACAN, J. "O aturdito" (1972), *in: Outros escritos* (2001). Rio de Janeiro: Jorge Zahar Editor, 2003: 458.

(N. 14) De fato, ao responder *do* (desde o) real, o sujeito clivado ($) retorna *do* (desde o) impossível, retomando sua posição no discurso: ele está capturado por uma *estrutura de retorno* e são esses os elementos dos quais ‹nada se sabe› (Freud nomeou essa estruturação de *Unbewusste*: Não-sabido, Inconsciente).

(N. 15) LACAN, J. "O aturdito" (1972), *in: Outros escritos* (2001). Rio de Janeiro: Jorge Zahar Editor, 2003: 477.

(N. 16) Ouçamos Lacan:
→ O homem não pensa com sua alma, como O Filósofo [Aristóteles] imagina. §. Ele pensa porque uma estrutura, a da Linguagem – como a palavra o comporta –, porque uma estrutura recorta seu corpo, e que nada tem a ver com a anatomia. Testemunha a histérica. Essa cisalha [o que foi clivado, recortado, fragmentado, dividido] chega à alma com o sintoma obsessivo: pensamento com o qual a alma fica embaraçada, não sabe o que fazer. (LACAN, J. *Televisão* [1973]. Rio de Janeiro: Jorge Zahar Editor, 1993: 19.) ←

(N. 17) LACAN, J. "Lugar, origem e fim do meu ensino" (1967), *in: Meu ensino*. Rio de Janeiro: Jorge Zahar Editor, 2006: 45.

(N. 18) Ouçamos Lacan:
→ Porque somos seres nascidos do mais-gozar [*plus-de-jouir*], resultado do emprego da Linguagem. §. Quando digo *emprego da Linguagem*, não quero dizer que a empreguemos. Nós é que somos seus empregados. A Linguagem nos emprega, e é por aí que aquilo [o corpo transpassado pelo significante, e, pois, subsumido ao discurso] goza. (LACAN, J. "Verdade irmã de gozo", *in: O seminário, livro 17: o avesso da psicanálise* [1969 – 1970]. Sessão de 21 de Janeiro de 1970. Rio de Janeiro: Jorge Zahar Editor, 1992: 62.) ←

(N. 19) LACAN, J. "Lugar, origem e fim do meu ensino" (1967), *in: Meu ensino*. Rio de Janeiro: Jorge Zahar Editor, 2006: 46.

(N. 20) LACAN, J. "Do sujeito enfim em questão" (1966), *in: Escritos* (1966). Rio de Janeiro: Jorge Zahar Editor, 1998: 229.

(N. 21) Lacan define o mais-gozar (*plus-de-jouir*) nos seguintes termos:
→ O mais-gozar é uma função da renúncia ao gozo sob o efeito do discurso. É isso que dá lugar ao Objeto *a*. §. Assim, o mais-gozar é aquilo que permite isolar a função do Objeto *a*. (LACAN, J. "Da mais-valia ao mais-gozar", *in: O seminário, livro 16: De um Outro ao outro* [1968 – 1969]. Sessão de 13 de Novembro de 1968. Rio de Janeiro: Jorge Zahar Editor, 2008: 19.) ←

(N. 22) Cf. DUFOUR, D-R. *A arte de reduzir as cabeças: sobre a nova servidão na sociedade ultraliberal*. Rio de Janeiro: Companhia de Freud Editora, 2005.

Cf. LEBRUN, J-P. *Um mundo sem limite: ensaio para um clínica psicanalítica do social*. Rio de Janeiro: Companhia de Freud Editora, 2004.

(N. 23) Ouçamos Adorno e Horkheimer:
→ No sentido mais amplo do progresso do pensamento, o Esclarecimento [*Aufklärung*] tem perseguido sempre o objetivo de livrar os homens do medo e de investi-los na posição de senhores. Mas a Terra totalmente esclarecida resplandece sob o signo de uma calamidade triunfal. (ADORNO, TH. e HORKHEIMER, M. "O conceito de esclarecimento", *in: Dialética do esclarecimento*. Rio de Janeiro: Jorge Zahar Editor, 2006: 17.) ←

\A EXTRATERRITORIALIDADE DE LACAN/

※

Aos cinquenta e dois anos Lacan inicia o célebre Retorno a Freud (1953 – 1980), com o intuito obstinado de *pôr as coisas em seu lugar* (palavra de ordem do ensinamento lacaniano).

De fato, as coisas inventariadas pela escrita de Freud estavam até então *fora do seu devido lugar*, por obra e (des)graça dos próprios analistas...

Mas qual seria afinal, em ordenamento epistemoclínico, o *campo* das coisas freudianas?

Ora, demonstrou-o Lacan com rigor lógico e topológico que deixaria Ockham, Spinoza e Wittgenstein intimidados, o campo dessas coisas – resumidamente, o dos supostos 'quatro conceitos fundamentais da Psicanálise' – é a *avessa extraterritorialidade*, vale dizer, a paradoxal posição discursiva de não se situar em lugar algum das discursividades até então existentes.

Ouçamos Lacan:

→ É uma coisa que ela [a Psicanálise] guarda só para si, numa posição que eu próprio chamei algumas vezes pelo nome que ela merece: 'extraterritorial'. §. Vale a pena nos determos aqui. Em todo caso, é uma porta de entrada para a questão que tento introduzir. (LACAN, J. "Lugar, origem e fim do meu ensino" [1967], *in: Meu ensino*. Rio de Janeiro: Jorge Zahar Editor, 2006: 22.) ←

Eis portanto um grave problema para os analistas, pois como sustentar *discursivamente* a insustentável extraterritorialidade do campo soerguido por Freud e formalizado por Lacan?

Entretanto, os analistas não sustentaram a insustentável extraterritorialidade freud-lacaniana, quase todos desviando-se dela, pasteurizando-a, neutralizando-a e entregando-a de joelhos dobrados seja à Universidade ('aviltante mercado do saber', nos termos de Lacan), seja à Tecnociência ('ideologia da supressão do sujeito', *idem*), seja enfim ao Capital ('mutação horrenda do Discurso-Mestre›, *ibidem*).

Ah sim, eu ia me esquecendo: entregaram-na ainda – agora também de olhos vendados e mãos atadas – à dita Associação Mundial de Psicanálise (AMP), a qual é o suprassumo do desvio perversivo, a saber, o amálgama obsceno entre Universidade, Tecnociência, Capital e Psicanálise (nessa ordem).

Seja como for, os *Escritos* (1966) e os *Seminários* (1953 e ss.) constituem-se num real incontornável: ambos fazem obstáculo imperecível à territorialização da Psicanálise, permitindo a futuros psicanalistas retornarem a Freud (via Lacan) e reconstruírem *pari passu* a plataforma epistemoclínica inaugurada pelo questionamento do Outro – nos seguintes termos:

→ Quando a Psicanálise houver deposto as armas diante dos impasses crescentes de nossa civilização (mal-estar que Freud pressentia) é que serão retomadas – por quem? – as indicações de meus *Escritos* (1966). (LACAN, J. "A psicanálise: razão de um fracasso", *in: Escritos* [1966]. Rio de Janeiro: Jorge Zahar Editor, 1998: 349.) ←

\A LETRA JOYCIANA ULTRAPASSA LACAN/

❖

No *Encore* (1972 – 1973), surpreendentemente Lacan demarca um limite à proliferação do texto de JAMES JOYCE (1882 – 1941), como se desejasse fazer obstáculo ao *gozo de escrita* presente nas páginas do poeta e romancista irlandês...

Lacan supõe encontrar esse limite na tradução das obras joycianas para outras línguas, especialmente para o chinês – nos seguintes termos:

→ (...) vocês podem ler Joyce, por exemplo. Ali vocês verão como a Linguagem se aperfeiçoa quando se trata de jogar com a escrita.

Joyce, acho mesmo que não seja legível – NÃO É CERTAMENTE TRADUZÍVEL EM CHINÊS –. O que é que se passa em Joyce? O significante vem rechear o significado. É pelo fato de os significantes se embutirem, se comporem, se engavetarem – leiam *Finnegans wake* – que se produz algo que, como significado, pode parecer enigmático, mas que é mesmo o que há de mais próximo daquilo que nós analistas, graças ao Discurso-Analítico, temos de ler – o lapso –. É a título de lapso que aquilo significa alguma coisa, quer dizer, aquilo pode ser lido de uma infinidade de maneiras diferentes. Mas é precisamente por isso que aquilo se lê mal, ou que se lê de través, ou que não se lê. Mas essa dimensão do 'ler-se', não é ela suficiente para mostrar que estamos no registro do Discurso-Analítico?

O de que se trata no Discurso-Analítico é sempre isto – ao que se enuncia de significante, vocês dão sempre uma leitura outra que não o que ele significa (Nota 01). ←

Ora, na contramão do que afirmara Lacan, JOYCE FOI TRADUZIDO EM CHINÊS!

De fato, a tradução de *Ulysses* fora realizada em 1995 por XIAO QIAN (1910 – 1999) e a de *Finnegans wake* em 2013 por DAI CONGRONG (*1972); além disso, *Ulysses* foi traduzido também para o árabe pelo grande poeta iraquiano SALAH NIAZI (*1935) (N. 02).

Portanto, o lapso ao estilo de Joyce – o significante 'recheando' o significado (embutindo-se e/ou engavetando-se nele) – pôde incrivelmente se reproduzir em chinês (mandarim) e em árabe, atestando assim o poderio da *letra joyciana* em se imiscuir nas línguas efetivamente faladas nos mais diversos campos discursivos (subjetividades, sociedades e culturas) e ser ‹lida› e/ou 'traduzida' (N. 03).

Aqui, duas observações:

Primeira: por *letra joyciana* deve-se entender o enxame de significantes sobreposto às palavras comumente utilizadas e que as 'deformam', produzindo, ato contínuo, o efeito de lapso – tal enxame transmuda os significados em 'letra', a qual faz obstáculo à leitura e/ou à tradução.

Por exemplo, eis como Joyce se refere ao Brasil, a Portugal e aos portugueses em *Finnegans wake* (1939):

→ (...) from Blasil the Brast to our povotogesus portocall (...) (N. 04). ←

Segunda: em termos gerais, a letra constitui a 'alíngua' (*lalangue*, nos termos de Lacan), qual seja, a língua – materna/inconsciente – afetada pela incidência do *real*, e, pois, pela impossibilidade não de 'tudo dizer' mas sim de 'dizer tudo'.

Por exemplo, as palavras (palavras?) que se atropelam umas às outras em *Finnegans wake* (1939):

→ Lukkedoerendunandurraskewdylooshoofermoyportertooryzooysphalnabortansporthaokansakroidverjkapakkapuk (N. 05). ←

Entretanto, a imisção da *letra* em uma língua e sua leitura e/ou tradução em outra indicam que a 'alíngua' possui *precedência lógica* sobre a Linguagem – nos seguintes termos:

→ (...) a Linguagem é apenas aquilo que o Discurso-Científico elabora para dar conta do que chamo *alíngua* [no original francês, um neologismo: *lalangue*]. §. (...). É o que a experiência do Inconsciente mostrou, no que ele é feito de *alíngua*, essa *alíngua* que vocês sabem que eu escrevo numa só palavra, para designar o que é a ocupação de cada um de nós, *alíngua* dita materna, e não por nada dita assim. §. Se eu disse que a Linguagem é aquilo como o que o Inconsciente é estruturado, é mesmo porque, a Linguagem, de começo, ela não existe. A Linguagem é o que se tenta saber [via

Discurso-Científico] concernentemente à função da *alíngua*. §. A Linguagem, sem dúvida, é feita de *alíngua*. É uma elucubração de saber [via Discurso-Científico] sobre *alíngua*. Mas o Inconsciente é um saber, um saber-fazer [*savoir-faire*] com *alíngua*. E o que se sabe fazer com *alíngua* ultrapassa de muito o de que podemos dar conta a título de Linguagem [via Discurso-Científico]. §. *Alíngua* nos afeta primeiro por tudo que ela comporta como efeitos que são afetos. Se se pode dizer que o Inconsciente é estruturado como uma linguagem, é no que os efeitos de *alíngua*, que já estão lá como saber, vão bem além de tudo que o ser que fala é suscetível de enunciar. §. É nisto que o Inconsciente, no que aqui eu o suporto com sua cifragem, só pode estruturar-se *como uma* linguagem, uma linguagem sempre hipotética [via Discurso-Científico] com relação ao que a sustenta, isto é, *alíngua* (N. 06). ←

Sendo assim, parece-me que as leituras/traduções da obra de Joyce para o chinês e o árabe ensinam à Psicanálise que o gozo da letra joyciana – *permitam-me*: da letr'*a*'língua'*joy*'ciana – toca no real (*touche au réel*, nos termos de Lacan) e... *dissemina-se*!

\NOTAS/

(Nota 01) LACAN, J. "A função do escrito", *in: O seminário, livro 20: mais, ainda* (1972 – 1973). Sessão de 09 de Janeiro de 1973. Rio de Janeiro: Jorge Zahar Editor. Segunda Edição, 1985: 51 – 52.)

(N. 02) A tradução de *Finnegans wake* (1939) para o chinês (mandarim) foi realizada pela professora DAI CONGRONG (nascida em 1972), docente da Universidade de Fudan (Xangai); a editora é a Gray Tan e o título resultou em *Fennigen de shouling ye* (2013).
Para a tradução chinesa, certificar-se:
http://www1.folha.uol.com.br/ilustrissima/1231261-traducao-de-james--joyce-faz-sucesso-na-china.shtml
Para a tradução árabe de *Ulysses* (1922), certificar-se:
http://oglobo.globo.com/cultura/livros/como-um-poeta-iraquiano-traduziu-ulysses-de-james-joyce-para-arabe-durante-30-anos-12883424#ixzz3DOov7Xev

(N. 03) A leitura é uma tradução, todavia pautada pela *equivocidade* própria à rede de significantes ($S^1 \to S^2$, $S^1 \to S^3$, $S^1 \to Sn$).

(N. 04) JOYCE, J. *Finnegans wake* (1939). London (England): Penguin Books, 1992: 316.

(N. 05) IDEM: 257.

(N. 06) LACAN, J. "O rato no labirinto", *in: O seminário, livro 20: mais, ainda* (1972 – 1973). Sessão de 26 de Junho de 1973. Rio de Janeiro: Jorge Zahar Editor. Segunda Edição, 1985: 188 – 190.

\A MATRIZ-LÓGICA DO ENSINO DE LACAN/

❖

Lacan nos fornece a matriz-lógica de seu ensino nos seguintes termos:

→ O significante é a causa do gozo (Nota 01). ←

Por que essa proposição é uma matriz-lógica, e, pois, o cerne da racionalidade do ensino lacaniano?

Porque ela obedece à fórmula 'A é a causa de B', a qual estrutura e confere consistência lógica a uma elaboração teórica que busca delimitar um campo epistemológico cujos fenômenos são supostos como 'efeitos (B) de causas (A)'.

(Naturalmente, a matriz-lógica de um *corpus* teórico qualquer não precisa ser tematizada e/ou vir à luz logo no início da exposição material do pensamento; apesar disso, ela está desde sempre presente, estruturando, agenciando e acionando de maneira velada ou explícita os elementos constitutivos da exposição discursiva; no caso da leitura que Lacan realiza da escrita freudiana, em acordo com os pressupostos metodológicos que a caracterizam, a geratriz emergirá como tal somente após vinte anos de elaboração epistemoclínica, a saber, no transcorrer das sessões de *O seminário, livro 20: mais, ainda* [1972 – 1973]; além disso, deve-se notar que nessas sessões o psicanalista francês conclui sua Lógica do Significante [Lógica de Interdição, pela Linguagem & Inter-dicção, pelo Discurso & Dicção, pela Fala].)

Em Lacan o estatuto conceitual da causalidade é aristotélico, ou seja, o significante é 01) *causa material*, 02) *causa eficiente* (ou *motriz*), 03) *causa formal* e 04) *causa final* (N. 02).

Seguindo esse estatuto, eis o que nos diz Lacan:

O significante é a *causa material* do gozo, posto que:

→ Sem o significante, como mesmo abordar aquela parte do corpo? Como, sem o significante, centrar esse algo que, do gozo, é a causa material? Por mais desmanchado, por mais confuso que isso seja, é uma parte que, do corpo, é significada [significantizada] nesse depósito (N. 03). ←

Portanto:

└ O significante é a causa material do gozo 'daquela parte do corpo'.

O significante é a *causa eficiente* (ou motriz) do gozo, posto que:

→ O outro polo do significante, o sinal de pare, lá está, tão na origem quanto o pode estar o vocativo do comando. §. A eficiência, de que Aristóteles nos faz a terceira forma da causa [*nota*: trata-se aqui de um equívoco de Lacan, pois a causa eficiente é, pela ordem, a segunda forma de causalidade], não é enfim nada senão esse projeto com que o gozo se limita. Todos os tipos de coisas que aparecem no reino animal são paródias desse caminho do gozo no ser-falante (N. 04). ←

Portanto:

└ O significante é a causa eficiente (ou motriz) do gozo na medida em que seu 'outro polo, o sinal de pare' é o 'projeto com que o gozo se limita'.

O significante é a *causa formal* do gozo, posto que:

→ (...) o estreitamento confuso de onde o gozo toma sua causa, sua última causa, que é formal [*nota*: trata-se aqui de um equívoco de Lacan, pois a causa formal é, pela ordem, a terceira forma de causalidade], não é ele ['o estreitamento'] da ordem da gramática que a comanda? (N. 05) ←

Portanto:

└ O significante é a causa formal do gozo, pois é a 'ordem da gramática que a comanda' (logo, comanda também ao gozo).

O significante é a *causa final* do gozo, posto que:

→ Irei agora à causa final, final em todos os sentidos do termo. Nisso que ele é termo, o significante é aquilo que faz alto ao gozo (N. 06). ←

Portanto:

└ O significante é a causa final do gozo, visto que ele demarca a extensão econômica e dinâmica ('faz alto', nos termos de Lacan) na qual o gozo transcorre.

Ora, a definição canônica de significante é a seguinte:

→ Um significante é o que representa o sujeito para outro significante (N. 07). ←

Por outras palavras: um significante é o *representante* (atenção: *sem* representação possível, posto que sob a chancela do recalcamento) do sujeito para outro significante (*notação*: $S^1 \rightarrow S^2 : \$$).

Assim, a matriz-lógica do ensino de Lacan pode ser legitimamente aberta na seguinte proposição:

└ Um significante – *atenção*: enquanto representante sem representação possível (S^1) – é *causa material, causa eficiente* (ou motriz), *causa formal* e *causa final* do gozo do sujeito para outro significante (S^2).

Pois bem, esse gozo – cuja *causa* é o significante – deve ser lido como *jouis-sens*, a saber:

→ Pois essas cadeias [de significantes] não são de sentido [*sens*] mas de gozo [*jouissance*], não são de *sens* [sentido] mas de *jouis-sens*, a ser escrito como queiram conforme ao equívoco que constitui a lei do significante (N. 08). ←

Logo, o neologismo *jouis-sens* não pode ser traduzido literalmente por ‹gozo-sentido› (nem tampouco por ‹sentido-gozado›), pois, diz Lacan, ‹essas cadeias [de significantes] não são de sentido› (N. 09).

Sem dúvida, a tradução lógica e conceitual de *jouis-sens* deve ser a de *gozo com o significante,* ou então *gozo do (desde o) significante,* e ainda *gozo do sujeito* com o *e* do *(desde o) significante.*

Em suma, teríamos:

└ O significante-representante (*sem* representação possível, posto que sob a chancela do recalcamento: S^1) é a *causa* (material, eficiente [motriz], formal e final) da *jouis-sens* discursiva do sujeito (portanto, causa do mais-gozar) para outro significante (S^2).

O dispositivo psicanalítico instituído por Freud e formalizado por Lacan ancora-se, agencia-se e opera nessa matriz-lógica.

\NOTAS/

(Nota 01) LACAN, J. "A Jakobson", *in: O seminário, livro 20: mais, ainda* (1972 – 1973). Sessão de 19 de Dezembro de 1972. Rio de Janeiro: Jorge Zahar Editor. Segunda Edição: 1985: 36.

(N. 02) Cf. LACAN, J. Op. Cit.: 36 – 37.

(N. 03) LACAN, J. Op. Cit.: 36.

(N. 04) LACAN, J. Op. Cit.: 36 – 37.

(N. 05) LACAN, J. Op. Cit.: 37.

(N. 06) LACAN, J. Op. Cit.: 36.

(N. 07) Cito Lacan:
→ Nossa definição do significante (não existe outra) é: um significante é aquilo que representa o sujeito para outro significante. (LACAN, J. "Subversão do sujeito e dialética do desejo no inconsciente freudiano [1960], *in: Escritos* [1966]. Rio de Janeiro: Jorge Zahar Editor, 1998: 833.) ←

(N. 08) LACAN, J. *Televisão* (1973). Rio de Janeiro: Jorge Zahar Editor, 1993: 25.

(N. 09) Infelizmente os tradutores de Lacan para a Língua Portuguesa falada no Brasil privilegiam no mais das vezes a literalidade, desconsiderando o âmbito linguístico, conceitual e lógico no qual estão inseridos os termos lacanianos: assim, mediocremente traduzem *jouis-sens* por ‹gozo-sentido' ou por 'sentido-gozado' (sic).

\A METÁFORA 'A MULHER NÃO EXISTE'/

Eis a metáfora com a qual Lacan cognomina o *real* – e, pois, o *impossível*: 'A Mulher não existe' (*La Femme n'existe pas*.).

Essa metáfora pode ser desdobrada nos seguintes termos:

└ Para nós – subjetividades instituídas como falantes pela estrutura de Linguagem & Discurso & Fala (Interdição/Inter-dicção/Dicção) – não há 'o' significante do gozo.

Ora, considerando-se que *o significante é a causa do gozo* (matriz-lógica do ensino lacaniano), como não há 'o' significante do gozo, pois bem, ato contínuo não há 'o' gozo.

Entendamo-nos:

└ Não há 'o' significante do gozo, logo, não há 'o' gozo – vale dizer, falta à estrutura de Linguagem & Discurso & Fala 'o' significante capaz de, *como* e *enquanto* tal, causar nas subjetividades desse significante (se ele existisse) 'o' gozo.

Atenção: não se trata de um gozo qualquer ou de qualquer gozo mas sim de 'o' gozo.

Pois bem, o pivô ao redor do qual gira a plataforma discursivo-psicanalítica (*lato sensu*: a própria Psicanálise) é portanto este:

└ O significante de 'a' mulher *inexiste* na estrutura de Linguagem & Discurso & Fala, logo, *não há causa* de 'o' gozo.

(Nos termos que dispunha para articular sua experiência, Freud intui tal pivô referindo-se ao 'continente negro da feminilidade' e/ou indagando-se 'o que quer uma mulher?', etc.)

As subjetividades instituídas como falantes pela estrutura de Linguagem & Discurso & Fala estão pois adscritas à inexistência do significante de 'a' mulher e, nessa condição, a cada ato enunciativo elas 'tocam no real' (*touchen au réel*, expressão capital de Lacan), testemunhando desse modo a impossibilidade de 'o' gozo.

Ao tocarem no real (ou, o que seria dizer o mesmo, ao se confrontarem com o impossível), as subjetividades instituídas como falantes pela estrutura de Linguagem & Discurso & Fala retornam...

Sim, retornam *do* (desde o) real, gozando todavia não-de--todo (*pas tout*, nos termos de Lacan), a saber, gozando não com 'o' significante de 'o' gozo mas sim com *um* significante a título de representante do sujeito-da-estrutura ($) para *outro* significante (*notação lacaniana*: S¹ → S² : $).

Nesse âmbito, as subjetividades instituídas como falantes pela estrutura de Linguagem & Discurso & Fala gozam não-de-todo através de quatro modalidades de '*jouis-sens*' (gozo *com o* e/ou *do* [desde o] significante), quais sejam:

01. Gozo Fálico: gozo no discurso, 'fora do corpo'.
02. Gozo Feminino: gozo no corpo, 'fora do discurso'.
03. Gozo Místico: gozo no corpo/discurso, com o significante 'Deus'.
04. Gozo d'A̶ Mulher: gozo real, logo, impossível.

Face a esses elementos da Lógica do Significante (Lógica de Linguagem & Discurso & Fala: Interdição/Inter-dicção/Dicção), não restou a Lacan senão grafar a letra 'A' com a barra denotativa da inexistência – justamente, no Campo do Outro (*Autre*, em francês) – de 'o' significante de 'o' gozo, ou, se se preferir, com a barra indicativa da ausência do significante de 'a' mulher no Outro, escrevendo-a da seguinte maneira: A̶ (*Autre-barrée*, nos termos do psicanalista francês).

Portanto, 'A̶ Mulher': não há no Outro 'o' significante de 'a' mulher, e, pois, não há no Outro 'o' gozo.

Finalmente, no campo topológico (Topologia Nodal: Nó Borromeu & Nó Sinthoma) 'A̶ Mulher' é metáfora que ressalta do 'furo real' (*trou-réel*, no original lacaniano) intrínseco ao registro do *simbólico*.

Escreve-se o percurso descrito anteriormente do seguinte modo:

∟Simbólico → Não há 'o' significante de 'o' gozo ← Metáfora: 'A̶ Mulher não existe' (*La Femme n'existe pas*) ⊣∥ Furo: Real.

\A PLATAFORMA DISCURSIVA GIRA:/

ARTICULANDO O IMPOSSÍVEL À IMPOTÊNCIA

❖

Eis como Lacan assinala o giro discursivo-retroativo no qual se passa do Discurso-Psicanalítico para o Discurso-Histérico, ordenando-se corretamente o analisando para o 'trabalho de transferência' que confluirá para sua (dele, analisando) conclusão de análise:

→ É somente ao acuar o impossível em seu último reduto que a impotência adquire o poder de fazer o analisando transformar-se em agente. (LACAN, J. "Radiofonia" [1970], *in: Outros escritos* [2001]. Rio de Janeiro: Jorge Zahar Editor, 2003: 446.) ←

Trata-se portanto de operar o tratamento lógico-discursivo do *real* (do 'impossível de dizer a relação sexual') até o limite da simbolização, operação realizada pelo Discurso-Psicanalítico na medida em que esse *equivoca* as tentativas imaginárias do analisando em 'fazer existir a relação sexual' (fazer existir a correspondência biunívoca entre os gozares e/ou fazer existir o 'amor' e/ou fazer existir a 'mestria/garantia do Outro', etc).

Esse tratamento do *real* pelo *simbólico* (não pelo *imaginário*) conjuga o *impossível* à *impotência*, pois, se a relação sexual não existe (eis o real-impossível analítico), as configurações discursivas são estruturalmente pautadas pela impotência em fazê-la existir...

Ora, ao conjugar o impossível à impotência (ambos fatos de estrutura discursiva), o tratamento analítico posicionará o analisando no lugar de discurso dito Agente – lugar marcado todavia pela impotência em 'fazer existir a relação sexual' (correspondência biunívoca entre os gozares, o 'amor', a 'mestria/garantia do Outro', etc).

Como se sabe, ao ocupar o lugar de discurso dito Agente, o analisando ver-se-á ultrapassado a título de 'histérico', ou seja, a título de uma subjetividade clivada e/ou dividida e/ou atrapalhada pelo que a causa: a Verdade (lugar estrutural de discurso) é afinal a *indecidibilidade representacional do objeto de desejo* (nos termos lógico-algébricos de Lacan, Objeto *a*).

Formalmente:

> DISCURSO-HISTÉRICO/DISCURSO ANALISANDO
> $$\underline{\$} \to \underline{S^1}$$
> $$a \quad S^2$$

Em suma (não-teológica, evidentemente), o 'poder' do analisando consistirá em sua benéfica – porque não-imaginária – *impotência* (simbólica) vis-à-vis o *impossível* (real).

\A POSIÇÃO EPISTEMOCLÍNICA DE LACAN/

A posição epistemoclínica com a qual Lacan lê a escrita de Freud está encapsulada na seguinte proposição elementar:

∟ Função da fala no campo de Linguagem & Discurso & Fala (Interdição/Inter-dicção/Dicção: *desde aí/neste aí/eis aí*).

Função da fala é um *operador*.

Campo de Linguagem & Discurso & Fala é um *lugar*.

Função da Fala opera a *verbalização* de sujeito ($)/subjetividades (s).

Campo de Linguagem & Discurso & Fala é lugar *instituinte* de sujeito ($)/subjetividades (s).

Logo:

∟ Função da fala opera a verbalização de sujeito ($)/subjetividades (s) instituídos no campo/lugar de Linguagem & Discurso & Fala.

Atenção:

A. Fala não é mera vocalização de palavras, mas *ato carnodizente (carnopulsional) emissor de significantes*, e, pois, de representantes que instituem/inauguram sujeito (notação lacaniana: $S^1 \to S^2 : \$$).

(Sujeito não é um dado ontológico substancialmente 'interno à pessoa', mas um *ponto-sujeito*, qual seja, um *locus* de enunciação de significantes/representantes.)

B. Linguagem & Discurso & Fala não são nem sintaxe, nem gramática, nem (menos ainda!) dicionário: a rigor, eles são campo/lugar demarcado e orientado por coordenadas que, descobriu-o a Psicanálise (Freud lido por Lacan), são significantes/representantes instituidores de sujeito ($)/ subjetividades (s) (cf. supra).

Assim, o suposto 'corpo biológico' (entre nós: carnodizentes, carnopulsionais, há mesmo um que o seja?) advirá como sujeito ($)/subjetividades (s) se (somente se) for transposto para o campo/

lugar de Linguagem & Discurso & Fala, subsumindo-se pois ao significante e, ato contínuo, sub-pondo-se (exatamente essa escansão) a falar.

O sujeito ($) nascido da função da fala no campo de Linguagem & Discurso & Fala é (não pode senão sê-lo) Sujeito-do-Significante/Sujeito-do-Inconsciente/Sujeito-do-Discurso/Sujeito-do-Desejo (neste ordenamento: 'primeiro', o significante; 'segundo', o inconsciente/discurso; 'terceiro', o desejo).

Ao longo de sua vida, esse sujeito é responsável pela transposição do biológico nele ao significante que falta ao Outro (S [A̶]: Linguagem & Discurso & Fala).

A transposição do biológico *em* sujeito ($)/subjetividades (*s*) chama-se 'mais-gozar' (*plus-de-jouir*, nos termos neológicos típicos de Lacan), qual seja, 'renúncia ao gozo sob o efeito do discurso' (cf. *Seminário 16*).

Formalmente:

> Do (desde o) significante, o sujeito transpõe o *bios* em pulsão, e, pois, mais-goza.

O Inconsciente (*das Unbewusste,* no alemão de Freud / *Unebévue*, no francês de Lacan) abre-se/fecha-se estruturalmente nessa transposição do *bios* em pulsão, enquanto, a rigor, 'equivocação significante' (portanto, simbólica) *entre* o imaginário e o real.

Formalmente:

> Imaginário / Inconsciente (*equivocação significante*: simbólica) \ Real.

\A RACIONALIDADE ESTRUTURAL DA PSICANÁLISE/

※

A leitura que Lacan realiza da plataforma epistemoclínica inaugurada por Freud conflui para a demarcação de *quatro proposições lógica e estruturalmente correlacionadas* – nos seguintes termos:

- A. → Uma estrutura é constitutiva da prática a que chamamos Psicanálise (Nota 01). ←

- B. → A estrutura é o real que vem à luz na Linguagem. Obviamente, não tem nenhuma relação com a 'boa forma' (N. 02). ←

- C. → O real é o impossível (N. 03). ←

- D. → A razão está em que aquilo a que concerne o Discurso- -Psicanalítico é o sujeito, o qual, como efeito de significação, é resposta do real (N. 04). ←

As proposições B e C nos fornecem os conceitos de *estrutura* e de *real*, permitindo-nos aplicar esses conceitos às proposições A e D, de modo a obter o corolário capaz de operar a síntese conclusiva – nos seguintes termos:

└ O *real* (o impossível) que vem à luz em Linguagem (Interdição: *desde aí*) & Discurso (Inter-dicção: *neste aí*) & Fala (Dicção: *eis aí*) é constitutivo da prática a que chamamos Psicanálise: a racionalidade dessa *prática linguageiro-discursivo-falante* diz respeito ao *sujeito*, o qual, como efeito de significação – portanto, efeito de Linguagem & Discurso & Fala – é resposta do real (do impossível).

Entretanto, há nesse corolário três termos que precisam ser corretamente explicitados, quais sejam, a) *real*, b) *prática linguageiro-discursivo-falante* e c) *sujeito*.

De uma parte, a noção de *real* deve ser entendida através de duas significações mutuamente articuladas, a saber, 01) aquela pertencente à Lógica Modal, no interior da qual o real é definido como o *impossível*, e, pois, como modalidade lógica encapsulada na expressão *o que não cessa de não se escrever*, e 02) aquela atinente à Topologia Nodal, no contexto da qual o real é definido como *furo*, e, pois, como categoria topológica subsumida à expressão *furo no simbólico* (N. 05).

Formalmente:

L. Modal → Real: modalidade lógica – impossível → *O que não cessa de não se escrever*.
T. Nodal → Real: categoria topológica – furo → *furo no simbólico*.

De outra parte, a noção de *prática linguageiro-discursivo-falante* nos remete sobretudo ao conceito de *discurso* tal como elaborado por Lacan – nos seguintes termos:

→ (...) um discurso é aquilo que determina uma forma de laço social (N. 06). ←

Nesse sentido, o Discurso-Psicanalítico (Discurso-Desejo) define-se do seguinte modo:

→ O discurso que digo analítico é o laço social determinado pela prática de uma análise. Ele merece ser elevado à altura dos laços mais fundamentais dentre os que permanecem para nós em atividade (N. 07). ←

Observe-se que nessas definições há uma articulação möbiana entre a voz ativa e a passiva do verbo 'determinar', na medida em que o discurso é ao mesmo tempo determinante e determinado, a saber, ele é determinante de 'uma forma de laço social' e determinado 'pela prática' condizente a essa mesma forma de laço social.

Sendo assim, a definição de Discurso-Psicanalítico (Discurso-Desejo) aqui exposta pode ser reescrita nos seguintes termos:

∟O Discurso-Psicanalítico (Discurso-Desejo) determina uma forma de laço social chamado 'análise' e é determinado pela prática que a institui. Ele merece ser elevado à altura dos laços – portanto, das práticas – mais fundamentais dentre os que permanecem para nós em atividade.

Formalmente:

> Discurso → Determinante (forma de laço social) & Determinado (prática instituinte).

Por sua vez, a noção de *sujeito* refere-se à enunciação constituída pelo par *enunciante & enunciado* que subjaz à primazia lógico-estrutural do *significante* (S) face aos *significados* (s): trata-se de uma enunciação apensa e subsumida ao primado e à ascendência da *rede significante* ($S^1 \to S^2$, $S^1 \to S^3$, $S^1 \to Sn$), enunciação pois recortada pela *interdição/inter-dicção/dicção* que marca a diferença (logo, a referência) entre significante (S^1) e significados (s...), qual seja, S^1/s... – desse modo, a notação própria ao sujeito implicado no Discurso-Psicanalítico (Discurso-Desejo) é '\$' (sujeito interditado/inter-dictado/dictado no intervalo lógico *entre* S^1 e S^2).

Formalmente:

> Sujeito: enunciação (*enunciante & enunciado*) subsumida à rede significante.
> Escritura algébrica: $S^1 \to S^2$: \$.

De fato, até esse momento de minha argumentação, o sujeito aí em tela emerge como 'efeito de significação' (cf. Lacan, supra) – no entanto, considerando-se a incidência do real (do impossível) na estrutura, esse mesmo sujeito, no e pelo afeto *angústia*, é 'resposta do real' (cf. Lacan, idem) (N. 08).

Ora, o sujeito é resposta do real se (somente se) um objeto a título de *falta* fizer borda e/ou limite ao real (ao impossível), de sorte que uma *letra* dê início à enunciação (*enunciante & enunciado*) e que, pois, o sujeito (propriamente: \$) comece a falar e a *se* escrever...

Como se sabe, Lacan nomeará essa falta e letra de Objeto *a*, concluindo assim a série de notações algébricas capaz de mostrar quer a estruturação em jogo no Discurso-Psicanalítico (Discurso-Desejo) quer a lógica interna à plataforma epistemoclínica cognominada de *Psychoanalyse* (nos termos de Freud).

Formalmente:

> Sujeito: *como efeito de significação* ($S^1 \to S^2$) é resposta do real (\$: angústia ← *a* → real).

Pois bem, as quatro proposições destacadas no início (formalizadas nas notações algébricas S^1, S^2, \$ e *a*) demarcam e articulam com rigor o Campo do Sujeito (\$) e o Campo do Outro (Ⱥ), resgatando o Discurso-Psicanalítico (Discurso-Desejo) de sua captura pela Psicologia: a demarcação e a articulação instituem o Inconsciente e a plataforma epistemoclínica a ele concernente como estruturalmente *políticos*, vale dizer, ambos pautados pela inexistência de relação/proporção/complementaridade/correspondência (*rapport*, nos termos de Lacan) entre as sexuações equivocantes ditas 'homem' e 'mulher' (N. 09).

Nesse contexto, o Campo do Sujeito (\$) e o Campo do Outro (Ⱥ) se referem mutuamente no e pelo Objeto *a* – nos seguintes termos formais:

> Campo do Sujeito (\$) → Objeto *a* ← Campo do Outro (Ⱥ: $S^1 \to S^2$)
> (\$ → *a* ← Ⱥ)

Mas qual seria afinal a importância dessa descrição da racionalidade estrutural intrínseca à Psicanálise?

Ora, essa descrição nos permite divisar com clareza o sujeito (\$) no âmbito do Outro (Ⱥ), situando-o em quatro diferentes posições referentes aos quadrípodes discursivos formalizados por Lacan ao longo das sessões de *O seminário, livro 17: o avesso da psicanálise* (1969 – 1970), desvelando-se desse modo o fato de estrutura assinalado na quarta proposição (supra), qual seja, *como efeito de significação* (de discurso: $S^1 \to S^2$), *o sujeito é resposta do real* (do impossível) (N. 10).

Assim, enquanto efeito de seus posicionamentos nas discursividades (efeito de significação), o sujeito é resposta do real próprio a cada um dos discursos – nos seguintes termos:

└ No Discurso-Mestre (Discurso-Inconsciente), o sujeito é resposta do real (da impossibilidade) de *governar* o objeto necropulsional da Demanda *do* Outro (objeto necroanal: 'fezes').

└ No Discurso-Universitário (Discurso-Outro), o sujeito é resposta do real (da impossibilidade) de *educar* o objeto necropulsional da Demanda *ao* Outro (objeto necro-oral: 'seios').

└ No Discurso-Psicanalítico (Discurso-Desejo), o sujeito é resposta do real (da impossibilidade) de *analisar* o objeto necropulsional do Desejo *do* Outro (objeto necrovocal: 'voz').

└ No Discurso-Histérico (Discurso-Analisando), o sujeito é resposta do real (da impossibilidade) de *fazer desejar* o objeto necropulsional do Desejo *ao* Outro (objeto necroescópico: 'olhar').

└ No Discurso-Capitalista (Discurso-Descartabilidade: mutação do Discurso-Mestre), o sujeito é resposta do real (da impossibilidade) de *descartar* o objeto necropulsional da Demanda *do* Outro (objeto necroanal: '*gadget*').

└ No Discurso-Científico (Discurso-Conhecimento: mutação do Discurso-Histérico), o sujeito é resposta do real (da impossibilidade) de *conhecer* o objeto necropulsional do Desejo *ao* Outro (objeto necroescópico: 'ser/natureza/mundo').

Esses posicionamentos discursivos do sujeito ($) *vis-à-vis* o Outro (Ⱥ) estruturam uma *plataforma discursiva eminentemente psicanalítica*, capaz, como tal, de fornecer uma base operatória aos analistas, ordenando-lhes corretamente a prática epistemoclínica e conduzindo a bom porto as análises em curso (no limite: conclusão de análise, autorização, etc).

Com efeito, a Plataforma Discursiva – constituída por 'quatro discursos radicais' (cf. supra) – ordena com extremo rigor lógico-estrutural os componentes epistemoclínicos da Lógica do Significante (Lógica de Interdição/Inter-dicção/Dicção), configurando ao final uma inédita Clínica dos Discursos na e pela qual a *rede de significantes* ($S^1 \rightarrow S^2, S^1 \rightarrow S^3, S^1 \rightarrow Sn$), o *sujeito* ($), o *objeto-letra* (a) e o *Outro* (Ⱥ) se posicionam e se articulam em 'quarto de giro retroativo' (levógiro, à esquerda) – nos seguintes termos:

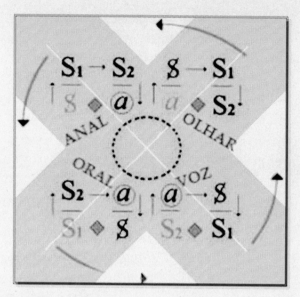

PLATAFORMA DISCURSIVA: CLÍNICA DOS DISCURSOS

Penso enfim que devemos nos valer da racionalidade estrutural da Psicanálise para avessar/equivocar as subjetividades, as sociedades e as culturas, evitando-se assim o naufrágio episte-moclínico – político, em última instância – ao qual se entregam inadvertidamente aqueles que insistem em subsumir a Psicanálise (Freud lido por Lacan) à Civilização.

\NOTAS/

(Nota 01) LACAN, J. "Subversão do sujeito e dialética do desejo no inconsciente freudiano" (1960), *in: Escritos* (1966). Rio de Janeiro: Jorge Zahar Editor, 1998: 807.

(N. 02) LACAN, J. "O aturdito" (1972), *in: Outros escritos* (2001). Rio de Janeiro: Jorge Zahar Editor, 2003: 477.

(N. 03) LACAN, J. "Desmontagem da pulsão" (1964), *in: O seminário, livro 11: os quatro conceitos fundamentais da psicanálise* (1964). Sessão de 06 de Maio de 1964. Rio de Janeiro: Jorge Zahar Editor. Segunda Edição, 1998: 158 – 159.

(N. 04) LACAN, J. "O aturdito" (1972), *in: Outros escritos* (2001). Rio de Janeiro: Jorge Zahar Editor, 2003: 458.

(N. 05) Cf. LACAN, J. *O seminário, livro 22: R.S.I.* (1974 – 1975). Inédito.

(N. 06) LACAN, J. "Letra de uma carta de almor" (1973), *in: O seminário, livro 20: mais, ainda* (1972 – 1973). Sessão de 13 de Março de 1973. Rio de Janeiro: Jorge Zahar Editor. Segunda Edição, 1985: 110.

(N. 07) LACAN, J. Televisão (1973). Rio de Janeiro: Jorge Zahar Editor, 1993: 31.

(N. 08) A angústia é um affectus – portanto, um elemento não-recalcado (não-inconsciente) – sinalizador para o sujeito da iminência de algo impossível de ser simbolizado e/ou imaginarizado (indizível, sem sentido, não-subjetivável, etc) – a esse propósito, certificar-se:
LACAN, J. "O que não engana" (1962), in: O seminário, livro 10: a angústia (1962 – 1963). Sessão de 19 de Dezembro de 1962. Rio de Janeiro: Jorge Zahar Editor, 2005: 81 – 94.

(N. 09) A propósito da inexistência de relação/proporção/complementaridade/correspondência sexual (rapport sexuel, nos termos de Lacan), remeto o leitor às Fórmulas de Sexuação expostas na sessão intitulada 'Letra de uma carta de almor' (13 de Março de 1973) de O seminário, livro 20: mais, ainda (1972 – 1973) (Rio de Janeiro: Jorge Zahar Editor. Segunda Edição, 1985: 105 – 120).

(N. 10) Os 'quadrípodes discursivos' são os seguintes: Discurso-Mestre/Discurso-Inconsciente (mutação: Discurso-Capitalista/Discurso-Descartabilidade), Discurso-Universitário (Discurso-Outro), Discurso-Psicanalítico (Discurso-Desejo) e Discurso-Histérico/Discurso-Analisando (mutação: Discurso-Científico).
Além disso, eis as quatro posições passíveis de serem ocupadas pelo sujeito ($) nestes quadrípodes: Agente, Outro, Verdade e Produção, ou então, respectivamente, Semblante, Gozo, Verdade e Mais-Gozar (cf. LACAN, J. O seminário, livro 17: o avesso da psicanálise [1969 – 1970]. Rio de Janeiro: Jorge Zahar Editor, 1992).

\A TRADUÇÃO CORRETA DE 'PARLÊTRE'/

❖

Lacan cria o neologismo *parlêtre* para, segundo ele, 'substituir' a expressão freudiana *Unbewusste* (literalmente, Inconsciente) – nos seguintes termos:

→ Le parlêtre, c'est une façon d'exprimer l'inconscient. Le fait que l'homme est un animal parlant. (LACAN, J. "Conférence de presse a Rome", *in: CD Pas-tout Lacan*. 29/10/1974.) ←

(O *parlêtre* é uma maneira de exprimir o Inconsciente. O fato de que o homem é um animal falante.)

→ Nous sommes des 'parlêtres', mot qu'il y a avantage à substituer à l'inconscient, d'équivoquer sur la parlote, d'une part, et sur le fait que c'est du langage que nous tenons cette folie qu'il ya de l'être. (LACAN, J. "Conférence à Columbia University", *in: Scilicet* 6/7: 49. *CD Pas-tout Lacan*.) ←

(Nós somos os '*parlêtres*', palavra que tem a vantagem de substituir ao Inconsciente, de equivocar sobre o termo, de uma parte, e sobre o fato que é da [desde a] Linguagem que nós temos esta loucura de que há o ser.)

Pois bem, pensar psicanaliticamente o neologismo lacaniano *parlêtre* exige que o traduzamos por *faletra*.

Atentem:

└ Nesse neologismo (faletra) o termo *être* não tem necessariamente a ver com ‹ser› e sim com a letra ‹ele (l)› que o antecede, resultando-se portanto o neologismo interno *lêtre*, ou seja, por homofonia equivocante, *lettre*, a saber, 'letra'.

Logo:

└ Parlettre: parler, ou seja, 'falar' + *lettre*, ou seja, 'letra': *faletra*.

Consequência interpretativa:

└ *Parlêtre/parlettre*, ou seja, *faletra* (nessa tradução há inclusive um ganho homofônico por transliteração).

Teríamos assim o seguinte conceito:

└ *Faletra* é o sujeito que fala *da* (desde a) letra.

Esse sujeito (faletra) é o que está em jogo na experiência analítica, ou seja, ele está subsumido à ética dessa experiência: por falar *da* (desde a) letra – logo, por falar *da* (desde a) *letra do desejo* (Objeto *a*: *falta como objeto*), pois bem, o faletra não pode senão *bem dizer o impossível de dizer bem*.

Formalmente:

Parlêtre: Faletra → Ética Psicanalítica ← Bem dizer o impossível de dizer bem.

\ANGÚSTIA: PRA QUE TE QUERO?/

◆

Lacan nos ensina que a angústia *é um curto-circuito no discurso*.

O Discurso-Mestre (Discurso-Inconsciente) é colapsado, neutralizando portanto o giro-retroativo da plataforma discursiva – os discursos Universitário (Outro), Psicanalítico (Desejo) e Histérico (Analisando) são por assim dizer desplugados.

Ocorre o seguinte: a rede de significantes ($S^1 \rightarrow S^2$) sofre uma pane em S^2, ou seja, *o significante desconecta-se do significado*.

Noutros termos, o representante-*da*-representação (S^2) *desliga-se da representação* e paralisa-se a título apenas de S^1, a saber, como 'puro representante linguageiro' – sem, pois, representação e/ou discurso e/ou fala.

Formalmente:

S^2 (Representante-*da*-representação) // *s* (Representações) → S^1
(Linguagem)

Nesse contexto, a operatividade estrutural do representante-*da*-representação (S^2) fica suspensa, na medida em que ele deixa de ser o suporte linguageiro-discursivo-falante de quaisquer representações (imagens/conceitos/ideias/pensamentos).

Ora, considerando-se que no Discurso-Mestre/Discurso-Inconsciente o significante binário (S^2) posiciona-se no Campo do Outro e é, como tal, índice da inconsistência do Outro (Ⱥ: *Autre-barée*), seu desligamento da representação faz com que o Outro incida no Campo do Sujeito *como se fosse consistente, ou seja, não-interditado/não-inter-dictado/não-dictado por qualquer norma*.

Ouçamos Lacan:
→ Simplesmente os farei observar que muitas coisas podem produzir-se no sentido da anomalia, e que não é isso que nos angustia. Mas se, de repente, faltar toda e qualquer norma, (...),

é nesse momento que começará a angústia. Tentem aplicar isso a uma porção de coisas. (LACAN, J. "Do cosmo à *Unheimlichkeit*", in: *O seminário, livro 10: a angústia* [1962 – 1963]. Sessão de 28 de Novembro de 1962. Rio de Janeiro: Jorge Zahar Editor, 2005: 52.) ←

Portanto, a angústia começa quando o Outro é experienciado *como se não estivesse inscrito na Plataforma Discursiva*, logo, como se não estivesse nem subsumido (englobado), nem submetido (dependente) e nem ordenado (configurado) pelo primado do significante uniano (S^1) incidente no significante binário (S^2).

Formalmente:

$$A // S^1 \to S^2$$

Assim, o Outro não renunciaria ao gozo 'sob o efeito do discurso' (termos de Lacan), e, pois, o mais-gozar (*plus-de-jouir*) – enquanto gozo discursivo sob a chancela do Objeto *a* (*lettre du désir*: letra do desejo) – não se aplicaria a Ele (não se aplicaria ao Outro).

Pois bem, a não aplicação ao Outro do gozo-discursivo (sob a chancela do Objeto *a*) faz dele um componente não-interditado/não-inter-dictado/não-dictado, ou seja, Outro para o qual os objetos pulsionais (necroanal, necro-oral, necrovocal e necroescópico) seriam indistinguíveis, tornando-o (ao Outro) *pura voracidade gozante*.

(Evidentemente, a pura voracidade gozante do Outro é a Necropulsão [*Todestrieb*], para a qual não haveria a distinção significante dos objetos pulsionais, e, pois, esse Outro demanda que a carne não seja apenas um naco e sim *toda*...)

A angústia é portanto o *affectus* que – emergindo da pane representacional ocorrida em S^2, situado no Discurso-Mestre/Discurso-Inconsciente – sinaliza no Campo do Sujeito ($) a eventual presença da pura voracidade gozante do Outro, como se, então, o Campo do Outro fosse não-interditado/não-inter-dictado/não--dictado (A e não A̸).

Formalmente:

> ## ANGÚSTIA
>
> Temporalidade Lógica:
> 01) Colapso do Discurso-Mestre/Discurso-Inconsciente: *breakdown* dos discursos.
> 02) Pane em S²: o representante desconecta-se da representação.
> 03) O Outro emerge como consistente: não-interditado/não-inter-dictado/não-dictado.
> 04) Angústia: *affectus*-sinal da pura voracidade gozante do Outro.

Há pelo menos dois excelentes exemplos clínicos fornecidos pelo ensinamento de Lacan a propósito da angústia:

I. Em 'Hans', o significante (representante) da pura voracidade gozante do Outro está recalcado, porém desconectado de seu significado (representações): o pai não fornece esse significado, deixando o filho *en souffrance*, ou seja, em 'espera sofrida/gozosa' de que o significante binário (S²) seja adequadamente reativado enquanto representante-*da*-representação (tradução proposta por Lacan para o termo *Vorstellungsrepräsentanz*). Portanto, a fobia é a manifestação epistemoclínica da angústia de 'Hans', face à ausência de significado (representações) para o significante recalcado (representante) da pura voracidade gozante do Outro. No entanto, a criança ouvirá na expressão 'Doutor Freud' – *importante*: expressão dita por seu pai (cujo supervisor do caso era Freud) – o significado que faltava para reativar discursivamente o significante binário (S²) na estruturação do Discurso-Mestre/Discurso-Inconsciente, aplacando-lhe a angústia e neutralizando-lhe a fobia. Em suma, o Outro foi nomeado (o significante conectou-se ao significado), e, pois, a Plataforma Discursiva dos 'quatro discursos radicais' (termos de Lacan) voltou a girar retroativamente.

II. Em Suzanne '*Geste à Peau*' Hommel ocorre algo estruturalmente homólogo a 'Hans', ou seja, o significante (representante) da pura voracidade gozante do Outro está recalcado sob a abreviação 'Gestapo' (*Geheime Staatspolizei*: Polícia Secreta do Estado), porém desconectado de seu significado (representações): a constante ameaça e a violência brutais de 'Gestapo' impediram a criança Suzanne (nascida em 1938) de criar representações capazes de inscrever discursivamente em sua subjetividade os atos persecutórios e potencialmente mortíferos praticados pela polícia nazista. Entretanto, em análise com Lacan a partir de 1974 (portanto, com 36 anos), a jovem Suzanne é surpreendida por um ato psicanalítico: após ouvi-la referir-se outra vez e angustiadamente à 'Gestapo', Lacan levanta-se da poltrona e em silêncio lhe acaricia suavemente o rosto, carinho esse que será nomeado *por ela* de '*geste à peau*' (literalmente: 'toque na pele'), ou seja, o ato psicanalítico – ato significante, e, pois, sem representação prévia – incidiu equivocadamente de sorte a permitir à analisanda traduzir 'Gestapo' por '*geste à peau*', fornecendo ao significante (representante) até então recalcado um significado (representação) que reativava o significante binário (S^2) de maneira abrandada na estruturação do Discurso-Mestre/Discurso-Inconsciente. Em resumo, o Outro foi discursiva e clinicamente renomeado (o persecutório e mortífero significante 'Gestapo' foi traduzido pelo acolhedor e carinhoso significado '*geste à peau*'), e, pois, a Plataforma Discursiva voltou a girar retroativamente para a jovem Suzanne.

(Deixo para outra oportunidade o esclarecimento do *manejo da angústia* por parte da função Desejo do Psicanalista no contexto do Discurso-Psicanalítico [Discurso-Desejo].)

Concluo essas anotações com duas importantes observações de Lacan:

→ Só há superação da angústia quando o Outro é nomeado. (LACAN, J. "Do *a* aos Nomes-do-Pai", *in: O seminário, livro 10: a angústia* [1962 – 1963]. Sessão de 03 de Julho de 1963. Rio de Janeiro: Jorge Zahar Editor, 2005: 366.) ←

→ Certamente convém que o analista seja aquele que, minimamente, não importa por qual vertente, por qual borda, tenha feito seu desejo entrar suficientemente nesse 'a' irredutível para oferecer à questão do conceito da angústia uma garantia real. (LACAN, J. "Do *a* aos Nomes-do-Pai", *in: O seminário, livro 10: a angústia* [1962 – 1963]. Sessão de 03 de Julho de 1963. Rio de Janeiro: Jorge Zahar Editor, 2005: 366.)

\ANOTAÇÕES SOBRE O SEMINÁRIO 01:/

O RECONHECIMENTO DO DESEJO

❖

As seis partes que constituem o seminário inaugural de Lacan no Hospital Sainte-Anne possuem uma unidade lógica e conceitual cujo objetivo consiste em mostrar o mal-entendido dos analistas que, ao invés de *acompanharem* o desenrolar da escrita de Freud, decidiram *segui-la*, sobretudo no que se refere à 'segunda tópica' (*Es/Ich/Überich*: Isso/Eu/Supraeu).

Ao seguirem a escrita de Freud a respeito da segunda tópica, esses analistas leram os chamados 'escritos técnicos' – escritos sobre a metodologia aplicável à prática – de maneira extremamente equivocada, configurando o dispositivo clínico seja em termos de *ego psychology* (Anna Freud e Hartmann) seja de *two-bodies psychology* (Rickman e Balint), etc.

(Considere-se ainda os casos de Jung e Klein: quanto ao primeiro, 'dessexualização da libido' e remissão do sistema psíquico a 'arquétipos transindividuais', confluindo para a configuração aberrante de 'inconsciente coletivo'; quanto à segunda, na clínica do autismo e na de psicoses em crianças, presença corporal do analista como 'suporte transferencial' e introjeção maciça do complexo edípico [por exemplo, o 'Caso Dick'].)

O que significa dizer que aqueles psicanalistas apenas seguiram a segunda tópica?

Significa que eles supuseram poder destacar uma 'parte sã do ego', a qual poderia ser 'aliada' do analista no transcorrer do tratamento, de maneira que ambos (analisando e analista) conseguiriam transpor as 'resistências e as defesas do ego', aproximando-se do 'núcleo traumático' e estabelecendo-se então uma 'transferência positiva' que, enfim, seria corretamente interpretada pelo analista no sentido de 'adequar o analisando à realidade' (sic).

Observe-se que a aproximação ao 'núcleo traumático' teria como contrapartida o surgimento da 'transferência positiva', qual seja, a subsunção do analisando ao analista (o reconhecimento da 'autoridade' deste) por meio de um 'apelo amoroso' capaz de servir como substrato à interpretação e à assertiva recepção desta pelo analisando.

(Em português, o significado figurativo do termo *assertivo* é o seguinte: 'Que se mostra firme, seguro ao revelar sua posição, pensamento ou sentimento, sem, contudo, ultrapassar o limite do respeito.' [Cf. HOLANDA FERREIRA, A. B. *Dicionário Aurélio* (eletrônico). Curitiba: Positivo Informática, 2010.].)

Nesse contexto transferencial, o final de análise ocorreria no e pelo consentimento mútuo entre o analisando e o analista – no sentido de que a 'transferência positiva' obtivera sua 'interpretação aceitável' –, facultando ao analisando 'liberar-se da influência do analista, adequar-se à realidade e seguir sua vida' (sic).

Entretanto, *deve-se notar atentamente o seguinte*: esses procedimentos configuram um dispositivo clínico assentado na 'relação de objeto', ou seja, na concepção teórica segundo a qual 'o psiquismo humano constitui-se evolutivamente através de fases referentes a objetos', os quais permitiriam à 'unidade elementar mãe-filho' realizarem 'trocas afetivas complexas' que confluiriam, caso essas mesmas trocas fossem bem sucedidas, para a 'maturação genital do *infans*' (em sentido amplo, a relação de objeto seria o campo específico no qual transcorreria o 'desenvolvimento psicossexual dos humanos').

Noutros termos, as 'fases oral e anal' teriam como suporte os 'objetos seio e fezes', ambos caracterizando – *atenção*: para além de uma suposta 'necessidade' – o que se poderia denominar por 'demanda': no primeiro caso, 'demanda *ao*'; no segundo caso, 'demanda *do*'.

Na fase 'demanda *ao*' (basicamente, até os dezoito meses), a relação de objeto é constituída pelo par 'boca-seio' (cujo horizonte estrutural é delimitado pelo 'olhar materno'), par esse marcado pela espacialidade/temporalidade 'presença-ausência do seio'; na fase 'demanda *do*' (basicamente, do primeiro ao terceiro ano), a relação de objeto é constituída pelo par 'ânus-fezes' (cujo horizonte estrutural é delimitado pela 'voz materna'), par este marcado pela espacialidade/temporalidade 'presença-ausência de fezes *para*'.

Em sequência, surgiriam as 'fases fálica, latente e genital': a primeira (basicamente, do terceiro ao sexto ano) transcorreria no âmbito do Complexo de Édipo (válido para meninas e meninos), âmbito esse pautado pelo Complexo de Castração (meninas 'entrariam castradas no Édipo' e meninos 'sairiam castrados do Édipo'); a segunda (basicamente, dos seis aos doze anos) seria um 'período de abstração e/ou suspensão da maturação sexual', motivada no mais das vezes pela interdição realizada pelo casal parental (por extensão, também pela sociedade) do 'interesse sexual' presente nesse período da infância; finalmente, a terceira (basicamente, dos doze anos em diante: puberdade, adolescência, vida adulta) concluiria o processo de maturação sexual humana, capacitando mulheres e homens seja psíquica seja sexualmente – portanto, psicossexualmente – 'para os relacionamentos amorosos e para a reprodução sexual' (sic).

Nesse contexto, as diferentes neuroses, perversões e psicoses ocorreriam devido a problemas que teriam obstaculizado a relação de objeto em suas diversas fases evolutivas, 'frustrando a correlação ideal entre seus elementos constitutivos e adoecendo os indivíduos' (sic).

Assim, ancorados em uma leitura acrítica da segunda tópica e substancializando a relação de objeto – além de inseri-la em um percurso evolutivo que testemunharia um 'desenvolvimento psicossexual saudável' –, os analistas que se sucederam imediatamente a Freud (quando menos aqueles com os quais Lacan debate no *Seminário 01*: Anna Freud, Balint, etc), capturados pelo equívoco do 'seguir Freud', instituíram um dispositivo clínico no qual não poderiam não estar presentes três componentes essenciais: a) a *relação dual,* b) a *atualidade da transferência* e c) a *contratransferência* – nos seguintes termos:

A. *Relação dual,* a saber, *two-bodies psychology* (cf. Balint): relação entre duas pessoas articuladas, no essencial, por ‹afetos remissivos ao protótipo da relação dual, qual seja, mãe-filho' (sic).

B. *Atualidade da transferência*: presentificação, no espaço-tempo do dispositivo clínico, dos afetos experienciados pelo analisando *vis-à-vis* o analista (sobretudo, tudo correndo bem, do ‹amor› encapsulado na 'transferência positiva') e que reeditam afetos 'passados/inconscientes' (sic).

C. *Contratransferência*: atenção do analista para com os seus próprios afetos *vis-à-vis* o analisando (‹resposta do analista à transferência do paciente› [cf. Freud]), 'manejando-os e verbalizando-os sempre que possível' (sic).

Considerando-se esses pressupostos, o posicionamento geral do analista no dispositivo clínico seria *materno*, a saber, ele manejaria contratransferencialmente a relação de objeto (seio/fezes: demanda *ao*/demanda *do*) de sorte a harmonizá-la (vencendo resistências e defesas face ao núcleo traumático) e assentar enfim o 'ego' nos passos do 'desenvolvimento psicossexual saudável' (fases evolutivas oral/anal/fálica/latente/genital: maturação sexual → relacionamentos amorosos otimizados → reprodução sexual → heterossexualidade).

Em resumo, para Lacan o posicionamento clínico-psicanalítico de Anna Freud (representante privilegiado da relação dual) seria 'intelectualista e pedagógico': *intelectualista*, pela leitura da segunda tópica (ego do analisando 'aliado' ao do analista) e subsunção da Psicanálise à Psicologia Científica; *pedagógico*, pela 'educação ou persuasão do ego' (sic).

Comentário de Lacan após a leitura de um caso relatado por Anna Freud:

→ Do que é que se trata no que se apresenta aqui como necessidade de analisar a defesa do eu? Não se trata de nada senão do correlato de um erro. Anna Freud, com efeito, tomou logo as coisas pelo ângulo da relação dual entre ela e a doente. Tomou a defesa da doente por aquilo através de que se manifestava, isto é, uma agressão contra ela, Anna Freud. É no plano do eu dela, Anna Freud, é no âmbito da relação dual com ela, Anna Freud, que ela percebeu as manifestações de defesa do eu. Quis ao mesmo tempo ver ali uma manifestação da transferência, segundo a fórmula que faz da transferência a reprodução de uma situação. Embora frequentemente dada, ao ponto de passar por clássica, essa fórmula é incompleta, porque ela não precisa como a situação é estruturada. §. Anna Freud começou a interpretar a relação analítica segundo o protótipo da relação dual, que é a relação do sujeito à sua mãe. Ela se encontrou logo numa posição que não só marcava passo, mas era completamente estéril. O que ela chama ‹ter analisado a defesa contra os afetos›? Não parece que se possa, a partir desse texto [o relato do caso], ver nisso outra coisa além da compreensão dela [Anna Freud]. Deveria ter distinguido a interpretação dual, em que o analista entra numa rivalidade de eu a eu com o analisando, e a interpretação que progride no sentido da *estruturação simbólica do sujeito*, a qual deve ser situada para além da estrutura atual do seu eu. (LACAN, J. "Análise do discurso e análise do eu", in: *O seminário, livro 01: os escritos técnicos de Freud* [1953 – 1954]. Sessão de 17 de Fevereiro de 1954. Rio de Janeiro: Jorge Zahar Editor, 1979: 80. [Grifos meus: J. M. C. MATTOS.]) ←

E ainda:

→ O contexto da análise [de uma análise qualquer] não é outra coisa: *reconhecer que função assume o sujeito na ordem das relações simbólicas que cobre todo o campo das relações humanas*, e cuja célula inicial é o Complexo de Édipo, onde se decide a assunção do sexo. (LACAN, J. "Análise do discurso e análise do eu", in: *O seminário, livro 01: os escritos técnicos de Freud* [1953 – 1954]. Sessão de 17 de Fevereiro de 1954. Rio de Janeiro: Jorge Zahar Editor, 1979: 83. [Grifos meus: J. M. C. MATTOS.]) ←

Finalmente:

→ O ponto de vista de Anna Freud é intelectualista, e a leva a formular que tudo deve ser conduzido, na análise, a partir da posição mediana, moderada, que seria a do eu. Tudo parte nela da educação ou da persuasão do eu, e tudo deve voltar para ali. (...) nos perguntamos como Anna Freud teria podido fazer uso das suas categorias de ‹eu forte› e de ‹eu fraco›, os quais supõem uma posição de reeducação prévia. (LACAN, J. «Análise do discurso e análise do eu», in: *O seminário, livro 01: os escritos técnicos de Freud* [1953 – 1954]. Sessão de 17 de Fevereiro de 1954. Rio de Janeiro: Jorge Zahar Editor, 1979: 83.) ←

Portanto, sem percebê-lo, Anna Freud opera através de uma *contratransferência intelectualista e pedagógica* – ela mesma, afinal, resistente e defensiva –, submergindo o dispositivo psicanalítico em um círculo vicioso do qual não se pode esperar outra coisa senão o reenvio *ad infinitum* de seus componentes ao espelhamento recíproco entre eles.

Nesse sentido, Anna Freud não consegue delimitar conceitualmente o posicionamento do analista no dispositivo clínico: ao seguir Freud na demarcação da segunda tópica (desviando-se dele, todavia, por uma leitura equivocada do estatuto do ego: 'eu forte/eu fraco') e por subsumir tudo à relação de objeto/relação dual (cujo protótipo é o 'par mãe-filho'), pois bem, ela reduz brutalmente os escritos técnicos de Freud a uma metodologia não mais do que pedagógica (clínico-pedagógica).

Logo, Anna Freud fracassa por não perceber a necessidade imperiosa de *separar* o Desejo de Freud do Desejo do Psicanalista (com iniciais em maiúsculas por se tratar de conceitos), e, assim, estruturar corretamente o dispositivo clínico-psicanalítico – tal fracasso materializa-se no sintoma annafreudiano segundo o qual a Psicanálise deveria estar subsumida à Psicologia Científica.

A configuração do dispositivo psicanalítico na e pela relação de objeto/relação dual persiste na leitura que Michäel Balint faz da segunda tópica freudiana, mas talvez esse autor – também ele seguindo Freud, ao invés de acompanhá-lo – se confunda ainda mais ao estabelecer e ao articular os componentes da cena clínica: para ele se trata de uma *two-bodies psychology* pautada ao fim e ao cabo por uma 'atmosfera conveniente', de sorte que venha a se constituir o 'evento', a saber, a imersão do par analisando-analista na reconstituição do processo evolutivo marcado por a) o *pregenital love*, b) o *primary love* e c) o *genital love* – nos seguintes termos:

A. *Pregenital love*: 'um amor para o qual o objeto não tem absolutamente nenhum interesse em si mesmo' (sic).

B. *Primary love*: 'a rejeição de toda a realidade, a recusa em reconhecer as exigências do parceiro' (sic).

C. *Genital Love*: 'reconhecimento da realidade e das exigências do parceiro' (sic).

Ouçamos Lacan:

→ Vocês verão que eu trarei a essa concepção [a de Balint] objeções maciças, que lhes mostrarão que ela dissipa literalmente tudo que a análise trouxe. (LACAN, J. «Primeiras intervenções sobre Balint», *in: O seminário, livro 01: os escritos técnicos de Freud* [1953 – 1954]. Sessão de 26 de Maio de 1954. Rio de Janeiro: Jorge Zahar Editor, 1979: 234.) ←

→ (...) a concepção de Balint se centra numa teoria do amor mais do que normativa, moralizante. (LACAN, J. «Primeiras intervenções sobre Balint», *in: O seminário, livro 01: os escritos técnicos de Freud* [1953 – 1954]. Sessão de 26 de Maio de 1954. Rio de Janeiro: Jorge Zahar Editor, 1979: 234.) ←

→ [Balint] desemboca nessa questão: o que consideramos como normal será um estado natural ou um resultado cultural, artificial, e mesmo o que ele chama *happy chance*, um acaso feliz? E, mais adiante, ele pergunta: o que é que podemos chamar saúde, quando do término da análise? A cura analítica é um processo natural ou artificial? Existem no espírito processos que, se não são parados, perturbados, conduzirão o desenvolvimento para um equilíbrio? A saúde será, ao contrário, um acaso feliz, um evento improvável? A propósito disso, nota Balint, a ambiguidade no coração analítico é total. O que pode fazer pensar que a questão não está bem colocada. (LACAN, J. "Primeiras intervenções sobre Balint", *in: O seminário, livro 01: os escritos técnicos de Freud* [1953 – 1954]. Sessão de 26 de Maio de 1954. Rio de Janeiro: Jorge Zahar Editor, 1979: 234 – 235.) ←

→ (...) a partir de 1938 – 1940 todo um vocabulário desaparece dos artigos analíticos, enquanto se afirma a orientação que centra a Psicanálise nas relações de objeto. Esse vocabulário é aquele cuja conotação, diz Balint, é ‹muito libidinal› – o termo ‹sádico›, por exemplo, desaparece –. §. Essa confissão é muito significativa. É exatamente disso que se trata, do puritanismo crescente da atmosfera analítica. (LACAN, J. «Primeiras intervenções sobre Balint», *in: O seminário, livro 01: os escritos técnicos de Freud* [1953 – 1954]. Sessão de 26 de Maio de 1954. Rio de Janeiro: Jorge Zahar Editor, 1979: 235 – 236.) ←

→ Balint se dá bem conta de que deve haver algo que existe entre dois sujeitos. Como lhe falta completamente o aparelho conceptual para introduzir a relação intersubjetiva, é levado a falar de *two-bodies psychology*. Acredita sair assim da *one body's psychology*. Mas é evidente que a *two-bodies psychology* é ainda uma relação de objeto a objeto [relação de objeto]. §. Teoricamente, não seria grave, se isso não tivesse consequências técnicas na troca concreta, terapêutica, com o sujeito. É que, de fato, não é uma relação de objeto a objeto [relação de objeto]. Balint (...)

está petrificado numa relação dual, e negando-a. (LACAN, J. «Primeiras intervenções sobre Balint», *in: O seminário, livro 01: os escritos técnicos de Freud* [1953 – 1954]. Sessão de 26 de Maio de 1954. Rio de Janeiro: Jorge Zahar Editor, 1979: 236.) ←

→ Como progride uma análise?, senão pelas intervenções que impedem o sujeito a se objetivar, a se tomar, ele mesmo, por objeto. (LACAN, J. «Primeiras intervenções sobre Balint», *in: O seminário, livro 01: os escritos técnicos de Freud* [1953 – 1954]. Sessão de 26 de Maio de 1954. Rio de Janeiro: Jorge Zahar Editor, 1979: 236.) ←

→ Balint objetiva o sujeito, mas em outro sentido. Propõe o que chamarei um recurso em apelo ao real, que não é senão um apagamento, por desconhecimento, do registro simbólico. Esse registro, com efeito, desaparece completamente na relação de objeto, e ao mesmo tempo o registro imaginário também. É por isso que os objetos tomam um valor absoluto. (LACAN, J. "Primeiras intervenções sobre Balint", *in: O seminário, livro 01: os escritos técnicos de Freud* [1953 – 1954]. Sessão de 26 de Maio de 1954. Rio de Janeiro: Jorge Zahar Editor, 1979: 236.) ←

→ Balint nos diz como operar: criar uma atmosfera, a sua própria atmosfera, uma atmosfera conveniente. É tudo que tem a dizer. É extraordinariamente incerto, isso hesita no bordo do indizível, e ele faz então intervir a realidade, o que chama o ‹evento›. Evidentemente, a análise justamente não é feita para que nos joguemos no colo do nosso paciente, e ele no nosso. A limitação dos meios do analista coloca o problema de saber em que plano se passa a sua ação. Balint é levado a recorrer ao despertar de todos os registros do real. (LACAN, J. «Primeiras intervenções sobre Balint», *in: O seminário, livro 01: os escritos técnicos de Freud* [1953 – 1954]. Sessão de 26 de Maio de 1954. Rio de Janeiro: Jorge Zahar Editor, 1979: 236.) ←

→ O real, não é por nada que ele está sempre no plano de fundo e que eu nunca o designo para vocês diretamente no que comentamos aqui. Está justamente, para falar com propriedade, excluído. E Balint, não mais do que qualquer outro, não o fará voltar. Mas é aí que ele apela. Fracasso teórico que corresponde a esse desvio na técnica. (LACAN, J. «Primeiras intervenções sobre Balint», *in: O seminário, livro 01: os escritos técnicos de Freud* [1953 – 1954]. Sessão de 26 de Maio de 1954. Rio de Janeiro: Jorge Zahar Editor, 1979: 236 – 237.) ←

Com seu 'evento' (em última instância, a realidade do *genital love*), Balint apega-se pois imediatamente à relação de objeto (no limite, objetificação do analisando a um ideal normativo-puritano) e impossibilita o dispositivo psicanalítico de operar segundo o recorte conceitual entre Desejo de Freud e Desejo do Psicanalista, mergulhando-o, ato contínuo, na contratransferência massiva.

Procurando superar os desvios teórico-clínicos da *ego psychology*, Lacan lerá a relação de objeto (relação dual: ‹mãe-filho') valendo-se dos registros topológicos *real*, *simbólico* e *imaginário*, os quais já haviam sido estabelecidos em 1953 no transcorrer de conferência homônima (*O simbólico, o imaginário e o real*: 1953).

Lacan dará início, pois, à sua monumental leitura da escrita freudiana baseando-se especificamente nesses três registros topológicos (*simbólico, imaginário* e *real*) e no texto intitulado *Função e campo da fala e da linguagem em psicanálise* (1953), o qual é o cerne da argumentação do psicanalista francês ao longo do *Seminário 01*.

Municiado por esses aportes conceituais, Lacan fará ver aos psicanalistas da *ego psychology* que a dita relação de objeto (relação dual: 'mãe-filho') é em verdade – caso queiramos não seguir Freud e sim acompanhá-lo epistemoclinicamente, vale dizer, exigir que ele nos forneça as condições de possibilidade estruturais de sua argumentação –, pois bem, aquela relação é em verdade uma *relação intersubjetiva* pautada pelos registros *imaginário* e *simbólico* (o registro real é lido, pelo menos neste momento do *Seminário 01*, como 'excluído' do campo da subjetividade próprio à Psicanálise).

Ora, enquanto pautada pelos registros *imaginário* e *simbólico*, a relação intersubjetiva não é nem uma *two-bodies psychology* marcada por afetos remissivos transferencialmente à relação dual 'mãe-filho' (nesse dispositivo clínico, no final a realidade emergiria como 'evento' da *genital love*), nem a captura do 'ego fraco' pelo 'ego forte' de modo a reeducar o primeiro pelo segundo (nesse dispositivo clínico, no final a realidade emergiria como 'adequação' do analisando a supostos marcadores de normalidade): como tal, a relação intersubjetiva traz à cena clínica aquilo que, para Freud, é a própria razão de ser do dispositivo psicanalítico, a saber, o *reconhecimento do desejo*.

Lacan é absolutamente claro: o reconhecimento do desejo não tem nada a ver com o 'esfrega-esfrega' entre analisando e analista, ocorra ele entre dois corpos ou entre dois egos!

Consequentemente, o reconhecimento do desejo também não tem nada a ver com quaisquer equívocos contratransferenciais, sejam eles 'afetivos' (Balint), sejam 'intelectivos' (Anna Freud).

Alcançamos aqui o ponto essencial do *Seminário 01*: o reconhecimento do desejo ocorre na e pela fala/palavra (*parole*, em francês) endereçada pelo analisando ao analista – nos seguintes termos:

→ Na situação de transferência, trata-se do valor da palavra, não mais dessa vez enquanto cria a ambiguidade fundamental [ato da palavra/dimensão da verdade], mas enquanto é *função do simbólico*, do pacto que liga os sujeitos uns aos outros numa ação. A ação humana por excelência está fundada originalmente na existência do mundo do símbolo, a saber, nas leis e nos contratos. (LACAN, J. "A ordem simbólica", *in: O seminário, livro 01: os escritos técnicos de Freud* [1953 – 1954]. Sessão de 09 de Junho de 1954. Rio de Janeiro: Jorge Zahar Editor, 1979: 262. [Grifos meus: J. M. C. MATTOS.]) ←

Com efeito, eis o *ethos* do dispositivo clínico-psicanalítico enquanto relação intersubjetiva (imaginário/simbólico ⌐ real): *a fala suporta a palavra do reconhecimento do desejo e esta palavra é necessariamente plena* – nos seguintes termos:

→ Cada vez que estamos na ordem da palavra, tudo que instaura na realidade outra realidade, no limite, só adquire sentido e ênfase em função dessa ordem mesma [a da palavra]. Se a emoção pode ser deslocada, invertida, inibida, se está engajada numa dialética, é que está presa na ordem simbólica, donde as outras ordens, imaginária e real, tomam lugar e se ordenam. (LACAN, J. «A função criativa da palavra», *in: O seminário, livro 01: os escritos técnicos de Freud* [1953 – 1954]. Sessão de 09 de Junho de 1954. Rio de Janeiro: Jorge Zahar Editor, 1979: 271 – 272.) ←

Por que a palavra do reconhecimento do desejo é necessariamente plena?

Porque, para além do 'amor de transferência' (amor enquanto *suplência à inexistência da complementaridade/correspondência sexual*, cf. *Seminário 20*), o analisando endereça ao analista sua inconsistência e/ou desamparo constitutivos (efeito da inscrição do significante uniano [S¹]: *lugar de uma falta,* cf. *Seminário 19*), à espera que o analista possa suportar o questionamento linguageiro/discursivo/falante dessa mesma inconsistência e/ou desamparo – nos seguintes termos:

└ Por que sofro? Por que isso acontece comigo? Por que é assim? O que fiz de minha vida? O que querem de mim? Afinal, o que eu mesmo quero de mim para o Outro?

Ouçamos Lacan:

→ É com isso que temos a ver na análise. Não temos de modo algum de nos extenuar para encontrar referências suplementares. Que necessidade de falar de uma realidade que sustentaria os empregos ditos metafóricos? Toda espécie de emprego [da Linguagem], em certo sentido, é sempre metafórico. (LACAN, J. «A função criativa da palavra», *in: O seminário, livro 01: os escritos técnicos de Freud* [1953 – 1954]. Sessão de 09 de Junho de 1954. Rio de Janeiro: Jorge Zahar Editor, 1979: 270.) ←

→ Vocês devem compreender que o mais-além ao qual somos reenviados é sempre outra palavra, mais profunda. (...). Afinal de contas, é ao ato mesmo da palavra enquanto tal que somos reenviados. É o valor desse ato atual que faz a palavra vazia ou plena. O de que se trata na análise da transferência é saber em que ponto da sua presença a palavra é plena. (LACAN, J. «A função criativa da palavra», *in: O seminário, livro 01: os escritos técnicos de Freud* [1953 – 1954]. Sessão de 09 de Junho de 1954. Rio de Janeiro: Jorge Zahar Editor, 1979: 277.) ←

Entretanto, a palavra plena – palavra de reconhecimento do desejo enquanto questionamento da inconsistência e/ou desamparo constitutivos ('Por que sofro?') – não poderia deixar de ser ela mesma *a verdade do sujeito,* conquistada ao preço do trabalho de transferência analítica (transferência imaginária/simbólica └ real) – nos seguintes termos:

→ O sujeito desenvolve no discurso analítico o que é sua verdade, sua integração [seu ordenamento discursivo], sua história. Mas há buracos nessa história, lá onde se produziu o que foi *verworfen* ou *verdankt*. *Verdankt* veio, por um momento, ao discurso, e foi rejeitado [forcluído]. *Verworfen*: a rejeição [forclusão] é original [estrutural]. (LACAN, J. "O conceito de análise", *in: O seminário, livro 01: os escritos técnicos de Freud* [1953 – 1954]. Sessão de 07 de Julho de 1954. Rio de Janeiro: Jorge Zahar Editor, 1979: 322.) ←

Face a esses esclarecimentos, o dispositivo psicanalítico – pensado em termos de relação intersubjetiva (imaginária/simbólica ∟ real), na e pela qual a palavra plena (palavra de reconhecimento do desejo) institui a verdade do sujeito – pode com efeito começar a situar corretamente o recorte conceitual entre Desejo de Freud e Desejo do Psicanalista, separando-os e possibilitando, assim, no transcorrer no ensinamento de Lacan, a construção do conceito que permitirá instituir e demarcar a 'causa de desejo' (manejo de transferência/contratransferência, etc).

Como sabemos, o conceito de Objeto *a* fornecerá à Psicanálise a 'causa de desejo' (aporte genial e definitivo de Lacan à escrita de Freud, validando-a epistemoclinicamente), capaz de estruturar quer a articulação entre o Campo do Sujeito ($) e o Campo do Outro (Ⱥ) quer a função nomeada de Desejo do Psicanalista e seu necessário posicionamento no discurso (cf, entre outros, *Seminário 17*) – nos seguintes termos:

→ Mas enfim, reflitamos! Inicialmente, a posição do analista é exatamente inversa à posição da mãe: não está ao pé da cama, mas atrás, e está longe de apresentar, pelo menos nos casos mais comuns, os encantos do objeto primitivo, e de poder prestar-se às mesmas concupiscências [apetites sexuais]. Não é por aí entretanto que se pode franquear o passo da analogia. §. Mas é só soletrando um pouco a estrutura, e dizendo coisas simples, que podemos aprender a contar nos dedos os elementos da situação no meio da qual agimos. (LACAN, J. «A função criativa da palavra», *in: O seminário, livro 01: os escritos técnicos de Freud* [1953 – 1954]. Sessão de 16 de Junho de 1954. Rio de Janeiro: Jorge Zahar Editor, 1979: 275.) ←

Certo, apenas o ato de 'soletrar um pouco a estrutura' – ato epistemoclínico por excelência – é capaz de propiciar uma leitura psicanalítica produtiva da escrita freudiana, apartando-a dos bárbaros desvios dos que inadvertidamente se aventuraram a 'seguir Freud' e não puderam pois operar o mais essencial, a saber, acompanhando o psicanalista austríaco na e pela crítica necessária, recortar a diferença conceitual entre Desejo de Freud e Desejo do Psicanalista (cf. definições supra).

Concluo essas notas com uma observação de Lacan que, apesar de sua brevidade, expressa magistralmente a questão do 'reconhecimento do desejo', desdobrada com sábia paciência no transcorrer das sessões de *O seminário, livro 01: os escritos técnicos de Freud* (1953 – 1954):

→ O último sentido da palavra do sujeito diante do analista é a sua relação existencial diante do objeto do seu desejo. (LACAN, J. «A função criativa da palavra», *in: O seminário, livro 01: os escritos técnicos de Freud* [1953 – 1954]. Sessão de 16 de Junho de 1954. Rio de Janeiro: Jorge Zahar Editor, 1979: 276.) ←

\ANOTAÇÕES SOBRE O SEMINÁRIO 02:/

A LETRA DO DESEJO

✦

No *Seminário 01* Lacan inicia o Retorno a Freud (1953 – 1980), mostrando que a clínica dos pós-freudianos naufraga em contratransferências massivas e incapazes, pois, de produzir a separação conceitual entre Desejo de Freud e Desejo do Psicanalista.

Essas contratransferências seriam efeito do equívoco segundo o qual os pós-freudianos não teriam percebido a diferença metodológica entre 'seguir Freud' e 'acompanhar Freud', todos submergindo em leituras e práticas clínicas impotentes para extrair do *corpus* doutrinário freudiano suas condições de possibilidade conceituais e lógicas, de modo a estruturar corretamente o dispositivo psicanalítico: por exemplo, Freud (Anna) é capturada pela 'contratransferência pedagógica' (ego forte/ego fraco), Balint pela 'contratransferência puritana' (amor genital) e Klein pela 'contratransferência propriamente freudiana' (implante do Complexo de Édipo em 'Dick').

Em resumo, os escritos metodológicos de Freud (1910 – 1920), ao invés de serem *acompanhados epistemoclinicamente*, pois bem, eles foram *seguidos acriticamente* pelos pós-freudianos, resultando essa aderência passiva em equívocos grotescos, cujos efeitos nefastos para a teoria e a prática clínicas não poderiam confluir senão para o encurralamento contratransferencial (espelhar/narcísico/mortal).

Ora, o que há em comum nessas contratransferências é o fato de suporem que Freud havia configurado o dispositivo psicanalítico em termos de uma 'relação dual' (que teria como protótipo o 'par mãe-filho'), constitutiva *ipso facto* do campo no e pelo qual transcorreriam as ditas ‹relações de objeto›, de modo a favorecer ou não a 'maturação psicossexual do indivíduo', a saber. sua inserção e adequação à 'realidade compartilhada' (sic).

Por sua vez, as relações de objeto seriam pautadas pelas 'fases oral, anal e genital', cuja evolução ótima de uma à outra facultaria ao indivíduo lidar sem grandes transtornos com a 'demanda *ao* outro' (oral/seio), com a 'demanda *do* outro' (anal/fezes) e com a 'realização *com o* outro' (genital / + – : presença/ausência de pênis).

Nesse contexto, caberia ao analista acolher a transferência suposta dual/objetal do analisando e, no tempo presente das sessões, colocar afetivamente em trabalho clínico essa mesma transferência, ou seja, posicionar-se (ele, analista) a título 'materno' e viabilizar, tanto quanto possível, as demandas intrínsecas às relações de objeto (oral, anal e genital).

Assim, como efeito inevitável do estado de coisas instaurado pelo dispositivo contratransferencial, o psicanalista não poderia se apresentar a não ser como pólo identificatório ideal para o analisando, a saber, seu *locus* clínico próprio seria, em última instância, o de 'mãe representante da realidade compartilhada': nesse âmbito, a conclusão de uma análise ocorreria (não poderia deixar de ocorrer) senão pela introjeção do amor contratransferencial, ou, o que seria dizer o mesmo, senão pela subsunção do amor transferencial do analisando ao amor contratransferencial do analista, vale dizer, em suma, ambos capturados, paralisados e como que subjetivamente neutralizados na e pela armadilha da demanda de amor (espelhar/narcísica/mortal).

Evidentemente, o dispositivo contratransferencial permite tudo, menos no entanto a emergência da *palavra plena* – questão que institui o Outro a título transferencial de Sujeito-suposto-Saber (SsS): *Por que sofro?* –, e, pois, bloqueia (o termo é bem esse) o *reconhecimento do desejo*, seja do analisando seja do psicanalista; aliás, como de resto Lacan observa com insistência, é por não reconhecer o Desejo do Psicanalista que a contratransferência não reconhece o desejo do analisando (*palavra plena*: questão instituinte do Outro, etc).

(Nesse ínterim, a dita 'realidade compartilhada' agradece ao dispositivo contratransferencial por tê-la mudado completamente, ao preço de jamais tê-la completamente mudado...)

Pois bem, o que Lacan faz imediatamente em seu primeiro passo no interior do *approach* cognominado Retorno a Freud (1953 – 1980)?

Com refinamento epistemológico exemplar, ele irá mostrar que, no espelho em que analista e analisando encontram-se aprisionados (demanda de amor de um *vis-à-vis* a demanda de amor do outro, etc), há algo a um só tempo *aquém* e *além* das eventuais miragens ali emergidas (miragens narcísicas/mortais), qual seja, *a presença factual, material e concreta da dimensão simbólica*.

Atentemos: rigorosa e inevitavelmente, a dimensão simbólica institui duas outras dimensões a ela articuladas, quais sejam, a dimensão *imaginária* (espelhar/narcísica/mortal) e a dimensão *real* (corte/limite/impossibilidade).

Com efeito, a relação dual (protótipo 'mãe-filho', relações de objeto, etc) se constitui como *relação intersubjetiva*, e, pois, como *relacionamento entre sujeitos* instituídos eles mesmos pela dimensão simbólica (por extensão, pela dimensão *imaginária* e pela dimensão *real*).

Entretanto, a relação intersubjetiva própria ao dispositivo psicanalítico – atenção: instituída e pautada ao fim e ao cabo pela dimensão *simbólica* – é estruturalmente marcada pela *assimetria linguística, discursiva e falante dos sujeitos aí em tela*: a posição linguístico-discursivo-falante do analisando *não é a mesma* que a posição linguístico-discursivo-falante do analista, ou seja, *ipso facto*, ao amor de transferência (do analisando) *não corresponde* uma contratransferência de amor (do analista).

Observação: quando emerge, a *palavra plena* (índice do desejo) faz cair a cada vez o amor de transferência, mas isso só ocorre *se* e *quando* houver da parte do analista um *silêncio pleno*, qual seja, aquele que suporta a clivagem assinalativa da inconsistência do Outro (Ⱥ).

Aí estão os referenciais mínimos capazes de recolocar Freud sobre os próprios pés, abrindo-se portanto a possibilidade de superar os desvios metodológicos típicos do *seguir* e inaugurar um *acompanhamento* apto para destacar na escrita freudiana conceitos tais como, por exemplo, pelos menos nos três primeiros anos do ensino público de Lacan, *intersubjetividade, sujeito, pequeno outro, grande Outro, letra*, etc.

Isso posto, se o dispositivo psicanalítico é de fato e de direito uma relação intersubjetiva, qual o estatuto conceitual e clínico do 'subjetivo' presente nessa relação?

Ora, Lacan não cessa de assinalar que, operada pelos pós-freudianos, a leitura da segunda tópica não passa de uma *interpretação filosófica* daquelas instâncias psíquicas destacadas por

Freud (*Es/Ich*/Überich), e que, pois, tudo faz para calar aquilo mesmo que o psicanalista austríaco traz a público e que *subverte* a interpretação filosófica...

Mas por que se trataria de uma interpretação filosófica?

Porque os pós-freudianos tendem a privilegiar o *Ich* (Eu) do analisando, posicionando-o como capaz de suportar os avatares internos ao tratamento psicanalítico (defesa, resistência, transferência, identificação, etc) e de, no transcorrer do trabalho clínico, ‹aliar-se› ao *Ich* (Eu) do analista, caminhando ambos para a consecução da ‹maturação psicossexual› do analisando, e, pois, para a admissão e inserção desse na 'realidade compartilhada': as expressões *ego forte* (Anna Freud), *ego autônomo* (Hartmann) e *amor genital* (Balint), por exemplo, conotam bastante bem a maneira pela qual os pós-freudianos insistem na tentativa de neutralizar a ex-sistência do Inconsciente freudiano ao campo representacional e de, isso feito, subsumir por completo a Psicanálise à Psicologia Geral.

(Como sabemos, a Psicologia Geral é uma nota de rodapé imaginária às *Regras para a direção do espírito* [1684/1701], de Descartes, e/ou à *Fundamentação da metafísica dos costumes* [1795], de Kant.)

Ouçamos Lacan:

→ (...) o eu adquire, na perspectiva freudiana, um valor funcional totalmente diferente. §. A respeito disso a Psicanálise tem um valor de revolução copernicana. A relação toda do homem consigo mesmo muda de perspectiva com a descoberta freudiana [do Inconsciente], e é disso que se trata na prática, tal qual a exercemos todos os dias. (LACAN, J. "Saber, verdade, opinião", *in: O seminário, livro 02: o eu na teoria de Freud e na técnica da psicanálise* [1954 – 1955]. Sessão de 24 de Novembro de 1954. Rio de Janeiro: Jorge Zahar Editor. Terceira Edição, 1992: 22 – 23.) ←

Ou então:

→ Se a Psicanálise não for os conceitos nos quais ela se formula e se transmite, ela não é a Psicanálise, é outra coisa, mas então é preciso dizê-lo. §. Ora – e é nisso que consiste a escamoteação [dos pós-freudianos] –, continua-se a usar os mesmos conceitos, na falta do que a experiência se dissolveria totalmente, e não digo que concretamente isso não aconteça com alguns que descambam até chegar a reduzir a Psicanálise à Psicologia Geral. Mas os conceitos da Psicanálise estão aí, e é por causa deles que a Psicanálise perdura. Os outros [pós-freudianos] fazem uso deles, não podem deixar de usá-los, mas de uma maneira que não é nem integrada nem articulada, nem capaz de ser entendida, nem de se transmitir, nem sequer de se defender. (LACAN, J. "Saber, verdade, opinião", in: *O seminário, livro 02: o eu na teoria de Freud e na técnica da psicanálise* [1954 – 1955]. Sessão de 24 de Novembro de 1954. Rio de Janeiro: Jorge Zahar Editor. Terceira Edição, 1992: 23 – 24.) ←

Pois bem, no transcorrer das sessões de *O seminário, livro 02: o eu na teoria de Freud e na técnica da psicanálise* (1954 – 1955), Lacan irá demonstrar aquele 'valor funcional totalmente diferente' do *Ich* (Eu), vale dizer, ele posicionará corretamente essa instância psíquica na estruturação própria à Psicanálise (Imaginário/Simbólico/Real), assim como sua operacionalidade no dispositivo psicanalítico, ou, se se preferir, na 'técnica da Psicanálise' (termos utilizados pelo psicanalista francês até aquele momento).

Para fazê-lo, Lacan localizará sua exposição sobretudo na leitura de *Além do princípio de prazer* (1920), *Psicologia das massas e análise do eu* (1921) e *O eu e o isso* (1923), extraindo desses textos pelo menos quatro elementos conceituais que lhe permitirão prosseguir no desbravamento do campo clínico aberto por Freud, quais sejam, *sujeito, repetição, pequeno outro* e *grande Outro*, todos direcionados para a formalização daquele que consideramos ser o pivô do segundo passo lacaniano no interior do Retorno a Freud (1953 – 1980), a saber, o conceito de 'letra do desejo' (*lettre du désir*).

(O texto filosófico que servirá de contraponto à sustentação conceitual do primado da dimensão *simbólica* na estruturação da existência humana será o diálogo *Mênon*, de Platão, no qual Sócrates demonstra que também o escravo é capaz de realizar operações matemáticas complexas.)

Antes porém de sumariarmos a conceitualização fornecida por Lacan a propósito desses termos psicanalíticos, ouçamos as seguintes observações:

→ A que ponto chegamos hoje em dia? A uma cacofonia teórica, a uma surpreendente revolução de posição. E por quê? Antes de tudo, porque a obra de metapsicologia de Freud, posterior a 1920 [posterior, portanto, a *Além do princípio de prazer*], foi lida às avessas, interpretada de maneira delirante pela primeira e pela segunda geração depois de Freud – essa gente insuficiente –. §. Por que será que Freud achou que devia introduzir estas noções metapsicológicas novas, ditas tópicas, que se denominam o 'eu' [*Ich*], o 'supraeu' [*Überich*] e o 'isso' [*Es*]? Foi que houve, na experiência que se entabulou, no encalço de sua descoberta, uma guinada, uma crise concreta. Em suma, esse novo 'eu', com o qual tratava-se de dialogar, lá pelas tantas recusou-se a responder. §. Essa crise aparece claramente expressa nas testemunhas históricas dos anos que vão de 1910 a 1920. Na época das primeiras revelações analíticas, os sujeitos saravam mais ou menos milagrosamente, o que ainda nos é perceptível quando lemos as observações de Freud, com as suas interpretações fulgurantes e explicações que não acabam mais. Pois bem, fato é que isso foi funcionando cada vez menos, que se amorteceu com o passar do tempo. §. Eis aí algo que permite pensar que há alguma realidade no que lhes estou explicando, isto é, na existência da subjetividade como tal e nas suas modificações no decurso dos tempos, segundo uma causalidade, uma dialética própria, que vai de subjetividade a subjetividade, e que talvez escape a qualquer espécie de condicionamento individual. Nessas unidades convencionais, que denominamos subjetividades devido a particularidades individuais, o que ocorre, o que torna a fechar-se, o que resiste? (LACAN, J. "Psicologia e metapsicologia", *in: O seminário, livro 02: o eu na teoria de Freud e na técnica da psicanálise* [1954 – 1955]. Sessão de 17 de Novembro de 1954. Rio de Janeiro: Jorge Zahar Editor. Terceira Edição, 1992: 18 – 19.) ←

Nesse contexto, Lacan propõe a seguinte hipótese:

→ Foi justamente em 1920, ou seja, logo depois da guinada da qual acabo de lhes falar – a crise da técnica analítica –, que Freud achou que devia introduzir suas novas noções metapsicológicas [*Es, Ich, Überich*]. E quando se lê atentamente o que Freud escreveu a partir de 1920, a gente se dá conta de que há um laço estreito entre essa crise da técnica que tinha de ser superada e a fabricação dessas novas estruturas [as da 'segunda tópica']. Mas para isso é preciso ler seus escritos – e é preferível lê-los na ordem –. Que *Além do princípio de prazer* (1920) tenha sido escrito antes de *Psicologia das massas e análise do eu* (1921) e antes de *O eu e o isso* (1923) deveria suscitar certas perguntas – nunca foram feitas.

(LACAN, J. "Psicologia e metapsicologia", *in: O seminário, livro 02: o eu na teoria de Freud e na técnica da psicanálise* [1954 – 1955]. Sessão de 17 de Novembro de 1954. Rio de Janeiro: Jorge Zahar Editor. Terceira Edição, 1992: 19.) ←

Essa hipótese conflui para a seguinte conclusão:

→ Freud introduziu a partir de 1920 as noções suplementares, então necessárias para manter o princípio de descentramento do sujeito [portanto, o postulado de ex-sistência do Inconsciente ao campo representacional]. Mas longe de ser entendido como devia, houve uma abalada geral, verdadeira libertação dos escolares: *Ah! Ei-lo de volta, esse euzinho boa-praça! Ei-nos de novo norteados! Voltamos para as trilhas da Psicologia Geral!* E como não voltar com alegria, quando essa Psicologia Geral não é apenas um assunto de escola ou de comodidade mental mas, justamente, a psicologia de todo mundo? Ficou-se contente em poder acreditar de novo que o 'eu' era central. E presenciamos as últimas manifestações disso nas geniais elucubrações que nos chegam atualmente de além-mar [nos Estados Unidos, Hartmann anuncia a existência do 'ego autônomo', etc]. (LACAN, J. "Psicologia e metapsicologia", *in: O seminário, livro 02: o eu na teoria de Freud e na técnica da psicanálise* [1954 – 1955]. Sessão de 17 de Novembro de 1954. Rio de Janeiro: Jorge Zahar Editor. Terceira Edição, 1992: 19.) ←

Assim, se Freud estabelecera o 'descentramento do sujeito' como *princípio* lógico, conceitual e ético da Psicanálise, e se o mantivera durante e após a crise de 1920 (*Além do princípio do prazer*, etc), nenhum dispositivo clínico ancorado no *ego forte*, ou no *ego autônomo*, ou, ainda, no *amor genital*, poderá a justo título autorizar-se como psicanalítico e/ou freudiano, pois o *Ich* (Eu) da segunda tópica nada tem a ver nem com a suposta 'unidade biopsíquica do indivíduo›, nem com a suposta 'personalidade da pessoa›, nem, muito menos, com a suposta 'auto-consciência da consciência de si' (sic) – nada tem a ver, também, com quaisquer supostas 'realidades compartilhadas' (sic).

Ouçamos Lacan:

→ Com relação a essa concepção [a de que o eu/consciência do indivíduo e/ou pessoa ocupa uma posição central no psiquismo], a descoberta freudiana tem exatamente o mesmo sentido de descentramento que aquele trazido pela descoberta de Copérnico. Ela se expressa bastante bem na fulgurante fórmula de Rimbaud (os poetas, que não sabem o que dizem, como é bem sabido, sempre dizem, no entanto, as coisas antes dos outros): '*Eu' é um outro*. ['Eu' sob aspas para denotar o *Je* enquanto separado do *moi*, isto é, do 'mim'] (LACAN, J. "Psicologia e metapsicologia", in: *O seminário, livro 02: o eu na teoria de Freud e na técnica da psicanálise* [1954 – 1955]. Sessão de 17 de Novembro de 1954. Rio de Janeiro: Jorge Zahar Editor. Terceira Edição, 1992: 14.) ←

Ou, essencialmente:

→ O Inconsciente escapa totalmente a esse círculo de certezas no qual o homem se reconhece como um *eu* [‹eu sou eu›]. É fora desse campo que existe algo que tem todos os direitos de se expressar por 'Eu' ['Eu sou Outro'] e que demonstra esse direito pelo fato de vir à luz expressando-se a título de 'Eu' ['Eu sou Outro']. Justamente aquilo que é o mais não-reconhecido no campo do *eu* [‹eu sou eu›] que, na análise, se chega a formular como sendo ‹Eu› [‹Eu sou Outro›] propriamente dito. §. Eis o registro no qual o que Freud nos ensina sobre o Inconsciente pode adquirir seu alcance e relevo. Que ele assim o tenha expresso, denominando-o Inconsciente [*Unbewusste*], leva-o a verdadeiras contradições *in adjeto* [contradições entre os termos], leva-o a falar de pensamentos – ele próprio o diz, *sit venia verbo* [‹com o perdão da palavra'], ele pede desculpas por isso o tempo todo –, de pensamentos inconscientes. (...). Porém, quanto mais Freud avança em sua obra, menos consegue situar a consciência, e ele tem de acabar confessando que ela é, no final das contas, insituável. Tudo se organiza, cada vez mais, numa dialética em que 'Eu' [*Je*] é distinto do 'eu' [*moi*: mim]. (LACAN, J. "Psicologia e metapsicologia", in: *O seminário, livro 02: o eu na teoria de Freud e na técnica da psicanálise* [1954 – 1955]. Sessão de 17 de Novembro de 1954. Rio de Janeiro: Jorge Zahar Editor. Terceira Edição, 1992: 15.) ←

O que então detectamos nessa dialética em que 'Eu' (*Je*) é *distinto* do 'eu' (*moi*: mim)?

Com efeito, observamos nessa distinção conceitual nada menos do que uma *clivagem* do Ich, qual seja, sua partição em dois planos distintos, porém correlatos: de uma parte, o 'Eu' (*Je*) enquanto, no *simbólico*, propriamente, Sujeito-do-Inconsciente;

de outra parte, o 'eu' (*moi*: mim) enquanto, no *imaginário*, propriamente, aquele que faz de um suposto 'si mesmo' o tema de sua discursividade.

Noutros termos, embora ambos subsumidos ao primado lógico do Campo Simbólico (não poderia ser diferente), o primeiro fala sob condição de *nada saber-se falante* (ele é *posto a falar*) e o segundo fala sob condição de *nada saber-se falado* (ele se toma por tema de sua fala) – num caso e noutro, algo os aparta de uma suposta ‹consciência› (*Bewusstsein*), capaz, como tal, de unificá-los.

A propósito dessa impossibilidade estrutural de unidade e/ou de unificação do *Ich* (Eu), Lacan faz a seguinte observação jocosa:

→ No homem, é a má forma que é prevalente. É na medida em que uma tarefa está inacabada que o sujeito volta a ela. É na medida em que um fracasso foi acerbo [amargo, cruel, doloroso] que o sujeito se lembra melhor dele. (LACAN, J. "O circuito", *in*: *O seminário, livro 02: o eu na teoria de Freud e na técnica da psicanálise* [1954 – 1955]. Sessão de 19 de Janeiro de 1955. Rio de Janeiro: Jorge Zahar Editor. Terceira Edição, 1992: 114 – 115.) ←

Entretanto, a leitura que Lacan realiza de *Além do princípio de prazer* (1920) fá-lo notar a existência de outro elemento que colabora para a prevalência da ‹má forma› na estruturação do psiquismo humano, qual seja, a *repetição* – nos seguintes termos:

→ No ponto em que chegamos, sugiro-lhes, em perspectiva, que concebam o *precisar repetir* tal como se manifesta concretamente no sujeito, na análise por exemplo, sob a forma de um comportamento montado no passado e reproduzido no presente de maneira pouco conforme à adaptação vital [portanto, comportamento não-instintivo, propriamente humano]. (LACAN, J. «O circuito», *in*: *O seminário, livro 02: o eu na teoria de Freud e na técnica da psicanálise* [1954 – 1955]. Sessão de 19 de Janeiro de 1955. Rio de Janeiro: Jorge Zahar Editor. Terceira Edição, 1992: 118. [Grifos meus: J. M. C. MATTOS.]) ←

Todavia, o 'precisar repetir' chama-nos a atenção sobretudo para o seguinte:

→ Reencontramos aqui o que já lhes indiquei, isto é, que o ‹Inconsciente é o Discurso do Outro›. O Discurso do Outro não é o discurso do Outro abstrato, do Outro da díade, do meu correspondente, nem mera e simplesmente o do meu escravo [referência à ‹dialética do senhor e do escravo›, em Hegel]: *é o discurso do circuito no qual estou integrado*. Sou um dos seus elos. É o discurso do meu pai, por exemplo, na medida em que meu pai cometeu faltas as quais estou absolutamente condenado a reproduzir [referência a 'Hamlet', de Shakespeare] – é o que se denomina 'super-ego' –. Estou condenado a reproduzi-las porque é preciso que eu retome o discurso que ele me legou, não só porque sou o filho dele, mas porque não se para a cadeia do discurso, e porque estou justamente encarregado de transmiti-lo em sua forma aberrante [a 'má forma'] a outrem. Tenho de colocar a outrem o problema de uma situação vital onde existem todas as probabilidades que ele também venha a tropeçar, de forma que esse discurso efetua um pequeno circuito no qual se acham presos uma família inteira, um bando inteiro, uma facção inteira, uma nação inteira ou a metade do globo. Forma circular de uma fala, que está justo no limite do sentido e do não-sentido, que é problemática. (LACAN, J. "O circuito", *in: O seminário, livro 02: o eu na teoria de Freud e na técnica da psicanálise* [1954 – 1955]. Sessão de 19 de Janeiro de 1955. Rio de Janeiro: Jorge Zahar Editor. Terceira Edição, 1992: 118. [Grifos meus: J. M. C. MATTOS.]) ←

E conclusivamente:

→ Eis o que é preciso repetir tal como o vemos surgir para além do 'Princípio de Prazer' [*Lustprinzip*]. Ele vacila para além de todos os mecanismos de equilibração, de harmonização e de concordância no plano biológico. Ele só é introduzido pelo registro da Linguagem, pela função do símbolo, pela problemática da pergunta na ordem humana [no caso, pela *palavra plena* instituinte do Outro: *Por que sofro?*]. §. (...). A vida só está presa ao simbólico de maneira despedaçada, decomposta. O próprio ser humano se acha, em parte, fora da vida, ele participa da Pulsão de Morte [*Todestrieb*]. E só daí que ele pode abordar o registro da vida. (LACAN, J. "O circuito", *in: O seminário, livro 02: o eu na teoria de Freud e na técnica da psicanálise* [1954 – 1955]. Sessão de 19 de Janeiro de 1955. Rio de Janeiro: Jorge Zahar Editor. Terceira Edição, 1992: 118 – 119.) ←

Assim, a clivagem do Eu (*Ichspaltung*) e a repetição (*Wiederholung*) – responsáveis pela má forma do psiquismo – *desestabilizam* perenemente quer a estruturação da segunda tópica freudiana quer o relacionamento do *Ich* (Eu) com a dita ‹realidade compartilhada›, desconstruindo por completo a relação dual (par 'mãe-filho') dos pós-freudianos e mesmo a relação intersubjetiva ('analista-analisando') proposta inicialmente pelo psicanalista francês como mais adequada ao ineditismo do dispositivo psicanalítico.

Será preciso portanto ir além do imaginário presente nessas configurações teórico-clínicas, adentrando no Campo Simbólico de maneira a pontuar nele os elementos conceituais – em última instância, lógicos e topológicos – que verdadeiramente estruturam, configuram e agenciam o psiquismo humano (*Es/Ich/Überich*) e sua articulação com o Outro (Linguagem & Discurso & Fala).

Todavia, considerando-se que o *desejo* é o elemento central da cena psicanalítica, como deduzi-lo desde o primado do Campo Simbólico, formalizando-o e fornecendo, ato contínuo, seu conceito?

Porém, a cena psicanalítica *não é teoria*, vale dizer, ela não tem nada a ver com a demarcação de um 'campo unitário' tal como ocorre, por exemplo, na Física-clássica e na Física-einsteiniana – nos seguintes termos:

→ A experiência freudiana parte de uma noção diametralmente contrária à perspectiva teórica [‹campo unitário›, etc]. *Ela começa por estabelecer um mundo do desejo*. Ela o estabelece antes de toda e qualquer espécie de experiência, antes de qualquer consideração sobre o mundo das aparências e o mundo das essências [antes, portanto, de considerações filosóficas e/ou científicas]. *O desejo é instituído no interior do mundo freudiano onde nossa experiência se desenrola* [a experiência clínica dos analistas], *ele o constitui, e isso não pode ser apagado em instante algum do mais mínimo manejo de nossa experiência*. §. O mundo freudiano não é um mundo das coisas, não é um mundo do 'ser', é um mundo do desejo como tal. (LACAN, J. "O desejo, a vida, e a morte", *in*: *O seminário, livro 02: o eu na teoria de Freud e na técnica da psicanálise* [1954 – 1955]. Sessão de 19 de Maio de 1955. Rio de Janeiro: Jorge Zahar Editor. Terceira Edição, 1992: 280. [Grifos meus: J. M. C. MATTOS.]) ←

E o mais decisivo:

→ É num registro de relações totalmente diferente que o campo da experiência freudiana se estabelece. *O desejo é uma relação de ser com falta*. Essa falta é falta de ser, propriamente falando.

Não é falta disto ou daquilo, porém falta de ser através do que o ser existe. §. Essa falta acha-se para além de tudo aquilo que possa apresentá-la. Ela nunca é apresentada senão como um reflexo num véu. A libido – porém, não mais em seu emprego teórico [libido como forma de unificação do campo dos efeitos psicanalíticos] – fica sendo o nome daquilo que anima o conflito fundamental que se acha no âmago da ação humana. §. *O desejo, função central em toda experiência humana, é desejo de nada que possa ser nomeado.* (LACAN, J. "O desejo, a vida, e a morte", in: *O seminário, livro 02: o eu na teoria de Freud e na técnica da psicanálise* [1954 – 1955]. Sessão de 19 de Maio de 1955. Rio de Janeiro: Jorge Zahar Editor. Terceira Edição, 1992: 280 – 281. [Grifos meus: J. M. C. MATTOS.]) ←

Não obstante, a formalização do desejo garantiria um corte epistemoclínico rigoroso entre Desejo de Freud e Desejo do Psicanalista?

Ouçamos Lacan:

→ Existe apenas uma resistência, é a resistência do analista. O analista resiste quando não entende com o que ele tem de lidar. Não entende com o que ele tem de lidar quando crê que interpretar é mostrar ao sujeito que, o que ele deseja, é tal objeto sexual. Engana-se. O que ele [o analista] imagina aqui como sendo objetivo é apenas pura e simples abstração. Ele [analista] é que está em estado de inércia e de resistência. §. Trata-se, pelo contrário, de ensinar o sujeito a nomear, a articular, a fazer passar para a existência, esse desejo que está, literalmente, *para aquém da existência, e por isto insiste.* Se o desejo não ousa dizer seu nome, é porque, esse nome, o sujeito ainda não o fez surgir. (LACAN, J. "O desejo, a vida, e a morte", in: *O seminário, livro 02: o eu na teoria de Freud e na técnica da psicanálise* [1954 – 1955]. Sessão de 19 de Maio de 1955. Rio de Janeiro: Jorge Zahar Editor. Terceira Edição, 1992: 287. [Grifos meus: J. M. C. MATTOS.]) ←

Pois bem, o desejo – insistente *aquém* da existência e inominável – encontrará em Lacan aquele que irá ousar formalizá-lo, fornecendo-lhe a lógica, a definição, a álgebra, a letra...

Como de costume, Lacan o fará considerando a necessidade imperiosa de transmitir o *corpus* doutrinário (prático, em primeira instância) materializado na e pela escrita freudiana – de sorte a, quando menos nos dez primeiros anos dos seminários, recortar e apartar o Desejo do Psicanalista do Desejo de Freud.

Nesse *approach* singular e em tudo e por tudo notável, o primeiro passo consistirá em mostrar o desejo 'alheio' ao *affectus* e subsumido ao simbólico, tal como podemos supô-lo em um detalhe da tela intitulada *O calvário*, de ANDREA MANTEGNA (1431 – 1506): distraídos e como que desconectados dos grandiosos afetos implicados na crucificação de Jesus, O Salvador, três soldados alegremente jogam dados ao rés das cruzes, sob os olhares interessados dos demais companheiros – comenta-o Lacan:

→ É sempre na juntura da fala, no nível de sua aparição, de sua emergência, de sua ‹surgição› que se produz a manifestação do desejo. O desejo surge no momento em que se encarna numa palavra, surge com o simbolismo. §. Porém, o que constitui o simbolismo é o *Merken* [notar, perceber, lembrar] simbolizante, que faz existir o que não existe. Marcar os seis lados de um dado, fazer rolar o dado – *desse dado que rola surge o desejo* [o desejo é o rolamento do dado, e, pois, a indecidibilidade representacional do objeto: a rigor, ele é *falta como objeto*] –. Não estou dizendo desejo *humano*, pois, no final das contas, o homem que joga com o dado é cativo do desejo assim posto em jogo. Ele não sabe a origem de seu desejo, a rolar com o símbolo escrito nas seis faces. §. Por que será que só o homem joga com o dado? Por que será que os planetas não falam? (LACAN, J. "O desejo, a vida, e a morte", *in: O seminário, livro 02: o eu na teoria de Freud e na técnica da psicanálise* [1954 – 1955]. Sessão de 19 de Maio de 1955. Rio de Janeiro: Jorge Zahar Editor. Terceira Edição, 1992: 294 – 295. [Grifos e intervenções entre colchetes são meus: J. M. C. MATTOS.]) ←

Entretanto, se de fato podemos predicar a 'surgição' do desejo desde o Campo Simbólico, devemos realizar um esforço a mais para formalizá-la e, pois, insistir na construção de uma álgebra capaz de fornecer a 'letra do desejo' (*lettre du désir*) própria à Psicanálise, entregando-nos doravante a *causa do desejo*, assim como o angustiadamente aguardado corte epistemoclínico entre Desejo de Freud e Desejo do Psicanalista – ousaríamos dizer que apenas esse corte é que nos permite responder à questão: *Por que será que os planetas não falam?*

Fiel a seu estilo, Lacan dará início à busca pela *letra do desejo* valendo-se de um texto literário, qual seja, o conto intitulado *A carta roubada* (no original inglês: *The purloined letter*; na tradução francesa: *La lettre volée*), do grande escritor, poeta, crítico-literário e editor estadunidense EDGAR ALLAN POE (1809 – 1849).

(A primeira leitura lacaniana do conto de Poe nos é apresentada no Capítulo XVI [Sessão de 26 de Abril de 1955] de *O seminário, livro 02: o eu na teoria de Freud e na técnica da psicanálise* [1954 – 1955], seguida do texto *O seminário sobre 'A carta roubada'* (Maio-Agosto de 1956, publicado em *Escritos* [1966].)

Em suma, já então municiado de uma teorização consistente sobre o *significante*, será apenas no texto *A instância da letra no inconsciente ou a razão desde Freud* (1957) que Lacan obterá bases conceituais sólidas para circunscrever psicanaliticamente a *letra do desejo*, elaborando-a nos anos seguintes como 'letra *a*', ou seja, como notação algébrica para 'Objeto causa de desejo' (Objeto *a*) e para 'Desejo do Psicanalista' (Semblante de Objeto *a*, ocupando a posição Agente no Discurso-Psicanalítico).

\ANOTAÇÕES SOBRE O SEMINÁRIO 02:/

ONDE ESTÁ A LETRA DO DESEJO?

❖

O que diz a carta endereçada à Rainha, ocultada ao Rei por ela, surrupiada dela (sob suas vistas) pelo Ministro, roubada deste por Dupin (que se fará reconhecer pelo Ministro como aquele que a furtou) e que finalmente será entregue ao Comissário de Polícia (após vultoso pagamento a Dupin) para que este a devolva à Rainha, de maneira que tudo permaneça como dantes no Reino de França Restaurada (Nota 01)?

Todos sabem-no, menos nós (leitores) e o Rei.

Menos nós: porque os parágrafos do conto de Poe não nos revelam sequer uma palavra do texto da carta remetida à Rainha e que em seu périplo passará pelas mãos do Ministro, de Dupin, do Comissário de Polícia e retornará novamente às mãos da Rainha.

Menos o Rei: porque ele será o primeiro a cair sob a exclusão da carta à posse e à leitura de terceiros (no caso, o próprio Rei e nós, leitores).

Portanto, a materialidade do conto de Poe impõe, ao fim e ao cabo, seja ao Rei seja aos leitores, uma brutal impossibilidade de leitura, e, pois, uma *radical censura* (o termo é bem apropriado) à significação: 'Vocês jamais lerão o texto da carta! Vocês jamais saberão do que se trata! Vocês jamais a representarão!'

Claro que se trata de impossibilidades diversas, posto que o Rei sequer sabe da existência da carta (o primeiro e decisivo ato da Rainha consiste em manipular o ambiente em torno, de modo a cegar o Rei para a existência da carta), enquanto que nós, leitores, testemunhamos essa existência, mas aprisionados ao impedimento da leitura de seu texto.

Notem que o *real* – o *impossível*, o que 'não cessa de não se escrever' –, pois bem, ele não cessa de rondar os aposentos da realeza e as páginas em nossas mãos...

Em realidade, o conto de Poe é uma sequência de 'roubadas' sob distintas configurações: a Rainha rouba a carta à vista do Rei (preservando assim a ordem aparente das coisas), o Ministro rouba a carta sob a vista da Rainha (ameaçando assim a subversão da ordem aparente das coisas), Dupin rouba a carta à vista do Ministro (vingando-se finalmente dele com requintes de poética crueldade, vendendo sem o menor pudor a carta ao Comissário de Polícia, o qual, exultante de felicidade, devolvê-la-á à Rainha) e a Rainha voltará a roubar a carta à vista do Rei (garantindo-se assim a recomposição e a manutenção da ordem aparente das coisas).

Percebam que esses golpes de mão incidem sobre *o olhar dos personagens*, ora impossibilitando-lhes a visão da carta (o Rei é o único que não vê absolutamente nada), ora a permitindo (o Ministro faz com que seu furto seja obrigatoriamente visto pela Rainha, e por fim Dupin faz dois movimentos subsequentes: rouba a carta sem que o Ministro nada veja, substituindo-a, no entanto, por outra que fatalmente 'abrirá os olhos' do funcionário monárquico para a dimensão tragicômica de seu crime).

Aliás, esses atos furtivos implicam em arranjos de cena cujo intuito consiste em nada menos do que *tapear e/ou equivocar inteiramente uns aos outros*, tudo se passando como se a dissimulação, o disfarce, o encobrimento e o engodo constituíssem o *ethos* dos relacionamentos entre os personagens.

Naturalmente, nós, leitores, também estamos incluídos nessa sequência embusteira, na medida em que somos efetivamente roubados da leitura da carta (nada sabemos de seu texto) e aprisionados *ad aeternum* à sua virtualidade (os personagens do conto têm-na em mãos e sob suas vistas, enquanto que nós a temos apenas no e pelo conto).

Portanto, a roubalheira, a tapeação, a equivocação e a corrupção grassam à solta no conto de Poe – e serão exata e precisamente essas trapaças que possibilitarão a reconfiguração da ordem aparente das coisas ao Reino de França Restaurada...

Ora, valendo-se dos recursos discursivos que dispunha até o momento (anos 1955 e 1956), Lacan situará a leitura psicanalítica do conto de Poe *para além* do Campo Imaginário (espelhar/representacional) no qual transcorre a dialética dos olhares face à carta, e lerá no furtivo ato da Rainha – inaugurando-se pois a ladroagem e a corrupção de uns aos outros (ou melhor, confirmando-as) – um corte essencial no Campo Simbólico (sincronia de Linguagem & diacronia de Discurso & ato de Fala), a saber, *nele* e *por ele* emergem a um só tempo o significante e a letra (N. 02).

Noutros termos, o ato ladro e corrupto da Rainha – sim, ladro e corrupto, pois através dele a soberana transgride e rompe o pacto legal e moral que estabelecera com o Rei (por extensão imediata, com o Reino de França) –, esse ato, dizia eu, instaura e agencia concomitantemente aquilo que será o *representante* e o *objeto metonímico* dos personagens do conto (incluindo nós, leitores), e, pois, institui o *sujeito* e o *desejo*.

Para irmos rápido, *the purloined letter* (‹a carta posta de lado›, na escrita original de Poe), *la lettre volée* (‹a carta roubada›, na tradução de Baudelaire), é em mãos trêmulas, aneladas e belas da Rainha o pivô instituinte da *intersubjetividade* entre os personagens, ou seja, eles estão irrecorrivelmente capturados pelo ato súbito da monarca e giram todos ao seu redor, obrigados a desvelar o seu 'ser' (*l'être*, em francês) precisamente lá onde a carta (*letter*, em inglês/*lettre*, em francês) foi 'posta de lado' (*purloined*, em inglês) e/ou está 'à espera de seu reclamante' (*en souffrance*, em francês).

De fato, imersos doravante na tradução que Baudelaire realiza do conto de Poe, enquanto *lettre* a carta diz *l'être* dos personagens, instituindo-os como *sujeitos* – isso faz dela um primeiro par de significantes ($S^1 \rightarrow S^2$) –, e, ato contínuo, por estar furtada à significação, cava neles o *desejo* – isto faz dela uma letra (*a*).

Logo, 'a carta roubada' (*la lettre volée*) é concomitantemente *par significante* (quanto à instituição do sujeito) e *letra* (quanto à escavação do desejo) – nos seguintes termos formais:

Lettre (Carta) : Par significante & *Lettre* (Letra) : Desejo.

Nesse ínterim, embora Lacan não disponha ainda do conceito próprio de significante nos anos 1955 – 1956 (ele o terá no ano seguinte, 1957 [N. 03]), talvez possamos encapsulá-lo na seguinte proposição:

⌐O par significante ($S^1 \to S^2$) é um elemento de *dupla face*: em uma delas ele é *representante instituinte do sujeito* ($) e em outra ele é *letra do desejo* (letra *a*).

Pois bem, se o ato repentino das maravilhosas mãos da Rainha faz emergir o *par significante* (instituinte do sujeito) e a *letra* (escavadora do desejo) – subsumindo todos ao redor à estruturação, ao agenciamento e à operacionalidade do Campo Simbólico (sincronia de Linguagem & diacronia de Discurso & ato de Fala) –, torna-se forçoso admitir que a 'compulsão à repetição' (*Wiederholungszwang*) passa violentamente a imperar: a Rainha furta e tapeia o Rei, o Ministro furta e chantageia a Rainha (por extensão, furta e tapeia o Comissário de Polícia), Dupin furta, tapeia e se vinga do Ministro, a Rainha furta e tapeia novamente o Rei – e nós, leitores, mais o Rei (o grande furtado e tapeado do conto), padecemos desde o início do furto, da tapeação e da equivocação constitutivos da carta...

(A rigor, restamos vencidos pelo furto, pela tapeação e pela equivocação estruturantes do conto de Poe.)

Com efeito, a tensão é *pari passu* maximizada e os personagens (incluindo nós, leitores) sofrem – vale dizer, gozam – com a transmutação da carta em *par significante* (logo, em sujeito), em *letra* (logo, em desejo), em *repetição* (logo, em gozo), etc.

Entretanto, *talvez o principal seja o seguinte*: a leitura que Dupin faz do problemático estado de coisas que lhe é narrado pelo Comissário de Polícia *muda tudo de lugar*, ou seja, ele ultrapassa o 'campo da exatidão' e posiciona todos os elementos da investigação em curso no 'registro da verdade'.

O que isso quer dizer?

Isso quer dizer que Dupin (atentemos para a seriedade do gracejo trocadilhesco) é um lacaniano *avant la lettre*: ele sabe que o que está em jogo nos relacionamentos humanos é a *intersubjetividade*, ou seja, o cachimbeiro detetive atrás dos óculos de lentes verdes está ciente de que a bajulada objetividade nada mais é do que a cega e burra subjetividade masculina...

Esclareçamos.

Valendo-se do exemplo de uma criança que conseguia 'ler a mente' de seu adversário no jogo do 'par ou ímpar?' – atribuindo ao seu oponente operações probabilísticas em acordo com as quais ele iria ao final mostrar determinado número de dedos das mãos –, pois bem, Dupin (recorrendo também ao exemplo do 'jogo de adivinhação') dispensa o rigorosíssimo escrutínio tecnológico realizado pelo Comissário de Polícia na residência e nas adjacências da casa do Ministro (em tentativa desesperada de encontrar a carta) e acentua o fato de que o funcionário monárquico era, além de matemático, *um poeta*.

Ouçamos Dupin (dirigindo-se ao seu amigo interlocutor):

→ Você agora deve ter entendido o que eu queria dizer quando sugeri que, se a carta roubada tivesse sido escondida em qualquer lugar dentro dos limites da investigação do chefe de polícia ou, em outras palavras, se tivesse o princípio de seu ocultamento sido abrangido pelos princípios da polícia, sua descoberta, no devido tempo, estaria completamente fora de dúvida. Esse funcionário [o Comissário de Polícia], entretanto, foi completamente confundido; e a fonte remota de sua derrota se encontra no fato de que acredita que o Ministro seja um tolo, porque adquiriu fama como poeta. Todos os idiotas são poetas: essa é uma coisa que o Comissário de Polícia *sente na alma*; e ele é meramente culpado de um *non distributio medii* [tomar a causa pela consequência, não separar as coisas] ao inferir a partir daí que todos os poetas são idiotas. §. – Mas esse [o Ministro] é realmente o poeta? – indaguei. – Sei que são dois irmãos e que ambos adquiriram reputação nas letras. O Ministro, segundo creio, escreveu tratados eruditos sobre cálculo diferencial. Ele é matemático e não poeta. §. – Não, você está enganado [diz Dupin]. Eu o conheço bem: ele é ambos. Sendo poeta *e matemático*, certamente raciocina bem. Sendo apenas matemático, talvez ele nem raciocinasse... e então estaria nas mãos do Comissário de Polícia. (POE, E. A. "A carta roubada", *in: A carta roubada e outras histórias de crime e mistério*. Porto Alegre: L&PM, 2003: 25.) ←

O diálogo entre os amigos prossegue:

→ – Agora você me surpreendeu – afirmei eu [o amigo interlocutor de Dupin]. Suas opiniões são contrariadas pelo consenso da maioria das pessoas. Você não pretende descartar casualmente uma ideia que vem sendo elaborada ao longo dos séculos? A razão matemática há muito tempo vem sendo considerada como a razão *par excellence*. §. (...) [Resposta de Dupin:] – Os matemáticos, eu lhe garanto, fizeram o melhor que puderam para difundir esse erro popular a que você se refere e que não é um erro menor, somente porque vem sendo proclamado há tanto tempo como a expressão da verdade. (...). §. – Vejo que você está comprando briga – comentei – com alguns dos melhores algebristas de Paris... Mas prossiga. §. Contesto a validade – e deste modo a utilidade – daquela razão que é cultivada em qualquer forma especial que não seja a abstratamente lógica. Contesto, em particular, a razão treinada para o estudo das ciências matemáticas. A Matemática é a ciência da forma e da quantidade; o raciocínio matemático é meramente a lógica aplicada à observação da forma e da quantidade. O grande erro encontra-se em supor que, mesmo as verdades daquilo que é chamado de *álgebra pura* sejam uma verdade abstrata ou geral. E esse erro é tão evidente, que realmente fico impressionado pela universalidade com que vem sendo recebido. Os axiomas matemáticos *não são* axiomas de verdade geral. O que é verdadeiro no que se refere a *relações* de forma e de quantidade com frequência se torna grosseiramente falso no que tange à moral, por exemplo. Nessa última ciência, muito comumente é uma inverdade que a soma das partes seja igual ao todo. Em Química, esse axioma ['a soma das partes é igual ao todo'] também falha. Falha na consideração de motivos; pois dois motivos, cada um dos quais alicerçado em um determinado valor, não têm necessariamente, quando unidos, um valor que seja igual à soma de seus valores tomados separadamente. Há numerosas outras verdades matemáticas que são somente verdadeiras dentro dos limites de uma *relação*. Porém os matemáticos argumentam, a partir de suas *verdades finitas* [‹dentro dos limites de uma *relação*', etc], pela força do hábito, como se elas fossem de aplicabilidade geral e absoluta – como o mundo em geral, sem a menor dúvida, imagina que o sejam –. (POE, E. A. "A carta roubada", *in: A carta roubada e outras histórias de crime e mistério*. Porto Alegre: L&PM, 2003: 25 – 27.) ←

Dupin conclui seu arrazoado nos seguintes termos:

→ O que eu quero dizer é que, se o Ministro não fosse mais que um matemático, o Comissário não teria tido a menor necessidade de me dar este cheque [pagamento, no altíssimo valor de cinquenta mil francos, que o Comissário de Polícia faz a Dupin para que este lhe entregue a carta em mãos]. Todavia, eu sei que ele é ao mesmo tempo matemático *e* poeta, e, desse modo, minhas medidas foram adaptadas à sua capacidade, com referência também às circunstâncias que o rodeavam. Eu sabia que ele era um palaciano e também um *intriguant* [intrigante, maquinador, conspirador] de considerável ousadia. Um homem desse cacife, considerei eu, não poderia deixar de estar a par dos métodos de ação costumeiros da polícia. Ele não poderia deixar de antecipar – e os acontecimentos demonstraram que ele realmente antecipou – os assaltos a que seria submetido. Deve ter previsto, refleti eu, as investigações secretas em sua residência. (...). Percebi que todo esse encadeamento de ideias necessariamente passaria pela mente do Ministro. Essa imperativamente o levaria a desprezar todos os esconderijos ordinariamente empregados para fins de ocultação. (...). Percebo, em resumo, que ele seria obrigado, naturalmente, a agir com *simplicidade*. Se não o fizesse deliberadamente, seria induzido a ela por uma questão de escolha. Você se recordará, talvez, de quão desesperadamente o chefe de polícia riu, quando eu lhe sugeri, em nossa primeira entrevista, que era bem possível que esse mistério o perturbasse tão profundamente pelo simples fato de ser *tão* evidente. (POE, E. A. "A carta roubada", *in*: *A carta roubada e outras histórias de crime e mistério*. Porto Alegre: L&PM, 2003: 28 – 29.) ←

Finalmente, Dupin revela-nos o cerne do método pelo qual conseguiu ler a mente do Ministro e recuperar a carta:

→ Ele [o Comissário de Polícia] nem por um momento considerou a probabilidade, nem sequer a possibilidade de que o Ministro tivesse depositado a carta imediatamente debaixo do nariz de todo mundo, como a melhor maneira de evitar que os olhares do mundo a percebessem. Mas quanto mais eu refleti sobre a ousadia, coragem e engenhosidade discriminativa do Ministro, (...), tanto mais me satisfiz de que, a fim de esconder a carta, o Ministro tinha recorrido ao expediente abrangente e sagaz de não tentar absolutamente escondê-la. §. Cheio dessas ideias, equipei-me com um par de óculos verdes e, uma bela manhã, visitei, como se fosse por acidente, a mansão ministerial. (...). Dei atenção especial a uma grande escrivaninha, perto da qual ele estava sentado e sobre a qual se encontravam, em uma mistura confusa, uma porção de cartas e outros papéis, um ou dois instrumentos musicais e alguns livros. Aqui, entretanto, após um escrutínio longo e deliberado, eu não enxerguei nada que excitasse qualquer suspeita em particular. §. Finalmente, meu olhar, enquanto percorria o circuito da sala, recaiu sobre um porta-papéis barato, feito de cartão comum filigranado, pendurado por uma fita azul e ensebada, presa a uma pequena maçaneta de latão abaixo do centro do tampo da lareira. Nesse porta-papéis, que tinha três ou quatro compartimentos, tinham sido colocados cinco ou seis cartões de visita e um único envelope. Esse último estava muito sujo e amassado. Tinha sido rasgado quase em dois, bem na metade, como se a intenção inicial de rasgá-lo completamente, antes de jogá-lo fora como uma coisa inútil, tivesse sido alterada ou suspensa por uma decisão momentânea. Tinha um grande lacre negro, com o sinete de 'D' [sinete do Ministro] colocado muito conspicuamente sobre ele, sendo dirigido, com letra pequena e feminina ao próprio Ministro. Tinha sido atirado descuidadamente e até mesmo com desprezo em uma das divisões superiores do porta-papéis. §. Tão logo percebi essa missiva, concluí ser justamente aquela que buscava. Naturalmente, era, para todas as aparências, radicalmente diferente daquela que o Comissário nos havia descrito tão minuciosamente. (...). Somente o tamanho das duas cartas [a original e a cópia] estabelecia um ponto de semelhança entre elas. Porém a mera *radicalidade* dessas diferenças, que era excessiva, despertava a atenção: a sujeira, a condição manchada e rasgada do papel, tão inconsistente com os *verdadeiros* hábitos metódicos do Ministro; tão sugestivos mesmo de um desígnio para iludir quem o contemplasse e levá-lo a acreditar que era uma correspondência inútil. Todas essas coisas, juntamente com a situação mais do que evidente desse documento, jogado perfeitamente às vistas de qualquer visitante – o que estava justamente em concordância com as conclusões a que eu tinha previamente chegado –, todas essas coisas, digo eu, corroboravam fortemente as suspeitas de alguém que viera justamente com a intenção de suspeitar. (POE, E. A. "A carta roubada", *in: A carta roubada e outras histórias de crime e mistério.* Porto Alegre: L&PM, 2003: 31 – 33.) ←

Entretanto, caberia ainda a Dupin fornecer a seu interlocutor as razões pelas quais se entregara à elucidação do caso e à recuperação da carta – ei-las:

→ Mas eu tinha um objetivo além dessas considerações. Você sabe quais são as minhas opiniões políticas. Nesse caso, agi como partidário da dama em questão [a Rainha; portanto, Dupin revela-se solidário à restauração monárquica em França]. Durante dezoito meses, o Ministro a teve em seu poder. Agora, é ela que o tem no seu. Isso porque, sem saber que não está mais em posse da carta [Dupin a substituíra por outra 'muito semelhante, pelo menos em seu aspecto externo'], ele vai prosseguir com suas exigências [continuará chantageando a Rainha], tal como se ainda estivesse [em posse da carta]. Assim, inevitavelmente, ele mesmo provocará a destruição de sua carreira política. Sua queda, igualmente, não será mais precipitada do que comprometedora. (...). Na presente situação eu não tenho a menor simpatia – pelo menos, não sinto qualquer piedade – por aquele que vai descer. Ele é aquele *monstrum horrendum*, um homem genioso, sem qualquer princípio moral. Confesso, entretanto, que gostaria bastante de ficar sabendo do caráter preciso de seus pensamentos, quando, ao ser desafiado por aquela que o Comissário denomina 'uma certa personagem', ele seja obrigado a abrir o envelope que eu deixei para ele no porta-papéis. (POE, E. A. "A carta roubada", *in: A carta roubada e outras histórias de crime e mistério*. Porto Alegre: L&PM, 2003: 34 – 35.) ←

Mas o que terá levado Dupin a mostrar-se tão interessado nas reações do Ministro ao abrir a carta que ele afinal lhe endereçara?

Ouçamos a confissão última do famoso detetive saído da pena genial de Allan Poe:

→ – Ora... Não me pareceu que fosse exatamente correto deixar o interior [do envelope] completamente vazio – isso teria sido um pouco insultante –. Certa vez, em Viena, o Ministro me fez passar um mau pedaço, e eu lhe disse, de forma bem-humorada, que não iria me esquecer. Assim, como eu achei que ele sentiria alguma curiosidade com relação à identidade da pessoa que tinha sido mais esperta do que ele, pensei que seria uma pena deixá-lo sem a menor pista. Ele conhece minha caligrafia muito bem, e, desse modo, copiei no meio da folha em branco as seguintes palavras: *Un destin si funeste, / S'il n'est digne d'Atrée, est digne de Thyeste* [Um destino/projeto tão funesto, / Se não é digno de Atreu, é digno de Tiestes]. Essas palavras foram retiradas do poema 'Atrée', de Crébillon. (POE, E. A. "A carta roubada", *in: A carta roubada e outras histórias de crime e mistério*. Porto Alegre: L&PM, 2003: 35 – 36.) ←

(NOTA: Atreu foi um rei lendário de Micenas, que, com o auxílio de seu irmão, Tiestes, degolou seu outro irmão, Trisipo. Tiestes, mais tarde, tornou-se amante da esposa de Atreu e procurou tomar-lhe o trono. Após ser exilado, voltou em busca de perdão. Foi bem recebido, mas durante o banquete Atreu mandou servir-lhe a carne dos próprios filhos de Tiestes, Tântalo e Plístenes.)

Assim, se o ato ladro e corrupto da Rainha aciona a Estrutura – corte no Campo Simbólico: *significante, letra, sujeito, desejo, repetição, gozo*, etc –, a *letra do desejo* circula entre os personagens 'feminizando-os', ou seja, posicionando-os 'para além do falo', e, pois, 'para além da lei': cada um deles, à sua maneira, vê-se forçado ao desvio, à dissimulação, ao disfarce, à tapeação, à equivocação, ao engodo, à corrupção...

Mas Dupin se vale de seus óculos de lentes verdes para não se deixar cegar pela torrente de enganos vazada pelo ato *mirabolant* da Rainha: ele entra no jogo da *intersubjetividade* apenas porque esse lhe fornece a ocasião para satisfazer algo que há muito estava ali *en souffrance* (algo engatilhado, à espera de seu reclamante), a saber, sua *vontade de vingança*.

Certo, *la lettre* (a letra) é a face *desejo* do par significante (a outra face, como vimos, é o *sujeito*), e, como tal, *chega sempre a seu destino*, vale dizer, no caso, seu envio e/ou circulação faz emergir *l'être* (o ser) dos implicados por ela, seja o de Reino de França Restaurada (a Rainha move mundos e fundos para que o Rei continue supondo-se como Monarca), seja o da Chefatura de Polícia (o Comissário move fundos polpudos para pagar pela obtenção da carta e, portanto, manter a confiança em seu Departamento), seja por fim Dupin, o qual move sua insuspeita genialidade para aplacar seu *affectus* vingativo: será afinal 'vingança' o nome impronunciável da *lettre* (letra do desejo) de Dupin, a saber, o que lhe diz *l'être* (o ser) de todos os crimes que ele mesmo *des/vendou*, a saber, revelou para terceiros e ocultou para si mesmo?

\NOTAS/

(Nota 01) O conto de Poe se passa durante os anos mil oitocentos e tantos, provavelmente no período correspondente à Restauração Bourbon, ou seja, entre os anos 1814 (queda de Napoleão Bonaparte) e 1830 (Revolução de Julho: revoltas populares contra a Monarquia). Nesse período a França foi governada por um regime monárquico-constitucional e caracterizado por reações muito conservadoras, assim como por contínuas perturbações e agitações populares; além disso, a Igreja Católica recupera o seu poder político.
O conto *The purloined letter* foi escrito por Poe em 1844 (ele falece em 1849, com apenas quarenta anos).

(N. 02) Cf. LACAN, J. "O seminário sobre *A carta roubada*" (1956), *in: Escritos* (1966). Rio de Janeiro: Jorge Zahar Editor, 1998: 13 – 66.

(N. 03) Cf. LACAN, J. "A instância da letra no inconsciente ou a razão desde Freud" (1957), *in: Escritos* (1966). Rio de Janeiro: Jorge Zahar Editor, 1998: 496 – 533.

\ANOTAÇÕES SOBRE O SEMINÁRIO 03:/

O DESEJO IMPOSSÍVEL

> → Se a aplicação do método analítico não liberasse nada mais que uma leitura da ordem simbólica, ela se mostraria incapaz de dar conta da distinção dos campos das psicoses e das neuroses. É, pois, além dessa dimensão simbólica que se colocam os problemas que constituem o objeto de nossa investigação deste ano. (LACAN, J. "Introdução à questão das psicoses", *in: O seminário, livro 03: as psicoses* [1955 – 1956]. Sessão de 16 de Novembro de 1955. Rio de Janeiro: Jorge Zahar Editor. Segunda Edição: 1988: 19.) ←
>
> → Sucede, entretanto, além disso, que tudo o que é recusado na ordem simbólica, no sentido da *Verwerfung* (Forclusão), reaparece no real. (LACAN, J. «Introdução à questão das psicoses», *in: O seminário, livro 03: as psicoses* [1955 – 1956]. Sessão de 16 de Novembro de 1955. Rio de Janeiro: Jorge Zahar Editor. Segunda Edição: 1988: 21.) ←

Lanço-os imediatamente à questão central do ensinamento de Lacan (transcorrido entre os anos 1953 – 1980):

∟ Como recortar do Desejo de Freud o Desejo do Psicanalista?

Noutros termos:

∟ Como evitar 'seguir Freud' – evitar, pois, aderir ao Desejo de Freud –, de modo a instaurar *um acompanhamento epistemoclínico da escrita freudiana*, capaz como tal de *fornecer o conceito diretivo da prática clínica*, qual seja, o conceito de Desejo do Psicanalista?

Mas por que é necessário evitar seguir o Desejo de Freud?

Porque o próprio Freud testemunha em sua escrita a incidência de um *pré-conceito*, vale dizer, a imisção de uma inadvertência epistemológica que inapelavelmente o conduzirá a desvios práticos e teóricos, os quais comprometerão a demarcação lógica e conceitual do campo clínico por ele inaugurado.

Naturalmente, a ingerência desse pré-conceito deve ser atribuída à insuficiência dos meios discursivos aos quais o psicanalista austríaco recorrera para dar sustentabilidade ao ineditismo de seu *approach*, assim como ao fato de ele próprio não haver sido um analisando – e, pois, não ter experienciado, no interior da plataforma clínica recém-instalada, a emergência do *desejo psicanalítico* (apesar de descritivamente importantes, a ‹transferência para com Fliess› e a ‹autoanálise› resultam afinal como relatos que mostram o quão Freud se mantivera aquém do trabalho subversor do psiquismo, a saber, aquele que Lacan, interpretando o aforismo *wo Es war soll Ich werden*, encapsulará bela e genialmente nos seguintes termos: *Aqui, no campo dos sonhos, estás em casa* [cf. *Seminário 11*]).

Ora, o pré-conceito freudiano insere-nos em um campo discursivo (prático-teórico) minado todavia por contradições lógico-conceituais (por exemplo, o Mito do Pai da Horda *versus* o Complexo de Édipo) e por desvios clínicos relevantes (por exemplo, as Cinco Psicanálises), os quais comprovam que a subsunção a um pré-conceito forçara o inadvertido Freud a reproduzi-lo lá onde deveria a todo custo evitá-lo...

('Pré-conceito' é a massa informe de discursos ao fim e ao cabo *ideológica*: nela se misturam erraticamente todos os fundamentalismos raivosa e violentamente contrários à elucidação de seus pressupostos e à exposição ao contraditório, mostrando o quão o psiquismo é também uma barafunda de posicionamentos psicopolíticos de modo algum esclarecidos, democráticos e cosmopolitas.)

Pois bem, Lacan fará notar em seus dois primeiros seminários que os ditos pós-freudianos incorreram no equívoco de 'seguir Freud' – no equívoco portanto de aderir sem mais ao Desejo de Freud –, mergulhando em contratransferências cujos resultados consistiram em apagar do horizonte psicanalítico quaisquer traços do Desejo do Psicanalista, e, pois, tudo fizeram para obstaculizar seja o *reconhecimento do desejo* (cf. *Seminário 01*) seja a *letra do desejo* (cf. *Seminário 02*) – evidentemente, ambos favoráveis ao trabalho clínico desenvolvido pelo analisando.

De fato, ciente de que o Desejo de Freud resistia em última instância à emergência do Desejo do Psicanalista (poderosa resistência, atrativa de inadvertidos seguidores), Lacan se impôs o dever de 'acompanhar Freud', vale dizer, ler a escrita freudiana valendo-se de meios discursivos capazes de exigir as *condições de possibilidade epistemológicas e clínicas* dessa escrita de sorte a autorizá-la e legitimá-la: com efeito, para Lacan trata-se de superar a sintomática resistência do Desejo de Freud ao Desejo do Psicanalista e fazer do Desejo do Psicanalista (e só dele) o adequado constructo epistemoclínico apto para responder aos ataques à Psicanálise advindos da Filosofia, da Ciência e do Senso-comum.

Entretanto, a autorização e a legitimação da escrita freudiana não podem ser outras senão as lógicas e as conceituais, o que faz com que Lacan passe da indagação pelo *reconhecimento do desejo* em Freud e nos pós-freudianos à busca pela formalização da *letra do desejo*, de modo a dar início à construção de uma *escritura algébrica e topológica* capacitada para fornecer a racionalidade – portanto, a inteligibilidade e a transmissão – do *corpus* doutrinário pautado pela pena indômita do psicanalista austríaco e em cujo cerne calava-se (logo, ocultava-se) a questão dita Desejo do Psicanalista.

(Talvez esteja aí a significação maior do ensino oral de Lacan, realizado sob a palavra de ordem Retorno a Freud: falar *da* [desde a] escrita freudiana para desocultar aquilo que nela jazia encoberto, a saber, se essa escrita transcorria capturada pelo Desejo de Freud [pré-conceitual, contratransferencial, intransmissível epistemoclinicamente, etc], pois bem, apenas uma fala capaz de pontuar essa captura é que poderia liberar a formalização e a transmissão do Desejo do Psicanalista.)

(Nesse sentido, o ensino oral de Lacan é uma autêntica *psicanálise* da escrita de Freud, de sorte que, tudo considerado, as sessões dos seminários constituem *o caso clínico lacaniano por excelência*, a saber, aquele que pôs a trabalho de leitura o Desejo de Freud a ponto de transmudá-lo em Desejo do Psicanalista, facultativo, como tal, da plataforma discursivo-clínica, da formação de psicanalistas, da Escola, etc.)

Todavia, se os dois primeiros passos de Lacan consistiram no *reconhecimento do desejo* e na *letra do desejo* – passos que mapearam os ‹escritos técnicos de Freud› (1910 – 1920) e o ‹Além do princípio de prazer› (1920), todos subsumidos, claro está, à primazia do Campo Simbólico (sincronia de Linguagem *&* diacronia de Discurso & ato de Fala) –, o passo seguinte confrontará o psicanalista francês com a clínica que aparentemente faz sério obstáculo à circulação da *letra do desejo* (circulação diferenciada nas ditas Neurose e Perversão), qual seja, a Clínica da Psicose.

Ora, no período 1951 – 1955, Lacan trabalhara entre seus ouvintes os casos freudianos que não aludiam direta e especificamente às psicoses (o 'Homem dos lobos' restava até então clinicamente indecidível), o que lhe propiciara fazer entender a psiquiatras e psicanalistas sobretudo o manejo dos registros Simbólico e Imaginário na correta estruturação de Neurose e Perversão – manejo que, como acompanhamos *pari passu*, valendo-se das primeiras elaborações conceituais sobre a *letra do desejo*, recorta aos poucos, com os devidos cuidados, o Desejo do Psicanalista do Desejo de Freud.

As massivas observações de Freud sobre Schreber aguardavam portanto a interferência de Lacan, posicionando-se sob sua lupa dupiniana à maneira imperiosa da Esfinge: *Decifra-me ou te devoro!*

Sem recuar, Lacan entrega-se imediatamente à decifração do 'Caso Schreber' (FREUD: 1911) ao longo de todo *O seminário, livro 03: as psicoses* (1955 – 1956) e no escrito *De uma questão preliminar a todo tratamento possível da psicose* (1957 – 1958/1966), fornecendo-nos, no transcorrer de sessões orais brilhantes e de parágrafos epistemologicamente estupendos, a *superação conceitual* das leituras imaginárias que psiquiatras e psicanalistas (incluindo Freud) haviam realizado sobre as psicoses: no final, o *núcleo lógico* comum à paranoia, à esquizofrenia e à melancolia é conquistado, possibilitando, por retroação metodológica, mapear corretamente a Clínica Psicanalítica, assentando-a sobre as estruturas ditas Neurose, Perversão e Psicose.

Pois bem, o que faz Lacan ao ler a bizarra escrita freudiana sobre Schreber?

Ora, Freud notara que os mecanismos denominados *Verneinung* (Negativa/Denegação) e *Verleugnung* (Renegação/Desmentido) eram insuficientes para ler os fenômenos psíquicos ocorridos com Schreber, tornando-se pois necessário estabelecer a hipótese da incidência de algo não-subsumido à Castração e que, não obstante, compareceria sob o modo do delírio e da alucinação.

De fato, nos termos topológicos disponíveis para Freud, algo em Schreber teria sido 'internamente abolido' e, ato contínuo, 'retornaria desde fora' – nos seguintes termos:

→ (...) a verdade é, como agora percebemos, que aquilo que foi internamente abolido retorna desde fora. (FREUD, S. "O caso Schreber: notas psicanalíticas sobre um relato autobiográfico de um caso de paranoia – *dementia paranoides*" [1911], *in: Edição standard brasileira das obras psicológicas completas de Sigmund Freud*. Vol. XII. Rio de Janeiro: Imago, 1990: 95.) ←

Assim, Freud consegue destacar 'a verdade' do princípio clínico-conceitual atuante em Schreber e que se configura como o *núcleo lógico* da Clínica da Psicose, a saber, nos preciosos termos freudianos, *aquilo que foi internamente abolido retorna desde fora*.

Completa-se dessa maneira a estruturação freud-lacaniana da Clínica Psicanalítica, constituída pelas ditas Neurose, Perversão e Psicose, em acordo com as seguintes proposições retroativas:

∟ PSICOSE (Paranoia, Esquizofrenia, Melancolia): *Aquilo que foi internamente abolido retorna exemplarmente desde o delírio e a alucinação*.

Marcador/mecanismo estrutural: *Verwerfung* (Rejeição/Forclusão).

∟ PERVERSÃO (Masoquismo, Homossexualidade, Voyerismo): *Aquilo que não foi internamente abolido retorna exemplarmente desde o fetiche*.

Marcador/mecanismo estrutural: *Verleugnung* (Renegação/Desmentido).

∟ NEUROSE (Obsessão, Histeria, Fobia): *Aquilo que não foi internamente abolido retorna exemplarmente desde o sintoma*.

Marcador/mecanismo estrutural: *Verdrängung/Verneinung* (Recalcamento/Denegação).

Naturalmente, por 'aquilo que foi' e por 'aquilo que não foi' deve-se entender a incidência do Complexo de Castração (*Kastrationskomplex*, nos termos de Freud), permitindo-nos afinal estruturar freud-lacanianamente a Clínica Psicanalítica da seguinte maneira:

C. PSICOSE (Marcador: *Verwerfung*): *O Complexo de Castração foi internamente abolido, retornando pois desde fora do recalcado sob, exemplarmente, os fenômenos delírio e alucinação.*

B. PERVERSÃO (Marcador: *Verleugnung*): *O Complexo de Castração não foi internamente abolido, retornando pois desde o recalcado sob, exemplarmente, o fenômeno fetiche.*

A. NEUROSE (Marcador: *Verdrängung*): *O Complexo de Castração não foi internamente abolido, retornando pois desde o recalcado sob, exemplarmente, o fenômeno sintoma.*

Ora, valendo-se dos pressupostos epistemológicos que estabelecera para ler a escrita freudiana, Lacan endereçará à frase 'o que foi internamente abolido retorna desde fora' a seguinte e decisiva indagação:

→ Que se passa quando o significante de que se trata, o centro organizador, o ponto de convergência significativo que ele constitui, é evocado, mas faz falta? (LACAN, J. "Tu és aquele que me seguirás", in: *O seminário, livro 03: as psicoses* [1955 – 1956]. Sessão de 13 de Junho de 1956. Rio de Janeiro: Jorge Zahar Editor. Segunda Edição, 1985: 318.) ←

Observe-se que Freud já o dissera: 'o que se passa' com Schreber é a *Verwerfung*, a saber, a rejeição/exclusão do Complexo de Castração (*Kastrationskomplex*), sobrevindo, ato contínuo, por exemplo, os fenômenos persecutórios e alucinatórios.

Todavia, fiel à lupa epistemológico-discursiva que escolhera para 'acompanhar Freud' (acompanhar os passos do Desejo de Freud), Lacan nos abre o conceito de *Verwerfung* a título de marcador estrutural capaz de elucidar o *núcleo lógico* das psicoses, e, pois, a matriz gerativa da Clínica da Psicose.

Ouçamos Lacan:

→ A *Verwerfung* será tida por nós, portanto, como *forclusão* do significante. No ponto em que, veremos de que maneira, é chamado o Nome-do-Pai, pode pois responder no Outro um puro e simples furo, o qual, pela carência do efeito metafórico, provocará um furo correspondente no lugar da significação fálica. §. Essa é a única forma pela qual nos é possível conceber aquilo de que Schreber nos apresenta o resultado, como sendo um dano que ele só tem condições de desvendar parcialmente, e onde, diz-nos, com os nomes de Flechsig e Schreber, a expressão 'assassinato d'almas' desempenha um papel essencial. (LACAN,

J. "De uma questão preliminar a todo tratamento possível da psicose" [1957 – 1958], *in: Escritos* [1966]. Rio de Janeiro: Jorge Zahar Editor, 1998: 564.) ←

Logo, a forclusão do significante é um 'puro e simples furo no Outro' como resposta ao chamado/evocação desse mesmo significante a título de Nome-do-Pai (*Nom-du-Père*, nos termos de Lacan), impossibilitando-se a constituição do 'efeito metafórico' – obstaculizando-se, consequentemente, a emergência da 'significação fálica' (em termos latos e freudianos, a estruturação do Complexo de Castração).

Lacan conclui seu aporte ao que escrevera Freud no seguinte parágrafo:

→ É num acidente desse registro [o registro da cadeia significante] e do que nele se realiza, a saber, a forclusão do Nome-do-Pai no lugar do Outro, e no fracasso da metáfora paterna, que apontamos a falha que confere à psicose sua condição essencial, com a estrutura que a separa da neurose. (LACAN, J. "De uma questão preliminar a todo tratamento possível da psicose" [1957 – 1958], *in: Escritos* [1966]. Rio de Janeiro: Jorge Zahar Editor, 1998: 582.) ←

Isso posto, Lacan resume sua leitura estrutural do Caso Schreber (FREUD: 1911) em quatro magníficos e subsequentes parágrafos, os quais nos apresentam 01) *o desencadeamento*, 02) *a estabilização* e 03) *a resolução* – nos seguintes termos:

→ *Primeiro parágrafo*: Para que a psicose se desencadeie, é preciso que o Nome-do-Pai – *verworfen*, forcluído, isto é, jamais advindo no lugar do Outro – seja ali invocado em oposição simbólica ao sujeito. (LACAN, J. "De uma questão preliminar a todo tratamento possível da psicose" [1957 – 1958], *in: Escritos* [1966]. Rio de Janeiro: Jorge Zahar Editor. Segunda Edição, 1998: 584.) ←

→ *Segundo parágrafo*: É a falta do Nome-do-Pai nesse lugar que, pelo furo que abre no significado, dá início à cascata de remanejamentos do significante de onde provém o desastre crescente do imaginário, até que seja alcançado o nível em que significante e significado se estabilizam na metáfora delirante. (LACAN, J. "De uma questão preliminar a todo tratamento possível da psicose" [1957 – 1958], *in: Escritos* [1966]. Rio de Janeiro: Jorge Zahar Editor. Segunda Edição, 1998: 584.) ←

→ *Terceiro parágrafo*: Mas, como pode o Nome-do-Pai ser chamado pelo sujeito no único lugar de onde poderia ter-lhe advindo e onde nunca esteve? Através de nada mais nada menos que um pai real, não forçosamente, em absoluto, o pai do sujeito, mas Um-pai. (LACAN, J. "De uma questão preliminar a todo tratamento possível da psicose" [1957 – 1958], *in: Escritos* [1966]. Rio de Janeiro: Jorge Zahar Editor. Segunda Edição, 1998: 584.) ←

→ *Quarto parágrafo*: É preciso ainda que esse Um-pai venha no lugar em que o sujeito não pôde chamá-lo antes. Basta que esse Um-pai se situe na posição terceira em alguma relação que tenha por base o par imaginário 'a-a' – isto é, eu-objeto ou ideal-realidade –, concernindo ao sujeito no campo de agressão erotizado que ele induz. (LACAN, J. "De uma questão preliminar a todo tratamento possível da psicose" [1957 – 1958], *in: Escritos* [1966]. Rio de Janeiro: Jorge Zahar Editor, 1998: 584.) ←

Note-se portanto que essa esplêndida sequência lógico-lacaniana agencia formalmente os seguintes elementos:

CLÍNICA DA PSICOSE (*)

Núcleo lógico: *Verwerfung* ∟ Forclusão do significante Nome-do-Pai.

Pai-zero (Simbólico)/Falo-zero (Imaginário): Complexo de Castração abolido.

Escritura topológica: I ← R → S

(Não-estruturação da 'realidade psíquica': Discurso-zero.)

Retorno do que foi abolido internamente, logo, retorno *desde fora* do recalcado.

Consequência: Desastre crescente do Imaginário (delírios/alucinações).

Estabilização: Metáfora delirante (Um-pai em posição terceira ao par 'a-a').

(*) Cf. *De uma questão preliminar a todo tratamento possível da psicose* (1958).

Ora, os componentes lógico-estruturais – conceituais, em última instância – da Clínica da Psicose (forclusão do Nome-do-Pai, abolição interna do Complexo de Castração, Pai-zero, Falo-zero, Discurso-zero, etc), pois bem, esses componentes confrontaram o recorte epistemológico e clínico que Lacan até então operava no intuito de extrair o Desejo do Psicanalista do Desejo de Freud – recorte que, como vimos, assentava-se na construção paulatina do conceito de *letra* (especificamente, em acordo com os seminários 01 e 02, o conceito de *letra do desejo*).

Por que confrontaram?

Porque o núcleo lógico da Psicose – *Verwerfung*: forclusão do significante Nome-do-Pai – é o marcador estrutural indicativo da existência de um *furo* que transpassa a um só tempo o registro do Simbólico e do Imaginário, assinalando, no primeiro caso, a nulificação do significante Nome-do-Pai (Pai-zero, no Simbólico), e, no segundo caso, a nulificação do significante *Phallu* (Falo-zero, no Imaginário), ambas expressivas da abolição interna do Complexo de Castração.

Pois bem, no âmbito do acompanhamento que até esse momento realizo da leitura que Lacan faz da escrita freudiana, esse furo é índice de que o conjunto de fatores que propiciavam a elaboração do conceito de *letra do desejo* radicalmente *inexiste* na Clínica da Psicose, a saber, em resumo, o ‹significante de dupla face› – como vimos: a face *sujeito* e a face *letra* – encontra-se *verworfen*, logo, conceitualmente, *forcluído* (em termos latos, rejeitado e/ou indeferido).

Com efeito, se por 'significante de dupla face' devemos entender 'significante Nome-do-Pai', sua forclusão (*Verwerfung*) colapsa na origem a instituição quer do *sujeito* quer da *letra* – obstaculizando, ato contínuo, é preciso admiti-lo, a estruturação seja do Inconsciente (*falta como saber*) seja do Desejo (*falta como objeto*).

Portanto, a rigor, a Clínica da Psicose resta *inconstituída* no campo clínico aberto por Freud, vale dizer, o *reconhecimento do desejo* e a *letra do desejo* inexistem em seu âmbito: nem um nem outro são operadores no dispositivo que estruturalmente articula (deve articular) a *palavra plena* – palavra *do* (desde o) Desejo do

Outro – não ao Desejo de Freud (pré-conceitual, inadvertido, contratransferencial, etc), mas sim ao Desejo do Psicanalista (embasado no conceito de *letra*: advertido, não-contratransferencial, etc).

Porém, acentua-o Lacan, essa inconstituição testemunha um fato de estrutura que convoca a Psicanálise à responsabilização, ou seja, há configurações e fenômenos clínicos situados *para além* dos limites dos registros Simbólico e Imaginário, ou melhor, são eles que *demarcam* esses limites, e, pois, devem, por direito lógico e topológico, serem agenciados como pertencentes à estruturação em jogo no ordenamento freudiano (aliás, as anotações de Freud sobre Schreber trabalham decididamente para, feitas as contas, subsumir as psicoses à leitura psicanalítica).

Não recuemos então face ao caso paradigmático de Schreber e posicionemo-nos um passo além da construção da *letra do desejo* – logo, um passo além do necessário recorte entre Desejo de Freud e Desejo do Psicanalista, apto, esse passo, para *ler psicanaliticamente* o testemunho dos psicóticos.

Ouçamos Lacan:

→ Vamos aparentemente nos contentar em passar por secretários do alienado [do psicótico]. Empregam habitualmente essa expressão para censurar a impotência dos seus alienistas [psiquiatras]. Pois bem, não só nos passaremos por seus secretários, mas tomaremos ao pé da letra o que ele [o psicótico] nos conta – o que até aqui foi considerado como coisa a ser evitada. (LACAN, J. "Secretários do alienado", in: *O seminário, livro 03: as psicoses* [1955 – 1956]. Sessão de 25 de Abril de 1956. Rio de Janeiro: Jorge Zahar Editor. Segunda Edição, 1988: 235.) ←

Entretanto, *atenção*: para não deixarmos a estrutura escorrer por entre os dedos ('A estrutura é o real que vem à luz na Linguagem, etc'), a primazia do Simbólico (sincronia de Linguagem & diacronia de Discurso & ato de Fala) há de permanecer imperiosa em nossa leitura e configuração da Clínica da Psicose – nos seguintes termos:

→ Metodologicamente, estamos, portanto, no direito de aceitar o testemunho do alienado [do psicótico] em sua posição em relação à Linguagem, e devemos tê-lo em conta na análise de conjunto das relações do sujeito com a Linguagem. É o interesse maior e permanente do legado que Schreber nos fez de suas 'memórias', coisa efetivamente memorável e digna de ser meditada. (LACAN, J. "Secretários do alienado", *in: O seminário, livro 03: as psicoses* [1955 – 1956]. Sessão de 25 de Abril de 1956. Rio de Janeiro: Jorge Zahar Editor. Segunda Edição, 1988: 238.) ←

Em resumo, transpomos o obstáculo à construção do conceito de *letra* – especificamente, *letra do desejo*, enunciativa do Desejo do Psicanalista – pelo 'contentamento aparente de nos prestarmos como secretários do alienado', a saber, há aqui que 'fazer semblante' (*faire semblant*) do Outro, de sorte que esse 'contentamento aparente' seja o sinal do respeito ao fato de estrutura segundo o qual a Clínica da Psicose ensina à Psicanálise a irrupção do registro suposto *além* do Simbólico e do Imaginário, fornecendo-lhes o limite lógico e topológico.

No final de seus comentários sobre a escrita freudiana a respeito de Schreber, Lacan refere-se outra vez ao núcleo lógico da Clínica da Psicose e endereça sua tradução apropriada à futura constituição do Desejo do Psicanalista – nos seguintes termos:

→ Em todo caso, é impossível desconhecer, na fenomenologia da psicose, a originalidade do significante como tal. O que há de tangível no fenômeno de tudo o que se desenrola na psicose é que se trata da abordagem pelo sujeito de um significante como tal, e da impossibilidade dessa abordagem. Não torno a voltar à noção de *Verwerfung* de que parti, e para a qual, tudo bem refletido, proponho que vocês adotem definitivamente esta tradução que creio ser a melhor: *forclusão*. (LACAN, J. "O falo e o meteoro", *in: O seminário, livro 03: as psicoses* [1955 – 1956]. Sessão de 04 de Julho de 1956. Rio de Janeiro: Jorge Zahar Editor. Segunda Edição, 1988: 360.) ←

\BIBLIOGRAFIA/

FREUD, S. "O caso Schreber: notas psicanalíticas sobre um relato autobiográfico de um caso de paranoia – *dementia paranoides*" (1911), *in: Edição standard brasileira das obras psicológicas completas de Sigmund Freud*. Vol. XII. Rio de Janeiro: Imago, 1990.

LACAN, J. *O seminário, livro 03: as psicoses* (1955 – 1956). Jorge Zahar Editor. Segunda Edição, 1988.

LACAN, J. "De uma questão preliminar a todo tratamento possível da psicose" (1957 – 1958), *in: Escritos* (1966). Rio de Janeiro: Jorge Zahar Editor, 1998.

SCHREBER, D. P. *Memórias de um doente dos nervos*. São Paulo: Paz e Terra, 1995.

\ANOTAÇÕES SOBRE O SEMINÁRIO 04:/

O DESEJO RECONQUISTADO

O que estamos fazendo?

Nós estamos acompanhando o início da construção do conceito de Objeto pequeno *a* nos quatro primeiros seminários de Lacan, construção apensa, epistemológica e clinicamente, à redução do Imaginário.

Após o término de sua construção, o conceito de Objeto pequeno *a* nos fornecerá a primeira das três causas essenciais à sustentação da plataforma psicanalítica freud-lacaniana, qual seja, a *causa de desejo* – as duas outras causas são a *causa do campo uniano* ou *causa do inconsciente* (cf. *Seminário 19*) e a *causa do gozo* (cf. *Seminário 20*).

Pois bem, a construção do conceito de Objeto pequeno *a* é a base da elaboração conceitual lacaniana de Desejo do Psicanalista, a qual facultará ao mestre francês separar o conjunto dos psicanalistas do hábito insensato de 'seguir Freud', ou, o que seria dizer mesmo, apartá-los da aderência imaginária ao Desejo de Freud (desejo esse que, como alertamos nas anotações anteriores, defende-se inconscientemente da função para a qual ele deveria estar autorizado a exercer).

Entretanto, o conceito de Desejo do Psicanalista necessitará nada menos do que da construção de duas outras bases epistemoclínicas – nominalmente, Campo Uniano e Matriz-Lógica –, as quais serão estabelecidas por Lacan no transcorrer do período compreendido entre os seminários 11 e 20 (anos 1964 – 1973).

Portanto, o conceito de Desejo do Psicanalista possui uma extensão basal (propriamente, epistemoclínica) constituída por três segmentos mutuamente complementares, quais sejam, os segmentos denominados Objeto pequeno *a*, Campo Uniano e Matriz-Lógica.

Nessa condição, o Desejo do Psicanalista contempla três causas: a *causa de desejo*, a *causa do campo uniano* ou *causa do inconsciente* e a *causa do gozo*.

Formalmente:

> DESEJO DE FREUD // DESEJO DO PSICANALISTA
> Base epistemológica e clínica:
> Objeto pequeno a (a : Causa de Desejo).
> Campo Uniano (S^1 : Causa do Inconsciente).
> Matriz-Lógica (Sgte : Causa do Gozo).

Todavia, atentos à leitura dos seminários 1, 2 e 3, observamos que a construção inicial desses conceitos elementares do dispositivo psicanalítico – Objeto pequeno *a*, Campo Uniano e Matriz-Lógica, bases epistemoclínicas do Desejo do Psicanalista – possui como fio condutor a elaboração teórico-lacaniana sobre a 'letra do desejo' (*lettre du désir*, em francês), inaugurada no *Seminário 02* (1954 – 1955) e cuja continuidade ocorre sobretudo no 'Seminário sobre a *Carta roubada*' (1956/1966) e no texto 'A instância da letra no inconsciente ou a razão deste Freud' (1957/1966).

Assim, a notação algébrica '*a*' será tida por Lacan como *letra do desejo*, e, pois, como índice de um ato de corte no registro do Simbólico: desse ato de corte emergirão a *falta* (como objeto) e o *sujeito* (do significante e da falta como objeto), ambos subsumidos e capturados quer pela sincronicidade de Linguagem quer pela diacronicidade de Discurso quer, ainda, pelo ato de Fala (todos rigorosamente presentes no parolear das subjetividades falantes [cf. os textos listados nos parágrafos anteriores]).

(Genialmente, em sua leitura do conto *A carta roubada*, Lacan nos mostrará serem as belas mãos da Rainha as responsáveis pelo 'ato de corte no registro do Simbólico', inaugurando subjetividades tontamente às voltas com a *letra do desejo*.)

(Não obstante, como também nos mostrará Lacan, a circulação aparentemente sem nexo da *letra* não deixará de 'chegar ao seu destino', qual seja, o de instituir a 'divisão do sujeito': de fato, marcados por ela, cada uma das subjetividades em cena nada sabe de que o que a faz seja esconder seja procurar a carta/letra (*lettre*) é 'outra coisa' – *certo*: sob o selo do recalque e inapelavelmente em falta na estrutura.)

(Dirá afinal Lacan: a *letra do desejo* 'feminiza seu portador', a saber, *notifica-o como clivado*, forçando-o, ato contínuo, a dissimular 'histericamente' o que terá perdido...)

Formalmente:

LETRA DO DESEJO

Notação algébrica: *a*

\ Efeito do ato de corte significante no registro do Simbólico./

Subsunção e captura pela tríade estrutural Linguagem & Discurso & Fala:

Significante (S) \ *Falta* (como objeto: *a*) / *Sujeito* (do significante e da falta como objeto: $).

Corolário psicanalítico:

Circulação da *letra do desejo* ⊚ o significante, a falta como objeto, o sujeito.

Ora, a elaboração teórico-lacaniana sobre a *letra do desejo* confluirá, na proximidade da conclusão da Lógica do Significante ocorrida no *Seminário 20* (1972 – 1973), para a demarcação conceitual da função intitulada Desejo do Psicanalista, alocando-a corretamente na configuração discursiva denominada Discurso-Psicanalítico em posição Agente (cf. *Seminário 17* [1969 – 1970]).

(Ocupando a posição Agente no Discurso-Psicanalítico, a função Desejo do Psicanalista é o pivô das articulações entre a *causa de desejo* [Objeto pequeno *a*], a *causa do campo uniano* ou *causa do inconsciente* [S^1 como *Yad'lun*] e a *causa do gozo* [Significante], manejando, *na* e *pela* transferência [amor como 'suposição de saber ao Outro'], o percurso de uma análise.)

Pois bem, considerando-se que Lacan nos apresentou a) no *Seminário 01*, o *reconhecimento do desejo* na clínica dos pós-freudianos (a rigor, o seu não-reconhecimento, e, pois, desde Freud, o não-reconhecimento do Desejo do Psicanalista), b) no *Seminário 02*, a *circulação da letra do desejo*, c) no *Seminário 03*, o *desejo impossível* (as psicoses como obstáculo à *letra do desejo*), d) no *Seminário 04*, finalmente, ele nos introduzirá na *reconquista do desejo* pela via da Teoria da Falta de Objeto (a rigor, Teoria da Falta como Objeto), valendo-se para tanto dos elementos teórico-clínicos atribuíveis quer à Neurose quer à Perversão (cf. 'Dora', 'bate-se numa criança' e 'a jovem homossexual'), quer, finalmente, à Neurose Fóbica (cf. 'observação da fobia do pequeno Hans').

Nesse contexto, Lacan já estará capacitado para concluir sua crítica epistemoclínica à Teoria da Relação de Objeto (típica dos pós-freudianos), abandonando-a e substituindo-a pela Teoria da Falta como Objeto, assentada como tal no primado lógico-estrutural do registro Simbólico (sincronia de Linguagem & diacronia de Discurso & ato de Fala), em uma conceptualização coerente a propósito do *significante* e numa primeira abordagem topológica ('espacialidade topológica', dirá ele) apta para mostrar a articulação entre o Sujeito ($) e o Outro (Ⱥ).

Ouçamos Lacan:

→ Ao fim desses anos de crítica [cf. *Seminários 01, 02 e 03*], eis-nos pois armados de um certo número de termos e de esquemas. A espacialidade desses últimos não deve ser tomada no sentido intuitivo do termo 'esquema', mas num outro sentido, perfeitamente legítimo, que é *topológico* – não se trata de localizações e sim de *relações de lugares*, interposição ou sucessão, sequência –. Nossa elaboração culmina num esquema e que podemos chamar *o* esquema [Esquema L e/ou Z]. §. Esse esquema inscreve, inicialmente, a relação do sujeito com o Outro. (LACAN, J. "Introdução", in: *O seminário, livro 04: a relação de objeto* [1956 – 1957]. Sessão de 21 de Novembro de 1956. Rio de Janeiro: Jorge Zahar Editor, 1995: 10.) ←

Com efeito, após operar a crítica contundente aos pós-freudianos submergidos na Teoria da Relação de Objeto e de enfrentar os desafios clínicos que as psicoses lançam à *letra do desejo* (cf. *Seminários 01, 02 e 03*), Lacan ultrapassa a leitura pré-topológica que até então fizera da escrita freudiana e pousa seu instrumental epistemoclínico no Campo da Topologia, criando um primeiro grafo topológico que lhe permitirá mostrar as 'relações de lugares' transcorridas entre aqueles elementos cuja escritura algébrica já fora paulatinamente conquistada, quais sejam, *Sujeito* ($), *Outro* (Ⱥ), *eu* (a), *outro* (a'), *Relação Imaginária* ('a ← a') e *Inconsciente* ($ ← Ⱥ).

Façamos uma primeira mostra do Esquema L e/ou Z:

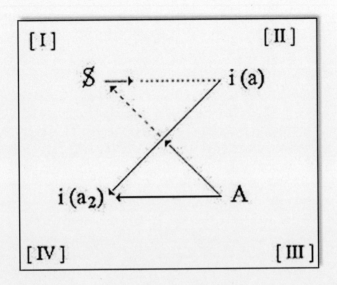

Trata-se portanto de uma escritura algébrico-topológica (letras ocupando lugares) constituída por quatro posições, nas quais estão situados determinados símbolos representativos de conceitos e que se articulam entre si segundo uma orientação vetorial precisa, a saber, no lugar [I], o conceito de Sujeito-do-Significante, e, pois, Sujeito-do-Inconsciente ($); no lugar [II], o conceito de imagem (discursivo-espelhar, portanto) do 'primeiro pequeno outro/semelhante a' (i [a]); no lugar [III], o conceito de Grande Outro (Ⱥ); e no lugar [IV], o conceito de imagem (discursivo-espelhar, portanto) do 'segundo pequeno outro/semelhante a' (i [a^2]).

Contudo, há que se notar que essa quaternidade está estruturada por uma especial orientação vetorial que estabelece a significância – vale dizer, a própria racionalidade – do grafo nomeado Esquema L e/ou Z, nos seguintes termos:

01. Do Campo do Outro (Ⱥ: Simbólico: sincronia de Linguagem & diacronia de Discurso & ato de Fala) partem dois vetores, o primeiro direcionado obliquamente ao Campo do Sujeito ($: Sujeito-do-Significante: Sujeito-do-Inconsciente), demarcando-se assim a estruturação simbólica própria do

Inconsciente (Ⱥ → $), e o segundo direcionado horizontalmente ao 'segundo pequeno outro/semelhante a' (i [a^2]), mostrando-se dessa maneira a subsunção obrigatória desse 'segundo pequeno outro' ao registro Simbólico (Ⱥ → i [a^2]).

02. Do Campo do Sujeito ($: Sujeito-do-Significante: Sujeito-do-Inconsciente) parte um vetor em pontilhado – porque estruturalmente apenso ao Inconsciente advindo do Campo do Outro (Ⱥ) – que se dirige seja horizontalmente ao 'primeiro pequeno outro/semelhante a' (i [a]) seja obliquamente ao 'segundo pequeno outro/semelhante a' (i [a^2]), mostrando-se pois a presença do Campo do Sujeito na relação imaginária (discursivo-espelhar) entre (i [a]) e (i [a^2]), qual seja, {$ → (i [a]) ↘ (i [a^2])}.

{Observe-se que a vetorização que parte de 'i (a)' e que se dirige para 'i (a^2)' *interpõe-se* à mensagem que parte de (Ⱥ) e que se dirige para ($), demarcando-se pois a sobreposição da relação imaginária (discursivo-espelhar) à simbólica (inconsciente).}

Ouçamos Lacan:

→ Esse esquema inscreve, inicialmente, a relação do Sujeito ($) com o Outro (Ⱥ). Tal como constituída no começo da análise, essa é a relação de fala virtual, pela qual o Sujeito recebe do Outro sua própria mensagem, sob a forma de uma palavra inconsciente. Essa mensagem lhe é interditada, é por ele profundamente desconhecida, deformada, estagnada, interceptada pela interposição da relação imaginária entre *a* e *a'*, entre o 'eu' e o 'outro', que é seu objeto típico [espelhar, fenomenológico, imaginário]. A relação imaginária, que é uma relação essencialmente alienada, interrompe, desacelera, inibe, inverte na maioria das vezes, desconhece profundamente a relação de palavra entre o Sujeito e o Outro (o grande Outro), na medida em que este é 'outro sujeito', um sujeito por excelência capaz de enganar [porque circunscrito à relação imaginária]. (LACAN, J. "Introdução", *in: O seminário, livro 04: a relação de objeto* [1956 – 1957]. Sessão de 21 de Novembro de 1956. Rio de Janeiro: Jorge Zahar Editor, 1995: 10.) ←

Esse esquema deve propiciar aos psicanalistas o instrumental crítico capaz de superar o *approach* pós-freudiano assentado na 'relação de objeto', abandonando-o e substituindo-o pela Teoria da Falta de Objeto (a rigor, Teoria da Falta como Objeto), apta por si mesma para corrigir a estruturação em jogo na plataforma discursivo-psicanalítica.

Ouçamos Lacan:

→ Esse esquema, não é em vão que o introduzimos na experiência analítica, tendo em vista a maneira como esta última vem sendo formulada hoje em dia por um número cada vez maior de analistas, que dão a prevalência, na teoria analítica, à relação de objeto como primária, sem no entanto comentá-la mais extensamente. Volta-se a centrar nela a dialética do Princípio de Prazer e do Princípio de Realidade, e funda-se o progresso analítico numa retificação da relação entre 'sujeito' e 'objeto', considerada como uma relação dual, que seria – dizem ainda, falando da situação analítica – excessivamente simples. Pois bem, essa relação do sujeito com o objeto, que tende cada vez mais a ocupar o centro da teoria analítica, é ela mesma que vamos pôr à prova. (LACAN, J. "Introdução", *in: O seminário, livro 04: a relação de objeto* [1956 – 1957]. Sessão de 21 de Novembro de 1956. Rio de Janeiro: Jorge Zahar Editor, 1995: 10 – 11.) ←

A tarefa atribuída aos analistas é descrita por Lacan nos seguintes termos:

→ A partir do momento em que a relação de objeto, como dual, se refere precisamente à linha 'i (a)' → 'i (a^2)' de nosso esquema, será possível a partir daí construir de maneira satisfatória o conjunto de fenômenos oferecidos à nossa observação na experiência analítica? Pode esse instrumento permitir, por si só, responder pelos fatos? Pode o esquema mais complexo que lhe opusemos [à relação de objeto] ser negligenciado, deverá ser ele até mesmo descartado? (LACAN, J. "Introdução", *in: O seminário, livro 04: a relação de objeto* [1956 – 1957]. Sessão de 21 de Novembro de 1956. Rio de Janeiro: Jorge Zahar Editor, 1995: 11.) ←

O Esquema L e/ou Z é portanto *o primeiro grafo topológico* – primeira escritura topológica – criado por Lacan para fazer frente aos desvios dos pós-freudianos escudados na 'relação de objeto', inserindo a presença do Campo do Outro (Simbólico: sincronia de Linguagem & diacronia do Discurso & ato de Fala) como essencial para a instituição do Campo do Sujeito (Sujeito-do-Significante, e, pois, Sujeito-do-Inconsciente), ambos interceptados e/ou sobrepostos pela incidência do registro Imaginário (discursivo-espelhar: vetor '$a \to a^{2'}$').

Pois bem, ofertado por Lacan aos analistas, esse esquema opera um verdadeiro *corte epistemológico* no campo até então percorrido por aqueles que inadvertidamente se aventuraram a 'seguir Freud' – aderindo pois, sem mais, ao Desejo de Freud –, genialmente encapsulando numa escritura topológica o essencial das elucubrações freudianas sobre o Inconsciente (*Unbewusste*, em alemão), de sorte enfim a preparar o terreno para a demarcação conceitual (epistemoclínica, em última instância) do Desejo do Psicanalista.

Não obstante, se esse estado de arte for bem lido, o Esquema L e/ou Z *já é* um primacial 'objeto' saído do Desejo do Psicanalista, vale dizer, *nele e com ele os praticantes são alçados a um mirante propriamente psicanalítico*, capacitados doravante para descortinarem diante de si um horizonte teórico-clínico não mais capturado pela aderência imaginária ao Desejo de Freud: se se quiser, Lacan coloca as coisas freudianas dentro do Esquema L e/ou Z para que possamos, com clareza, vê-las de fora...

Entretanto, considerando-se que se trata a todo custo de suplantar o Desejo de Freud pelo Desejo do Psicanalista – única maneira de se construir um *mirante psicanalítico* (*) –, é preciso retomar a *letra do desejo* e fazer dela o marcador por excelência da teorização que terá deixado para trás a pós-freudiana 'relação de objeto', a saber, a *letra do desejo* será, a justo título, a condição de possibilidade epistemoclínica da freud-lacaniana Teoria da Falta como Objeto.

(*) A expressão 'mirante psicanalítico' é empregada por Lacan na seguinte passagem:

→ (...) vou mostrar a que ponto estamos à vontade, do *mirante psicanalítico*, para por logo em dúvida que em seu horizonte o trabalho engendre um Saber Absoluto [cf. Hegel], ou mesmo que engendre algum saber. (LACAN, J. "O campo lacaniano", in: *O seminário, livro 17: o avesso da psicanálise* [1969 – 1970]. Sessão de 11 de Fevereiro de 1970. Rio de Janeiro: Jorge Zahar Editor, 1992: 74. [Grifos meus: J. M. C. MATTOS.]) ←

Porém, admitamos por antecipação: a *letra do desejo* está necessariamente apensa ao *desejo de letra* e esse é *par excellence* o Desejo do Psicanalista.

Nesse ínterim, as notáveis sessões de *O seminário, livro 04: a relação de objeto* (1956 – 1957) nos apresentarão por assim dizer as 'metamorfoses da *letra do desejo*', as quais abandonarão a malfadada Teoria da Relação de Objeto – incapaz, como vimos, de produzir o *reconhecimento do desejo* (alienada, por consequência, do Desejo do Psicanalista) – e nos introduzirão nas 'três formas da falta de objeto' (termos de Lacan).

Contudo, para nos alocar corretamente nessas três formas será necessário a Lacan realizar 'distinções de plano' entre a *fobia* e o *fetiche*, distinguindo-os e viabilizando-nos assim *reconquistar a circulação da letra do desejo* (obstaculizada, como vimos, nas psicoses), ao ponto de, futuramente, essa circulação nos fornecer nada menos do que o conceito de Desejo do Psicanalista – por consequência, nos entregar a estruturação e a operacionalidade da plataforma psicanalítica freud-lacaniana.

Ouçamos Lacan:

→ Vamos centrar nossa questão inicial no que faz a diferença entre a função de uma fobia e a de um fetiche, na medida em que estão centradas, ambas, no mesmo fundo de angústia fundamental ['angústia de castração', nos termos de Freud], sobre o qual uma e outra seriam convocadas como uma medida de proteção ou de garantia da parte do sujeito. §. Elas [as funções] deverão ser igualmente analisadas em suas relações recíprocas, pois é dessas relações que poderão surgir as necessárias distinções de plano que nos permitirão definir de maneira articulada por que uma fobia e um fetiche são duas coisas diferentes. §. É pela via desse retorno à experiência [retorno após o 'secretariamento' às psicoses, cf. *Seminário 03*] que poderemos ressituar o termo relação de objeto, e restituir-lhe seu valor verdadeiro [o 'valor verdadeiro' da relação de objeto lhe será restituído pela Teoria da Falta como Objeto]. (LACAN, J. "Introdução", *in: O seminário, livro 04: a relação de objeto* [1956 – 1957]. Sessão de 21 de Novembro de 1956. Rio de Janeiro: Jorge Zahar Editor, 1995: 22 – 23.) ←

Percebamos o *approach* lacaniano: se as psicoses obstaculizam a circulação da *letra do desejo* (de fato, elas o fazem), a reconquista dessa circulação precisa mostrar e transpor dois outros elementos que, cada um a seu modo, tamponam a emergência da 'letra' (*lettre*, em francês) como notação para a 'falta como objeto/causa de desejo', parasitando, esses elementos, a estruturação clivativa do Sujeito ($) mentada por Freud para delinear a descoberta do Inconsciente, 'como se' (*als ob*, em alemão) a *palavra plena* jamais pudesse então testemunhar a presença do Outro em sua incompletude...

Nesse sentido, a fobia e o fetiche respondem *do* (desde o) 'mesmo fundo de angústia fundamental' (termos de Lacan), a saber, operam como respostas clínicas à 'angústia de castração' – *esclareçamos*: angústia *no* Sujeito ($) pela clivagem *do* Outro (Ⱥ), ambas como fatos de estrutura comprobatórios do primado do *significante* (S).

Observação: o primado do *significante* (S) impõe *ab ovo* a 'perda de objeto' (de qualquer objeto) suposto 'natural e/ou real' e com o qual os sujeitos poderiam vir a manter relações 'satisfatórias', *alucinando*, ato contínuo, a série objetal-pusional – a propósito, ouçamos Lacan:

→ O objeto se apresenta, inicialmente, em uma busca do *objeto perdido*. O objeto é sempre o objeto redescoberto, o objeto tomado ele próprio numa busca que se opõe da maneira mais categórica à noção do sujeito autônomo, onde desemboca a ideia do objeto acabado [crítica à 'relação de objeto']. §. Igualmente, já sublinhei da última vez a noção do *objeto alucinado sobre um fundo de realidade angustiante*. Esse é o objeto, tal como surge do exercício do que Freud chama de sistema primário do prazer. (LACAN, J. "As três formas da falta de objeto", in: *O seminário, livro 04: a relação de objeto* [1956 – 1957]. Sessão de 28 de Novembro de 1956. Rio de Janeiro: Jorge Zahar Editor, 1995: 25. [Grifos meus: J. M. C. Mattos.]) ←

Ou ainda, essencialmente:

→ A relação central de objeto, aquela que é dinamicamente criadora, *é a da falta*. (LACAN, J. "O significante e o espírito santo", in: *O seminário, livro 04: a relação de objeto* [1956 – 1957]. Sessão de 05 de Dezembro de 1956. Rio de Janeiro: Jorge Zahar Editor, 1995: 51. [Grifos meus: J. M. C. MATTOS.]) ←

→ Só se pode expor corretamente o problema das relações de objeto a partir de um certo quadro que deve ser considerado como fundamental para a compreensão. Esse quadro, ou o primeiro desses quadros, é que, *no mundo humano, a estrutura como ponto de partida da organização objetal é a falta de objeto* [a rigor, falta *como* objeto]. (LACAN, J. "O significante e o espírito santo", *in: O seminário, livro 04: a relação de objeto* [1956 – 1957]. Sessão de 05 de Dezembro de 1956. Rio de Janeiro: Jorge Zahar Editor, 1995: 55. [Grifos meus: J. M. C. MATTOS.]) ←

Pois bem, o quadro considerado fundamental para a compreensão da *falta de objeto* (a rigor, falta como objeto) – e que portanto deverá mostrar as três formas e/ou modalidades nas e pelas quais a *letra do desejo* se apresenta – é o seguinte:

TEORIA DA FALTA DE OBJETO
(TEORIA DA FALTA: COMO OBJETO [DESEJO] & COMO SABER [INCONSCIENTE])

O essencial nessa dialética é a falta de [como] objeto, mais que o próprio objeto.

(LACAN, J. *Seminário 04*. Edição brasileira, 1995: 101.)

Modalidades da *letra do desejo*:

I. *Castração*
Dívida *simbólica* ↗ Falta de [como] objeto *imaginário* (significante falo ≠ 'pênis').

II. *Frustração*
Dano *imaginário* ↗ Falta de [como] objeto *real* (significante do dom: 'seio').

III. *Privação*
Furo *real* ↗ Falta de [como] objeto *simbólico* (representações ⇒ heterogeneidade objetal).

Ouçamos Lacan a propósito da modalidade Castração:

→ O que vem a ser a Castração? §. A Castração está essencialmente ligada a uma ordem simbólica instituída, que comporta toda uma longa coerência, da qual em caso algum o sujeito poderia ser isolado. A ligação da Castração com a ordem simbólica é evidenciada por todas as nossas reflexões anteriores, bem como por esta simples observação: em Freud, desde o início, a castração foi ligada à posição central atribuída ao Complexo de Édipo, como elemento de articulação essencial de toda a evolução da sexualidade. Se escrevi *dívida simbólica* no quadro, é porque o Complexo de Édipo comporta, daí por diante, em si mesmo e fundamentalmente, a noção da Lei, que dele é absolutamente inelimináve1. §. Qual é o objeto que está em causa, ou que é posto em jogo, na dívida simbólica instituída pela Castração? Como lhes indiquei da última vez, é um objeto imaginário, o falo. (LACAN, J. "A dialética da frustração", *in: O seminário, livro 04: a relação de objeto* [1956 – 1957]. Sessão de 12 de Dezembro de 1956. Rio de Janeiro: Jorge Zahar Editor, 1995: 61.) ←

Quanto à modalidade Frustração, Lacan nos diz o seguinte:

→ Acentuando a noção de Frustração, não anulamos muito a noção posta por Freud no centro da conflitualidade analítica, que é a do desejo. O importante é compreender o que quer dizer a Frustração, como ela foi introduzida, a que se refere. §. A noção de Frustração, quando posta em primeiro plano da teoria analítica, se refere à primeira idade da vida. Ela está ligada à investigação dos traumas, fixações, impressões, provenientes de experiências pré-edipianas. Isso não implica que seja exterior ao Édipo – ela lhe dá, de certa forma, o terreno preparatório, a base e o fundamento –. Ela modela a experiência do sujeito e prepara nele certas inflexões que darão a vertente segundo a qual o conflito edipiano será levado a se infletir, de maneira mais ou menos intensa, num sentido que poderá ser atípico ou heterotípico. §. Qual é o modo de relação para o objeto que está em jogo na Frustração? Ele introduz manifestamente a questão do real. Eis, com efeito, que com a noção de Frustração introduz-se no condicionamento, no desenvolvimento do sujeito, todo um cortejo de noções que se traduzem numa linguagem de metáforas quantitativas – fala-se em 'satisfação', 'gratificação', uma certa soma de benefícios adaptados, adequados, a cada uma das etapas do desenvolvimento do jovem sujeito, e cuja saturação mais ou menos completa (ou, ao contrário, carência) é assim considerada como um elemento essencial. Trata-se de condições reais, que se supõe devamos observar nos antecedentes do sujeito, pelo viés da experiência analítica. §. A Frustração é, pois, considerada como um conjunto de impressões reais, vividas pelo sujeito num período de desenvolvimento em que sua relação com o objeto real está centrada habitualmente na *imago* dita primordial do seio materno, com referência ao qual vão se formar nele o que chamei a pouco de suas primeiras vertentes, e inscrever-se suas primeiras fixações, aquelas que permitiram descrever os tipos de diferentes estágios instintuais [pulsionais: fases *oral, anal, genital,* com as subdivisões *fálica, sádica,* etc]. Em suma, temos aqui a anatomia imaginária do desenvolvimento do sujeito. (LACAN, J. "A dialética da frustração", *in: O seminário, livro 04: a relação de objeto* [1956 – 1957]. Sessão de 12 de Dezembro de 1956. Rio de Janeiro: Jorge Zahar Editor, 1995: 62 – 63.) ←

Expostas essas modalidades da *falta de/como objeto/letra do desejo,* impõe-se a seguinte questão:

→ Estamos, portanto, em presença de um sujeito que está numa posição de desejo para com o seio como objeto real. Eis-nos transportados ao centro da questão: o que vem a ser esta relação, a mais primitiva, do sujeito com o objeto real? (LACAN, J. "A dialética da frustração", *in: O seminário, livro 04: a relação de objeto* [1956 – 1957]. Sessão de 12 de Dezembro de 1956. Rio de Janeiro: Jorge Zahar Editor, 1995: 63.) ←

Ora, genialmente Lacan sintetiza a resposta nos seguintes termos:

→ A Frustração só pode ser legitimamente introduzida como tal na interpretação se tiver acontecido efetivamente no nível do Inconsciente, como a teoria justamente nos diz [no nível, pois, do recalcado sob o primado do Simbólico]. A Frustração, inicialmente, não passa de um momento evanescente. Ela tem função apenas para nós, psicanalistas, e num plano puramente teórico, como articulação daquilo que aconteceu. Sua realização pelo sujeito é excluída por definição, porque é extraordinariamente instável. A Frustração, tal como é vivida originalmente, só tem importância e interesse na medida em que desemboca num ou noutro dos dois planos que distingui para vocês: Castração ou Privação. Na verdade, a Castração nada mais é que aquilo que instaura na sua ordem verdadeira a necessidade da Frustração, o que a transcende e a instaura numa lei que lhe dá um outro valor. Isso, aliás, é também o que consagra a existência da Privação, pois a ideia de

Privação não é de modo algum concebível no plano real [no plano da 'materialidade/realidade dos corpos']. Uma Privação só pode ser efetivamente concebida para um ser que articula alguma coisa no plano simbólico. (LACAN, J. "O primado do falo e a jovem homossexual", in: *O seminário, livro 04: a relação de objeto* [1956 – 1957]. Sessão de 09 de Janeiro de 1957. Rio de Janeiro: Jorge Zahar Editor, 1995: 99 – 100.) ←

Por último, definida como 'furo real' (*trou réel*, em francês) e indicativa de *falta como objeto simbólico* – à qual respondem as representações e o subsequente cortejo da heterogeneidade objetal (freudianamente, heterogeneidade pulsional) –, a Privação será corretamente apresentada por Lacan da seguinte maneira:

→ Uma Privação só pode ser efetivamente concebida para um ser que articula alguma coisa no plano simbólico. (LACAN, J. "O primado do falo e a jovem homossexual", in: *O seminário, livro 04: a relação de objeto* [1956 – 1957]. Sessão de 09 de Janeiro de 1957. Rio de Janeiro: Jorge Zahar Editor, 1995: 100.) ←

Logo, as metamorfoses da *letra do desejo* – as três formas e/ou modalidades da *falta como objeto* – transcorrem se (somente se) a Castração for o marcador estrutural seja da Frustração seja da Privação, desvelando-nos um percurso epistemoclínico que, sob o imperativo do *significante* (S), escritura-se em acordo com o seguinte enquadramento:

METAMORFOSES DA LETRA DO DESEJO

Simbólico/*Castração* : Letra *imaginária* do desejo ('o pênis: falta').

Imaginário/*Frustração* : Letra *real* do desejo ('o seio: falta').

Real/*Privação* : Letra *simbólica* do desejo ('qualquer objeto: falta').

Escritura algébrico-topológica:

Simbólico (*Castração*). Imaginário (*Frustração*). Real (*Privação*)

↓

S.I.R

(Simbólico.Imaginário.Real)

Notemos breve e antecipadamente que o Desejo do Psicanalista – a rigor, *letra do desejo* enquanto *desejo de letra* – acolhe essas metamorfoses e aloca-as no dispositivo adequado à sua plena maturação significante, cuja escritura limite é a seguinte:

S (Ⱥ)
Significante em falta, marcador da inconsistência do Outro.
Significante do Outro-inconsistente: Significante do Outro da *falta como objeto*.
Significante do Outro da *falta como objeto*: Significante do Outro da *letra do desejo*.

Isso posto, Lacan irá em seguida confrontar a validade epistemoclínica do Esquema L e/ou Z e da Teoria da Falta de Objeto (a rigor, Teoria da Falta como Objeto), aplicando-os à leitura dos fenômenos *fobia* e *fetiche*, valendo-se sobretudo dos casos 'Dora, Bate-se numa Criança, A Jovem Homossexual e Hans'.

O psicanalista francês caracterizará sua leitura desses casos a partir do questionamento do 'sujeito da castração' (*sujet de la castration*, em francês), nos termos seguintes:

→ Quando comecei a abordar o problema da castração (fazendo-a intervir abaixo da frustração e do jogo fálico imaginário com a mãe), muitos de vocês – se compreenderam o esboço que eu fazia da intervenção do pai, de seu personagem puramente simbólico nos sonhos – permaneceram, no entanto, na interrogação quanto ao *sujeito da castração*. O que é essa castração? Para que o sujeito atinja maturidade genital, é preciso, em suma, que ele tenha sido castrado. O que dizer sobre isso? (LACAN, J. "Sobre o complexo de castração", *in: O seminário, livro 04: a relação de objeto* [1956 – 1957]. Sessão de 13 de Março de 1957. Rio de Janeiro: Jorge Zahar Editor, 1995: 221.) ←

Aí estamos: questionamento de *tudo* o que Freud escreveu.

\ARGONAUTAS DO DESEJO/

❖

Desejo não é 'desejo de' e sim *falta como objeto* (eis a Causa) no campo da *falta como saber* (eis o Inconsciente).

Nós, psicanalistas freud-lacanianos (não há como não sê-lo), somos oficiantes da *falta como objeto* no campo da *falta como saber* ('falta como saber!') – pura e simplesmente.

Puramente, porque a falta é o objeto, e simplesmente, porque a falta é o saber – ambas fatos de estrutura instituídos desde o 'primado do significante que falta ao Outro', cuja escritura é S (Ⱥ).

Portanto, o 'objeto' com o qual lidamos é a *falta como objeto* (no campo da *falta como saber*).

Essas faltas são instituintes quer do *sujeito* (estrutural, de Linguagem e anistórico) quer das *subjetividades* (conjunturais, de Discurso e históricas) apensas a esse *sujeito*.

E apenas o par sujeito/subjetividades (da *falta como objeto* no campo da *falta como saber*) é aquele que pode 'amar sem limites', e, pois, *desejar*.

Entretanto, há notação e nome para a *falta como objeto* (no campo da *falta como saber*): sua notação é 'a' e seu nome é 'letra do desejo' (*lettre du désir*, em termos lacanianos).

Em mares revoltosos por essa Rosa dos Ventos, nós, psicanalistas, praticamos um ofício virtuoso e não vicioso (deixamos o vicioso para terceiros).

Elucidamos assim ao poeta Fernando (Pessoa, O Múltiplo), articulando o que nele parecia opor-se: *o navegar da letra do desejo é a condição imprecisa da precisão do viver.*

❖

\BACH & O REAL LACANIANO/

\A/

É inevitável: assim que soam as primeiras notas de uma composição de JOHANN SEBASTIAN BACH (1685 – 1750), meu corpo soergue-se e meus olhos dirigem-se imediatamente para o Céu!

Tudo se passa como se de repente os laços que nos prendem à nossa humana condição – os limites biopsíquicos do corpo, sua inscrição em coordenadas espaço-temporais restritas, etc – *se desfizessem*, ou melhor, fossem transmudados para (como dizê-lo?) um 'além' no qual o *infinito* é o estado de coisas prevalente, imperativo, irrecusável.

Todavia, há algo absolutamente extraordinário nesse *transmudar do finito para o infinito*: explorando *in extremis* a lógica, a estruturação e a dinâmica de determinados operadores musicais (a tonalidade, o contraponto, o ritmo, a harmonia, as formas concertantes, etc), Bach por assim dizer *inventa o infinito*, conduzindo esses operadores *ao limite* de suas potencialidades lógico-expressivas e neutralizando, pois, do início ao fim da composição, qualquer tentativa de se lhe acrescentar (ou de se lhe extrair) uma nota, um acorde, uma pausa.

Noutros termos, *Bach faz emergir o infinito lá onde o finito é lógica e materialmente percorrido em toda sua extensão*, quer desvelando-lhe os balizamentos internos, quer mostrando as correlações lógico-estruturais entre esses balizamentos, quer enfim exibindo (quase obscenamente) as fronteiras para além das quais tudo se tornaria desfeito, desarticulado, amorfo...

Nesse sentido, *o infinito ao estilo de Bach emerge concomitante à apresentação in totum do finito*, configurando-se um campo discursivo no qual ambos encontram-se rigorosamente enlaçados – e com tamanha tensão (não por acaso os momentos mais dramáticos em Bach são os frágeis e delicados) que se pressente a cada instante a irrupção de algo que romperia o enodamento *finito*\ ℝ/*infinito*, precipitando-nos no Caos.

Portanto, ao experienciar-me 'transportado para o Céu' – para o *infinito* que ressalta das composições de Bach –, trata-se nesse caso da recepção subjetiva daquela transmudação material que o maior dos artífices opera sob nossos olhos e ouvidos atônitos: sim, pois como *uma sujetividade* – logo, *o finito enquanto tal* (Nota 01) – conseguiu traduzir em discurso musical algo que, por razões estruturais, lhe teria sido impossível objetivar?

Aliás, por estar ela mesma inscrita na materialidade das partituras bachianas – no modo, pois, como Bach dispõe e articula os elementos de uma composição –, a transmudação do *finito* em *infinito* constitui-se via de regra em fonte de inspiração inesgotável para os artistas – ouçamos FRANZ RUEB (*1933):

→ Bach é uma figura onipresente no pensamento musical do Século XIX. No Século XX, praticamente inexiste um único compositor que não tenha se ocupado intensa e praticamente com a obra de Bach. §. Do ponto de vista da produtividade musical derivada do contato com Bach, não se pode deixar de citar a curiosidade dos compositores vanguardistas da primeira metade do Século XX: Schönberg, Webern, Stravinsky, Stokowski, Respighi, Markevich, Reger, Busoni, Hindemith e Eisler. De suas oficinas saíram várias transcrições, adaptações, orquestrações e instrumentações de obras de Bach. A sistematização do pensamento e do modo de o compositor trabalhar é, entre outras coisas, o que atrai os compositores modernos (N. 02). ←

Ou ARNOLD SCHÖENBERG (1874 – 1951):

→ Bach é – para expressá-lo num paradoxo – o primeiro compositor dodecafônico (N. 03). ←

E ANTON WEBERN (1883 – 1945):

→ [Regi em Londres a minha orquestração] de uma fuga de Bach, uma obra maravilhosa, totalmente desconhecida. No original, nada além de anotações puramente abstratas, como as fugas da *Arte da fuga*, surgidas mais tarde. A partitura não diz se a obra deve ser cantada ou tocada, se o andamento é rápido ou lento. Quer dizer, não há indicação de andamento, nem indicação de dinâmica – se *forte* ou *piano*, portanto –; em poucas palavras: nada há do que se costuma acrescentar para indicar como o pensamento deve ser entendido ou como a peça deve ser apresentada. Então concretizei esse *abstractum* numa melodia de cores sonoras (N. 04). ←

Ora, Webern descreve com precisão o estilo do ato composicional de Bach, qual seja, 'no original, nada além de anotações puramente abstratas': com efeito, como conciliar esse *abstractum* – essa ‹ausência de indicações de como o pensamento deve ser entendido ou como a peça deve ser apresentada› (ainda Webern) – com a rigorosa lógica que preside a estruturação e a articulação dos elementos musicais (o contraponto, o ritmo, a harmonia, etc), de tal modo que coisa alguma poderia aí ser retirada ou acrescentada?

A meu ver, essa contradição é apenas aparente, posto que o *abstractum* tão inteligentemente notado por Webern de maneira alguma se opõe ao *concretum* (à fisicalidade dos objetos composicionais e à logicidade que rege a correlação entre eles): o *abstractum* legado por Bach é, se lido com atenção, a demonstração perfeita do enodamento *finito*\ ꮝ/*infinito*, a saber, *por um lado*, o rigor de determinadas operações lógico-musicais centradas em um conjunto limitado de dispositivos sonoros (a tonalidade, a orquestração, a instrumentação, etc), e, *por outro*, o vigor de uma inventividade descomedida, autorizada de si mesma a dispensar quaisquer sinalizadores externos.

Não obstante, há outro procedimento pelo qual Bach enoda o *finito* ao *infinito*, mas, no caso, fá-lo de maneira resolutamente irônica: refiro-me ao fato de o compositor criar obras com tamanha densidade artística (aliada, acrescente-se, a inimagináveis dificuldades em sua execução técnica) e endereçá-las a instrumentos musicais materialmente *aquém* das possibilidades expressivas dessas composições.

A título de exemplo, cito a *Chaconne* (BWV 1004) e as 6 *suites per violoncello solo senza basso* (BWV 1007 – 1012): de fato, a leitura e a audição dessas páginas deixa-nos perplexos, pois é factualmente *impossível* às singelas quatro cordas do violino e às do violoncelo expressarem quer técnica quer artisticamente o que as anotações de Bach ao mesmo tempo aglutinam e liberam do que há de mais inteligente, sensível, nobre e poético em nossos espíritos – *e mais*: por extraordinários que sejam os instrumentistas e seus instrumentos, a audição demarca nos lábios um semi-sorriso tolerante para com o que em nossas almas *ainda é desejo do que não se realizou sob os dedos dos virtuoses...*

Naturalmente, o procedimento irônico apresenta-se também de outras maneiras nas composições bachianas, de sorte que o cromatismo, a síncope, o *staccato*, a dissonância, o matemático senso de proporcionalidade entre as partes (excludente, no entanto, de quaisquer esquematismos), as incríveis inversões contrapontísticas e as mais ousadas combinações harmônicas *criticam* (a palavra é bem essa) tudo o que até então se pensara e se fizera em música – ouçamos THEODOR ADORNO (1903 – 1969):

→ [Na obra de Bach] a racionalização da técnica de composição traz consigo o predomínio da razão subjetiva, que permite a livre escolha dos procedimentos objetivamente disponíveis. Bach não se sente ligado cega ou substancialmente a nenhum desses, mas de quando em quando se serve dos procedimentos que melhor se adaptam às suas intenções composicionais. Essa liberdade diante do antigo não pode, entretanto, ser entendida de forma alguma como consumação da tradição, que necessita justamente impedir qualquer liberdade de escolha entre as diversas possibilidades. Seria ainda menos possível classificar o sentido do recurso de Bach à tradição como restaurador. As peças de aparência arcaizante são, ao mesmo tempo, muitas vezes também as mais ousadas, não somente no que diz respeito à combinatória contrapontística, que deriva diretamente das conformações polifônicas antigas, mas também no que se refere ao aspecto avançado de seu efeito (N. 05). ←

Ou então, decisivamente:

→ Os traços arcaizantes de sua produção [a de Bach] representam a tentativa de estancar o empobrecimento e o endurecimento da linguagem musical, que representam o lado sombrio do progresso inexorável; significam a resistência contra o caráter de mercadoria que se impõe incessantemente à música, com sua tendência à subjetivação. Mas, ao mesmo tempo, esses traços equivalem à modernidade de Bach, na medida em que representam a prioridade da coerência real da própria lógica musical em detrimento da mera adaptação ao gosto de uma época. O 'Bach arcaizante' se diferencia dos classicistas tardios, incluindo Stravinsky, pelo fato de que confronta um ideal estilístico abstrato com o estado histórico do material. *Contudo, o passado se transforma em meio para enquadrar forçosamente o contemporâneo no futuro da própria evolução* (N. 06). ←

\B/

Doravante, talvez possamos aventar o seguinte: o que quer que ouçamos de Bach, a angustiante impressão, a um só tempo estranha e familiar aos nossos espíritos, *é a de que nos deparamos com algo que estará sempre para além da música que ouvimos...*

Certo, aquele *abstractum* apresentado por Webern exige constante reinvenção interpretativa da parte do leitor e o executante com seu instrumento estará *aquém* dos sons, ritmos e modulações que talvez almejasse nos dar a ouvir quando por fim teria ousado 'enfrentar Bach' (N. 07) – contudo, o fenômeno sensível que o virtuose traz à vida é apenas uma pálida introdução ao que *estaríamos* ouvindo caso ele conseguisse materializar sonoramente o que Bach apôs no papel: sob as mãos ou nos lábios, os sons, ritmos e modulações que o artista extrai de seu inapropriado objeto musical tão-somente *prenunciam* o que teríamos desejado auscultar, caso lhe fosse possível expressar esses sons, ritmos e modulações.

Ouçamos Adorno:

→ Mas obviamente também existe a possibilidade de que não seja mais possível por muito tempo silenciar a contradição entre a substância composicional de Bach e os meios de sua realização sonora, tanto os de sua época quanto os reunidos hoje sob a tradição. À luz dessa possibilidade abre-se um novo horizonte para a tão evocada "abstração" sonora de *A oferenda musical* e de *A arte da fuga*, as obras que apresentariam a maior abertura para a escolha dos instrumentos. É possível que nelas já estivesse plenamente realizada a contradição entre música e material sonoro, como ocorre na inadequação do som do órgão em relação à estrutura minuciosamente articulada da obra de Bach. *Nesse caso, Bach teria prescindido do som, e suas obras mais maduras ainda estariam aguardando por um som que estivesse à sua altura* (N. 08). ←

Ora, o enodamento *finito*\ ⋈/*infinito* a meu ver *desfaz* a contradição apontada por Adorno ‹entre a substância composicional de Bach e os meios de sua realização sonora' – hipótese que conduz o excelente filósofo às apressadas afirmações segundo as quais o Bach dos últimos anos 'teria prescindido do som' e que suas obras conclusivas (*A oferenda musical* [anos 1740] e *A arte da fuga* [1749]) 'ainda estariam aguardando por um som que estivesse à sua altura'.

Por que desfaz?

Porque Adorno, pensando no interior de sua 'dialética negativa', infelizmente não percebe que 'a inadequação do som do órgão [por extensão, de outro instrumento qualquer] em relação à estrutura minuciosamente articulada da obra de Bach', ao invés de apontar para uma 'contradição entre a substância composicional e os meios de sua realização sonora', é de fato um elemento lógico-estrutural *inextirpável* das composições assinadas por Bach.

Observemos de perto a hipótese de Adorno.

Para ele tudo se passa como se estivéssemos diante do seguinte esquema dialético:

TESE: substância composicional de Bach.
ANTÍTESE: meios [materiais] de realização sonora.
SÍNTESE (adiada, ou seja, negativa): um som que estivesse à altura da obra.
CONCLUSÃO:
As obras maduras de Bach estariam aguardando por um som à sua altura.

Pois bem, em que pese a importância decisiva do ensaio de Adorno para o correto e justo mapeamento do legado musical de Bach (inserindo-o por inteiro no contexto discursivo da Modernidade), vejo-me forçado a reconhecer a impropriedade do uso da 'dialética negativa', quando menos no que se refere à 'inadequação dos instrumentos em relação à estrutura minuciosamente articulada da obra de Bach', de tal maneira que, segundo o filósofo, alcançado o limite extremo desse percurso criativo (*A arte da fuga*, por exemplo), estaríamos diante de uma 'contradição entre a substância composicional (...) e os meios de sua realização sonora'.

De fato, a ocorrência da inadequação – sim, ela reincide a cada momento na execução de uma obra de Bach – *não implica todavia na existência de contradição*: o que Adorno não percebe é que *a defasagem entre o instrumentista/instrumento musical e a partitura bachiana decorre em verdade do extremado processo escritural levado a cabo pelo compositor*, e isso não tem absolutamente nada a ver com a conclusão adorniana segundo a qual Bach, em seu período final, teria 'prescindido do som'.

O que seria esse processo escritural?

Ora, é aquele que enoda o *finito* ao *infinito*, fornecendo toda a extensão lógica do Sistema Tonal por meio de dois momentos essenciais e complementares, a saber, a) o constituído pelo *Das wohltemperierte Clavier* (O cravo bem-temperado: 1722 – 1744) e b) o materializado na *Die Kunst der Fuge* (A arte da fuga: 1749).

Entretanto, ao demarcar com rigor lógico e artístico iniguais o campo do Sistema Tonal, simultaneamente Bach *estabelece os limites lógicos dessa estruturação musical* – e eis aqui os elementos dos quais é possível extrair uma articulação produtiva com o ensino que Lacan realiza do legado freudiano, sobretudo no tocante à elaboração do conceito de *real*.

\C/

Com obstinação exemplar, o psicanalista francês demonstrou que o *real* é o fenômeno que emerge a título de *o impossível* – nos seguintes termos:

→ (...) *o real é o impossível*. Não na qualidade de simples escolho contra o qual quebramos a cara, mas de escolho lógico daquilo que, do simbólico, se enuncia como impossível. É daí que surge o real (N. 09). ←

Portanto, *o real é o escolho lógico* (o obstáculo lógico) *que, do simbólico* (desde o simbólico), *se enuncia como impossível* (emerge como limite à simbolização, nos seguintes termos da Lógica Modal: *não cessa de não se escrever*).

Acompanhemos os passos de Lacan:

└ Desde o simbólico, o real é o obstáculo lógico que emerge como limite à simbolização, e, pois, como *o impossível* (como o que *não cessa de não se escrever*).

Ora, Lacan criará uma notável expressão para assinalar o momento em que o simbólico confronta-se com o seu próprio limite e falha na tentativa de acionar seus operadores, qual seja, *toucher au réel* (literalmente, *tocar no real*) (N. 10) – nos seguintes termos:

→ E o que faz com que a relação/proporção/complementaridade/correspondência sexual [*rapport sexuel*] não possa se escrever é justamente esse furo [*trou*] que toda linguagem enquanto tal tampona: o acesso do falante a algo que se apresenta como, em certo ponto, *tocando no real*. Nesse ponto, aí se justifica que o real eu o defina como impossível, porque aí justamente ela não chega jamais – essa é a natureza da Linguagem – a escrever a relação/proporção/complementaridade/correspondência sexual [*rapport sexuel*] (N. 11).

Pois bem, tocando-se no real – confrontando-se com o limite extremo da simbolização –, perde-se, inevitavelmente, toda e qualquer significação... (N. 12)

Todavia, nesse momento em que a significação e/ou o sentido (orientação vetorial) desfalecem, o próprio processo lógico-demonstrativo fica comprometido, obrigando o discursante a abandonar a demonstração em prol da 'de-*monstração*': por exemplo, ao concluir a Lógica do Significante no transcorrer das sessões de *Encore* (1972 – 1973), Lacan vê-se forçado a recorrer à materialidade da Topologia Nodal para de-*monstrar* a incidência do real na estrutura, de sorte que a clínica psicanalítica possa adequadamente ler a inscrição/desinscrição do Sujeito-do-Inconsciente ($) no Campo do Outro (Ⱥ) (N. 13).

Considerando-se esses pressupostos, qual seria afinal a articulação entre Bach e o real lacaniano?

Como eu disse, em Bach o fenômeno do *infinito* emerge (não sem angústia, note-se) como efeito sensorial advindo direta e imediatamente do fato de o compositor a um só tempo demonstrar (pela escrita) e 'de-*monstrar*' (pela execução sonora) *o finito em toda sua extensão lógico-estrutural*, tocando ato contínuo no real (no impossível: *não cessa de não se escrever*).

Logo, há aí um furo (*trou*, nos termos de Lacan), a saber, algo resta necessariamente inassimilável na e pela escrita bachiana, ressaltando-se nos ouvintes, no momento mesmo em que experienciam sensorialmente o *infinito*, aquela 'inadequação' observada por Adorno e que faz com que *repitamos angustiadamente* a leitura/audição das obras de Bach...

(O *infinito* bachiano é, legitimamente, o *mais-gozar discursivo* lacaniano: ele atesta o 'gozo com a renúncia ao gozo', tão bem descrito por Lacan logo no início do *Seminário 16*.)

(Não por acaso os melhores instrumentistas gravaram mais de uma vez uma 'mesma' composição de Bach, procurando dar-lhe a 'versão definitiva': naturalmente, fracassaram [N. 14].)

De todo modo, talvez o acontecimento mais expressivo do que estou procurando expor seja aquele no qual Bach interrompe a escrita do 'Contrapunctus XIV' (*Die Kunst der Fuge*, BWV: 1080) no exato instante em que introduz na partitura as notas correspondentes ao nome 'BACH', falecendo em seguida – a propósito, escreve CARL PHILLIP EMMANUEL BACH (1714 – 1788) na própria página deixada pelo seu pai:

→ Über dieser Fuge, wo der Name BACH im Contrasubject angebracht worden, ist der Verfasser gestorben. (No ponto onde o compositor introduz o nome BACH no contra-sujeito dessa fuga, ele faleceu.) ←

Eis a comovente página com a anotação de C. Ph. E. Bach:

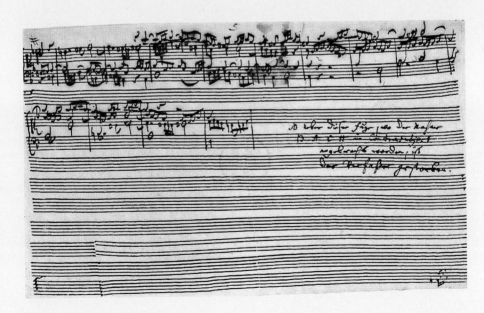

Nesse contexto, não há como não concordar com o irônico epíteto segundo o qual 'somos todos filhos de Bach' – inclusive o rebelado JOHN CAGE (1912 – 1992): a peça intitulada "4'33" – da qual não ouvimos sequer uma nota musical, para que então possamos, 'desde o silêncio, ouvir tudo' –, pois bem, inteiramente ao contrário das suposições do alegre multimídia estadunidense, ela não se situa de maneira alguma no exterior da tonalidade, mas sim, com notabilíssimo rigor *discursivo* (apesar dos protestos de Cage), naquele limite lógico-estrutural soberanamente demarcado por Bach, de-*monstrando*/tocando *no* real...

Talvez possamos resumir o percorrido acima do seguinte modo:

JOHANN SEBASTIAN BACH
(1685 – 1750)
Estabelece e demarca toda a extensão lógico-estrutural do *finito*.
Ao fazê-lo, inventa o *infinito*.
Enodamento *finito* \ ℝ/*infinito*: toca no real, e, pois, no impossível (cf. Lacan).
Inadequação: repetição, portanto, gozo *do* (desde o) *infinito*.
'Somos todos filhos de Bach':
Schönberg e Webern exploram *o* limite.
Cage se posiciona *no* limite.

Como, então, aqui concluir o inconclusivo?

Não há outra possibilidade a não ser lerouvir/lerouvir/ouvirler/ouvirler, novamente e em sempre, nosso brasileiríssimo João Sebastião Ribeiro (*Johann Sebastian Bach*).

❖

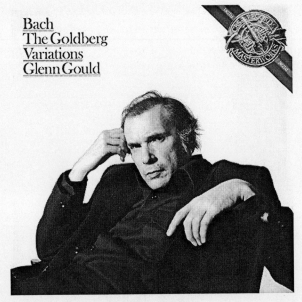

GLENN GOULD
(1932 – 1982)
{Gravação histórica de *The Goldberg Variations* [1981]}.

\NOTAS/

(Nota 01) Lacan criou o conceito de Sujeito-do-Inconsciente e demonstrou que ele é *instituído entre dois significantes*, ambos pertencentes ao Campo do Outro (Linguagem & Discurso & Fala) e que operariam, pois, como seus representantes.

(N. 02) RUEB, FRANZ. *48 variações sobre Bach*. São Paulo: Editora Companhia das Letras, 2001: 323 – 324.

(N. 03) OP. CIT.: 322.

(N. 04) OP. CIT.: 344.

(N. 05) ADORNO, TH. "Em defesa de Bach contra seus admiradores", in: *Prismas (crítica cultural e sociedade)*. São Paulo: Editora Ática, 1998: 137 – 138.

(N. 06) OP. CIT.: 139 – 140. (Grifos meus: J. M. C. MATTOS.)

(N. 07) O violoncelista russo MSTISLAV ROSTROPOVICH (1927 – 2007) diz que esperou ultrapassar seus sessenta anos para então gravar a integral das suítes para violoncelo de Bach: ora, a leitura e a execução que ele nos apresenta ficam inteiramente *aquém* da expectativa...

(N. 08) ADORNO, TH. "Em defesa de Bach contra seus admiradores", *in: Prismas (crítica cultural e sociedade)*. São Paulo: Editora Ática, 1998: 144.

(N. 09) LACAN, J. "Do mito à estrutura", *in: O seminário, livro 17: o avesso da psicanálise* (1969 – 1970). Sessão de 18 de Março de 1970. Rio de Janeiro: Jorge Zahar Editor, 1992: 116.

(N. 10) Cf. LACAN, J. *Televisão*. Rio de Janeiro: Jorge Zahar Editor, 1993.

(N. 11) LACAN, J. Seminário *Les non-dupes-errent* (1973 – 1974). Sessão de 20 de Novembro de 1973. Inédito.

(N. 12) Cito Lacan:
→ (...) só toca no real ao perder toda significação. (LACAN, J. "O aturdito" [1972], *in: Outros escritos* [2001]. Rio de Janeiro: Jorge Zahar Editor, 2003: 489.) ←

(N. 13) Cf. LACAN, J. *O seminário, livro 20: mais, ainda* (1972 – 1973). Rio de Janeiro: Jorge Zahar Editor. Segunda Edição: 1985.

(N. 14) Os melhores intérpretes de Bach ao piano e ao violoncelo são o canadense GLENN GOULD (1932 – 1982) e o holandês PIETER WISPELWEY (*1962): ambos regravaram algumas composições de Bach pelo menos duas vezes, procurando 'obter a perfeição' – quase a alcançaram...

\COMENTÁRIOS LÓGICOS SOBRE LACAN/

(Dez parágrafos sequenciais da lição 'Do mito à estrutura'.)
\O texto de Lacan está em negrito e os comentários em texto normal./

※

\§1/

→ **A posição do pai-real como um impossível** {Posição do pai-real na Lógica Modal utilizada por Lacan como um dos componentes da Lógica do Significante: posição nomeada como *impossível*, ou seja, *não cessa de não se escrever*.} **é o que faz com que o pai seja imaginado necessariamente como privador** {Mudança de posição: o pai-real é imaginado *necessariamente*, passando-se pois a prevalecer o pai-imaginário na posição nomeada como *necessário*, ou seja, *não cessa de se escrever*, e ele seria então o 'privador'.}. **Isso vem da própria posição** {A prevalência da posição do pai-imaginário como *necessário* é *resposta* à posição do pai-real como *impossível*.}. **De modo algum é surpreendente que reencontremos sem cessar o pai-imaginário** {De modo algum é surpreendente, porque se trata de um *fato de estrutura* segundo o qual o *necessário* emerge 'sem cessar' como *resposta ao impossível*.}. **É uma dependência necessária, estrutural, de algo que justamente nos escapa: o pai-real** {A emergência do pai-imaginário está na dependência necessária/estrutural da posição do pai-real como *impossível*.}. **E o pai-real, está estritamente fora de cogitação defini-lo de uma maneira que não seja como agente da castração** {O pai-real é, pois, o *agente da castração*, ou seja, ele demarca um *ponto de impossibilidade* desde o qual se sobreleva o pai-imaginário como *necessário*: desde o *impossível* a título de pai-real sobrepõe-se o *necessário* a título de pai-imaginário, e é sobre o pai-imaginário que recai a interdição (Linguagem: *desde aí*), a inter-dicção (Discurso: *neste aí*) e a dicção (Fala: *eis aí*), ou seja, o pai-imaginário *nada sabe* do processamento lógico-estrutural que o constitui como *resposta necessária a um ponto de impossibilidade*.}. ←

Formalmente:

> Do *impossível* pai-real → Ao *necessário* pai-imaginário.
> Do *não cessa de não se escrever* → Ao *não cessa de se escrever*.
> Do 'agente da castração' → À *interdição* (Linguagem)/*inter-dicção* (Discurso)/*dicção* (Fala).
> Corolários:
> 01) O 'agente da castração' é o pai-real: ponto de impossibilidade.
> 02) O pai-imaginário é 'castrado' e deve se fazer o 'representante da castração'.
> 03) Como representante, o pai-imaginário aciona, na estrutura, o pai-simbólico.
> 04) O acionamento do pai-simbólico na estrutura, por sua vez ordena o pai-real.

\§2/

→ **A castração é a operação real introduzida pela incidência do significante, seja ele qual for, na relação do sexo** {A castração é a operação do pai-real logicamente suposta pela incidência do significante, 'seja ele qual for', ou seja, incidência como tal da série constitutiva da rede de significantes ($S^1 \to S^2, S^1 \to S^3, S^1 \to Sn$), com o intuito de demarcar, em termos proporcionais ('na relação do sexo'), a impossibilidade de haver relação/correspondência (*rapport sexuel*) entre as sexuações equivocantes ditas 'homem' e 'mulher'.}. ←

\§3/

→ **E é óbvio que ela determina o pai como esse real-impossível que dissemos** {É logicamente inquestionável que a 'castração' (Linguagem: *interdição*/Discurso: *inter-dicção*/Fala: *dicção*) posiciona *retroativamente* o pai a título modal de *real-impossível*, ou seja, o pai-real *não cessa de não se escrever*.}. ←

Formalmente:

> A incidência do par significante ($S^1 \to S^2$) impõe que se suponha a 'castração'.
> 'Castração' como função/operação do pai-real posicionado na modalidade *impossível*.
> (Modalidade *impossível*: 'não cessa de não se escrever'.)
> A 'castração' demarca, em termos proporcionais, a não-relação 'homem' // 'mulher'.
> Corolário:
> O pai-real (*impossível*): retroação desde a incidência (*necessária*) do significante.

\\§4/

→ **Trata-se agora de saber o que quer dizer essa castração (que não é uma fantasia), da qual resulta não haver causa do desejo que não seja produto dessa operação** {Não há pois a notação 'Objeto *a*' senão como efeito lógico da 'castração', cujo agente é, retroativamente, o pai-real posicionado na modalidade dita *impossível*.}, **e que o fantasma domine toda a realidade do desejo, ou seja, a lei** {A realidade do desejo é estruturada pelo fantasma e esse é a própria lei (na estrutura, lei de *interdição/inter-dicção/dicção*): não existe 'lei do desejo' e sim *lei do fantasma*, a saber, ($ \$ \lozenge a$).}. ←

\\§5/

→ **A ideia de colocar o pai-onipotente no princípio do desejo é suficientemente refutada pelo fato de que foi do desejo da histérica que Freud extraiu seus significantes-mestres** {Os significantes-mestres da Psicanálise surgiram como respostas desde o fantasma histérico, e, pois, em termos lógico-estruturais, desde a 'castração' (*interdição/inter-dicção/dicção*) operada pelo pai-real, posicionado na modalidade dita *impossível*. Portanto, o 'princípio do desejo' não tem absolutamente nada a ver com o 'assassinato do pai-onipotente da horda primeva' tal como supusera o próprio Freud em *Totem e tabu* [1913].}. **Não se deve esquecer, com efeito, que Freud partiu daí, e que ele confessou o que permanece como** centro de sua questão – é a pergunta: *O que quer uma mulher?* {A questão *O que quer uma mulher?* é o 'centro', ou seja, a posição para a qual convergem os constructos psicanalíticos de Freud (nos termos de Lacan, 'seus significantes-mestres'), testemunhando-se assim uma causalidade que deve ser creditada ao desejo da subjetividade suposta 'histérica' (em termos lógico-estruturais, ao fantasma).}. ←

\§6/

→ **Uma mulher. Não é qualquer uma** {Não é 'qualquer uma', aquela que seria, como tal, 'igual a outra qualquer': trata-se de *uma* mulher, qual seja, da singularidade irredutível de uma configuração fantasmática subsumida 'não-toda à castração' (não-toda à *interdição/inter-dicção/dicção*).}. **Só fazer a pergunta já quer dizer que ela quer alguma coisa. Freud não disse *O que quer a mulher?* Porque a mulher, nada garante que, afinal, ela queira seja lá o que for** {Freud às voltas com a inexistência de 'a' mulher...}. **Não direi que ela se acomoda a todos os casos. Ela se incomoda com todos os casos... Ela os absorve** {O sujeito suposto 'histérico' é pautado pela insatisfação estrutural do desejo (indecidibilidade representacional do objeto, 'falta como objeto', etc) e 'se incomoda' com os sintomas de terceiros ('se identifica' com os sintomas de terceiros, 'os absorve'.}. **Mas a partir do momento em que vocês fazem a pergunta *O que quer uma mulher?*, situam a pergunta no nível do desejo, e todos sabem que situar a pergunta no nível do desejo, para a mulher, é interrogar a histérica** {Situar a pergunta no 'nível do desejo' é interrogar a histérica, ou seja, posicioná-la em seu discurso: 'fazer desejar o Outro'. Tal posicionamento consiste em 'fazer o Mestre-Senhor (S^1) produzir saber (S^2) sobre seu (dela, histérica) mais-gozar (Objeto *a* em posição Verdade no Discurso-Histérico.}. ←

\§7/

→ **Foi daí que Freud partiu** {Freud inaugurou o dispositivo psicanalítico, e a elaboração teórica a ele concernente, causado pelo 'desejo da histérica'.}. **Ela é a histérica, mas isso**

não especifica forçosamente um sexo {A especificação do fantasma não é determinada pelo gênero sexual, mas sim pela 'incidência do significante' (equivocador) tal como exposta anteriormente.}. **Desde o momento em que fazem a pergunta** *O que quer fulano?*, **vocês entram na função do desejo e fazem o significante-mestre sair** {Na estruturação do Discurso-Histérico, o significante-mestre (S^1) é convocado no lugar do Outro para produzir saber (S^2).}. ←

\§8/

→ **Freud produziu certo número de significantes-mestres, que recobriu com o nome de Freud** {Esse 'recobriu com o nome de Freud' talvez signifique uma crítica de Lacan, ou seja, Freud teria sobreposto seu nome a título de 'argumento de autoridade', de sorte a validar de antemão os significantes-mestres criados por ele.}. **Um nome, isso serve também para tampar alguma coisa. Surpreende-me que se possa associar a esse tampão, que é um Nome-do-Pai, seja ele qual for, a ideia de que possa haver nesse nível um assassinato qualquer** {Há aqui uma clara crítica de Lacan a Freud, na medida em que esse realizara em *Totem e tabu* (1913) uma associação imaginária entre o significante Nome-do-Pai e o 'assassinato do pai'.}. **E como se pode pensar que é por uma devoção ao nome de Freud que os analistas são o que são? Eles não podem se desvencilhar dos significantes-mestres de Freud, só isso** {São os significantes-mestres criados por Freud que subsumem os analistas à Psicanálise e não o recobrimento desses significantes pelo nome de seu criador.}. **Não é tanto por Freud que eles se atêm a apenas certo número de significantes – o Inconsciente, a sedução, o traumatismo, a fantasia, o eu, o isso, e tudo o mais que vocês quiserem –, eles não podem, de modo algum, sair desta ordem** {Não podem, portanto, enquanto analistas, sair do ordenamento estrutural de significantes-mestres criados por Freud e que delimita o campo epistemoclínico dito (em alemão) *Psychoanalyse*.}. **Não têm, nesse nível, nenhum pai a matar. Não se é pai de significantes: é-se pai *por causa de*. Nenhum problema nesse nível** {Trata-se não de 'origem' mas sim do *primado lógico-estrutural da rede de significantes* ($S^1 \rightarrow S^2$):

Freud portanto equivocou-se ao se posicionar como 'pai' dos significantes-mestres que criara.}. ←

\§9/

→ **A verdadeira mola propulsora é esta aqui: o gozo separa o significante-mestre, na medida em que se gostaria de atribuí-lo ao pai, do saber como verdade** {A inteligibilidade do que está em jogo no Discurso-Psicanalítico é o fato de que nele o gozo-real (gozo-impossível) está apartado do significante-mestre (S^1), impossibilitando-se assim sua atribuição (a do gozo-real) ao pai-imaginário: o 'saber como verdade' (S^2: saber-inconsciente no lugar da Verdade, na configuração do Discurso-Psicanalítico) é a inter-dicção necessária (o mais-gozar, o gozo compensatório) do pai-imaginário.}. ←

\§10/

→ **Eis o que permite articular o que veridicamente corresponde à castração: é que, mesmo para a criança, apesar do que se pensa, o pai é aquele que não sabe nada da verdade** {O Inconsciente é mesmo isso: o pai-imaginário é aquele que 'não sabe nada da verdade' de sua inter-dicção pelo Discurso: no contexto da exposição de Lacan, pode-se legitimamente supor que o pai-imaginário 'Freud' (cujo nome se sobrepôs aos significantes-mestres criados por ele) *não sabe nada da verdade* do campo epistemoclínico ao qual estava irrecorrivelmente subsumido.}. ←

Formalização dos dez parágrafos:

> **PRIMADO LÓGICO-ESTRUTURAL DA INCIDÊNCIA DO SIGNIFICANTE**
>
> Três modalidades lógicas da função dita 'pai':
>
> 01) Por retroação, o *pai-real* ('agente' de *interdição/inter-dicção/dicção*).
>
> 01.1) Pai-real: modalidade dita *impossível* → 'não cessa de não se escrever'.
>
> 02) Por resposta, o *pai-imaginário* ('representante' de *interdição/inter-dicção/dicção*).
>
> 02.1) Pai-imaginário: modalidade dita *necessário* → 'não cessa de se escrever'.
>
> 03) Por acionamento, o *pai-simbólico* ('referência' de *interdição/inter-dicção/dicção*).
>
> 03.1) Pai-simbólico: modalidade dita *contingente* → 'cessa de não se escrever'.

\BIBLIOGRAFIA/

LACAN, J. "Do mito à estrutura", *in: O seminário, livro 17: o avesso da psicanálise* (1969 – 1970). Sessão de 18 de Março de 1970. Rio de Janeiro: Jorge Zahar Editor, 1992: 121 – 122.

\COMO ROMPER O ENGODO DO SIGNO?/

{Comentários a cinco parágrafos sequenciais de Lacan proferidos em *Radiofonia* (1970).}

\§01/

→ Como analista, é pelo signo que sou alertado. ←
{*Comentário*: – Como analista, sou alertado discursivamente para o fato de que o signo é o que 'representa algo para alguém'.}

\§02/

→ Se o signo me assinala o algo que tenho de tratar, por ter encontrado na Lógica do Significante [Lógica de Interdição/Inter-dicção/Dicção] um meio de romper o engodo do signo, sei que esse algo é a divisão do sujeito [$]: divisão essa decorrente de que o Outro [Ⱥ] é aquele que cria o significante, pelo que não pode representar um sujeito senão por ele só ser um do Outro. ←

{*Comentário*: – O analista trata do 'algo' representado pelo signo presente na fala do analisando, curto-circuitando todavia o 'engodo do signo' através da Lógica do Significante (Lógica de Interdição/Inter-dicção/Dicção), ou seja, o 'algo' representado pelo signo não se resume à representação fornecida dele pelo próprio signo, mas sim testemunha a 'divisão do sujeito', vale dizer, a fala do analisando enuncia o signo sob estrita condição de se instituir como fala no e pelo Outro (Ⱥ), enquanto 'aquele que cria o significante', e, pois, aquele que fornece a base material constituída pelo significante-uniano (S^1: lugar de uma falta) incidente no significante-binário (S^2: representante-*da*-representação): o sujeito aí em cena discursiva é portanto '*do* Inconsciente', qual seja, sujeito *da* (desde a) rede de significantes ($S^1 \rightarrow S^2 : \$$).}

207

\\§03/

→ Essa divisão repercute as desventuras do ataque que, do mesmo modo, o fez confrontar-se com o saber do sexual – traumaticamente, por estar esse assalto condenado de antemão ao fracasso, pela razão que enunciei: que o significante não é apropriado para dar corpo a uma fórmula que seja da relação sexual. ←

{*Comentário*: – A divisão do sujeito ($: instituído no e pelo Outro) ecoa seu mal-entendido a respeito do 'sexual': o sujeito supõe imaginariamente que o sexual é sígnico (representação, etc), quando em verdade (verdade estrutural) *o sexual é significante*, e, pois, é representante *simbólico do sujeito não para outro sujeito e sim para outro significante*, instituindo-se assim a 'não-relação sexual' (a suposta relação de um sujeito com outro sujeito é curto-circuitada pela equivocação significante cujo lugar é o Outro, etc).}

\\§04/

→ Daí minha enunciação: *não há relação sexual* – subentenda-se: formulável na estrutura. ←

{*Comentário*: – A divisão do sujeito ($: constituído no e pelo Outro) o institui como equívoco (significante) no campo representacional dos signos, apartando-o portanto da 'justa medida' e/ou 'complementaridade' e/ou 'correspondência' (*rapport*) *vis-à-vis* outro sujeito: não há fórmula (escritura algébrica) que fornecesse, como tal, o *logos* e/ou a *ratio* entre falantes na estrutura (*real* de Linguagem: Interdição & *simbólico* de Discurso: Inter-dicção & *imaginário* de Fala: Dicção).}

\\§05/

→ Esse algo em que o psicanalista, ao interpretar, produz a intrusão do significante, esfalfo-me há vinte anos para que ele [o psicanalista] não o tome por uma coisa, já que se trata de uma falha, e estrutural. ←

{*Comentário*: – O analista introduz o *equívoco significante* na fala transferencial do analisando, pautada como tal pelo signo ('representa algo para alguém', etc). Contudo, o 'algo' do signo não deve de modo algum ser tomado 'por uma coisa' (algo representável, inteligível, etc), mas sim por 'uma falha estrutural', posto tratar-se da própria 'divisão do sujeito' ($), a saber, o sujeito deve seu enunciado sígnico à *enunciação significante* ($S^1 \to S^2$) proveniente do Outro (A̶).}

→←— Cinco parágrafos colhidos em: LACAN, J. "Radiofonia" (1970), *in: Outros escritos* (2001). Rio de Janeiro: Jorge Zahar Editor, 2003: 411.

\COMO TRADUZIR LACAN SERVINDO-SE DELE?/

◈

Na sessão intitulada *De l'inconscient au réel*, Lacan articula de maneira extremamente resumida a 'hipótese do Inconsciente' ao 'mito do Pai Primevo' (cf. *Totem e tabu*, 1913), valendo-se para tanto do conceito de Nome-do-Pai.

Os termos utilizados por Lacan são os seguintes:

→ L'hypothèse de l'Inconscient, Freud le souligne, ne peut tenir qu'à supposer le Nom-du-Père. Supposer le Nom-du-Père, certes, c'est Dieu. C'est en cela que la Psychanalyse, de réussir, prouve que le Nom-du-Père, on peut aussi bien s'en passer. On peut aussi bien s'en passer à condition de s'en servir. (LACAN, J. "De l'inconscient au réel", *in: Le séminaire, livre XXIII: le sinthome* [1975 – 1976]. Paris [France]: Éditions du Seuil, 2005: 136.) ←

Ora, realizada por SÉRGIO LAIA (*1964) para a coleção Campo Freudiano no Brasil (dirigida por Jacques-Alain e Judith Miller), *a tradução desse parágrafo em língua portuguesa é flagrantemente desviante da significação que está em jogo no original*, sobretudo no tocante à frase 'On peut bien aussi s'en passer à condition de s'en servir'.

Eis a tradução de Laia:

→ A hipótese do Inconsciente, sublinha Freud, só pode se manter na suposição do Nome-do-Pai. É certo que supor o Nome-do-Pai é Deus. Por isso a Psicanálise, ao ser bem-sucedida, prova que podemos prescindir do Nome-do-Pai. Podemos sobretudo prescindir com a condição de nos servirmos dele. (LACAN, J. "Do inconsciente ao real", *in: O seminário, livro 23: o sinthoma* [1975 – 1976]. Sessão de 13 de Abril de 1976. Rio de Janeiro: Jorge Zahar Editor, 2007: 131 – 132. Tradução de Sérgio Laia.) ←

Pois bem, no contexto da elaboração lacaniana a propósito do significante Nome-do-Pai (no caso, a materializada no *Seminário 23*), é conceitualmente *desviante* traduzir a expressão *s'en passer* por 'prescindir'.

Por quê?

Porque no parágrafo citado Lacan retoma a tese freudiana do Pai Primevo (cf. *Totem e tabu*, 1913), interpretando-a pelo significante Nome-do-Pai enquanto *suposição decisiva* para a manutenção da hipótese do Inconsciente.

De fato, mesmo uma leitura rápida do parágrafo aqui em questão comprovaria essa retomada lacaniana: a passagem *on peut bien aussi s'en passer à condition de s'en servir* refere-se ao 'assassinato do pai' (*s'en passer*) e à sua 'introjeção canibalesca pelos filhos' (*s'en servir*).

Logo, a tradução de *s'en passer* por 'prescindir' desvia-se completamente da arquitetura conceitual proposta por Lacan com o intuito de mostrar a fulcral dependência da hipótese do Inconsciente à suposição de existência do significante Nome-do-Pai.

Entretanto, no curso *Le partenaire-symptôme* JACQUES-ALAIN MILLER (*1944) havia fornecido a orientação que embasaria a tradução de *s'en passer* por ‹prescindir› – nos seguintes termos:

→ Le Nom-du-Père c›est un roi soliveau (*), c›est un instrument. Laurent avait souligné la proposition de Lacan – «qu›on peut bien aussi s›en passer à condition de s›en servir», ce qui est ça: une petite solive –. Vous trouverez d›ailleurs dans lês *Formations de l'inconscient*, chapitre VIII, quand Lacan amène en effet la métaphore paternelle, que déjà le meme terme y est "s'en servir", vingt ans plus tôt: "Le Nom-du-Père, dit-il, il faut l'avoir, mais il faut aussi savoir s'en servir". (MILLER, J-A. *Le partenaire symptôme* [1997 – 1998]. Cours Nº 19: 03 Juin 1998. Escola Brasileira de Psicanálise, 2000: 286.) (*) Le roi soliveau est un roi faible, sans autorité, dans la fable de Jean de la Fontaine: «Les grenouilles qui demandent un roi». ←

Ou seja:

→ O Nome-do-Pai é um rei «soliveau» (*), um instrumento [no sentido de fantoche]. Laurent havia sublinhado a proposição de Lacan – «qu›on peut bien aussi s›en passer à condition de s›en servir», como sendo isto: uma pequena viga [«solive/soliveau"] –. Vocês encontrarão alhures no *Formações do inconsciente*, capítulo VIII, quando, com efeito, Lacan traz a metáfora paterna, já com o mesmo termo "s'en servir", de vinte anos mais tarde: "O Nome-

-do-Pai, diz ele, é preciso tê-lo, mas é preciso também saber "s'en servir" [servir-se dele]. (*) O rei "soliveau" é um rei fraco, sem autoridade, na fábula de Jean de la Fontaine: "As rãs que demandam um rei". ←

Sendo assim, como os leitores atentos percebem, a bárbara redução do significante Nome-do-Pai à mera condição de *roi soliveau* (rei instrumentalizado e/ou fantoche, nos termos de Miller/Laurent) prestou um enorme desserviço àquela versão brasileira de Laia...

Contudo, ao avesso desses desatinos, parece-me que a tradução mais ajustada à significação pretendida por Lacan deva ser 'transpassá-lo' (ao Nome-do-Pai), a saber, 'passar através de, atravessar, penetrar' (cf. definição em segunda acepção do *Dicionário Aurélio da Língua Portuguesa*, Edição Eletrônica, 2010).

Proponho a tradução a seguir:

└ L'hypothèse de l'Inconscient, Freud le souligne, ne peut tenir qu'à supposer le Nom-du-Père. (A hipótese do Inconsciente, Freud o sublinha, não pode se manter se não supuser o Nome-do-Pai.)

└ Supposer le Nom-du-Père, certes, c'est Dieu. (Supor o Nome-do-Pai, certo, é supor Deus.)

└ C'est en cela que la Psychanalyse, de réussir, prouve que le Nom-du-Père, on peut aussi bien s'en passer. (É nisso que a Psicanálise, correndo bem, prova que o Nome-do-Pai, pode-se transpassá-lo.)

└ On peut aussi bien s'en passer à condition de s'en servir. (Pode-se transpassá-lo com a condição de se servir dele.)

Em conjunto, minha tradução conflui para o seguinte posicionamento:

→ A hipótese do Inconsciente, Freud o sublinha, não pode se manter se não supuser o Nome-do-Pai. Supor o Nome-do-Pai, certo, é supor Deus. É nisso que a Psicanálise, correndo bem, prova que o Nome-do-Pai, pode-se transpassá-lo. Pode-se transpassá-lo com a condição de se servir dele. ←

Naturalmente, na plataforma epistemoclínica, servir-se (*s'en servir*) do Nome-do-Pai e então transpassá-lo (*s'en passer*) resulta na *conclusão de análise*, cujo 'resto' (indemonstrável na e pela Lógica do Significante) deverá doravante ser 'de-*mons-trado*' (acolhido em nós topológicos avessos à 'boa forma' [daí o '*monstrar*'], etc).

Essas operações epistemoclínicas (*s'en servir/s'en passer*) implicam, pois, no remanejamento da 'hipótese do Inconsciente', vale dizer, exigem *transpor* a Lógica do Significante (Interdição/Inter-dicção/Dicção) para a Topologia Nodal (Nó Borromeu & Nó Sinthoma).

Talvez a tradução proposta por mim contribua para que nós – analistas freud-lacanianos (felizmente, não há como não sê-lo) – possamos recolocar determinados conceitos e suas articulações lógicas nos lugares estruturais que lhes são próprios.

\CORTAR NO DISCURSO O CONTAR DO DISCURSO/

⁂

O corte analítico *na* e *da* (desde a) fala do analisando visa aproximá-lo do Dizer do Outro, desde o qual ele é instituído como Sujeito-do-Significante, *logo*, como Sujeito-do-Inconsciente ($).

(Dizer do Outro: Linguagem [Interdição: *desde aí*] & Discurso [Inter-dicção: *neste aí*] & Fala [Dicção: *eis aí*].)

(Sujeito-do-Significante, *logo*, Sujeito-do-Inconsciente: Sujeito interditado pela Linguagem: *desde aí* / Sujeito inter-dictado pelo Discurso: *neste aí* / Sujeito dictado pela Fala: *eis aí*.)

Ao operar tal aproximação, o corte analítico *na* e *da* (desde a) fala do analisando visa incidir na *alienação estrutural* do Sujeito ($) ao Outro (Ⱥ), de maneira que o analisando possa construir discursivamente sua *separação estrutural* do Outro (Ⱥ), renunciando ao gozo (suposto 'pleno') com a alienação, e, pois, mais-gozando (no discurso: gozo compensatório) com a separação.

Operado pela função Desejo do Psicanalista, o corte analítico *na* e *da* (desde a) fala do analisando *equivoca*, mas, assim como a angústia, *ele não engana*: ao subtrair abruptamente a significação (sentido vetorial), o corte analítico confronta o analisando com a Morte, ou seja, empuxa-o para fora do Discurso – lança-o para a *a-semanticidade* estrutural do Dizer do Outro.

(O corte analítico confronta o analisando com a Morte: confronta-o portanto com seu eventual corte do Dizer do Outro [Linguagem & Discurso & Fala] que o institui como Sujeito [$], desarticulando-o do laço social com terceiros.)

(A-semanticidade estrutural do Dizer do Outro: nos termos de Lacan em 'O aturdito' [1972], *o real que vem à luz na Linguagem*.)

Essa a-semanticidade ('o real que vem à luz na Linguagem', etc) testemunha a radical impossibilidade de o sujeito 'calar-se em A Coisa (*das Ding*)', ou seja, a radical impossibilidade dele não sofrer da incidência da rede significante ($S^1 \to S^2$) da qual ele é efeito ($S^1 \to S^2 : \$$) e à qual está subsumido a título, propriamente, de *sujet* (tema).

Nesse contexto, a a-semanticidade do Dizer do Outro é o marco-limite da aproximação do sujeito ao 'calar-se em A Coisa (*das Ding*)', forçando-o a responder, ou seja, falar/faltar no e pelo desejo ao 'calar-se em A Coisa (*das Ding*)'.

(Falar/faltar *no* e *pelo* desejo: única possibilidade de o Sujeito [$] sobreviver para além do sintoma com o qual ele [nos termos de Lacan] 'se faz amar pelo Outro'.)

O corte analítico *na* e *da* (desde a) fala do analisando visa, portanto, causar a passagem do falante sob transferência para o posicionamento discursivo pautado pelo Mais-Gozar (*Plus-de--Jouir*), a título de 'renúncia ao gozo': renúncia estrutural à Morte no horizonte do 'calar-se em A Coisa (*das Ding*)', etc.

\DESEJAR O GOZO PARA MAIS-GOZAR COM O DESEJO/

※

Em uma análise o analisando trabalha transferencialmente – vale dizer, discursivamente – para *desejar seu gozo*, ou seja, para inscrever nele a *falta como objeto* no campo da *falta como saber* ('falta como saber!').

Ao ser desejado, o gozo falta, transmudando-se discursivamente em mais-gozar (*plus-de-jouir*, nos termos de Lacan).

(Mais-gozar é a *renúncia ao gozo sob o efeito do desejo ordenado em discurso*.)

Trabalha-se psicanaliticamente, portanto, para *desejar o gozo*, e, isso feito, *mais-gozar com o desejo* (renúncia ao gozo/gozo compensatório: *falta como objeto* no campo da *falta como saber*, etc).

※

\FANTASMA/

❖

O Sujeito ($) experimenta o presente (é) no futuro-anterior (*terá sido*): naturalmente, essa experiência transcorre no e pelo constructo estrutural Linguagem & Discurso & Fala.

Por quê?

Porque o que ele 'pensa sentir' e o que ele 'sente pensar' o são na e pela Ordem Simbólica.

(A rigor, o Sujeito é, como tal, o *efeito-significado* da Ordem Simbólica.)

Lacan denominou essa posição do Sujeito na Ordem Simbólica de 'fantasma' (*fantasme*, ou seja, nem *fantaisie*, no sentido de 'devaneio', nem *fantôme*, no sentido de 'aparição de um morto').

Ora, o fantasma é pois uma configuração estrutural que opera enquanto dispositivo que, desde o primado lógico da incidência do significante que falta ao Outro (Significante-uniano: S^1), *furta o real e reapresenta-o como realidade simbólico-imaginária*, nos seguintes termos:

FANTASMA
Real (*Impossível*) // Realidade (*Necessária, Contingente, Possível*)
($ $\Diamond$ a)

Pois bem, componentes centrais da Ordem Simbólica, a Linguagem (*sincronia*: interdição estrutural, qual seja, *desde aí*) & o Discurso (*diacronia*: inter-dicção estrutural, qual seja, *neste aí*) & a Fala (*atualidade*: dicção estrutural, qual seja, *eis aí*) subsomem o Sujeito a um *dizer pautado pelo fantasma*, logo, a um dizer que vige 'retardatário' (*Nachträglich*, nos termos de Freud; *après-coup*, nos termos de Lacan), posto que o *real* fora furtado pelo significante que falta ao do Outro (Significante-uniano: S^1) e ato contínuo reapresentado como *realidade*.

Sendo assim, na reapresentação do real (fantasmado em realidade) *há uma perda estrutural*: nesse ato institui-se a *falta como objeto*, e, pois, discursivamente, a *falta como saber* – vale dizer (rigorosamente: apenas esse dizer é que vale), abre-se aí 'a letra do desejo' (*la lettre du désir*, em termos lacanianos).

O dizer é pois o lugar-tenente de uma *suplência compensatória*, a saber, o real 'passou' e restou ao Sujeito a realidade 'presente', na qual ele está discursivamente às voltas com o *objeto-fantasma* (letra do desejo) transmudado em *objetos-fantasias* (ideações e/ou devaneios nos quais as subjetividades creem haver objetos 'diante dos olhos e à mão').

Nesse contexto, haveria uma 'presença'? Não, posto que o real, estruturalmente, *passou*.

Logo, o 'presente' – experienciado discursivamente pelo Sujeito – é a ficção 'terá sido' (futuro anterior).

Portanto, esse 'logo' é – não pode senão sê-lo – *um logro*.

⸭

\FANTASMA & REAL/

✦

Advertência: em suas intervenções orais e escritas Lacan utiliza o termo *fantasme* (raramente, *fantôme*) e não *fantaisie* para se referir ao matema cuja leitura proposta por ele é 'desejo de' – logo, a rigor psicanalítico: *falta como objeto*.

Pois bem, *fantasme* é um termo do léxico francês que admite ser lido seja como 'fantasma' – designando, em primeira acepção, um evento supostamente ocorrido – seja como 'fantasia' – designando, em segunda acepção, algo flagrantemente imaginário e/ou não transcorrido em realidade.

(O termo *fantôme*, menos frequente em Lacan, remete à acepção 'fantasma' enquanto 'alma dos mortos', etc.)

Nesse contexto, Lacan se vale do termo *fantasme* ('fantasma') para conotar um fato psicanalítico de estrutura eminentemente *simbólico*, qual seja, *le désir* (o desejo).

Assim, o matema que a um só tempo logiciza e mostra esse fato psicanalítico de estrutura deve ser nomeado de *matema do fantasma*, e não (como inadvertida e erradamente acontece) 'matema da fantasia' (sic).

Sua escritura e consequente leitura são as seguintes:

MATEMA DO FANTASMA

($\$ \lozenge a$)

\ 'desejo de' – logo, a rigor psicanalítico: *falta como objeto*/

Ora, na sessão intitulada 'La pulsion partielle et son circuit' (13 Mai 1964), de *Le séminaire, livre 11: les quatre concepts fondamentaux de la psychanalyse* (1964), Lacan observa o seguinte:

→ Dans le fantasme, le sujet est fréquemment inaperçu, mais il y est toujours, que ce soit dans le rêve, dans la rêverie, dans n'importe quelle des formes plus ou moins développées.

Le sujet se situe lui-même comme déterminé par le fantasme. §. Le fantasme est le soutien du désir, ce n'est pas l'objet qui est le soutien du désir. Le sujet se soutient comme désirant par rapport à un ensemble signifiant toujours beaucoup plus complexe. Cela se voit assez à la forme de scénario qu'il prend, où le sujet, plus ou moins reconnaissable, est quelque part, schizé, divisé, habituellement double, dans son rapport à cet objet qui les plus souvent ne montre pas sa veritable figure. (LACAN, J. "La pulsion partielle et son circuit", *in: Le séminaire, livre 11: les quatre concepts fondamentaux de la psychanalyse* [1964]. Leçon 13 Mai 1964. Paris [France], Éditions du Seuil, 1973: 168.) ←

Tradução:

→ No fantasma, o sujeito é frequentemente despercebido, mas ele está sempre lá, quer seja no sonho, no devaneio, em não importa quais formas mais ou menos desenvolvidas. O sujeito se situa a si mesmo como determinado pelo fantasma. §. O fantasma é o suporte do desejo, não é o objeto [fenomenológico, 'diante dos olhos e à mão'] que é o suporte do desejo. O sujeito se suporta como desejante em relação a um conjunto significante sempre muito mais complexo. Isso se vê bem na forma de cenário que esse conjunto toma, onde o sujeito, mais ou menos reconhecível, está em qualquer parte, esquizado, dividido, habitualmente duplo, em sua relação a esse objeto que mais frequentemente não mostra sua verdadeira figura. (LACAN, J. "A pulsão parcial e seu circuito", *in: O seminário, livro 11: os quatro conceitos fundamentais da psicanálise* [1964]. Sessão de 13 de Maio de 1964. Rio de Janeiro: Jorge Zahar Editor. Segunda Edição, 1998: 175. [Com correções na tradução original.].) ←

Nesses extraordinários parágrafos Lacan desdobra a leitura do Matema do Fantasma (escritura: $ ◊ a), explicitando-nos que *le sujet* (o sujeito: $) é, como tal, 'determinado pelo fantasma', a saber, instituído simbolicamente pela sequência lógica de significantes ($S^1 \to S^2$), desde a qual *le désir* (o desejo) não poderá resultar senão como *lettre* (letra: *a*), vale dizer, senão como pautado pela *indecidibilidade representacional do objeto* – a rigor: *falta como objeto*.

(A indecidibilidade representacional do objeto [*falta como objeto*] é expressa por Lacan nos termos *cet objet qui les plus souvent ne montre pas sa veritable figure*, ou seja, 'esse objeto que mais frequentemente não mostra sua verdadeira figura'.)

Entretanto, na sessão intitulada 'Du sujet de la certitude' (29 Janvier 1964), de *Le séminaire, livre 11: les quatre concepts fondamentaux de la psychanalyse* (1964), Lacan realiza estas breves pontuações:

→ (...) c'est par rapport au réel que fonctionne le plan du fantasme. Le réel supporte le fantasme, le fantasme protège le réel. (LACAN, J. "Du sujet de la certitude", *in: Le séminaire, livre 11: les quatre concepts fondamentaux de la psychanalyse* [1964]. Leçon 29 Janvier 1964. Paris [France], Éditions du Seuil, 1973: 41.) ←

Tradução:

→ (...) é em relação ao real que funciona o plano do fantasma. O real suporta o fantasma, o fantasma protege o real. (LACAN, J. "Do sujeito da certeza", *in: O seminário, livro 11: os quatro conceitos fundamentais da psicanálise* [1964]. Sessão de 29 de Janeiro de 1964. Rio de Janeiro: Jorge Zahar Editor. Segunda Edição, 1998: 43 – 44. [Com correções na tradução original.].) ←

Logo, o fantasma ('desejo de' e/ou 'falta como objeto') *opera pautado estruturalmente pelo real psicanalítico*, qual seja, cito Lacan já em excelente tradução:

→ O que faz com que a relação sexual [*rapport sexuel*] não possa se escrever é justamente esse furo que a Linguagem enquanto tal testemunha: o acesso do falante a algo que em certo ponto se apresenta *tocando no real*. Nesse ponto justifica-se que eu defina o real como *impossível*: porque aí, justamente, a Linguagem não chega jamais – esta é sua natureza – a escrever a relação sexual. (LACAN, J. Seminário *'Les non-dupes errent'* [1973 – 1974]. Sessão de 20 de Novembro de 1973. Inédito.) ←

Nesse sentido, o real – furo testemunhado na e pela Linguagem – é o plano de fundo estrutural que suporta *fantasma & letra & desejo* a título de resposta discursiva: essa resposta não é outra senão o próprio sujeito-psicanalítico ($) enquanto, propriamente, *guardião do real*.

Formalmente:

FANTASMA & REAL

($ ◊ a)

> \'desejo de' – a rigor psicanalítico: *falta como objeto*/
> O real-impossível suporta *fantasma & letra & desejo*, e, pois, o sujeito ($).
> *Fantasma & letra & desejo* guardam o real-impossível.

\FLAUBERT E O CÔMICO/

※

A leitura de *Madame Bovary* valeu-me boas horas de muito riso: GUSTAVE FLAUBERT (1821 – 1880) é francamente iconoclasta e sarcástico, conduzindo com pulso firme e rigor lógico inabalável os personagens e o contexto sócio-histórico para o tropeço, a derrisão, o escárnio...

Assim, vivida por *Emma Bovary*, a dita 'crise da representação do feminino' é em mãos de Flaubert apresentada como essencialmente *cômica*, inexistindo em qualquer página do romance cenas ou situações nas quais o personagem não esteja às voltas com a equivocação, o mal-entendido, o engano ou a trapaça – aliás, a trapaça é o *modus vivendi et operandi* de todos os personagens do livro, nenhum deles escapando da crudelíssima *plume* flaubertiana.

Não creio portanto que Flaubert tenha querido nos mostrar em *Madame Bovary* personagens patéticos, de modo que os leitores viessem a se comover e/ou se apiedar deles, pobres almas inconscientes de seu provincianismo ridículo e/ou vítimas inocentes de suas próprias limitações ou dos *moeurs* (costumes) característicos do ambiente sócio-cultural no qual estavam inseridos.

Não, definitivamente não há em Flaubert o menor traço de piedade para com os personagens, o contexto sócio-histórico e a natureza (a descrição da paisagem natural, dos animais ou da ocorrência dos fenômenos ditos físicos está quase sempre subsumida ao esgar da finitude, da incompletude e da decomposição).

Sobretudo, Flaubert não se permite em nenhuma página ser condescendente com *Emma*, desresponsabilizando-a seja pela 'condição de mulher em uma época pouco receptiva ao gênero', seja pelo 'tédio do casamento', seja enfim pelo 'vazio da existência' (sic): em cada linha do livro salta-nos aos olhos que *Emm*a efetivamente é – embora faça de tudo para parecer não sê-lo – *responsável* pelo que lhe ocorre, pelo que supõe querer, pelo que faz, pelo o que compromete terceiros, etc.

Nesse sentido, *talvez o principal seja o seguinte*: na condição de autor de um personagem fundamentalmente cômico, Flaubert conduz *Emma* ao suicídio para nos mostrar que ela o comete por *auto-merecimento*, vale dizer, o ato de se aniquilar pela ingestão de arsênico é o prêmio afinal compensatório da sempiterna *irresponsabilidade do personagem para com a frustração* – a jovem mulher pesarosamente arrasta-se daqui para ali frustrada com o pai, o marido, a filha, os amantes, a vizinhança, a música, a literatura, a religião, *o mundo!*

Aliás, ainda no tocante ao suicídio de *Emma*, em uma segunda volta cômico-irônica Flaubert nos endereça ao *phármacon* do velho Platão, posto que se a esfuziante adúltera surrupia o arsênico da *farmácia* de *Homais* (bizarro iluminista nos limites de Yonville, e eis aqui outro paradoxo derrisório criado por Flaubert), *ela o ingere a um só tempo como remédio e como veneno...*

Seja como for, nos últimos capítulos de *Madame Bovary* o leitor atento perceberá que o suicídio de *Emma* é em verdade a derradeira mascarada que o 'histérico personagem' endereça aos circundantes, ofertando-se a eles – claro, irresponsavelmente – de maneira a ser por fim amada como *a* inocente, singelo e indefeso objeto diante da 'crueldade alheia' e/ou do 'inescrutável destino' (sic).

A propósito, há um parágrafo (no oitavo capítulo da segunda parte do romance) no qual Flaubert sintetiza com mestria o posicionamento *canaille* de *Emma*, descrevendo-a gozando de uma morte teatralizada e supostamente redentora, com direito a todos os estereótipos prescritos pela ocasião e assinalados com humor cortante pela arte flaubertiana nos parágrafos precedentes: carta de despedida, longos espasmos e horripilantes estupores, familiares, amigos, religiosos e médicos perplexos aos pés do leito fúnebre, a serena Yonville profundamente sobressaltada e consternada, etc.

Escreve Flaubert, pontuando a cada momento, sem misericórdia, no ato mesmo da unção final de *Emma*, os prazeres aos quais ela se entregara quando vivia:

→ O padre ergueu-se para pegar no crucifixo; então ela [*Emma Bovary*] estendeu o pescoço, como quem tem sede, e, colando os lábios ao corpo do Homem-Deus [Jesus Cristo], depôs nele, com toda a sua força expirante, o maior beijo de amor que jamais dera. Depois o padre recitou o *Miseratur* e o *Indulgentiam*, molhou o polegar direito no óleo e começou a unção; primeiro sobre os olhos, que tanto tinham cobiçado todas as suntuosidades mundanas; depois sobre as narinas, gulosas de brisas tépidas e de perfumes amorosos; depois sobre a boca, que tanto se abrira para a mentira, que tanto gemera de orgulho e gritara de luxúria; depois sobre as mãos, que se deleitavam com os contatos suaves, e, finalmente, na planta dos pés, outrora tão velozes quando corriam a saciar os desejos e que agora nunca mais tornariam a caminhar. §. O padre limpou os dedos, lançou ao fogo o algodão embebido em óleo e foi sentar-se ao lado da moribunda, para lhe dizer que devia juntar os seus sofrimentos aos de Jesus Cristo e que se entregasse à misericórdia divina. §. Depois de terminar as exortações, procurou meter-lhe na mão um círio bento, símbolo das glórias celestes, de que em breve se veria rodeada. Emma, na extrema fraqueza, não pode fechar os dedos e o círio, se o padre não o segurasse, teria caído no chão. §. Mas ela já não estava tão pálida e mostrava o rosto sereno como se o sacramento a tivesse salvo. (FLAUBERT, G. *Madame Bovary*. São Paulo: Nova Cultural, 2002: 384.) ←

Pois bem, é possível ser mais derrisório, motejador, zombeteiro?

Certo, aceito que *Emma Bovary* seja um personagem convincente do ponto de vista literário ('perfil psicológico bem construído', etc), mas suas peripécias – incluindo-se o ato do suicídio – me comovem apenas pelo riso...

Sem dúvida, a fenomenologia da 'histeria' é mostrada em detalhes por Flaubert no transcorrer do romance – todavia (e talvez aí resida a lição ética endereçada *avant la lettre* a nós, psicanalistas), essa fenomenologia encontra-se subsumida desta àquela cena ao *cômico*.

Quero dizer o seguinte: embora a fenomenologia da 'histeria' possa ser tomada por patética e/ou trágica (se se considerar as consequências no mais das vezes ruinosas das precipitações), *sua estrutura é cômica*, posto que a subjetividade dela decorrente – gozando com o *próton pseudos* que lhe impõe o deslizamento metonímico do significante – não pode senão tropeçar nas próprias pernas, 'in-satisfazer-se' (a insatisfação crônica de *Emma Bovary* com os *Charles*, os *Léon*, os *Rodolphe*), ou, então, entregar-se à conversão no corpo e/ou na alma...

Entretanto, se o cômico não passou despercebido por Freud (como poderia?), todavia ele foi elevado por Lacan a um fato de estrutura condizente não apenas à 'histeria' mas à própria vida (*A vida não é trágica; a vida é cômica*, lê-se na primeira lição do seminário *O momento de concluir* [1977 – 1978]), e, por necessidade lógica, o psicanalista francês fez do cômico – por meio de inúmeras alusões ao mal-entendido, à equivocação, à errância, ao *nonsense*, ao *absense*, etc – um operador da ética própria ao *real* que vige no cerne do dispositivo psicanalítico, qual seja, *bem-dizer o impossível de dizer-bem*.

(Naturalmente, refiro-me aqui à responsabilidade do analista face ao cômico da estrutura e à direção do tratamento, em hipótese alguma sobredeterminada, essa responsabilidade, seja pela 'graça da piada', seja pelo 'astral do bom-humor', etc.)

Ora, no *História da histeria* (o título é quase um chiste) Trillat faz o seguinte comentário:

→ *Emma Bovary* não é uma histérica dos tempos de Charcot ou de Freud do início da Psicanálise, não sofria frequentemente de grandes ataques, não tinha paralisias, nem anestesias. Mas tinha seus desmaios, e, em suas crises, anorexias e estados próximos da catalepsia. Embora Freud e Flaubert tenham sido praticamente contemporâneos (final do Século XIX), talvez coincidentemente com o caráter mutativo de sua obra [a de Flaubert], o personagem [*Emma*] parece-nos um tipo de histeria intermediário, que, apesar de suas vestimentas ridículas, pelo menos na sintomatologia, ocupa o intervalo entre as grandes histéricas charcotianas e as modernas 'personalidades histéricas'. §. A histeria foi despojada. Ela perdeu suas vestimentas ridículas, estranhas, desconcertantes, aquelas que, aos olhos dos médicos, constituíam seu atrativo e charme. A auréola misteriosa e maravilhosa que a circundava desde a Antiguidade se dissipou. Despojada de seus sintomas, nada mais resta da histeria senão ela mesma: uma 'personalidade histérica'. (TRILLAT, E. *História da histeria*. São Paulo: Escuta, 1991: 281 – 282.) ←

De minha parte, *pergunto*: pós-Freud, será mesmo que a fenomenologia da 'histeria' foi dissipada e que, portanto, estaríamos diante de meras 'personalidades histéricas'?

Para resumir a questão, digamos que com a 'emancipação da mulher' (sic) a fenomenologia da 'histeria' tenha sofrido importante enxugamento em suas manifestações clínicas, mas, apesar dos protestos dos millerianos (propagandistas de uma pragmática ao revés do conceito lacaniano de estrutura), pois bem, a *estrutura cômica do Discurso-Histérico* ('fazer desejar o Outro', etc) *continuará aos solavancos e aos tropeções testemunhando o fracasso de qualquer representação!*

\FORBES: O MAU USO DA PSICANÁLISE/

◆

Em frequentes aparições na mídia e em textos flagrantemente suspeitos de ideologia, o consultor de empresas travestido de psicanalista JORGE FORBES (*1951) vale-se dos termos 'globalização', 'mundo globalizado', 'nova sociedade', etc, sem todavia fornecer o conceito e/ou a definição rigorosos desses termos.

Trata-se portanto de um ardil discursivo que precisa ser esclarecido: mantendo essas expressões em plano genérico, Forbes *oculta* os elementos que de modo material são os operadores objetivos da ‹nova era› (outro enunciado utilizado por ele) e em nome dos quais as subjetividades, as sociedades e as culturas veem-se ‹globalizadas› (sic).

Ora, a cortina de fumaça lançada pelo esperto Forbes aos olhos dos desavisados obedece pois ao previsível roteiro das ideologias, qual seja, retira-se o solo efetivo dos acontecimentos (os agentes, os posicionamentos, os conflitos, etc) e em seu lugar são colocadas ideias as mais abstratas possíveis, tudo feito em pano rápido de maneira que nada se perceba das lutas reais nas e pelas quais se digladiam os interesses opostos dos segmentos sociais.

O passo seguinte do furtivo Forbes consiste em elencar as características da 'nova sociedade' e das subjetividades que dela emergem, quais sejam:

a. *quanto à primeira*, trata-se de 'um laço social horizontal, não mais vertical', vale dizer, 'por privilegiar o singular sobre o comum a todos, por não buscar grandes causas, mas a delicadeza dos afetos', essa nova sociedade 'dever ser chamada de feminina'; logo, conclui Forbes abruptamente, 'a globalização, a nova era em que vivemos, por conseguinte, é feminina' (Nota 01);

b. *quanto à segunda*, trata-se de uma 'geração mutante', vale dizer, de um contingente de sujeitos essencialmente confrontados com o esvaecimento da 'ficção do mito paterno', e, pois, com a derrocada seja do Complexo de Édipo, seja do Inconsciente, seja da 'verticalidade', seja da 'hierarquização', seja enfim da 'bússola' que, 'antigamente', orientava a 'era industrial'; em suma, para o prestidigitador Forbes, 'sinto-me deslocado, perdido, atropelado, enfim, estou desbussolado' (cf. N. 01).

Contudo, estreitando-se a lente sobre o trapaceiro argumento soerguido por Forbes, salta-nos aos olhos o seguinte paradoxo: ao mesmo tempo em que faz tábula rasa da 'sociedade referenciada' (a da 'ficção do mito paterno', etc), a 'era da globalização' *instaura num passe de mágica* o 'laço social horizontal', transpassado de ponta a ponta, segundo agora o encantado Forbes, pela primazia 'da Pós-modernidade sobre a Modernidade', 'do mundo fragmentado sobre o mundo centrado', 'do singular sobre o comum a todos', 'da delicadeza dos afetos sobre as grandes causas', 'do feminino sobre o masculino' – em síntese, crendo-se na estonteante miragem forbesiana, 'pela primazia do real sobre o simbólico', primazia essa que, no campo psicanalítico, há de se frisar, exige 'uma nova clínica, necessária ao Homem Desbussolado da Pós-modernidade [a clínica do real] (cf. N. 01)'.

Atentemos então para aquilo que o ilusionista Forbes supõe que não perceberíamos em seu golpe de mãos:

01. a 'era da globalização' desfaz o 'laço social vertical' e, pois, 'nos desbussola' (sic), fazendo com que nos sintamos 'deslocados, perdidos, atropelados';

02. não obstante, ato contínuo ela nos lança no 'laço social horizontal', em cujo âmbito somos doravante rebussolados pela 'singularidade', pela 'delicadeza dos afetos', pelo 'feminino', pelo 'real' e, o que é mais, somos posicionados pós-modernamente 'além do Édipo' (vale dizer, além da Lei, da Diferença Sexual, da Diferença Geracional, etc);

03. portanto, já 'desabonados do Inconsciente' – vale dizer, sem o bônus de podermos co-dividir a responsabilidade de nossos atos com aquilo que em nós seria do Campo do Outro, da Alteridade, do Inconsciente, etc –, pois bem, o 'mundo globalizado' faz com que nos sintamos enfim

'singularmente responsáveis para realizar escolhas livres', ou, o que seria dizer o mesmo, 'responsáveis pela livre invenção de nosso estilo singular de usufruir de nossos corpos e de nossas vidas' (cf. N. 01);

04. ora, (notaram?), *o golpe de mãos forbesiano já aconteceu*: através dele parece que as subjetividades não mais dependem do Outro (de Linguagem & Discurso & Fala, com tudo o que isso significa) para se estruturarem, se organizarem e operarem como tais, de maneira que, ludibriados por Forbes, tenhamos a impressão de que não mais precisamos nos esfalfar no árduo trabalho pelo qual sustentamos e conferimos dignidade à nossa práxis, a saber, *tratar o real pelo simbólico* (precisa e bela expressão de Lacan [N. 02]);

05. certo, esta bússola – *tratar o real pelo simbólico* (ato instituinte de nossa práxis enquanto falantes) – é estrutural, e, pois, irremovível, inamovível: de fato, Lacan proclamou-a em voz alta do início ao fim de seu ensino, desmentindo aqueles que de maneira desviante, perversa e em nome de interesses escusos quiseram subdividir artificialmente sua transmissão em 'duas clínicas' (aquela do 'primeiro Lacan', qual seja, a 'clínica do simbólico', e a do 'último/ultimíssimo Lacan', qual seja, a 'clínica do real'); finalmente,

06. a desmontagem da armadilha ideológica sorrateiramente ofertada por Forbes se conclui caso passemos a dar nomes aos bois, ou seja:

    06.1 lá onde ele diz genericamente 'globalização', 'mundo globalizado', 'nova sociedade', 'nova era', 'Pós-modernidade' e 'laço social horizontal', pois bem, se nessas expressões abstratas lermos a materialidade da expansão planetária da cópula discursiva entre o Capital e a Ciência (Tecnociência), e

    06.2 lá onde ele diz genericamente 'mundo fragmentado', 'homem desbussolado', 'geração mutante', 'o singular', 'o feminino', 'a responsabilidade' e 'a liberdade', pois bem, se nesses termos vaporosos lermos os *efeitos imaginários do processo de dessimbolização das subjetivida-*

des, sociedades e culturas (promovido pelo dispositivo Capital-&-Ciência [Tecnociência]), ora, nessas leituras está o desmascaramento do farsante Forbes, ou seja:

06.3 a 'globalização' é em verdade a expansão planetária da cópula discursiva entre o Capital e a Ciência (Tecnociência), *a qual busca por todos os meios fazer com que creiamos na possibilidade de neutralizar o tratamento do real pelo simbólico e substituí-lo pelo tratamento do real pelo imaginário*, de maneira que possamos nos desvencilhar de vez do mal-estar intrínseco à práxis que nos caracteriza e adentrarmos 'desabonados do Outro', 'singularmente mutantes' e 'femininamente responsáveis e livres' (sic) no dispositivo capitalista-tecnocientífico...

Noutros termos: ao invés de ler a Civilização pela Psicanálise (conforme o fizeram, eticamente, Freud e Lacan), Forbes lê a Psicanálise pela cópula discursiva Capital-&-Ciência (Tecnociência), assumindo a imaginarização pautada pelo imperativo *Anything Goes and No Frontiers!* (imperativo essencial à reprodução do Capital e da Ciência), o qual se estende indiscriminadamente às subjetividades, às sociedades e às culturas – *dessimbolizando-as* (N. 03).

Assim, Forbes lê como instituidores fenômenos que em realidade são conjunturais e que ressaltam da imaginarização – em termos psicanalíticos, do tratamento do real pelo imaginário – planetariamente instalada pela cópula capitalista-tecnocientífica.

Os exemplos da leitura obscenamente ideológica que Forbes faz da imaginarização (tratamento do real pelo imaginário, etc) pululam a cada página de seus textos:

→ O homem desbussolado do Século XXI surge como efeito da mudança de eixo das identidades, de vertical para horizontal. Essa mudança progride no sentido de apagar os restos das marcas da tradição que estruturavam o laço social: a diferença geracional e a diferença sexual, que regulavam o uso do corpo e dos prazeres na ética do mundo antigo. (FORBES, J. "Introdução", *in: Inconsciente e responsabilidade: psicanálise do século XXI*. São Paulo: Manole, 2012.) ←

(Nesse parágrafo Forbes quer que confundamos Lacan com Foucault...)

→ A proliferação dos nomes do pai aumentou nossas possibilidades de escolha. Se antes o mal-estar localizava-se na impossibilidade da realização, hoje ele se manifesta na angústia da escolha. Quanto mais aumenta o risco da escolha, maior a angústia. (FORBES, J. "Introdução", in: *Inconsciente e responsabilidade: psicanálise do século XXI*. São Paulo: Manole, 2012.) ←

(No parágrafo acima Forbes faz com que Freud e Lacan digam coisas que jamais disseram, quais sejam, para Lacan não há nenhuma relação direta e imediata entre os Nomes-do-Pai e o 'aumento de nossas possibilidades de escolha', e, quanto a Freud, o mal-estar na Civilização diz respeito à renúncia à pulsão [*Triebverzicht*] – a qual abre vários 'destinos de pulsão' [*Triebschicksal*] – e não tem nada a ver com 'impossibilidade de realização'.)

Entretanto, o gritante escândalo ideológico de Forbes consiste em tornar a imaginarização capitalista-tecnocientífica no paradigma teórico e clínico que convém à própria Psicanálise, de maneira que ela se conecte com a 'Pós-modernidade' e se torne uma 'Psicanálise do Século XXI', qual seja, um dispositivo finalmente atualizado como 'clínica do real' (pós-freudiano e, se as coisas forem bem lidas, também pós-lacaniano), capaz de, como tal, levar o analisando (cito Forbes) 'a se responsabilizar pelo encontro e pelo acaso' (seja lá o que isso queira dizer), bem como (cito Forbes) 'se preocupar com as variadas manifestações do laço social: na política, na família, nas empresas, na escola e na sociedade em geral' (é possível ser mais... holístico?).

Em resumo, *indaguemos o seguinte*: ao tomar a imaginarização capitalista-tecnocientífica como instituidora das subjetividades, sociedades e culturas (assim como da própria Psicanálise), a suposta 'clínica do real' (via Miller e Forbes) não é em verdade uma clínica *do* imaginário, *no* imaginário, *pelo* imaginário e, conclusiva e infelizmente, *para* o imaginário... capitalista-tecnocientífico?

De minha parte vejo-me no dever ético de fazer obstáculo aos marqueteiros do Capital e da Tecnociência travestidos de psicanalistas.

\NOTAS/

(Nota 01) As expressões sob aspas são de Forbes e foram colhidas nos textos apresentados na página www.jorgeforbes.com.br
Entretanto, o termo *tratamento do real pelo simbólico* é de Lacan (cf. seminários a partir de 1964), enquanto que os termos *imaginarização* e *Anything Goes and No Frontiers!* são meus (seguindo a indicação bibliográfica da nota posterior); finalmente, o termo *dessimbolização* é de Dany-Robert Dufour (cf. N. 03).

(N. 02) Cf. LACAN, J. "A excomunhão", *in: O seminário, livro 11: os quatro conceitos fundamentais da psicanálise* (1964). Sessão de 15 de Janeiro de 1964. Rio de Janeiro: Jorge Zahar Editor. Segunda Edição: 1998: 14.

(N. 03) O fenômeno da dessimbolização/imaginarização é amplamente exposto e discutido em: DUFOUR, D-R. *A arte de reduzir as cabeças: sobre a nova servidão na sociedade ultraliberal*. Rio de Janeiro: Editora Companhia de Freud, 2005.

\FORBES: UMA CLÍNICA IDEOLÓGICA\

※

A clínica propagandeada – midiaticamente divulgada a *tutti quanti* – pelo consultor de empresas travestido de psicanalista JORGE FORBES (*1951) é uma *clínica ideológica*.

Por que a clínica de Forbes é uma clínica ideológica?

A resposta é rigorosa e subdividida em cinco tempos complementares:

01. Forbes pratica uma clínica ideológica porque diz que seu trabalho e sua produção teórica se situam no campo psicanalítico, mas, ao invés de ler a Civilização pela Psicanálise – lição basal de Freud e Lacan aos psicanalistas –, de maneira cínica e perversa ele lê a Psicanálise pela cópula entre o Capital e a Ciência (Tecnociência), *ocultando essa leitura* (nessa ocultação, o cinismo e a perversão ideológicos) (Nota 01).

02. Ao fazê-lo, Forbes assume como instituidora das subjetividades, sociedades e culturas a *dessimbolização* promovida pelo dispositivo capitalista-tecnocientífico e da qual decorre um estado de coisas subsumido à *imaginarização*, vale dizer, em termos psicanalíticos, ao *tratamento do real pelo imaginário* (N. 02).

03. Ora, o tratamento do real pelo imaginário é pautado pelo imperativo *Anything Goes and No Frontiers!* (essencial à reprodução da cópula entre o Capital e a Ciência/Tecnociência) e se propõe a neutralizar – no limite, substituir – a estruturação daquilo que Lacan denomina de 'práxis', qual seja, o *tratamento do real pelo simbólico* (N. 03).

04. Contudo, não é possível neutralizar e/ou substituir a práxis (caso fosse possível, desapareceríamos), e, pois, planetariamente em curso, a dessimbolização/imaginarização é o artifício discursivo-ideológico no e pelo qual o simbólico

há de restar 'apagado' pelo imaginário, de maneira a ser negada e/ou abolida toda e qualquer limitação própria às estruturações e aos procedimentos simbólicos (sobretudo, busca-se tamponar o real-impossível para as subjetividades: impossibilidade de o real vir a ser 'completamente' imaginarizado e simbolizado).

05. Assim, Forbes supõe poder sustentar o que em verdade é insustentável, qual seja:

   a. segundo ele, a 'globalização' (os termos sob aspas são de Forbes) teria produzido o 'Homem Desbussolado da Pós-Modernidade' (sic), lançando as subjetividades, sociedades e culturas 'para além do Édipo', de modo que o *software do Édipo*' (sic) não seria mais a grade de leitura necessária e suficiente por meio da qual emergiria a clínica psicanalítica e a inteligibilidade da Civilização na 'era pós-moderna';

   b. nesse contexto, ainda para Forbes, a 'segunda clínica de Lacan' – cognominada pelos millerianos (jamais por Lacan, frise-se) de 'clínica do real' – estaria '*up to date* com a nova era' na medida em que 'implicaria o analisando na responsabilidade pelas consequências de seu dito', e, portanto, poderia fazê-lo 'sentir-se singularmente livre' (sic), etc;

   c. desse modo, Forbes assume direta e imediatamente a imaginarização capitalista-tecnocientífica (o tratamento do real pelo imaginário, etc) e – perversamente na contramão da ética e da política psicanalíticas (ler a Civilização pela Psicanálise, etc) – faz dessa imaginarização nada menos que o paradigma clínico (cínico?) a ser seguido pela própria Psicanálise, *travestindo-a* (o vocábulo conotador da perversão forbesiana é bem esse) em 'Psicanálise do Século XXI' (sic) (N. 04);

   d. com efeito, pode-se mostrar a farsa da 'clínica do real' – em verdade, *clínica do imaginário* (no, pelo e para o imaginário) – da seguinte maneira:

> **Dispositivo capitalista-tecnocientífico:** *tratamento do real pelo imaginário.*
> Práxis dos seres-falantes: *tratamento do real pelo simbólico.*
>
> ℞
>
> **Dessimbolização/imaginarização:** *o acesso ao real é possível.*
> Simbolização/interdição & inter-dicção & dicção: *o acesso ao real é impossível.*
> (*Lê-se*: o que está sobre a barra procura neutralizar e recobrir o que está sob ela.)

e. face a isso, os leitores avisados certamente concluirão que, caso a tresloucada leitura que Forbes (e os millerianos em geral) realiza da articulação entre Psicanálise e Civilização não fosse ela mesma imaginária, pois bem, no Século XXI tudo e todos seriam lançados ao ralo com a água do banho...

Entretanto, como nós testemunhamos cotidianamente (refiro-me aos psicanalistas seriamente transferidos ao ensino que Lacan realiza do legado freudiano), *a clínica psicanalítica não é nem do real nem do simbólico nem do imaginário*: a clínica psicanalítica (*inaugurada por Freud e formalizada por Lacan*) *é a do significante*, e, portanto, considerando-se que 'o significante é o representante de um sujeito para outro significante' (definição canônica fornecida por Lacan), a clínica psicanalítica, dizia eu, *é a clínica do sujeito clivado* ($), instituída e marcada como tal pela sequência lógico-estrutural:

> Interdição/Inter-dicção/Dicção: Inconsciente: Tratamento do Real pelo Simbólico.

Essa clínica do significante – logo, clínica do sujeito clivado ($) – foi sustentada rigorosamente por Lacan ao longo de trinta anos e ele pôde enfim conceitualizá-la definitivamente nos seguintes termos:

→ A razão está em que aquilo a que concerne o Discurso-Psicanalítico é o sujeito, o qual, como efeito de significação, é resposta do real. (LACAN, J. "O aturdito" [1972], *in: Outros escritos* [2001]. Rio de Janeiro: Jorge Zahar Editor, 2003: 458.) ←

Atentem: é apenas como e enquanto 'efeito de significação' – apenso pois ao Campo do Outro (*stricto sensu*: à rede de significantes) – que o sujeito é 'resposta do real', vale dizer, o sujeito é resposta do real se (somente se) ele for estruturalmente sobredeterminado pela Alteridade constituída por Linguagem (Interdição: *desde aí*) & Discurso (Inter-dicção: *neste aí*) & Fala (Dicção: *eis aí*).

Aí está, portanto, a práxis humana (*significante* e/ou *tratamento do real pelo simbólico: subjetividades, sociedades e culturas*) e não a ilegítima práxis capitalista-tecnocientífica (*significados* e/ou *tratamento do real pelo imaginário: no man's land bárbara, mortífera e niilista*) – cínica, perversa e ideologicamente legitimada pelo escroque Forbes.

◆

\NOTAS/

(Nota 01) Cinismo e perversão porque Forbes sabe que está ocultando a responsabilização do Capital e da Ciência (Tecnociência) sob os termos frequentemente utilizados por ele, quais sejam, 'globalização, mundo globalizado, nova era, nova sociedade, Pós-modernidade', etc.

(N. 02) O conceito de *dessimbolização* é brilhantemente apresentado e discutido pelo filósofo francês Dany-Robert Dufour no livro *A arte de reduzir as cabeças: sobre a nova servidão na sociedade ultraliberal* (Rio de Janeiro: Editora Companhia de Freud, 2005).

(N. 03) A práxis como *tratamento do real pelo simbólico* é tematizada por Lacan nos seguintes termos:
→ O que é uma práxis? Parece-me duvidoso que esse termo possa ser considerado como impróprio no que concerne à Psicanálise. É o termo mais amplo para designar uma ação realizada pelo homem, qualquer que ela seja, que o põe em condição de tratar o real pelo simbólico. Que nisso ele [o homem] encontre menos ou mais imaginário tem aqui valor apenas secundário. (LACAN, J. "A excomunhão", *in: O seminário, livro*

11: os quatro conceitos fundamentais da psicanálise [1964]. Sessão de 15 de Janeiro de 1964. Rio de Janeiro: Jorge Zahar Editor, Segunda Edição, 1998: 14.) ←

(N. 04) Cf. o link: www.jorgeforbes.com.br

\FREUD: UM ANALISANDO SELVAGEM/

❖

Freud não é sob hipótese alguma o 'pai da Psicanálise' (sic).

Por que não?

Porque Freud estava *sob o efeito* de uma plataforma discursiva da qual nem ele nem ninguém fazia até então a menor ideia do que estava acontecendo...

Nosso interesse por Freud consiste portanto exatamente nisto: subsumido (englobado) por um dispositivo clínico que o ultrapassava, *ele foi o primeiro a responder subjetivamente a esse ultrapassamento*, buscando a todo custo estabelecer balizamentos teóricos que lhe permitissem ordenar a experiência discursiva que ali se instituíra.

Ora, esses ultrapassamento e resposta o posicionam no dispositivo clínico ineditamente nomeado de *Psychoanalyse* (em alemão) como, a justo título, *um analisando selvagem* e não como 'o pai' – vale dizer, em última instância, a garantia e/ou referência (a rigor, reverência) religiosa e patriarcal (nessa ordem) – desse dispositivo em tudo e por tudo bastardio.

(Certo, Freud nomeia o ineditismo do dispositivo pelo neologismo *Psychoanalyse*, mas isso não faz dele 'o pai' dessa nomeação: pelo contrário, lendo-se bem o estado da arte, ela indexa o nomeador da experiência a título de filho... bastardo!)

Noutros termos, *Freud é aquele sobre o qual incidem imediatamente os efeitos clínicos de um dispositivo de tratamento psíquico-discursivo inaudito, ultrapassando-o dos pés à cabeça*, ou seja, surpreendendo-o com o fato de a) ele próprio não ter sido um analisando que se autorizara ao exercício da função dita Desejo do Psicanalista (eis aí o 'pecado original da Psicanálise', segundo Lacan) e b) ele não dispor de meios teóricos (meios discursivos, claro está) que lhe permitissem se situar corretamente na experimentação clínica em curso.

Em realidade, Freud é a primeira subjetividade que, transpassada pelos efeitos clínicos da plataforma discursivo-psicanalítica, *surpreende-se ultrapassada por esses efeitos*, a saber, vê-se impossibilitado (ele, Freud) de antecipar subjetiva e teoricamente – logo, prever, dominar, controlar, governar – aquilo que será forçado a nomear de *das Unbewusste* (o Não-consciente).

Nesse contexto, sua escrita ('sua obra', para os inadvertidos de plantão) é o mal-entendido por excelência desse ultrapassamento subjetivo e teórico: ele busca agonicamente criar meios antecipatórios da experimentação clínica em jogo no dispositivo psicanalítico, naufragando por completo em uma elaboração delirante cujos constructos mais gritantes e grosseiros intitulam-se 'Ödipuskomplex (Complexo de Édipo), *Kastrationkomplex* (Complexo de Castração), Über-Ich (Superego)', etc.

Ao fazê-lo, Freud é bisonhamente capturado pelo Campo da Representação (campo dos significados) e pela Lógica da Identidade (ser *ou* não-ser) – ambos tradicionalmente instituintes da dita 'consciência' –, deixando escorrer-lhe pelas mãos o Campo do Representante (campo dos significantes) e a Lógica Transconsistente (ser *e* não-ser) que *in-formam* (hifenação importante!) o *um* Inconsciente e/ou *um* Outro.

(Os cinco casos clínicos apresentados por Freud são escandalosamente expressivos de sua captura pelo Campo da Representação e pela Lógica da Identidade: abundam neles evidentes erros de direção do tratamento, todos advindos da inadvertência lógico-conceitual do analisando Freud para com o fato de discurso segundo o qual a lacaniana função Desejo do Psicanalista é *incompossível* com a hegeliana função Desejo do Senhor.)

(Nesse sentido, a dita 'autoanálise' de Freud é o cúmulo do mal-entendido, posto não ser possível transferir-se ao *um* Outro – vale dizer, instituir discursivamente seu *um* Inconsciente, e, pois, sua Falta como Saber – a partir do inexistente 'si mesmo'.)

Face a isso, Freud é o 'pai da psicanálise' para aqueles que não toleram a verdade estrutural observada por Lacan, qual seja, a radical inconsistência do Outro ('não há Outro do Outro', pontua com rigor o psicanalista francês), e que pois dormitam em suas poltronas, ronronando satisfeitos nas cercanias do pai-garantia (em suma teológica, o matusalém pai-senhor do Discurso-Patriarcal).

Admitamos afinal: a plataforma discursivo-psicanalítica não é regida por nenhum 'pai', por nenhum 'senhor', por nenhuma 'garantia', mas sim pela *falta como objeto* (Desejo) no campo da *falta como saber* (Inconsciente), o que nos conduz à poética exclamação conclusiva do trabalho analítico – OH, FALTA COMO SABER!

E é essa exclamação definitiva (*falta como saber!*) a que faz com que cada analista apenas possa manter sua autorização à função Desejo do Psicanalista se (somente se) *ele reinventar de si (vale dizer, de seu um Outro) tudo o que Freud escreveu, tudo o que Lacan ensinou.*

◆

\JOY'C'EPIFÂNICO: UMA ESCRITURA EXEMPLAR/

※

\A/

Em JAMES JOYCE (1882 – 1941) – é preciso grifar esse 'em' – o que são e*piphanies*?

Cito *Stephen Hero* (1904):

→ (...) uma manifestação súbita, quer na vulgaridade do discurso ou do gesto, ou em um período memorável da própria mente. Ele acreditava que cabia ao homem de letras registrar essas epifanias com um cuidado extremo, visto que elas mesmas são os momentos mais delicados e evanescentes (Nota 01). ←

Há um primeiro período da Teoria das Epifanias, a qual se articula a três princípios estéticos (ou 'condições de beleza') fundamentais; esses princípios têm sua origem filosófica na *integritas*, *consonantia* e *claritas* de TOMÁS DE AQUINO (1225 – 1274).

Observem: *integritas*, *consonantia* e *claritas*, vale dizer, primeira formulação de um enodamento topológico a três.

Ouçamos Joyce:

Integritas

→ Totalidade, a percepção de uma imagem estética como uma coisa auto-limitada e autossuficiente no imensurável plano de fundo do espaço ou tempo que não é ela própria (N. 02). ←

Consonantia

→ Simetria e ritmo de estrutura, a imagem estética concebida como complexa, múltipla, divisível, separável, formada por suas partes e por sua soma, harmoniosa; a síntese da percepção imediata é seguida da análise da apreensão (N. 03). ←

Claritas

(*Claritas* está associada a *quidditas*, ao 'quê' próprio de uma coisa, à sua 'coisidade'.)

→ *Claritas* é *quidditas*. Após a análise que descobre a segunda qualidade (*consonantia*), a mente faz a única síntese logicamente possível e descobre a terceira qualidade (*claritas*). Esse é o momento que eu chamo de *epifania*. Primeiro, reconhecemos que o objeto é uma coisa integral; em seguida, reconhecemos que é uma estrutura composta organizada, na verdade uma coisa; finalmente, quando a relação das partes é aprimorada, quando as partes estão ajustadas ao ponto apropriado, reconhecemos que é aquela coisa que ela é. Sua alma, seu quê próprio, salta para nós das vestes de sua aparência. A alma do objeto mais comum, cuja estrutura está tão bem ajustada, parece-nos radiosa. O objeto realiza sua epifania (N. 04). ←

Ora, não parece que estamos ouvindo um (permitam-me) 'lakantiano', mais do que a um discípulo aplicado de Aquino? (N. 05)

Bem, fato é que a Teoria das Epifanias municia Joyce com uma técnica de caracterização que se expande em uma progressão lírico-épico-dramática, assim descrita pela personagem Stephen:

a. da primeira pessoa para a terceira, do pessoal para o impessoal, do cinético para o estático ou vice-versa (conforme, no final deste texto, o poema *Bahnhofstrasse* [1918]);

b. é uma técnica na qual *integritas* e *consonantia* são decisivas para que haja *claritas* e a própria *claritas* passa a residir mais e mais em *quidditas* – como vimos, a ‹alma, a coisidade, a qualidade essencial' identificadora da coisa –;

c. eis então a chave da teorização joyciana: *claritas* é *quidditas*, vale dizer, a 'radiação', a título de efeito da língua, é a 'coisidade da coisa'.

Assim, lida em retrospectiva, a obra joyciana é um recorte pontual de epifanias, desde as primeiras imagens fugazes até a livros inteiros: da mínima radiação lírica (como em *Stephen Hero* [1904] e no *Um retrato do artista quando jovem* [1916]), passando pelas peregrinações de Bloom e Stephen em torno de Dublin (como em *Ulisses* [1922]), à *work in progress* dos últimos anos (*Finnegans wake* [1939]).

Curioso: as epifanias, juntamente com a escritura terminal de *Finnegans wake* (1939), testemunham uma experiência comum entre Joyce e os místicos, qual seja, *o (des)encontro com um real avesso ao sentido*, real esse que se impõe ao sujeito 'como que vindo de fora', numa estranheza radical.

Trata-se no caso de um (des)encontro que apela quer à simbolização quer, como sugere LUDWIG WITTGENSTEIN (1889 – 1951), à 'mostração':

→ Há por certo o inefável. Isso se mostra; é o Místico (N. 06). ←

\B/

Cito CATHERINE MILLOT:

→ O caráter trivial do incidente relatado é contudo ligado a uma revelação do ser. Essa revelação se efetua precisamente por meio dessa trivialidade e funda, por outro lado, a vocação de escritor de Joyce. A trivialidade das epifanias confina com o não-senso [com o sem-sentido, com o a-significante]. Antes de tudo, porque o contexto do incidente relatado é suprimido. Em segundo lugar, e esse é um ponto essencial, porque as frases relatadas são frequentemente interrompidas, não permitindo o afivelamento da significação. As epifanias objetivam produzir esse efeito de não-senso (N. 07). ←

Portanto, *epifanias*: um trabalho de *purificação da língua*: a) trata-se de restaurar em sua pureza o suposto ser original da palavra, ser esse aviltado por seu uso utilitário para fins de comunicação (por exemplo, a crítica de STEPHANE MALLARMÉ [1842 – 1898]); b) o escritor: um tipo de redentor do verbo; c) a 'evidência' – a unanimidade acrítica da significação – é o 'inferno dos infernos', e, pois, é preciso salvar-se dela a qualquer preço (cf. *Stephen Hero* [1904]); c) note-se aqui um paralelismo possível com *Ser e tempo* (1927), de MARTIN HEIDEGGER (1889 – 1976): a 'entificação' da Linguagem, a palavra 'decaída na instrumentalidade', etc (N. 08).

As epifanias seriam pois *restos de uma operação de purificação por esvaziamento do sentido*; encontramo-nos assim diante de uma autêntica *subversão da língua*, posto que a 'radiação' ou 'revelação' (*claritas*) emerge de uma aparente banalidade, a saber, o enxugamento radical da língua e o não-senso metamorfoseiam-se em plenitude significante (*quidditas*).

Nesse contexto, as epifanias expressam, por um lado, *a inconsistência do sentido* e, por outro, *uma densidade absoluta de sentido* – densidade totalmente enigmática e, como tal, fundante do desejo de Joyce (é sempre preciso tomá-lo ao pé da letra, pois ele diz: – *I am a man of letters*).

Contudo, o esvaziamento do sentido faz por assim dizer borda com o real sob a forma de uma a-significação problemática que questiona insistentemente o sujeito; os textos epifânicos funcionam então como neologismos, a saber, como vocábulos de uma 'língua fundamental'; e Joyce apostou tudo na criação dessa 'língua': o seu lance de dados definitivo é sem dúvida *Finnegans wake* (1939), densíssimo *work in progress* no qual se materializa aquilo cuja estrutura já estava contida nas epifanias, qual seja, *a epifania maior em Joyce é a da própria Linguagem*.

Observação: é possível estabelecer uma homologia entre DANIEL PAUL SCHREBER (1842 – 1911) e Joyce, a saber, as epifanias joycianas (os dois extremos da significação) seriam estruturalmente homólogas aos dois tipos de alucinação schreberianos (as frases interrompidas e os elementos da *Grundsprache* [‹língua fundamental›]).

Essa aposta na ininterrupta sobredeterminação do sentido – a insistente equivocação na própria materialidade da língua, o permanente jogo entre a escrita e a leitura em voz alta, a constante modulação de uma língua a outra por meio de homofonias translinguísticas –, essa aposta realiza então uma saturação do sentido graças à (talvez) inesgotabilidade desses procedimentos, transmutando a língua (inglesa, no caso) em explícito *nonsense*, e, no limite (ou para além dele), tornando-a radicalmente ilegível.

Consequência: o texto joyciano (sobretudo *Finnegans wake* [1939]) como que se reduz ao *real da letra esvaziada de sentido*, redução que (observa Lacan) prepara o leito para o *joy* (gozo) de Joyce (Lacan também cita o *joke* joyciano: *a letter, a litter* [uma letra, um dejeto]) (N. 09).

E mais: trata-se no final (e afinal) de escrever e/ou inscrever uma palavra que 'expresse tudo', uma palavra pois que comporte um a-sentido absoluto (as palavras de cem e mais letras de *Finnegans wake* [1939] materializam o extremo dessa aposta).

Escreve Joyce: NAME, a saber, Nome Impronunciável; assim, dirá Lacan, a mestria de Joyce (seu *savoir-faire* com o significante) está em forçar na Estrutura (Linguagem & Discurso & Fala) a presença de Um-Nome, vale dizer, a presença de uma suplência à função-paterna capaz de 'dar ares de nó ao Nó Borromeu' (N. 10).

Sendo assim, a *epifania* (como suposta ‹experiência interior›) e a *escritura* (como imisção da opacidade da letra na língua) expressam o enodamento do simbólico ao real (e é preciso mostrar o estatuto topológico desse enodamento), num duplo movimento de esvaziamento e de retomada do imaginário; eis porque epifania e escritura são interpretáveis como *sint(h)omas*, porém em três tempos:

01. *primeiro*, ao inicial enodamento do simbólico ao real correspondem as epifanias (*stricto sensu*), neutralizando-se o imaginário: *as epifanias são sintoma*;

02. *segundo*, enodando por uma outra vez o simbólico ao real, a escritura reativa o imaginário, como que restabelecendo a consistência de I ← R → S: em Joyce, a escritura é *sinthoma* (notação lacaniana: Σ);

03. em sua aposta epifânica-escritural Joyce *opera o enodamento oportuno*, passando do *sintoma* (epifanias) ao *sinthoma* (escritura).

De todo modo, epifanias e escritura constituem-se em estratégias verbais (significantes), qual seja, o material em jogo é menos a 'realidade' (qualquer uma) e mais – muito mais! – a própria Linguagem; portanto,

a. num primeiro tempo – o das epifanias (*sintoma*) –, é no suposto encontro das palavras com as coisas (ou estado de coisas) que se opera a 'iluminação' (revelação epifânica);

b. num segundo tempo – o da escritura (*sinthoma*) –, a 'epifanização' ocorre na própria Linguagem, quando então (escreve Joyce):

→ O instante de uma inspiração é uma centelha tão breve a ponto de ser invisível... É o instante em que o verbo se faz carne (N. 11). ←

Joyce migra assim do racionalismo de ARISTÓTELES (384 – 322 a.C.) e Tomás de Aquino para a experiência mística dos poetas românticos (PERCY SHELLEY [1792 – 1822], sobretudo), lançando-se decididamente aos extremos da Linguagem; no segundo período (escritura), as epifanias transpassam o ordenado universo medieval e instalam-se na própria materialidade da Linguagem: nessa instalação o artista vê/lê o mundo de tal modo que este ler/ver é um ato de apropriação (expressão) e não de reconhecimento (representação).

\C/

Na sessão de 10 de Fevereiro de 1976, Lacan indaga:

→ Joyce era louco? Essa questão é: por que seus escritos lhe foram inspirados? (N. 12) ←

Na mesma sessão, Lacan continua:

→ A questão é a seguinte: Joyce escreve isso. O que ele escreve é a consequência do que ele é – mas até onde isso vai? (...). Ele o escreveu e é bem aí que está toda a diferença. É que, quando se escreve, podemos muito bem tocar no real, mas não no verdadeiro. (...) pois aquilo de que se trata é de saber se – sim ou não – Joyce era louco. Por que, afinal de contas, ele não o teria sido? (...) tanto mais que isso [ser louco] não é um privilégio, se é verdade que, na maioria, o simbólico, o imaginário e o real estão embaraçados a ponto de continuar um no outro, não havendo operação que os delimite em uma cadeia – propriamente falando, a cadeia do Nó Borromeu (do pretenso Nó Borromeu, pois o Nó Borromeu não é um nó, é uma cadeia) (N. 13). ←

Finalmente:

→ O que eu pretendo aqui é considerar o caso de Joyce como respondendo por alguma coisa que seria um modo de suprir a esse desenodamento. (...). Será que não haveria aí alguma coisa como uma compensação (suplência) da demissão paterna? (N. 14) ←

E então:

→ Eu me permiti definir como *sinthoma* aquilo que permite ao Nó Borromeu conservar-se em uma posição tal que ele tenha o ar de fazer nó de três. (...) eu pensei que estava aí a chave do que havia acontecido a Joyce – a saber, que Joyce tem um *sinthoma* que parte disso: seu pai era carente, radicalmente carente –. Joyce não fala senão disso. (...) e eu pensei que foi por querer um nome que Joyce fez a compensação (suplência) da carência paterna (N. 15). ←

Isso posto, no Nó Borromeu a obra de Joyce corresponderia ao quarto elemento, qual seja, corresponderia à presença por assim dizer de 'Um-Nome' suplente à forclusão do Nome-do-Pai, e, pois, Um-Nome enodado enquanto *sinthoma* (Σ).

Concluo com o seguinte:

A. Um dos textos mais extraordinários de JORGE LUIS BORGES (1899 – 1986) – ele que foi o pioneiro na tradução de partes de *Ulisses* (1922) na América Latina – é *Borges e eu*, texto que se encerra com a frase enigmática *No sé cuál de los dos escribe esta página* – entendamo-nos: ‹*los dos*', qual seja, o Borges corpo próprio (civil, privado) e o Borges escritor (claro: sob registros diferentes, ambos invenções e/ou ficções) (N. 16).

B. Ora, por sua vez Joyce jamais poderia ter escrito um *Joyce and I*, simplesmente porque não havia um 'I' ('*moi*') nele, qual seja, não havia um *James Augustine Aloysius Joyce* enquanto corpo próprio (civil, privado) e um outro *James Joyce* a título de escritor.

C. De fato, essa singularíssima subjetividade amarrou tudo tão bem em seu Um-Nome que, então, foi capaz de expelir 'de si' o incômodo de ter uma imagem corporal diversa daquela que emerge do traçado de sua pena sobre as milhares de páginas que nos legou.

D. Nesse sentido, Joyce *cessou de não escrever* aquilo que *não cessa de não se escrever*, qual seja, ele operou – via escritura (sinthoma: Σ) – *a passagem do real-impossível ao contingente* (N. 17).

Assim, com Lacan:

> JOYCE, LE SINTHOME (JOYCE, O SINTHOMA)
> JOYCE, THE PENMAN (JOYCE, O HOMEM-PENA)
> JOYCE, THE MAN OF LETTERS (JOYCE, O HOMEM DE LETRAS)

\D/

Envio agora o leitor dessas pontuações psicanalíticas a dois momentos joy'c'epifânicos' contrastantes:

I. O primeiro é o poema *Bahnhofstrasse*, escrito em Zurich (1918) e publicado em *Pomes penyeach* – coleção de poemas publicada para mostrar aos amigos (entre os quais EZRA POUND [1885 – 1972]) que ele, Joyce, não enlouquecera... (N. 18)

II. O segundo é o fragmento *Twilight of blindness madness descends on Swift* (Crepúsculo de ceguiloucura cai sobre Swift), anunciado em carta de 23 de Outubro de 1928 a HARRIET WEAVER (1876 – 1961), editora da revista *The egoist* – essa composição foi anexada à carta na edição das *Letters*, organizada em 1957 por STUART GILBERT (1883 – 1969) –; *curioso*: em adendo ao fragmento, Joyce envia um comentário que, segundo ele mesmo, era '47 vezes mais longo que o texto'; o resumo desse comentário é o seguinte:

→ A hora negra, não-lenta, trazendo em cores melancólicas o célebre mal-de-Swift (a loucura/cegueira/rápida – *swift*, 'rápido' em inglês –), se avizinha. Orai pelo mesquinho de mim (*pro mean, pro me*). Orai por nós (*pro nobis*), oh noblesse (*noblesse oblige*, 'a nobreza obriga a tanto'); cujos olhos glaucos reluzem como para dizer-lhe (dizer-me) 'seja ofuscado e maldito!'; cujos dedos anelados deslizam em círculos tacteantes e crepusculam sobre o seu (dele, Swift) e o meu crânio, até que, finalmente, Estela, através de confusa neblina (a ponto de extinguir-se na afeição de Swift, substituída por Vanessa), chama a sua rival – cujo nome verdadeiro era Hester, semelhante portanto ao nome de Estela, Esther – equivocamente de meretriz, infamando-a. Sobrevém então a catarata cinza (*grey Staar*). Oh dor! O honorável John (Jonathan Swift/James Joyce/John, o pai de Joyce) delirando, sonhando com a paz do lar (as moradas das duas estrelas, Esther e Hester) – a lareira acesa e ele ('eles') tombando em coma, em cama, em glaucoma (N. 19) –. ←

Eis a sequência de poemas:

\BAHNHOFSTRASSE/
JAMES JOYCE (Zurich, 1918)
The eyes that mock me sign the way
Whereto I pass at eve of day.
Grey way whose violet signals are
The trysting and the twining star.
Ah star of evil! Star of pain!
Highhearted youth comes not again
Nor old heart's wisdom yet to know
The signs that mock me as I go.

↳

\BAHNHOFSTRASSE/
JAMES JOYCE (Zurich, 1918)
Transcriação do original inglês: *JOSÉ MARCUS DE CASTRO MATTOS*.
Os olhos que caçoam de mim apontam a via
Para onde eu sigo ao findar do dia.
Cinzenta via cujos sinais no ocaso
São o zombante e aprisionante acaso.
Ah, acaso do mal, acaso da dor!
A exaltada juventude não volta à flor,
Nem ainda no sabido dos velhos corações o traço
Dos sinais que caçoam de mim enquanto passo.

↳

\CREPÚSCULO DE CEGUILOUCURA CAI SOBRE SWIFT/
JAMES JOYCE (1928)
Transcriação do original inglês: *HAROLDO DE CAMPOS*.
Deslenta, malswiftcélere, pró mínfimo, pró oh! nobilesse,
Atrahora, melancolores, s'avizinha.
Cujos glaucolhos grislumbram: maledicego seja!
Cujos dedanéis crepescuram cranitacteantes: té qu'enfim meretriz!

Astella neblinuosa, mistinfama esthéria e catarrata gristriste!
Honorathan John delirissonha lar, cama, glau coma.

\NOTAS/

(Nota 01) JOYCE, J. "Epifanias", *in: Retratura de Joyce, uma perspectiva lacaniana*. Rio de Janeiro: Editora Relume-Dumará, 1993: 113.

(N. 02) CHAYES, I. H. "As epifanias de Joyce", *in: Retratura de Joyce, uma perspectiva lacaniana*. Rio de Janeiro: Editora Relume-Dumará, 1993: 120.

(N. 03) CHAYES, I. H. "As epifanias de Joyce", *in: Retratura de Joyce, uma perspectiva lacaniana*. Rio de Janeiro: Editora Relume-Dumará, 1993: 120.

(N. 04) CHAYES, I. H. "As epifanias de Joyce", *in: Retratura de Joyce, uma perspectiva lacaniana*. Rio de Janeiro: Editora Relume-Dumará, 1993: 120 – 121.

(N. 05) Cf. KANT, I. *Crítica da razão pura* (1781), sobretudo a primeira parte, intitulada ‹Estética transcendental›: as formas *a priori* da intuição sensível (espaço e tempo).
Cf. LACAN, J. *O seminário, livro 07: a ética da psicanálise* (1959 – 1960) – sobretudo a lição VIII, intitulada ‹O objeto e a coisa›.
Ouçamos Lacan:
→ A sublimação, que confere ao *Trieb* uma satisfação diferente de seu alvo – sempre definido como seu alvo natural – é precisamente o que revela a natureza própria ao *Trieb* uma vez que ele não é puramente o instinto, mas que tem relação com *das Ding* como tal, com a Coisa, dado que ela é distinta do objeto. (...). *E a fórmula mais geral que lhes dou da sublimação é esta: ela eleva um objeto – e aqui não fugirei às ressonâncias de trocadilho que pode haver no emprego do termo que vou introduzir – à dignidade da Coisa*. (LACAN, J. "O objeto e a coisa", *in: O seminário, livro 07: a ética da psicanálise* [1959 – 1960]. Sessão de 20 de Janeiro de 1960. Rio de Janeiro: Jorge Zahar Editor, 1981: 140 – 141. [Grifos meus: J. M. C. MATTOS.]) ←

(N. 06) WITTGENSTEIN, L. *Tractatus logico-philosophicus*. São Paulo: EDUSP, 1993: 281.

(N. 07) MILLOT, C. "Epifanias", *in: Retratura de Joyce, uma perspectiva lacaniana*. Rio de Janeiro: Editora Relume-Dumará, 1993: 146.

(N. 08) Cf. HEIDEGGER, M. *Ser e tempo* (1927). Petrópolis: Editora Vozes, 1988.

(N. 09) Ouçamos Lacan :
→ (...). Nunca se havia feito literatura assim. E para sublinhar o peso dessa palavra literatura, direi o equívoco com que Joyce joga – *letter*, *litter* –. A letra é dejeto. Ora, se não houvesse esse tipo de ortografia tão especial como a da língua inglesa, três quartos dos efeitos de *Finnegans* se perderiam. (LACAN, J. «Joyce, o sintoma» [1975], *in: O seminário, livro 23: o sinthoma* [1975 – 1976]. Conferência de 16 de Junho de 1975. Rio de Janeiro: Jorge Zahar Editor, 2007: 161 – 162.) ←

(N. 10) Cf. LACAN, J. *O seminário, livro 23: o sinthoma* (1975 – 1976). Rio de Janeiro: Jorge Zahar Editor, 2007.

(N. 11) Cf. JOYCE, J. *Carnet de Trieste* (1908).

(N. 12) LACAN, J. *O seminário, livro 23: o sinthoma* [1975 – 1976]. Sessão de 10 de Fevereiro de 1976. Transcrição inédita.

(N. 13) LACAN, J. *O seminário, livro 23: o sinthoma* (1975 – 1976). Sessão de 10 de Fevereiro de 1976. Transcrição inédita.

(N. 14) LACAN, J. *O seminário, livro 23: o sinthoma* (1975 – 1976). Sessão de 10 de Fevereiro de 1976. Transcrição inédita.

(N. 15) LACAN, J. *O seminário, livro 23: o sinthoma* (1975 – 1976). Sessão de 10 de Fevereiro de 1976. Transcrição inédita.

(N. 16) BORGES, J. L. "Borges y yo", *in: Obras completas*. Vol. I. Buenos Aires (Argentina): Emecé Editores, 1989: 808.

(N. 17) Cf. LACAN, J. *O seminário, livro 20: mais, ainda* (1972 – 1973). Rio de Janeiro: Jorge Zahar Editor. Segunda Edição, 1993: 126 – 127.

(N. 18) Cf. JOYCE, J. *Pomes penyeach*. Paris (France): Shakespeare & Co., 1927.

(N. 19) CAMPOS, H. "Crepúsculo de ceguiloucura cai sobre Swift", *in: Folhetim*. São Paulo: Jornal Folha de São Paulo, 24 de Outubro de 1982: 04 – 05.

\LACAN & A LEI DO REAL/

→ (...) a estrela-polar das relações do homem com o real. (LACAN, J. "Da lei moral", in: *O seminário, livro 07: a ética da psicanálise* [1959 – 1960]. Sessão de 23 de Dezembro de 1959. Rio de Janeiro: Jorge Zahar Editor, 1988: 95.) ←

Subdivido minhas anotações em três momentos complementares:

I) A lei do real na estrutura.

II) A lei do real na clínica do sujeito.

III) A lei do real (em Lacan) *versus* o real sem lei (em Miller).

\I) A LEI DO REAL NA ESTRUTURA/

Salta aos olhos que os psicanalistas ficam completamente aturdidos com o constructo de *real* enunciado por Lacan no transcorrer de seu ensino.

(Talvez Lacan desejasse, com o constructo de real, atordoar os psicanalistas...)

Fato é que eles tropeçam feio nos dois vetores que fornecem complementarmente a definição do constructo de real, quais sejam, o vetor constituído pela Lógica Modal e aquele materializado pela Topologia Nodal (Nota 01).

(Talvez Lacan desejasse que os psicanalistas tropeçassem nesses vetores...)

De uma parte, a Lógica Modal permite a Lacan percorrer e concluir a Lógica do Significante (Lógica de Linguagem: *interdição* & Discurso: *inter-dicção* & Fala: *dicção*), e, de outra parte, complementarmente, a Topologia Nodal municia o psicanalista francês com categorias topológicas capazes a um só tempo de incluir a Lógica do Significante e de 'de-*monstrar*' o que se posicionaria para além dela, subsumindo-a (N. 02).

Primeira observação: a de-*monstração* nodal à qual se entrega Lacan nos anos finais de seu ensinamento talvez possa ser referida à Proposição 6.522 do *Tractatus logico-philosophicus* (1921), de LUDWIG WITTGENSTEIN (1889 – 1951), qual seja:

→ Há por certo o inefável. Isso se *mostra*, é o Místico (N. 03). ←

(Subsiste todo um campo a ser delimitado de modo a esclarecer o estatuto propriamente *místico* do ensinamento de Lacan, confluindo, esse esclarecimento, para a tese segundo a qual a Psicanálise seria uma especificidade do Sagrado [N. 04].)

Pois bem, no campo da Lógica Modal, o constructo de real será alocado na modalidade *impossível* e, no campo da Topologia Nodal, o constructo de real será definido como *furo* (N. 05).

Entretanto (é aqui que os psicanalistas ficam atordoados e tropeçam), em ambos os campos *o constructo de real não é de maneira alguma auto-subsistente*, mas *efeito lógico-estrutural do limite do constructo Linguagem & Discurso & Fala*.

(Por auto-subsistente entendo um elemento qualquer cuja estruturação, operacionalidade e inteligibilidade seriam supostamente fornecidas e garantidas por ele mesmo, sem interveniência de terceiros.)

(Valho-me da expressão 'constructo de Linguagem & Discurso & Fala' com o intuito de simplificar a exposição, embora devêssemos discernir conceitualmente a diferença entre eles.)

De fato, o constructo de real como *não* auto-subsistente sofre intransponível resistência ideativa de parte dos psicanalistas e, claro, também dos filósofos: não entra em suas cabeças seja não tomar o real pela realidade (em última instância, 'realidade psíquica', quanto aos psicanalistas e no pior dos casos), seja não tematizá-lo como um elemento ôntico qualquer (em última instância, um 'ente', algo 'provido de ser', quanto aos filósofos e no pior dos casos).

(No melhor dos casos, os psicanalistas veem bem que o real não é a tal realidade psíquica, mas o olhar deles para o 'não ser' lembra em tudo o de um peixe diante de uma maçã...)

(No melhor dos casos, os filósofos veem bem que o real não é um ente ou algo provido de ser, mas o olhar deles para o 'não ser' é o de um pássaro chocando-se com um avião...)

Não obstante, no campo psicanalítico pautado por Lacan, o constructo de real é predicado como *impossível* (na Lógica Modal) e *furo* (na Topologia Nodal) se (somente se) ele testemunhar *o limite escritural* do constructo Linguagem & Discurso & Fala, vale dizer, *o constructo de real denota ausência de escritura matêmico-topológica da relação sexual* (em termos lacanianos, *rapport sexuel*: relação/proporção/complementaridade/correspondência sexual) entre aqueles adscritos como faletras pela estrutura do referido constructo (N. 06).

Segunda observação: em acepção psicanalítico-lacaniana, aqueles adscritos como faletras pela estrutura de Linguagem & Discurso & Fala estão indexados ao termo *sujeito*: em sentido conceitual estrito, trata-se de Sujeito-do-Significante (do par ordenado de significantes: $S^1 \rightarrow S^2$), e, pois, Sujeito-do-Inconsciente/Sujeito--do-Discurso/Sujeito-do-Desejo, cuja notação é ($) – em resumo, o sujeito marcado pela inacessibilidade àquilo mesmo que o institui na estrutura (o par de Significantes: $S^1 \rightarrow S^2$), e, pois, sujeito clivado entre saber-inconsciente (saber a-se-saber e/ou falta como saber) e verdade não-toda (operação linguístico-discursivo-falante sobre o Inconsciente).

(A barra transpassante de [$] denota ao mesmo tempo *interdição* pela Linguagem, *inter-dicção* pelo Discurso e *dicção* pela Fala: no primeiro caso, interdição significa *desde aí*; no segundo, inter-dicção significa *neste aí*; no terceiro caso, dicção significa *eis aí*.)

A propósito dessas observações, ouçamos Lacan:

→ (...) eu defini a relação sexual [*rapport sexuel*] como aquilo que *não cessa de não se escrever* [modalidade lógica: *impossível*]. Aí há impossibilidade. E também que nada pode dizê-la – não há, dentro do dizer, existência da relação sexual (N. 07). ←

→ E o que faz com que a relação sexual [*rapport sexuel*] não possa se escrever é justamente esse buraco [*trou*] que a Linguagem enquanto tal tampona: o acesso do faletra [*parlêtre*] a algo que se apresenta como – em certo ponto – *tocando no real*. Nesse ponto, aí se justifica que o real eu o defina como impossível, porque aí justamente ela não chega jamais – essa é a natureza da Linguagem – a escrever a relação sexual (N. 08). ←

Nesse contexto, resumindo esplendidamente a articulação entre o constructo de real e o constructo Linguagem & Discurso & Fala, Lacan conclui valendo-se dos seguintes termos:

→ (...) *o real é o impossível* –. Não na qualidade de simples escolho [obstáculo] contra o qual quebramos a cara, mas de escolho lógico [obstáculo lógico] daquilo que, do simbólico, se enuncia como impossível. É daí que surge o real (N. 09). ←

A) Lógica Modal → Real: *impossível* em Linguagem & Discurso & Fala.
B) Topologia Nodal → Real: *furo* do (desde o) Simbólico.
C) A e B → Real: ausência de escritura da relação sexual [*rapport sexuel*].
D) Real → Obstáculo lógico *do* (desde o) Simbólico.

Realizadas essas articulações, Lacan poderá finalmente nos fornecer o conceito de *estrutura*, a saber:

→ A estrutura é o real que vem à luz na Linguagem. Obviamente, não tem nenhuma relação com a "boa forma" [*furo no simbólico*] (N. 10). ←

Portanto, aí está a 'lei do real na estrutura': advir em Linguagem & Discurso & Fala como escolho (obstáculo) lógico, *impossibilitando/furando* a 'boa forma' – noutros termos, a lei do real na estrutura é a ausência de escritura matêmico-topológica da relação sexual (*rapport sexuel*).

Consequência inevitável: a estrutura é *inconsistente*.

Entretanto, considerando-se que o constructo Linguagem & Discurso & Fala institui o Campo do Outro, a inconsistência da estrutura pode ser escrita em termos algébricos como (Ⱥ), a saber, *Autre-barrée* (Outro-interditado/inter-dictado/dictado), e, pois, Outro transpassado pela clivagem (*Spaltung*, nos termos de Freud) e/ou pela impossibilidade/furo (ausência de 'boa forma', etc).

Ressaltam assim dois componentes essenciais para a escritura correta do fenômeno em jogo na Plataforma Discursiva inaugurada por Freud: *de uma parte*, o sujeito ($: Sujeito-do-Significante/Sujeito-do-Inconsciente/Sujeito-do-Discurso), e, *de outra parte*, o Outro (Ⱥ: Linguagem & Discurso & Fala).

Ouçamos Lacan:

→ (...) o Outro [Ⱥ: Linguagem & Discurso & Fala] parece clivado, tanto do lugar da verdade [verdade não-toda] como do Desejo do Outro [lugar do dizer/enunciação]. Para o sujeito é a mesma coisa (N. 11). ←

\II) SEGUNDO MOMENTO: A LEI DO REAL NA CLÍNICA DO SUJEITO/

Com clareza admirável Lacan expõe o estatuto da razão psicanalítica na seguinte proposição:

→ A razão está em que aquilo a que concerne o Discurso--Psicanalítico é o sujeito, o qual, como efeito de significação, é resposta do real (N. 12). ←

Atentemos: o sujeito ($: Sujeito-do-Significante/Sujeito--do-Inconsciente/Sujeito-do-Discurso) é o *tema* por excelência do Discurso-Psicanalítico (Psicanálise, em termos latos), sob condição, no entanto, de ele ser 'como efeito de significação, resposta do real'.

Qual é a inteligibilidade da articulação 'como efeito de significação, resposta do real'?

Ora, essa articulação posiciona o sujeito ($) *no cerne de sua própria instituição*, a saber, ele emerge no *locus* estrutural onde o constructo Linguagem & Discurso & Fala ('efeito de significação') *prova o seu limite lógico* ('resposta do real'), configurando-se assim a inconsistência da estrutura (Ⱥ).

Formalmente:

| Linguagem & Discurso & Fala (Ⱥ) → Sujeito ($) ← Real |

Assim, sujeito ($) é o ponto de enunciação que toca no real ('touche au réel', nos termos de Lacan) e que, pois, experiencia no e pelo dizer o *limite escritural* desse mesmo dizer, qual seja, o *impossível* (na modalidade lógica do dizer) e/ou o *furo* (no registro topológico do dizer) (N. 13).

Todavia, do dizer/enunciação, paradoxalmente esse impossível e/ou furo irrompem como brutal e plenamente *positivados* para os faletras (*parlêtres*: subjetividades, *lato sensu*), ambos testemunhando a inexistência *imaginária* de significantes (no caso, palavras e/ou símbolos) capazes de transmudá-los em representação – capazes portanto de reinscrever a significação e obter, em seu processamento, o sentido (*orientação vetorial*: enodamento topológico no qual o simbólico se sobrepõe ao imaginário).

Atenção: a positivação do impossível e/ou do furo consiste na transmudação *imaginária* de ambos seja em 'possível' seja em 'contínuo', ocorrendo, nesse caso, o enodamento topológico no qual o imaginário se sobrepõe ao simbólico.

Entretanto, a irrupção positivada do *impossível/furo* faz-se acompanhar do *affectus* angústia (*Angst*, no alemão de Freud), incidente nos faletras (*parlêtres*).

Por que angústia?

Porque a angústia é o afeto que 'não engana', vale dizer, trata-se de um elemento não-recalcado (não-inconsciente, pois) e que opera como sinalizador de que no Outro (Ⱥ) haveria 'falta da falta' ou, o que seria dizer o mesmo, não existiria lei (N. 14).

A propósito, ouçamos Lacan:

→ Simplesmente os farei observar que muitas coisas podem produzir-se no sentido da anomalia, e que não é isso que nos angustia. Mas se, de repente, faltar toda e qualquer norma, isto é, tanto o que constitui a anomalia quanto o que constitui a falta, se esta de repente não faltar, é nesse momento que começará a angústia (N. 15). ←

Nesse contexto, note-se a estreita correlação entre os elementos até aqui fornecidos por Lacan, a saber, o Outro (Ⱥ) e o sujeito ($) articulados na e pela referência ao real (*impossível/furo*), articulação sinalizada em última instância pelo *affectus* angústia incidente nos faletras (*parlêtres*).

Formalmente:

Outro (Ⱥ) → Sujeito ($): Angústia ← Real (Positivado: ausência de lei)

Terceira observação: talvez se deva atentar nesse ponto para a aproximação operada por Lacan entre Freud e MARTIN HEIDEGGER (1889 – 1976), na medida em que para o filósofo a angústia é um *existencial* inextirpável do *Dasein* enquanto 'ser-no-mundo' (*in-der-Welt-Sein*, no alemão de Heidegger), marcado, contudo, pela irrepresentabilidade de *das Ding* ('A Coisa') – para Heidegger, tal irrepresentabilidade é 'mostrada' pelo oleiro no ato de criar o vazio interno ao vaso, mostração expressiva não da possibilidade de 'representação' e sim do posicionamento *essencialmente poético* (des-velador) do *Dasein* diante do existencial 'angústia' (N. 16).

Face a isso, a lei do real na clínica do sujeito implica necessariamente na incômoda presença do *affectus* angústia (não-recalcado, e, pois, não-inconsciente) enquanto sinalizador do limite do dizer/enunciação, posto que nesse limite o real (*impossível/furo*) emerge imaginariamente positivado, a saber, irrompe como que sem lei ('falta da falta', etc).

(Evidentemente, por tudo o que expus até aqui, a lei do real, seja na estrutura seja na clínica do sujeito, consiste no fato de o real restar como escolho [obstáculo] lógico do constructo Linguagem & Discurso & Fala, fato que permitirá a Lacan defini-lo afinal como *impossível* [na Lógica Modal] e/ou *furo* [na Topologia Nodal].)

Contudo, no ponto mesmo em que se constitui como obstáculo intransponível à continuidade do dizer/enunciação (ou dos enodamentos topológicos), pois bem, o colapso *imaginário* da estrutura (Ⱥ) – ato contínuo, colapso também do sujeito ($) – faz com que o real soerga-se imaginariamente 'sem lei', e, pois, invasivo e/ou mortífero (como vimos, o *affectus* angústia sinaliza a desarticulação aí em curso).

Ora, Lacan demonstrou-o convincentemente, *não há dessimbolização que não implique em direta e imediata imaginarização*, a saber, o limite do dizer/enunciação – logo, o real como *impossível/furo* – pode alocar o faletra (*parlêtre*) no registro topológico do imaginário (N. 17).

Isso significa que, ao 'tocar no real' (*toucher au réel*) – e, pois, experienciar o limite do dizer/enunciação –, pois bem, essa experiência também confronta o sujeito com o grau zero da simbolização (ausência de lei, falta da falta, etc), angustiando-o e lançando-o sem mais na imaginarização, vale dizer, através de singular enodamento topológico, obrigando-o doravante a 'tratar o real pelo imaginário' (N. 18).

Desse modo, alocado no imaginário, o faletra (*parlêtre*) irá experienciar o limite do dizer/enunciação *positivando-o*, a saber, a irrupção do real como que 'sem lei' (sinalizador *angústia*: falta da falta, etc) é *efeito* do posicionamento das subjetividades no registro topológico do imaginário, o qual lhes fará parecer que o real-impossível (Lógica Modal: *o que não cessa de não se escrever*) transmudou-se em invasiva e/ou angustiante realidade-necessária (Lógica Modal: *o que não cessa de se escrever*).

Contudo, se nada se escreve matêmico-topologicamente da relação sexual (*rapport sexuel*) em Linguagem & Discurso & Fala (simbólico) – eis aí o real-impossível na e da estrutura (Ⱥ) –, por consequência 'tudo se escreve' da relação sexual (*rapport sexuel*) em Linguagem & Discurso & Fala (imaginário) – eis aí a invasiva e/ou angustiante realidade-necessária na e da estrutura (Ⱥ).

Pois bem, testemunha-o a clínica psicanalítica e nosso comum dia-a-dia, a realidade-necessária – na e pela qual, supostamente, 'tudo se escreve' da relação sexual (*rapport sexuel*) –, certo, essa realidade-necessária é o reino da máxima confusão, sobretudo porque nela o Outro (Ⱥ) parecerá imaginariamente não-clivado (A), logo, como excretor de um 'real sem lei', invasivo e/ou angustiante.

De fato, essas condições configuram o horizonte do Campo Discursivo (subjetividades, sociedades e culturas) sob o selo do *tratamento do real pelo imaginário* (dessimbolização, logo, imaginarização) (N. 19).

Formalmente:

SIMBOLIZAÇÃO
Nada se escreve da relação sexual no Simbólico:
Real-Impossível.
Simbolização → Interdição/Inter-dicção/Dicção → Real-Impossível: (Ⱥ).

> DESSIMBOLIZAÇÃO → IMAGINARIZAÇÃO
> Tudo se escreve da relação sexual no Imaginário: Realidade-Necessária.
> Dessimbolização → Imaginarização → Realidade-Necessária: (A).

Isso posto, a lei do real na clínica do sujeito configura-se em dupla face, ambas assinaladas pelo *affectus* angústia: *por um lado*, a face simbolização, na qual o real resulta como *impossível/furo*, estruturando-se o 'tratamento do real pelo simbólico' (suposta presença de lei); *por outro lado*, a face dessimbolização/*imaginarização*, na qual o real transmuda-se em realidade-necessária, configurando-se o 'tratamento do real pelo imaginário' (suposta ausência de lei).

\III) TERCEIRO MOMENTO:/

A LEI DO REAL (LACAN) *VERSUS* O REAL SEM LEI (MILLER)

Em *O seminário, livro 23: o sinthoma* (1975 – 1976) Lacan observa o seguinte:

→ Falo do real como impossível na medida em que creio justamente que o real – enfim, *creio*, se esse é meu sintoma, digam-me –, é preciso dizê-lo bem, o real é sem lei. O verdadeiro real implica a ausência de lei. O real não tem ordem. É o que quero dizer, dizendo que a única coisa que chegarei talvez um dia a articular diante de vocês é alguma coisa concernente ao que chamei de um pedaço de real (N. 20). ←

Atentemos: antes de enunciar a frase 'o real é sem lei', Lacan toma o cuidado de antepor a advertência 'é preciso dizê-lo bem'.

Realizada portanto essa advertência, segue-se que a) 'o real é sem lei', b) 'o verdadeiro real implica ausência de lei' e c) 'o real não tem ordem'.

Sendo assim, o real enquanto *ausência de lei e/ou de ordem* é um fenômeno decorrente de ‹é preciso dizê-lo bem›, ou seja, trata-se de um fenômeno apenso ao ‹bem dizer›, ou se se preferir, ele (o real) – como aliás Lacan já observara com insistência – surge do constructo Linguagem & Discurso & Fala, quer como *impossível* quer como *furo* (N. 21).

Naturalmente, no contexto do ensinamento de Lacan, a expressão 'é preciso dizê-lo bem' (bem dizer o real) significa *produzir uma escritura do (desde o) real*, a saber, a) uma *escrita algébrica* caucionada apenas em letras, e, pois, matêmica (os matemas lacanianos); e b) uma *escrita topológica*, e, portanto, nodal (os nós lacanianos).

Assim, a *escritura matêmica* (constitutiva da Lógica do Significante: Lógica de Interdição/Inter-dicção/Dicção) e a *escritura topológica* (constitutiva da Topologia Nodal: Nó Borromeu & Nó Sinthoma) são as que efetivamente 'tocam no real', seja demonstrando-o (no primeiro caso) seja 'de-*monstrando-o*' (no segundo caso).

Todavia, apressadamente JACQUES-ALAIN MILLER (*1944) desconsidera a advertência 'é preciso dizê-lo bem' (bem dizer o real) e passa a ter em mãos apenas o que resulta dessa advertência, a saber, 'o real é sem lei': ao fazê-lo, Miller deixa escapar por completo a condição de possibilidade na e pela qual se poderia então predicar inexistência de lei para o real (condição: 'é preciso dizê-lo bem'), mergulhando sua leitura em ampla confusão conceitual que confluirá inevitavelmente para o desvio doutrinário e clínico (N. 22).

Ora, o desvio milleriano – materializado na disjunção é preciso dizê-lo bem // *o real é sem lei* – encontra-se, todavia, claramente explicitado no texto 'O inconsciente real', nos seguintes termos:

→ (...) o que Lacan chamou 'real sem lei', ou seja, um real disjunto do simbólico e que o supera (N. 23). ←

Eis aí a oposição irreconciliável entre o posicionamento discursivo de Lacan e o de Miller: para esse, o real é 'disjunto do simbólico e o supera'; para aquele, o real está articulado ao simbólico, provindo dele e sem jamais superá-lo.

Ouçamos Lacan:

→ É preciso que o real se sobreponha ao simbólico para que o Nó Borromeu seja realizado. É muito precisamente o de que se trata na análise: fazer com que o real – não a realidade, no sentido freudiano – se sobreponha ao simbólico. Que fique claro, no entanto, que isso que eu enuncio aqui sob essa fórmula nada tem a ver com um sobrepor-se no sentido imaginário de que o real devesse dominar o simbólico (N. 24). ←

Trata-se portanto de 'sobreposição' (topológica) do real ao simbólico e não de 'disjunção' (termo equivocado de Miller).

Além disso, é necessário realizar uma leitura não-imaginária dessa sobreposição, posto que ela 'nada tem a ver' (termos fortes de Lacan) com uma suposta dominação do simbólico pelo real: é delirante pois a assertiva milleriana segundo a qual a proposição 'o real é sem lei› implicaria em uma ‹superação do simbólico pelo real' (cf. citação supra).

Mas esse delírio é afinal explicável: ele advém da exclusão da primeira parte da sentença de Lacan, qual seja, 'é preciso dizê-lo bem' (bem dizer o real).

Formalmente:

Lacan: É preciso dizê-lo bem, o real é sem lei → Sobreposição do real ao simbólico.
Corolário: Não-dominação do simbólico pelo real.
Miller: O real é sem lei → Disjunção entre real e simbólico.
Corolário: Superação do simbólico pelo real.
Lacan // Miller.

Concluamos:

I. *Lei do real na estrutura*: advir em Linguagem & Discurso & Fala como escolho (obstáculo) lógico do (desde o) simbólico, *impossibilitando/furando* a 'boa forma' – noutros termos, a lei do real na estrutura é a ausência de escritura matêmico-topológica da relação sexual (*rapport sexuel*).

II. *Lei do real na clínica do sujeito*: configura-se em dupla face, ambas assinaladas pelo *affectus* angústia: *por um lado*, a face simbolização, na qual o real resulta como *impossível/furo*, estruturando-se o 'tratamento do real pelo simbólico' (suposta presença de lei); por outro, a face 'dessimbolização/imaginarização', na qual o real transmuda-se em invasiva e/ou angustiante realidade-necessária, configurando-se o 'tratamento do real pelo imaginário' (suposta ausência da lei).

III. *A lei do real (em Lacan) versus o real sem lei (em Miller)*: a) em Lacan, o real *(impossível/furo)* emerge do *bem dizer* ('é preciso dizê-lo bem'); em Miller, o real é ‹sem lei›, subsistente como tal e ‹supera o simbólico› (posicionamento milleriano na contramão de Lacan).

\NOTAS/

(Nota 01) *Lógica Modal*. Refere-se a qualquer sistema de Lógica Formal que lide com *modalidades*, tais como, por exemplo, as modalidades temporais *possível, contingente, impossível* e *necessário*; lógicas para lidar com outros termos relacionados (*probabilidade, eventualidade, padronização, dever,* etc) são por extensão também chamadas de 'lógicas modais', posto poderem ser tratadas de maneira similar. (Fonte: WIKIPEDIA.)
Topologia Nodal. Ouçamos Lacan:
→ Quando digo que o Nó Borromeu é o que me pensa e que meu discurso – dado que é o Discurso-Psicanalítico – testemunha esse fato, a minha questão consistiria em saber qual a relação disso com aquilo que torna a Topologia Nodal (*real, simbólico* e *imaginário*) algo distinto do espaço fundado pelos gregos. (LACAN, J. 'Les non-dupes errent' [1973 – 1974], *in*: http://ecole-lacanienne.net/bibliolacan/stenotypies-version-j-l-et-non-j-l/) ←

(N. 02) Lógica do Significante: Lógica de Interdição, pela Linguagem / Lógica de Inter-dicção, pelo Discurso / Lógica de Dicção, pela Fala.

(N. 03) WITTGENSTEIN, L. *Tractatus logico-philosophicus* (1921). Editora da Universidade de São Paulo (EDUSP), 1993: 281.

(N. 04) Ouçamos Lacan:
→ Essas ejaculações místicas, não é lorota nem só falação: é em suma o que se pode ler de melhor – podem pôr em rodapé: *Acrescentar os Escritos de Jacques Lacan*, porque é da mesma ordem –. Com o que, naturalmente, vocês vão ficar todos convencidos de que eu creio em Deus. Eu creio no

gozo d'A Mulher, no que ele é *a mais*, com a condição de que esse *a mais* vocês lhe coloquem um anteparo antes que eu o tenha explicado bem. (LACAN, J. 'Deus e o gozo d'A Mulher', *in: O seminário, livro 20: mais, ainda* [1972 – 1973]. Sessão de 20 de Fevereiro de 1973. Rio de Janeiro: Jorge Zahar Editor. Segunda Edição, 1985: 103.) ←

(N. 05) A modalidade 'impossível' (*real*) define-se pelo *não cessa de não se escrever*; a noção 'furo' (*real*) define-se por *corte*.

(N. 06) Pensar psicanaliticamente o neologismo lacaniano 'parlêtre' exige que o traduzamos por *faletra*.
Atentemos: em tal neologismo o termo 'être' não tem necessariamente a ver com 'ser' e sim com a letra 'ele (l)' que o antecede, resultando-se portanto o neologismo interno 'lêtre', ou seja, por homofonia equivocante, 'lettre', a saber, 'letra'.
Logo, 'parlettre': 'parler', ou seja, *falar* + 'lettre', ou seja, *letra: faletra*.
Consequência interpretativa: 'parlêtre/parlettre', ou seja, *faletra* (nessa tradução há inclusive um ganho homofônico por transliteração).
Teríamos assim o seguinte conceito:

> *Faletra* é a subjetividade que, indexada ao sujeito da estrutura ($), *fala da* (desde a) *letra*.

Essa subjetividade – *faletra* – é o que está em jogo na experiência analítica, ou seja, ela está subsumida à ética dessa experiência, qual seja, por *falar da* (desde a) *letra*, pois bem, o *faletra* não pode senão *bem dizer o impossível de dizer bem*.

Formalmente:

> 'Parlêtre': *Faletra* → Ética Psicanalítica ← *Bem dizer o impossível de dizer bem*.

(N. 07) LACAN, J. "O rato no labirinto", *in: O seminário, livro 20: mais, ainda* (1972 – 1973). Sessão de 26 de Junho de 1973. Rio de Janeiro: Jorge Zahar Editor. Segunda Edição, 1985: 198.

(N. 08) LACAN, J. *Séminaire 21: Les non-dupes-errent* (1973 – 1974). Sessão de 20 de Novembro de 1973. Inédito.

(N. 09) LACAN, J. "Do mito à estrutura", *in: O seminário, livro 17: o avesso da psicanálise* [1969 – 1970]. Sessão de 18 de Março de 1970. Rio de Janeiro: Jorge Zahar Editor, 1992: 116.

(N. 10) LACAN, J. "O aturdito" (1972), *in: Outros escritos* (2001). Rio de Janeiro: Jorge Zahar Editor, 2003: 477.

(N. 11) LACAN, J. "Lugar, origem e fim do meu ensino" (1967), *in: Meu ensino*. Rio de Janeiro: Jorge Zahar Editor, 2006: 53.

(N. 12) LACAN, J. "O aturdito" (1972), *in: Outros escritos* (2001). Rio de Janeiro: Jorge Zahar Editor, 2003: 458.

(N. 13) A expressão 'touche au réel' aparece na abertura de *Télévision* (1973).
Cf. LACAN, J. *Televisão* (1973). Rio de Janeiro: Jorge Zahar Editor, 1993.

(N. 14) Cf. LACAN, J. "O que não engana", *in: O seminário, livro 10: a angústia* (1962 – 1963). Sessão de 19 de Dezembro de 1962. Rio de Janeiro: Jorge Zahar Editor, 2005: 81 – 94.

(N. 15) LACAN, J. "Do cosmo à *Unheimlichkeit*", *in: O seminário, livro 10: a angústia* (1962 – 1963). Sessão de 28 de Novembro de 1962. Rio de Janeiro: Jorge Zahar Editor, 2005: 52.

(N. 16) Cf. HEIDEGGER, M. *Ser e tempo* (1927). Petrópolis: Vozes, 1989.

(N. 17) Cf. LACAN, J. *Seminário 22: R. S. I.* (1974 – 1975). Inédito.

(N. 18) A 'dessimbolização/imaginarização' é correspondente a 'tratamento do real pelo simbólico *substituído* por tratamento do real pelo imaginário'.

(N. 19) A realidade-imaginária é, propriamente, o suporte *imaginário* da tríade freudiana 'inibição-sintoma-angústia'; no entanto, em termos estruturais amplos, a inibição ocorre no registro imaginário, o sintoma transcorre no registro simbólico e a angústia é *affectus* face ao real ('falta da falta no Outro, ausência de norma no Outro', etc).

(N. 20) LACAN, J. "Do inconsciente ao real", *in: O seminário, livro 23: o sinthoma* (1975 – 1976). Sessão de 13 de Abril de 1976. Rio de Janeiro: Jorge Zahar Editor, 2007: 133.

(N. 21) Ouçamos Lacan:

→ (...) o real é o impossível –. Não na qualidade de simples escolho [obstáculo] contra o qual quebramos a cara, mas de escolho lógico [obstáculo lógico] daquilo que, do simbólico, se enuncia como impossível. É daí que surge o real. (LACAN, J. "Do mito à estrutura", *in: O seminário, livro 17: o avesso da psicanálise* [1969 – 1970]. Sessão de 18 de Março de 1970. Rio de Janeiro: Jorge Zahar Editor, 1992: 116.) ←

(N. 22) Cf. MILLER, J-A. "Le réel est sans loi". *in: Revue de la Cause Freudienne*. Nº 49. Paris (France): 2001. // Tradução brasileira: "O real é sem lei", *in: Opção lacaniana*. Nº 34. São Paulo (Brasil). 2002.

(N. 23) MILLER, J-A. *Orientação lacaniana* III, 09. 2006 – 2007. Tradução brasileira: 07.

(N. 24) LACAN, J. *Seminário 22: R. S. I.* (1974 – 1975). Sessão de 14 de Janeiro de 1975. Inédito.

\LACAN & O MAL-ENTENDIDO DE LAPLANCHE/

※

A racionalidade do dispositivo epistemoclínico instituído por Freud é sustentada estruturalmente pela 'ideia de significante', nos seguintes termos (Nota 01):

→ Notre définition du signifiant (il n'y en a pas d'autre) est: *un signifiant, c'est ce qui represente le sujet pour un autre signifiant*. Ce signifiant sera donc le signifiant pour quoi tous les autres signifiants représentent le sujet: c'est dire que faute de ce signifiant, tous les autres ne représenteraient rien. Puisque rien n'est représenté que pour. (LACAN, J. "Subversion du sujet et dialectique du désir dans l'inconscient freudien" [1960], *in*: *Écrits* [1966]. Paris: Éditions du Seuil. Édition en poche, 1999: 299.) ←

→ Nossa definição do significante (não existe outra) é: *um significante é o que representa o sujeito para outro significante*. Esse significante será portanto o significante para o qual todos os outros significantes representam o sujeito: quer dizer que na falta desse significante, todos os outros não representam nada. Pois que nada não é representado senão para algo. (LACAN, J. "Subversão do sujeito e dialética do desejo no inconsciente freudiano" [1960], *in*: *Escritos* [1966]. Rio de Janeiro: Jorge Zahar Editor, 1998: 833. [Com correções na tradução.]) ←

Ora, apresentado por Lacan nesses termos, o conceito de significante pode nos levar a crer que não haveria nele nenhum ineditismo que correspondesse ao estatuto também inédito da descoberta freudiana do Inconsciente (Unbewusste, nos termos de Freud), e que, pois, esse conceito não seria capaz de fornecer sustentabilidade epistemoclínica inaudita ao dispositivo psicanalítico, a saber, sua singular legitimidade racional no Campo Discursivo (subjetividades, sociedades e culturas).

Por que poderíamos incorrer nesse equívoco?

Porque Lacan afirma que o significante 'é aquilo que representa' e que os significantes 'representam o sujeito', acrescentando no final que 'nada não é representado senão para algo'.

Qual seria então o possível equívoco?

Para mostrá-lo e em seguida esclarecê-lo é necessário adentrar no contundente debate entre Lacan e JEAN LAPLANCHE (1924 – 2012) a propósito da tradução do termo freudiano Vorstellungsrepräsentanz.

Ouçamos Lacan em duas passagens complementares e decisivas:

→ (...) Freud, quando fala do Inconsciente, designa como o que o determina essencialmente – *o Vorstellungsrepräsentanz* –. O que quer dizer não o representante representativo, como se traduziu monotonamente [referência a Laplanche], mas *o lugar-tenente da representação* [o representante-*da*-representação]. (LACAN, J. "Tiquê e autômaton", in: *O seminário, livro 11: os quatro conceitos fundamentais da psicanálise* [1964]. Sessão de 12 de Fevereiro de 1964. Rio de Janeiro: Jorge Zahar Editor. Segunda Edição, 1998: 61. [Grifos meus: J. M. C. MATTOS.]) ←

→ Eu havia destacado que Freud enfatiza o seguinte: o recalcamento cai sobre algo que é da ordem da representação, que ele denomina *Vorstellungsrepräsentanz*. Então insisti nisto, que o que é recalcado não é o representado do desejo, a significação, mas o *representante* – traduzi, literalmente – *da representação*. Ora, é precisamente o que quero dizer ao traduzir *Vorstellungsrepräsentanz* por representante-*da*-representação. O *Vorstellungsrepräsentanz* é o significante-binário [S²: significante do saber inconsciente, qual seja, do saber clivado]. Esse significante vem constituir o ponto central da *Urverdrängung* [recalcamento-primordial/estrutural] – daquilo que, a ser passado ao Inconsciente será, como indica Freud em sua teoria, o ponto de *Anziehung*, o ponto de atração por onde serão possíveis todos os outros recalques, todas as outras passagens similares ao lugar do *Unterdrückt*, do que é passado por baixo como significante –. Aí está o de que se trata no termo *Vorstellungsrepräsentanz*. (LACAN, J. "O sujeito e o Outro [II]: a afânise", in: *O seminário, livro 11: os quatro conceitos fundamentais da psicanálise* [1964]. Sessão de 03 de Junho de 1964. Rio de Janeiro: Jorge Zahar Editor. Segunda Edição: 1998: 206 – 207.) ←

Assim, para preservar o estatuto próprio e inédito do dispositivo epistemoclínico instituído por Freud – logo, para permitir que transcorram suas consequências –, Lacan toma a palavra em

público e traduz Vorstellungsrepräsentanz por 'representante-
-da-representação', demarcando com clareza lógica e topológica
exemplares nada menos do que a posição do recalcamento (Verdrängung) enquanto instituinte do Inconsciente (Unbewusste),
a saber, nas luminosas palavras de Lacan, ele (recalcamento)
'cai sobre algo que é da ordem da representação, que ele [Freud]
denomina de Vorstellungsrepräsentanz. Então insisti nisto, que
o que é recalcado não é o representado do desejo, a significação,
mas o representante – traduzi, literalmente – da representação'
(cf. segunda citação supra).

Portanto, embora pertencente à 'ordem da representação',
o Vorstellungsrepräsentanz não está, sob a pena de Freud, nem
reduzido nem subsumido a tal ordenamento discursivo, pois há
nele dupla inscrição pautada pela clivagem, qual seja, pelo posicionamento lógico fiel ao ineditismo da descoberta do Inconsciente: 01)
o Repräsentanz (representante) e 02) a Vorstellung (representação).

Nesse sentido, a posição do recalcamento (Verdrängung) é
estritamente coincidente com a do representante (Repräsentanz)
enquanto instituinte do Inconsciente (Unbewusste), vale dizer, o
Inconsciente não se situa 'no domínio da representação' (conforme
proposta de Laplanche que veremos a seguir) e sim obtém sua
cidadania epistemoclínica desde o primado lógico e topológico
do representante (Repräsentanz).

Percebamos pois que Lacan opera um autêntico corte pontuativo na materialidade mesma do termo Vorstellungsrepräsentanz, concedendo anterioridade lógica ao representante face
à representação, posicionando-o, topologicamente, enquanto
recalcamento (Verdrängung).

Ao fazê-lo, Lacan prova ao mundo que Freud subverte o
Campo da Representação, na medida em que ninguém antes dele
ousara clivar (o termo é bem esse) o apaziguador 'encadeamento
das ideias', ou, o que seria dizer o mesmo, o laplanchianamente
controlado (e controlador e controlável) 'domínio da representação'
(conforme proposta de Laplanche que veremos a seguir).

Para dizê-lo de uma vez: pós a descoberta freudiana instituinte do Inconsciente, a representação (Vorstellung) perde
o milenar domínio que exercera no Campo Discursivo Geral

(subjetividades, sociedades e culturas), posto que sua condição de possibilidade é a posição estrutural do representante (Repräsentanz) – posição à qual ela (representação) não tem acesso por quaisquer meios representativos e da qual, pois, ela não conhece (não pode conhecer, ou seja, não pode representar) absolutamente nada (N. 02).

Demarcados esses procedimentos de Lacan, *observemos afinal o seguinte*: na posição lógica e topológica (estrutural) de representante-*da*-representação, o *Vorstellungsrepräsentanz* se institui como significante-binário (S²) a título de *saber inconsciente*, qual seja, paradoxalmente (paradoxo *na* e *da* língua), *saber clivado, saber a-se-saber, saber não-sabido, falta como saber*, etc.

Por que 'saber'?

Porque se trata de uma *estrutura*, e, pois, de uma *posição* constituída/instituída por determinados elementos dos quais é possível supor notações algébricas logicamente articuladas sob a forma de *matemas*, quais sejam, células de significância capazes de mostrar a validade epistemológica (no caso, epistemoclínica) do estado de coisas em tela (a estruturação do Inconsciente, etc).

Por que 'clivado e/ou a-se-saber e/ou não-sabido e/ou, ainda, falta como saber'?

Porque se trata de uma *posição lógico-estrutural* constituída/instituída pelo *Vorstellungsrepräsentanz* (S²: significante binário), qual seja, pelo representante-*da*-representação, e, pois, lógica e topologicamente, como expus anteriormente, pelo próprio recalcamento (*Verdrängung*).

Observemos também o fato de Lacan assinalar que o recalcamento *cai* sobre o representante e não sobre o 'recalcado do desejo' (portanto, não sobre a representação), vale dizer, o recalcamento *incide* sobre o representante, ocupando *a mesma posição lógico-estrutural*: o representante (*Repräsentanz*) é o significante (*Signifikant/Signifiant*) sob o efeito – ou seja, na e pela incidência – do recalcamento (*Verdrängung*).

Noutros termos, por dedução lógica e posição topológica (ambas estruturais), o representante/significante freud-lacaniano é a *chancela do recalcamento* – marcando-o, selando-o, validando-o, legitimando-o epistemoclinicamente (N. 03).

Formalmente:

> *Vorstellungsrepräsentanz*: Representante-*da*-representação (S²).
> S²: Significante-binário → (01) Representante / (02) Representação.
> Representante/Significante: *chancela do recalcamento*.
> Inconsciente (S²): Saber clivado, a-se-saber, não-sabido, falta como saber.

De outra parte, ouçamos Laplanche, também em duas passagens complementares e decisivas:

→ Como não relembrar que a noção introduzida por Lacan de um 'representante-da-representação' não pode ser creditada a Freud? Como tradução do termo freudiano Vorstellungsrepräsentanz, isso seria um contra-senso. No termo composto Vorstellungsrepräsentanz, o 's' que une os dois vocábulos não é a marca de um genitivo [no caso, 'da']. Vorstellungsrepräsentanz não significa, em nenhum caso, 'representante-da-representação', mas 'representante-de-representação', ou seja, 'representante no domínio da representação' ou 'representante representativo' ou 'representante-representação'. Freud jamais expressou a ideia de que a 'representação' (Vorstellung) possa ter ela mesma um delegado, um representante. Desde as primeiras linhas de L'inconscient, ele indica claramente, pelo contrário, que a representação é que 'representa a pulsão' ([Freud:] eine den Trieb repräsentierende Vorstellung). (LAPLANCHE, J. "Para situar a sublimação", in: Problemáticas III: a sublimação. Aula de 02 de Dezembro de 1975, ministrada na Sorbonne [Université Paris VII)]. São Paulo: Editora Martins Fontes, 1989: 25 – 26. [Os termos foram grifados por Laplanche.]) ←

Pois bem, na aula seguinte em que proferira sua veemente crítica à tradução lacaniana de Vorstellungsrepräsentanz, Laplanche encerra abruptamente o debate nos seguintes termos:

→ Trata-se, exatamente, da oposição que outros [leia-se: Lacan] procuram hoje estabelecer entre prazer e 'gozo'? [Aspas do próprio Laplanche.] Não estou certo disso, em absoluto, e pouco me importa. (LAPLANCHE, J. "Para situar a sublimação", in: Problemáticas III: a sublimação. Aula de 09 de Dezembro de 1975, ministrada na Sorbonne [Université Paris VII]. São Paulo: Editora Martins Fontes, 1989:35.) ←

Ora, o equívoco exemplar face ao conceito de significante fornecido por Lacan (conceito exposto nos primeiros parágrafos do presente texto) é portanto cometido por ninguém menos do que o celebrado Laplanche, o qual fora analisando de Lacan por dez anos e um de seus mais eminentes alunos: o autor dos cultuados Hölderlin e a questão do pai (1961) e Vocabulário da psicanálise (1967) estabelece com seu analista e mestre um seríssimo debate sobre a tradução do termo Vorstellungsrepräsentanz, cujo resultado força-nos à melancólica constatação de que Laplanche absolutamente não entendeu o alcance epistemoclínico do conceito de significante, e que, pois, não soube ler com rigor necessário o ineditismo do Inconsciente sob a pena de Freud.

De fato, o que faz o aturdido Laplanche?

Ele traduz Vorstellungsrepräsentanz por 'representante-de--representação', esclarecendo em seguida que se trata de 'representante no domínio da representação ou representante representativo ou representante-representação' – com o corolário inevitável contra Lacan: 'Freud jamais expressou a ideia de que a 'representação' (Vorstellung) possa ter ela mesma um delegado, um representante'.

Aí está, brutalmente, o mal-entendido letal de Laplanche vis-à-vis Freud: sua tradução de Vorstellungsrepräsentanz situa o Inconsciente no velho e bom Campo da Representação ('no domínio da representação', diz ele com propriedade alertiva), de maneira que o ineditismo da descoberta freudiana fosse imediatamente recuperado por um campo de significação e de significância já estabelecido, e, pois, de antemão estruturado, organizado, agenciado e operativo, tudo transcorrendo de sorte a impedir ferreamente sua clivagem lógica e topológica (em última instância, clivagem estrutural).

Face a isso, devemos prestar máxima atenção ao seguinte:

└ A legitimidade epistemoclínica do Inconsciente-freudiano (vale dizer, sua racionalidade discursiva e operatividade clínica) ocorrerá se (somente se) as pontuações de Lacan descritas acima prevalecerem sobre as de Laplanche, ou seja, não seria possível justificar a ex-sistência do Inconsciente ao Campo da Representação se não se supuser com rigor o recalcamento-primordial/estrutural (Urverdrängung) não da representação (Vorstellung) mas sim de seu representante (Repräsentanz) enquanto significante (Signifiant), operação estrutural essa sumariada na expressão Vorstellungsrepräsentanz (representante-da-representação) e algebricamente notada por S² (significante binário, pois de dupla inscrição: 01. representante / 02. representação).

└ Essa operação estrutural institui nada menos do que um campo a justo título freudiano, qual seja, pós o genial ato de leitura realizado por Lacan, o inédito Campo do Representante e/ou Campo do Inconsciente (notação: S²): aquele cujo primado estrutural é do representante-significante (Repräsentanz-signifiant) vis-à-vis a representação-significado (Vorstellung-signification), nos seguintes termos formais:

CAMPO FREUDIANO ◊ CAMPO DO INCONSCIENTE

Campo do Representante:

Primado do representante (Repräsentanz) vis-à-vis a representação (Vorstellung).

Vorstellungsrepräsentanz

↓

Representante-da-representação

(A representação subsumida/englobada/clivada pelo representante.)

↓

S²

(Inconsciente: Saber clivado, a-se-saber, não-sabido, falta como saber.)

Pois bem, Laplanche investe sua equivocada crítica contra o posicionamento epistemoclínico de Lacan visto que esse decifra a estruturação lógica e topológica do Inconsciente (Unbewusste) como um campo no qual a representação (Vorstellung) está clivada pelo representante (Repräsentanz), e, pois, pela impossibilidade real de o significado (signification) recobrir o significante (signifiant), fornecendo, não houvesse essa impossibilidade, a última palavra...

De todo modo, o bizarro mal-entendido de Laplanche é chocantemente expressivo de que a 'terceira ferida narcísica' – aberta por Freud (via Lacan): clivagem da representação (Vorstellung) pelo representante (Repräsentanz) – talvez não seja jamais admitida como um fato de estrutura inelimināvel do Campo Discursivo Geral (subjetividades, sociedades e culturas), pois como foi possível que o célebre psicanalista francês (Laplanche) tenha se aplicado tão meticulosamente à leitura dos textos freudianos senão para silenciá-los?

Formalmente:

LAPLANCHE

Vorstellungsrepräsentanz

Representante-representativo: representante *no domínio* da representação.

Inconsciente subsumido/englobado pelo Campo da Representação.

Corolários:

I) O Inconsciente-freudiano *não subverte* o Campo da Representação.

II) O Campo da Representação mantém seu domínio (sua não--clivagem), apesar de Freud.

LACAN

Vorstellungsrepräsentanz

Representante-*da*-representação: representante *primaz* da representação.

Inconsciente posicionado lógica e topologicamente no Campo do Representante.

Corolários:

I) O Inconsciente-freudiano *subverte* o Campo da Representação.

II) O Campo da Representação perde seu domínio (sua não-clivagem), após Freud.

Nesse ínterim, qual seria afinal a *função* do representante-significante (*Repräsentanz-signifiant*)?

Ora, desfeito o mal-entendido de Laplanche (certamente, de muitos outros), essa função – logo, essa *posição* no campo psicanalítico freud-lacaniano – não poderia ser outra senão esta:

Significante: *o primado do representante de um sujeito para outro significante.*
Sujeito: *a representação clivada pelo representante* ($S^1 \rightarrow S^2 : \$$).

Conquistado esse posicionamento estrutural, o conceito de significante fornecido por Lacan deve ser lido da seguinte maneira:

Nossa definição do significante (não existe outra) é: um significante (S^1) é o *representante instituinte do sujeito para outro significante* (S^2). Esse significante (S^1) será portanto o significante para o qual todos os outros significantes serão os *representantes instituintes do sujeito* (cadeia/rede de significantes: $S^1 \rightarrow S^2$): quer dizer que na falta desse significante (S^1), todos os outros (S^2, S^3, Sn...) não são os representantes de nada.

Sendo assim, o 'sujeito' aí em cena é, a justo título, sujeito-do-representante/sujeito-do-significante, e, pois, a justíssimo título, sujeito-do-recalcamento/sujeito-do-inconsciente, cuja notação algébrica assinalativa de sua subsunção à dupla inscrição do *Vorstellungsrepräsentanz* (01. Representante / 02. Representação) é ($\$$), ou seja, *sujeito sobre o qual recai a clivagem do representante/ significante enquanto chancela do recalcamento.*

Formalmente:

$$S^1 \rightarrow S^2 : \$$
Clivagem do representante/significante enquanto chancela do recalcamento:

> Sujeito-do-representante/Sujeito-do-significante.
> Sujeito-do-recalcamento/Sujeito-do-inconsciente.

Genialmente, Lacan nos fornece a escritura matêmica desse percurso epistemoclínico subversor da dominância do Campo da Representação nos seguintes termos:

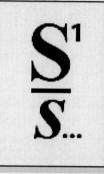

Leitura: Primado do representante/significante sobre as representações/significados.

$$S^1 \rightarrow S^2$$
$$\downarrow$$
$$\$$$

Leitura: clivagem da representação ($) pelos representantes ($S^1 \rightarrow S^2$).

Naturalmente, o primado do representante-significante *vis-à-vis* a representação-significado deixa um resto pautado pela *indecidibilidade representacional*, ou seja, algo *nem* representante-significante *nem* representação-significado: esse algo como que flutua entre ambos e dele o sujeito ($) *mais-goza como desejo* (falta como objeto no e pelo discurso) – Lacan confere à indecidibilidade representacional o estatuto conceitual de *letra*, a saber, propriamente, a notação psicanalítica para *causa de desejo* (Objeto *a*).

Formalmente:

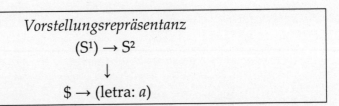

Em última instância, o mal-entendido de Laplanche *decorre do fato de ele não ter feito a experiência analítica da clivagem instituída pelo significante (representante) no significado (representação), e, pois, da indecidibilidade representacional da letra*: embora tenha sido analisando de Lacan por longos e ininterruptos dez anos, o viticultor francês permaneceu sorbonnianamente capturado '*no domínio* da representação' (como vimos, o grifo em '*no domínio*' é da lavra não-analítica de Laplanche).

\NOTAS/

(Nota 01) A expressão 'ideia de significante' é de Lacan:
→ Eu diria portanto que até certo ponto pus de pé o que diz Freud: se falei de 'retorno a Freud', foi para convencê-los do quanto ele [Freud] é capenga, e me parece que a ideia de significante de alguma forma esclarece como o Inconsciente funciona. (LACAN, J. "Abertura da seção clínica de Vincennes" [05 de Janeiro de 1977], *in: Ornicar?* Nº 09. 1977: 07 – 14.) ←

(N. 02) Ouçamos Lacan em duas passagens:
→ Os que assistiram a meu primeiro seminário [sessão de 26/11/1969: 'Produção dos quatro discursos'] ouviram ser evocada a fórmula pela qual o significante, diversamente do signo, é aquilo que representa um sujeito para outro significante. Como nada diz que o outro significante saiba alguma coisa sobre o assunto, *fica claro que não se trata de representação, mas de representante*. (LACAN, J. "O mestre e a histérica", *in: O seminário, livro 17: o avesso da psicanálise* [1969 – 1970]. Sessão de 17 de Dezembro de 1969. Rio de Janeiro: Jorge Zahar Editor, 1992: 27. [Grifos meus: JMCMATTOS.]) ←
→ O que descobrimos na experiência de qualquer psicanálise é justamente da ordem do saber, *e não do conhecimento ou da representação*.

Trata-se precisamente de algo que liga, em uma relação de razão, um significante (S¹) a outro significante (S²). §. É em tal relação [relação de razão], no entanto, *e justamente na medida em que ela não se sabe, que reside a base do que se sabe*. Ali está a irrupção de toda a fase de lapsos e tropeços em que se revela o Inconsciente. (LACAN, J. "O mestre e a histérica", in: *O seminário, livro 17: o avesso da psicanálise* [1969 – 1970]. Sessão de 17 de Dezembro de 1969. Rio de Janeiro: Jorge Zahar Editor, 1992: 28. [Grifos meus: J. M. C. MATTOS.]) ←

(N. 03) Apresento-lhes uma extraordinária sequência na qual Lacan faz emergir, a partir do *Urverdrängt* (Recalcado-primordial/estrutural), a 'categoria do impossível' e o paradoxal 'furo inviolável do simbólico' – ouçamos Lacan:

→ É enquanto alguma coisa é *Urverdrängt* (recalcada-primordialmente/estruturalmente) no simbólico que há algo a que não damos jamais sentido. (LACAN, J. *Seminário R.S.I.* [1974 – 1975]. Sessão de 17 de Dezembro de 1974. Inédito.) ←

→ O que Freud nos traz no que diz respeito ao Outro é justamente isso: *apenas há Outro quando se diz*. Mas não é possível dizer o Outro-todo, pois há uma *Urverdrängt*, a saber, um Inconsciente irredutível que introduz, como tal, *a categoria do impossível*. (LACAN, J. *Seminário R.S.I.* [1974 – 1975]. Sessão de 17 de Dezembro de 1974. Inédito.) ←

→ É nisso que lhes devolvo A Coisa (*Das Ding / La Chose*), a qual não é nada menos do que a *Urverdrängt*, ou seja, o recalcado-primordial [estrutural]. (LACAN, J. *Seminário R.S.I.* [1974 – 1975]. Sessão de 14 de Janeiro de 1975. Inédito.) ←

→ Esse recalcado-primordial [estrutural] é o furo [do simbólico]. Vocês jamais o terão. (LACAN, J. *Seminário R.S.I.* [1974 – 1975]. Sessão de 14 de Janeiro de 1975. Inédito.) ←

→ Esse recalcado é o primordial [estrutural], a *Urverdrängt*: é o que Freud designa como o *inacessível do Inconsciente*. (LACAN, J. *Seminário R.S.I.* [1974 – 1975]. Sessão de 18 de Fevereiro de 1975. Inédito.) ←

→ O simbólico gira em torno de um *furo inviolável*, sem o qual o nó dos três [*real, simbólico, imaginário*] não seria borromeano. Porque é isso o que o Nó Borromeu quer dizer: *o furo do simbólico é inviolável*. (LACAN, J. *Seminário R.S.I.* [1974 – 1975]. Sessão de 11 de Março de 1975. Inédito.) ←

\LACAN EM COLONO/

✣

Ao concluir seu ensino, Lacan terá tematizado prioritariamente o registro do real a partir do que ele demarcara em *O seminário, livro 11: os quatro conceitos fundamentais da psicanálise* (1964), a saber, ‹o real é o impossível› (*le réel c'est l'impossible*) (Nota 01).

Entretanto, o registro do real apenas pôde ser tematizado no transcorrer da conclusão do ensinamento lacaniano por uma *imposição lógica*, ou seja, *o real é efeito do limite da incidência do significante na estrutura.*

Noutros termos, ao longo de vinte anos (1953 – 1973) Lacan precisou demonstrar toda a extensão doutrinária da Lógica do Significante (Lógica de Interdição/Inter-dicção/Dicção), para enfim colocar a trabalho epistemoclínico algo que seria 'para além' dessa demonstração...

Atenção: o real situa-se 'para além' da Lógica do Significante *na estrita condição de resultar como efeito dessa mesma lógica,* não sendo, pois, de maneira alguma, um dado ôntico auto-subsistente e/ou uma representação sígnica qualquer.

Assim, não é possível nem ultrapassar nem abandonar a Lógica do Significante ao se apresentar o registro do real, posto que essa categoria topológica *depende* quer dos elementos constitutivos quer das articulações lógico-conceituais intrínsecas à demarcação estrutural do Outro (Ⱥ: Linguagem, *interdição & * Discurso, *inter--dicção & * Fala, *dicção*).

Não obstante, colocar a trabalho epistemoclínico o que se posiciona 'para além' da Lógica do Significante exige que se recorra à interveniência de um campo capaz, também ele, de logicizar – portanto, transmitir – 'o que restou' da demonstração.

Ora, Lacan encontrará na Topologia Nodal (Nó Borromeu *& * Nó Sinthoma) o campo topológico adequado para, concluída a estafante demonstração do Outro, então 'de-*monstrar*' o indemonstrável...

Certo, se Wittgenstein concluíra o *Tractatus logico-philosophicus* (1921) com o célebre aforismo ‹Sobre o que não se pode falar deve-se calar› (jogando fora, como se sabe, a escada que lhe permitira subir até ali), pois bem, freudianamente advertido sobre o perigo de se jogar fora as escadas (afinal, como em seguida retornar?), de sua parte Lacan poderá enfim dizer: ‹Sobre o que não se pode falar deve-se de-*monstrar*' (N. 02).

Contudo, Miller não entendeu nada do precavido *approach* freudiano de Lacan e quis porque quis fazê-lo jogar fora a escada com a qual alcançara o zênite da Lógica do Significante – tocando dessa maneira no real e retornando da impossibilidade de adentrar nele...

De fato, Miller assevera que o 'ultimíssimo Lacan' (deuses, onde isso vai parar?) se vale do registro do real para solapar *pari passu* 'o primeiro Lacan, o Lacan do imaginário e do simbólico, o Lacan do Outro› (sic), batendo a si mesmo (outro delírio milleriano: 'Lacan contra Lacan') e adentrando triunfante lá onde Édipo perdeu os olhos...

Notem: segundo Miller, o 'Lacan em Colono' (conduzido pelas mãos trêmulas de Joyce) joga fora definitivamente a escada do Outro e mergulha no Um-Corpo, no Um-Gozo, no Um-Sozinho, no Um-Absoluto! (N. 03)

Todavia, a mais rápida leitura dos seminários, textos e intervenções de Lacan percebe que o psicanalista francês não é nem o ultra-solitário Wittgenstein nem o tresloucado Miller: com a escada da Lógica do Significante firme em suas mãos e claramente diante dos olhos, Lacan transpõe seu ensino para a Topologia Nodal (Nó Borromeu & Nó Sinthoma) não para cegar-se *vis-à-vis* o real, mas sim para poder, sobretudo por ter aportado em Colono, *retornar a Freud* (N. 04).

※

\NOTAS/

(Nota 01) Cf. LACAN, J. «Desmontagem da pulsão», *in: O seminário, livro 11: os quatro conceitos fundamentais da psicanálise* (1964). Sessão de 06 de Maio de 1964. Rio de Janeiro: Jorge Zahar Editor. Segunda Edição, 1998: 159.

(N. 02) Cf. WITTGENSTEIN, L. *Tractatus logico-philosophicus* (1921). São Paulo: Editora da Universidade de São Paulo (EDUSP), 1993.

(N. 03) Cf. MILLER, J-A. *El ultimísimo Lacan*. Buenos Aires: Paidós, 2013.

(N. 04) Da abertura (1953) à conclusão (1980), o ensino de Lacan é (não pode não sê-lo) *retorno a Freud*: não para 'segui-lo' e sim para *acompanhá-lo* – nos seguintes termos:
→ *Nós não seguimos Freud:* o acompanhamos. Que uma noção figure em algum lugar na obra de Freud nem por isso nos assegura de que a manejamos no espírito da pesquisa freudiana. De nossa parte, é ao espírito, à palavra de ordem, ao estilo dessa pesquisa que tentamos obedecer. (LACAN, J. "Os dois narcisismos", *in: O seminário, livro 01: os escritos técnicos de Freud* [1953 – 1954]. Rio de Janeiro: Jorge Zahar Editor, 1983: 142.) ←

\LACAN: QUATRO PONTUAÇÕES\

\ANGELUS SILESIUS\
(1624 – 1667)

→ É tempo de eu lhes entregar agora o dístico de ANGELUS SILESIUS que é o trigésimo do segundo livro do *Peregrino Querubínico*:

> ZUFALL UND WESEN (*)
> Mensch werde wesentlich: denn wann die Welt vergeht
> So fält der Zufall weg, dasswesen dass besteht.
> (*) ANGELUS SILESIUS. *O peregrino querubínico* (1675).

Esse dístico é assim traduzido:

> CONTINGÊNCIA & ESSÊNCIA
> Homem, torna-te essencial: porque, quando o mundo passa,
> A contingência se perde e o essencial subsiste.

É disso mesmo que se trata, ao termo da análise, de um crepúsculo, de um declínio imaginário do mundo, e até de uma experiência no limite da despersonalização. *É então que o contingente cai* – o acidental, o traumatismo, os obstáculos da história – *e é o ser que vem então a se constituir.*

Angelus escreveu manifestamente isso, no momento em que fazia os seus estudos de Medicina. O fim da sua vida foi perturbado pelas guerras dogmáticas da Reforma e da Contra-Reforma nas quais ele tomou uma atitude extremamente apaixonada. Mas os livros do *Peregrino Querubínico* dão um tom transparente, cristalino. É um dos momentos mais significativos da meditação humana sobre o ser, um momento para nós mais rico de ressonâncias do que *A noite obscura* de SAN JUAN DE LA CRUZ, que todo mundo lê e ninguém compreende.

Não teria como aconselhar demasiado a alguém que faz análise que adquira as obras de ANGELUS SILESIUS. Não são tão longas, e estão traduzidas em francês pela Aubier. Vocês encontrarão ali muitos outros objetos de meditação; por exemplo, o calembur do *Wort*, a palavra, e do *Ort*, o lugar, e aforismos inteiramente justos sobre a temporalidade. Terei talvez ocasião de tocar uma próxima vez em algumas dessas fórmulas extremamente fechadas e que entretanto abrem, admiráveis, e que se propõem à meditação. ←

↔ Citação colhida em: LACAN, J. «A ordem simbólica», *in: O seminário, livro 01: os escritos técnicos de Freud* (1953 – 1954). Sessão de 09 de Junho de 1954. Rio de Janeiro: Jorge Zahar Editor, 1979: 265.

→ Essa abordagem, que chamo de pura consistência lógica, nos permitirá situar melhor o que ocorre com certo número de atividades humanas, e penso particularmente no misticismo.

Esse não é um campo que abordarei aqui pela primeira vez. Desde os primeiros anos, dos tempos obscuros de meu seminário, eu expus, para os três ou quatro que estavam presentes, ANGELUS SILESIUS, que foi contemporâneo de PASCAL. Experimentem um pouco, só para ver, explicar o que querem dizer os versos dele, sem dispor de seus dísticos. Recomendo-lhes *O Peregrino Querubínico*, que vocês poderão comprar na Aubier, não está esgotado.

Os místicos tentaram, por seu caminho, chegar à relação do gozo com o Um. Certo, esse caminho não concerne diretamente ao que nos é próprio, mas o lugar nele ocupado pelo Eu, pelo *Ich*, relaciona-se, como vocês verão, com a pergunta que é nossa verdadeira meta aqui, e que repito ao terminarmos hoje: *Será que eu existo?* ←

↔ Citação colhida em: LACAN, J. «O Um e o pequeno *a*", *in: O seminário, livro 16: de um Outro ao outro* (1968 – 1969). Sessão de 22 de Janeiro de 1969. Rio de Janeiro: Jorge Zahar Editor, 2008: 133 – 134.

→ Já falei de pessoas que também não estavam tão mal do lado místico, mas que se situavam mais do lado da função fálica: ANGELUS SILESIUS, por exemplo – confundir seu olho contemplativo com o olho com que Deus o olha, isso bem deve, por força, fazer parte do gozo perverso. ←

↔ Citação colhida em: LACAN, J. «Deus e o gozo d'A Mulher", *in: O seminário, livro 20: mais, ainda* (1972 – 1973). Sessão de 20 de Fevereiro de 1973.

\CHUANG-TSÊ/
(369 – 286 a.C.)

O SONHO DE CHUANG-TSÊ (*)
Chuang-Tsê sonha ser uma borboleta.
Ao acordar, não sabe se é um homem que sonhara ser uma borboleta
Ou se uma borboleta que agora sonha ser um homem.
(*) Poema de JORGE LUIS BORGES (1899 – 1986).

→ Num sonho, ele [o sujeito] é uma borboleta. O que quer dizer isso? Quer dizer que ele vê a borboleta em sua realidade de olhar. O que são essas figuras todas, esses desenhos todos, todas essas cores? – senão esse dar-a-ver gratuito em que se marca para nós a primitividade da essência do olhar –. É, meu Deus, uma borboleta que não é tão diferente da que aterroriza o Homem dos Lobos – e MAURICE MERLEAU-PONTY conhece bem sua importância, porque a refere para nós numa nota não integrada a seu texto –. Quando CHUANG-TSÊ está acordado, ele pode se perguntar se não é a borboleta que está sonhando que é 'Chuang-Tsê'. Aliás, ele tem razão, e duplamente: primeiro, porque é isso que prova que ele não é louco, pois ele não se toma por absolutamente idêntico a 'Chuang-Tsê'; e, segundo, porque não acredita dizer tão bem. Efetivamente, foi quando ele era a borboleta [no sonho] que ele se sacou em alguma raiz de sua identidade – que ele era, e que é em sua essência, essa borboleta que se pinta com suas próprias cores – e é por isso, em última raiz, que ele é CHUANG-TSÊ.

A prova é que, quando ele é a borboleta [no sonho], não lhe vem à ideia se perguntar se, quando ele é CHUANG-TSÊ acordado, ele não é a borboleta que ele está sonhando ser. É que, sonhando que é uma borboleta, ele terá sem dúvida que testemunhar mais tarde que ele se representava como borboleta, mas isto não quer dizer que ele está capturado pela borboleta – ele é borboleta capturada, mas captura de nada, pois, no sonho, ele não é borboleta para ninguém. É quando está acordado que ele é CHUANG-TSÊ para os outros, e que está preso na rede deles, de pegar borboletas.

É por isso que a borboleta pode – se o sujeito não é CHUANG-TSÊ, mas o Homem dos Lobos – lhe inspirar o terror fóbico de reconhecer que o batimento das asinhas não é tão afastado do batimento da causação, da ranhura primitiva queimando seu ser atingido, pela primeira vez, pela marca do desejo. ←

↔ Citação colhida em: LACAN, J. «A esquize do olho e do olhar», *in: O seminário, livro 11: os quatro conceitos fundamentais da psicanálise* (1964). Sessão de 19 de Fevereiro de 1964. Rio de Janeiro: Jorge Zahar Editor. Segunda Edição, 1998: 77.

\TEREZA D'ÁVILA/
(1515 – 1582)

> A dor foi tão grande que gritei!
> Mas ao mesmo tempo senti uma doçura tão infinita,
> Que desejei que a dor durasse para sempre.
> SANTA TEREZA D'ÁVILA. *O castelo interior* (1577).

→ Basta que vocês vão olhar em Roma a estátua de Bernini para compreenderem logo que ela [Tereza D'Ávila] está gozando, não há dúvida. E do que é que ela goza? É claro que o testemunho essencial dos místicos é justamente o de dizer que eles o experimentam, mas não sabem nada dele.

Essas ejaculações místicas, não é lorota nem só falação: é em suma o que se pode ler de melhor – podem pôr em rodapé, nota: *Acrescentar os Escritos de Jacques Lacan*, porque é da mesma ordem –. Com o que, naturalmente, vocês vão ficar todos convencidos de que eu creio em Deus. Eu creio no gozo d'A Mulher, no que ele é *a mais*, com a condição de que esse *a mais* vocês lhe coloquem um anteparo antes que eu o tenha explicado bem.

(...). Esse gozo que se experimenta e do qual não se sabe nada, não é ele que nos coloca na via da *ex-sistência*? E por que não interpretar uma face do Outro, a face Deus, como suportada pelo gozo feminino? ←

↔ Citação colhida em: LACAN, J. «Deus e o gozo d'A̶ Mulher", *in: O seminário, livro 20: mais, ainda* (1972 – 1973). Sessão de 20 de Fevereiro de 1973. Rio de Janeiro: Jorge Zahar Editor. Segunda Edição, 1985: 103.

→ (...). Se com esse S (A̶) eu não designo outra coisa senão o gozo d'A̶ Mulher, é certamente porque é ali que eu aponto que Deus ainda não fez sua retirada. ←

↔ Citação colhida em: LACAN, J. «Letra de uma carta de almor», *in: O seminário, livro 20: mais, ainda* (1972 – 1973). Sessão de 13 de Março de 1973. Rio de Janeiro: Jorge Zahar Editor. Segunda Edição, 1985: 112 – 113.

\FRANCISCO GOYA/
(1746 – 1828)

→ Na margem de uma pequena gravura de GOYA encontramos escrito: *O sono da razão produz monstros*. É bonito, e como é GOYA, é mais ainda. Vemos esses monstros.

Vejam, ao falarmos conviria sempre saber parar a tempo. Acrescentar 'produz monstros', não é que caiu bem? É um início de elucubração biológica. (...).

Conviria, portanto, saber parar. *O sono da razão* – é tudo –. O que isso quer dizer então? *Que é a razão que propicia que permaneçamos no sono.* Nesse caso também, não sei se vocês não correm o risco de ouvir de minha parte uma pequena declaração de irracionalismo. Mas não: é o contrário. O que se queria deixar de fora, excluir [na gravura de Goya] – ou seja, o reino do sono –, vê-se assim anexado à razão, ao seu império, à sua função, à tomada do discurso, ao fato de que o Homem habita a Linguagem, como diz o outro [Heidegger]. Será irracionalismo perceber isso e seguir os cursos da razão no próprio texto do sonho [como o fez Freud]? Toda uma Psicanálise talvez se desdobre antes do que talvez pudesse de fato acontecer, ou seja, que tocássemos um ponto de despertar.

Freud escreveu em algum lugar *wo Es war, soll Ich werden*. Ainda que o tomemos no nível de sua segunda tópica [*Es, Ich, Überich*], o que é isso senão determinada maneira de definir o sujeito? *Ali onde era o reino do sonho, eu devo advir* – devir, com o acento especial que assume em alemão o verbo *werden*, ao qual cabe atribuir seu alcance de *crescer no devir* –. O que isso pode querer dizer, a não ser que o sujeito [*Ich*] já se acha em sua morada no nível do *Es*? ←

↔ Citação colhida em: LACAN, J. «Meu ensino, sua natureza e seus fins», *in: Meu ensino*. Rio de Janeiro: Jorge Zahar Editor, 2006: 92 – 94.

\'LAS MENINAS': ONDE ESTÁ O QUADRO?\

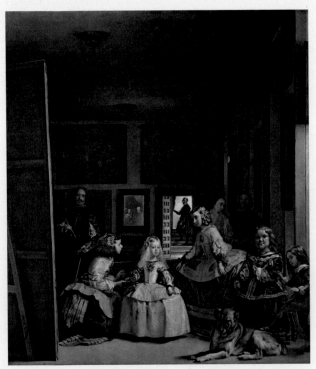

DIEGO VELÁSQUEZ. *Las meninas* (1656).

> São sempre as coisas mais visíveis, à mostra, as que menos vemos.
> LACAN, J. *O seminário, livro 17: o avesso da psicanálise* (1969 – 1970).

Minha leitura do quadro 'Las meninas' (1656), de DIEGO VELÁSQUEZ (1599 – 1660), vale-se das elaborações conceituais de Lacan referentes ao *objeto olhar* desenvolvidas em *O seminário, livro*

11: os quatro conceitos fundamentais da psicanálise (1964), confluindo para a proposição segundo a qual a tela velasquiana configura-se como um rigoroso tratado pictórico-ideológico (politicamente ideológico) sobre *um impossível* 'olhar sem falta' (Nota 01).

De fato, a porta de entrada para a legibilidade do 'Las meninas' (1656) *consiste em tomar por literal a completa virtualidade do cenário*, vale dizer, *o pintor nos dá a ver o que veem os olhos do casal de reis* (Filipe IV e Mariana), cujas imagens encontram-se no espelho localizado próximo à parte central do quadro, qual seja:

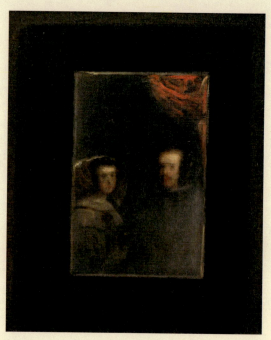

DIEGO VELÁSQUEZ. 'Las meninas' (1656). Detalhe: o casal de reis Filipe IV e Mariana.

Isso significa que Velásquez *quis que víssemos* (e que afinal *o víssemos*, posto que sua imagem está presente no interior da cena) *pelos e com os olhos do casal de reis*, o qual se constituiria no modelo postado imediatamente diante do cavalete do pintor.

Entretanto, vermos *pelos* e *com* os olhos do casal de reis – logo, como procura indicar a tela, 'vermos tudo' – resulta de uma série de procedimentos referentes à estruturação da obra como tal, série essa que denomino de *pontos cegos* e/ou *pontos de impossibilidade*; além disso, a subsunção do olhar do espectador ao olhar do casal de reis implica em determinadas consequências atinentes ao *campo da representação*, o que me levará a confrontar os posicionamentos teóricos de Lacan com aqueles desenvolvidos pelo filósofo MICHEL FOUCAULT (1926 – 1984) em *As palavras e as coisas* (1966) (N. 02).

Em termos imediatos, a cena na qual estão inseridas as figuras do quadro comporta doze personagens, a saber, dez exteriores ao espelho aludido anteriormente (incluindo-se o cão) e duas interiores a ele, quais sejam, as imagens espelhares do rei Filipe IV e da rainha Mariana, cujas presenças corporais, na perspectiva dos olhares daqueles que compõem o quadro, estariam situadas em frente a cada um deles (com exceção para o cão, o qual tem os olhos cerrados [N. 03]).

Todavia, essa cena abrange também o presencial do modelo à sua frente (o casal de reis), *o qual atrai inapelavelmente para o seu* olhar – situado no espelho interior ao quadro – os olhares daqueles que, através dos séculos seguintes, anonimamente, serão capturados pela completa virtualidade do cenário, nada percebendo dessa captura.

Ora, a lógica que sustenta a configuração do 'Las meninas' (1656) baseia-se na correlação entre os *pontos cegos* internos ao quadro (os olhares dos personagens) e o real – logo, o impossível – *olhar sem falta* externo à tela (os olhares dos monarcas), tudo se passando como se a condição de possibilidade para se ‹ver tudo› fosse afinal *termos que subsumir espelharmente o que vemos àquilo que veem os soberanos* – com a condição, no entanto, de *não vermos que estamos vendo com os olhos deles*, vale dizer, haveria em 'nós' (no olhar dos espectadores) também um ponto cego.

\OS PONTOS CEGOS EM 'LAS MENINAS' (1656)/

I – II

Num primeiro momento há o entrecruzamento entre dois pontos cegos (entre duas impossibilidades), qual seja, a) aquilo que é visto pelos olhos internos ao quadro (a presença dos reis à frente deles) não o é pelos olhos dos espectadores do próprio quadro, na medida em que, nesse primeiro momento, *não percebemos* que os personagens da tela veem o casal real (Filipe IV e Mariana); em troca, b) aquilo que é visto pelos olhos desses espectadores (as imagens dos reis *no espelho*) não o é pelos olhos das figuras pintadas (o espelho situa-se atrás delas); em resumo, aquilo que os personagens pictóricos veem (Filipe IV e Mariana), nós não vemos, e, ato contínuo, aquilo que nós vemos (os reis *no espelho*), eles não veem (N. 04).

III

Entretanto, o que quer que vejamos no quadro está obrigatoriamente subsumido pelos olhos de Filipe IV e de Mariana, emana deles como uma visão à qual nós – os que se posicionam diante do quadro para vê-lo – estamos inapelavelmente capturados e declarados prisioneiros sem direito algum ao contraditório: sim, o que vemos (o que supomos ver com os nossos 'próprios' olhos') *é já o que veem* – e *apenas* o que veem – os olhos do casal de reis; logo, há aí um terceiro ponto cego, qual seja, a apreensão sensível da cena (a visão imediata que temos dela) nos furta a percepção de que *o que vemos é tomado de empréstimo* à visão dos mandatários espanhóis e que, pois, nessa condição, não podemos obter outra perspectiva para aqueles olhos – quais sejam, os 'nossos' – que até então acreditávamos serem órgãos intransferíveis para corpos alheios.

IV

Contudo, cabe observar que os olhos de Filipe IV e os de Mariana dirigem-se para dimensões diversas no cenário, condizentes, essas dimensões, com o posicionamento de cada um dos monarcas no contexto sócio-histórico, cultural e político de sua época (contexto discursivo, em última instância), a saber, à posição recatada de Mariana ao lado de seu esposo (em uma altura menor que a dele e expressiva de obediência) correspondem olhos voltados *para apenas uma parte do conjunto de figuras ali dispostas* – os pudicos olhos de Mariana concentram-se indiscutivelmente na princesa Margarida –, enquanto que ao posicionamento sobranceiro de Filipe IV (em uma altura maior que a de sua esposa e expressivo de independência) *correspondem olhos que abarcam todo o conjunto do quadro* – os altivos olhos do rei supostamente apreendem a totalidade do que lhe é exposto –; no entanto, poder-se-ia notar no posicionamento do rei um quarto ponto cego, qual seja, o soberano não poderia ver o verso do quadro que Velásquez está pintando (N. 05).

Não obstante, Filipe IV – e *apenas ele* (no campo estrutural do quadro) – pode ver as imagens desse verso *refletidas* no espelho atrás do pintor e que se confundem com a sua imagem também ali (no espelho) reproduzida.

Nessa sobreposição de imagens eis sem dúvida uma das maravilhas da arte de Velásquez, *pois sub-repticiamente o espelho capta a um só tempo o verso do cavalete na dianteira do pintor e o reflexo do casal de reis, identificando* a imagem pintada no cavalete com a imagem em espelhamento de Filipe IV e de Mariana!

Ora, a identificação descrita acima é capital, na medida em que por meio dela Velásquez procura fazer com que o rei seja aquele que 'vê absolutamente tudo' – ou seja, nenhuma de suas imagens poderia lhe faltar (nesse sentido, não haveria pontos cegos na visão do monarca) –, além de nos sugerir que, onde quer que apareçam, as imagens da realeza (no caso, aquelas de um reino cuja dominância sobre os demais estados europeus começava a declinar) se constituem em e por si mesmas *nessa* realeza, de sorte a não restar diferença substancial alguma entre os corpos da aristocracia e suas imagens – sendo assim, os corpos *e* as imagens dos soberanos espanhóis expressariam um único e mesmo ‹simbolismo visual›, o qual subsumiria tudo e todos à presença onividente (*et pour cause*, onisciente) dos Reis d'Espanha (N. 06) –.

V

Nesse contexto, um quinto ponto cego pode ser demarcado no que se refere aos espectadores do quadro, posto que esses, quando de sua primeira visada do cenário, em geral não se veem como aqueles que são vistos pelos olhares internos à montagem velasquiana, ocupando, *por identificação ao posicionamento virtual do casal de monarcas* (posicionamento ‹exterior› à figuração), o lugar de modelos necessariamente empuxados para o espelho semicentral no qual eles experimentarão – de maneira abrupta, estranha e não poucas vezes violenta – a maximização do procedimento identificatório almejado pelo pintor, qual seja, o que os espectadores veem refletidos na lâmina espelhar não são os seus próprios rostos e sim os de Filipe IV e Mariana (nesse momento tudo se passa ‹como se fôssemos› o casal de reis).

Noutros termos, é a ausência mesma dos soberanos a título de modelos – cuja 'presença', no entanto, é recuperada no espelhamento situado no interior do agenciamento pictórico (espelho semicentral) – o que faz com que os espectadores *não vejam* sua própria submersão em um dispositivo representacional que inapelavelmente os conduzirá à identificação com a *imagem* da realeza.

(Assustadoramente, ao avesso pois de seu vívido jogo de luzes e sombras, o quadro de Velásquez opera como uma espécie de buraco-negro da arte da Pintura, atraindo para si os olhares dos transeuntes à sua frente e conduzindo-os a essa espécie de encontro marcado com o espelho semicentral no qual as imagens de Filipe IV e de Mariana [imagens sobrepostas: as pintadas no verso do cavalete do pintor e as refletidas diretamente no espelho, captadas no 'exterior'] os aguardam à semelhança de 'fantasmas'; ora, não haveria nessa atração às imagens congeladas dos monarcas algo de tétrico e angustiante, vale dizer, na contramão da imediata vitalidade ofertada em primeiro plano, os pasmos espectadores não estariam sendo tragados por uma alegoria da... morte?)

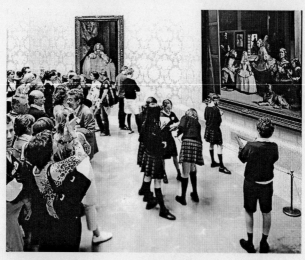

O público diante de 'Las meninas' (1656).

VI

O sexto ponto cego é aquele que diz respeito aos focos de luz que iluminam a cena e que perfazem cinco diferentes intensidades de emissão, quais sejam, em ordem crescente, a) a luminosidade que flui do espelho semicentral (por rebatimento de outro foco de luz, descrito a seguir), b) as que emanam de duas luminárias situadas no teto, c) a que pulsa da abertura de um postigo no fundo do quadro (a abertura desse foco de luz por um serviçal dos monarcas é essencial, pois ela como que recupera a luminosidade emitida na parte dianteira da tela, completando e unificando assim a visibilidade do cenário), d) a que se projeta e corta o cenário de forma transversal (da direita para a esquerda) e e) a que vigora poderosamente na dianteira da configuração arquitetada por Velásquez, a saber, aquela ejetada do lugar no qual estariam localizados os reis Filipe IV e Mariana e que define o estatuto pictórico de toda a obra (por imposição lógica, esse foco principal é rebatido pelo espelho que condensa as imagens do casal de soberanos).

Todavia, o ponto cego que estou descrevendo situa-se exata e precisamente nesse foco de luz mais forte e abrangente, na medida em que a percepção visual de sua larga incidência é obnubilada pelo repentino jato de luz que transpassa o ambiente de leste a oeste, desviando-se assim os olhos dos espectadores para os demais focos luminosos de modo que as partes constituintes do dispositivo representacional sejam vistas; no entanto, essa operação de desvio (pela qual a cintilação do foco central de luz é abrandada) serve sorrateiramente à lei que preside o *tour de force* velasquiano: por meio dela, após percorrer a multifacetada disposição de seres e coisas, a visão dos contempladores é trazida de volta àquele objeto que perfaz o cerne da inusitada alegoria, qual seja, ela é entregue (a bem dizer, ela se entrega, e, ao fazê-lo, se integra) ao espelho.

Observação: os olhos de Foucault foram completamente ludibriados pelo fluxo de luz espargido da lateral direita do quadro, a ponto de o filósofo literalmente não ver que esse fluxo *não é* o que estrutura e informa a composição (no caso, como expus anteriormente, essa tarefa é exercida pela luminosidade situada diretamente na parte frontal da tela e cujo espaço seria virtualmente ocupado pelo casal de reis) – escreve (cegamente) Foucault:

→ Da direita, derrama-se por uma janela invisível o puro volume de uma luz que torna visível *toda* a representação [o quadro de Velásquez]. (FOUCAULT, M. «Capítulo I: *Las meninas*", *in: As palavras e as coisas* [1966]. São Paulo: Martins Fontes, 2000: 07. [Grifo meu: J. M. C. MATTOS.]) ←

VII

Resta-me pontuar a existência de um sétimo ponto cego lá onde está – ou melhor, onde deveria estar – o pintor Velásquez, pois o cenário que vemos jamais existiu enquanto um motivo concreto que estaria placidamente 'posando' para os virtuosísticos pincéis do artista...

E por que o cenário jamais existiu?

Muito simplesmente porque esse agenciamento seria impossível em um espaço tridimensional, de sorte que, caso não houvesse essa impossibilidade, nele pudéssemos alocar simultaneamente a presença material do casal de monarcas e um enormíssimo espelho (não menos material) que, disposto sabe-se lá como entre os corpos de Velásquez e Filipe IV (ao lado de Mariana), refletisse por inteiro o conjunto dos demais elementos da obra; logo, a título de modelo presencial, 'Las meninas' (1656) não foi nem construído nem visto empiricamente pelo artista espanhol e sim longa, paciente e artesanalmente *antecipado* por Velásquez em inúmeros estudos e esboços preparatórios, podendo assim ser lido – por olhos menos seduzidos e/ou capturados pela grandiloquência sensível da alegoria – como estrita e genial *cosa mentale* (N. 07).

VIII

Finalmente, eis o oitavo ponto cego – psicanalítico, e, pois, surpreendente, posto que operando em acordo com uma lógica 'ao avesso': no transcorrer de sua leitura do 'Las meninas' (1656), Lacan pontua vigorosamente que tudo o que vemos no quadro – tudo o que supomos ver nele – nos impede de ver... *o sexo da princesa Margarida* (N. 08).

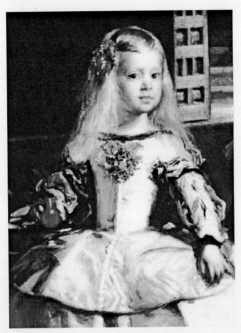

DIEGO VELÁSQUEZ. 'Las meninas' (1656). Detalhe: a princesa Margarida.

Ora, os oito pontos cegos descritos anteriormente me fazem considerar a incensada tela de Velásquez não somente como importantíssima obra de arte no âmbito da história da Pintura (N. 09), *mas também como surpreendente peça ideológica favorável ao absolutismo do poder monárquico* – entretanto, *atenção*: poder esse *transfigurado* nas imagens de Filipe IV e Mariana, às quais nós, desprevenidos espectadores do quadro (arrastados sem mais àquele sombrio espelho), nos identificaríamos (N. 10).

Aliás, os biógrafos acentuam o quanto Velásquez – plebeu, e, por filiação paterna, neto de portugueses – ambicionou e procurou tenazmente ao longo da vida (não poucas vezes valendo-se de meios escusos) tornar-se um nobre junto à aristocracia espanhola sob o reinado de Filipe IV; todavia, apesar de haver sido nomeado, com apenas vinte e quatro anos, Pintor Oficial da Corte (1623: nessa condição ele era o único artista autorizado a pintar retratos do rei e seus familiares), além de, subsequentemente, sempre por decretos saídos diretamente das mãos de Filipe IV, exercer as funções de Escudeiro da Câmara, Supervisor dos Trabalhos do

Palácio e Tesoureiro Real (1652: a mais alta honraria concedida a um plebeu), pois bem, foi somente após pintar *La família* (1656: rebatizada no Século XIX como 'Las meninas') que Velásquez conquistou o título de Cavaleiro da Ordem de Santiago (1659: com a necessária benevolência do Papa Alexandre VII).

Com efeito, a) o pintor retrata *a si mesmo* em um quadro cujo motivo seria a família dos reis Filipe IV e Mariana, tela à qual ele próprio, espertamente, intitulara apenas *La família* (sem acrescentar *real*, de modo que ele pudesse *aí* ser representado); b) a obra *La família* (1656: dita posteriormente 'Las meninas') é, de ponta a ponta, como expus, *uma peça ideológica caída em devoção aos pés dos Reis d'Espanha*; e c) em agradecimento aos préstimos que lhe foram tão assiduamente prodigalizados, após o falecimento de Velásquez (1660) o monarca Filipe IV exige que uma imagem da Cruz da Ordem de Santiago (expressiva de nobreza) seja pintada grande e diretamente no peito do autorretrato que o artista fizera em *La família* (1656), imortalizando-se, assim, através de um aplique póstumo, a ‹nobreza› do pintor-cortesão.

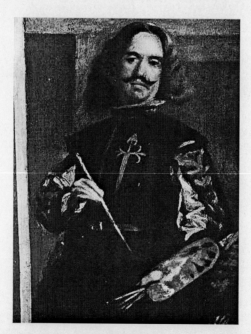

DIEGO VELÁSQUEZ. 'Las meninas' (1656). Detalhe: autorretrato com a Cr. O. Santiago.

\O PONTO CEGO EM FOUCAULT/

Considerando-se esses elementos, a tese exposta por Foucault no primeiro capítulo de *As palavras e as coisas* (1966) parece-me insustentável, posto que (escreve o filósofo):

→ Talvez haja, nesse quadro de Velásquez, como que *a representação da representação clássica e a definição do espaço que ela abre*. Com efeito, ela intenta *representar-se a si mesma em todos os seus elementos*, (...). Mas aí, nessa dispersão que ela reúne e exibe em conjunto, por todas as partes um vazio essencial é imperiosamente indicado: o desaparecimento necessário daquilo que a funda – daquele a quem ela se assemelha e daquele a cujos olhos ela não passa de semelhança –. Esse sujeito mesmo – que é o mesmo – *foi elidido*. E livre, enfim, dessa relação que a acorrentava, a representação pode se dar como pura representação. (FOUCAULT, M. "Capítulo I: *Las meninas*", in: *As palavras e as coisas* [1966]. São Paulo: Martins Fontes, 2000: 20 – 21. [Grifos meus: J. M. C. MATTOS.]) ←

Ora, o 'vazio essencial' (apontado por Foucault) *não é* de maneira alguma 'o desaparecimento necessário' daquilo que funda 'a representação da representação clássica' (no caso, o quadro de Velásquez), qual seja, esse desaparecimento, *a elisão do sujeito* a título ‹daquele a quem ela [a representação da representação clássica] se assemelha e daquele a cujos olhos ela não passa de semelhança› (cf. citação anterior).

Por que não?

Porque, como procurei mostrar, Velásquez produz em 'Las meninas' (1656) uma suposta ausência – a saber, a invisibilidade do casal de reis (Filipe IV e Mariana) – exata e precisamente para recuperar, manter e acentuar – *atenção*: na e pela imagem capturada no espelho semicentral ao cenário e à qual nos identificaríamos – *a representatividade do sujeito integralmente semelhante à sua representação* (a prova maior da integralidade dessa semelhança é a sobreposição das imagens do cavalete do pintor com as dos monarcas no átrio 'exterior' à tela, refletidas simultaneamente no suporte espelhar).

Noutros termos, o truque velasquiano – inconsciente, sem dúvida (N. 11) – *consiste em furtar radicalmente aos olhos dos expectadores a presença daqueles que seriam os verdadeiros modelos da obra* (os ditos referentes nucleares da representação), *virtualizando por completo o cenário de sorte a criar nele um foco nodal capaz de surpreender e atrair definitivamente os olhos dos espectadores para si, e, isso feito, estabelecer uma identificação irrecusável entre as imagens do casal de monarcas refletidas no espelho e seus súditos* – sim, súditos, pois afinal como nos livrarmos da perspectiva *subordinada* à de Filipe IV e Mariana, vale dizer, como não ver *com os olhos dos governantes* os rostos que no espelho deveriam ser os nossos mas que, tudo considerado, são os deles?

(Nesse momento é preciso retificar com pulso firme a passagem na qual Foucault quer nos fazer acreditar que 'a invisibilidade profunda do que se vê [a ausência do rei] é solidária com a invisibilidade daquele que vê [o 'espectador]', transformando-a, corretamente, em *a virtualidade profunda do que se vê* [a presença virtual de Filipe IV e Mariana no espelho] *é solidária com* [está identificada com] *a virtualidade daquele que vê* [N. 12].)

Assim, o golpe de mestre perpetrado por Velásquez *implica em que não vejamos que estamos vendo com os olhos dos soberanos, e, sobretudo, que não vejamos que somos furtivamente transportados à identificação com as imagens do casal de reis sobrepostas no espelho alocado na parte semicentral do quadro* (como expus acima, imagens a um só tempo refletidas do verso do cavalete do pintor e do posicionamento de Filipe IV e Mariana à frente do cenário); dessa feita, no 'Las meninas' (1656) *tudo deve se passar como se os olhos dos governantes fossem os nossos olhos e vice-versa, instituindo-se uma continuidade ininterrupta e sem mácula entre o que eles (os soberanos) veem e o que nós (os súditos) vemos!*

Pois bem, o férreo corolário inscrito no cerne dessa montagem pictórico-ideológica resta encapsulado nos seguintes termos:

∟ Os mandatários veem *por* nós e nós vemos *por meio* deles: logo, nós vemos o que eles veem *para* nós; portanto, nossos olhos estão subsumidos ao que eles veem: logo, embora em posições hierárquicas diversas, compartilhamos de uma *mesma* visão.

Com efeito, esse corolário sugere que o pintor desejou produzir uma obra que nos mostrasse *a totalidade do campo visual*, lançando-nos direta e imediatamente em face de um cenário virtualizado ponto a ponto e no qual os elementos da arte pictórica (quando menos aqueles vigentes à época de Velásquez) pudessem como que *completar a visão* (sendo assim, o campo visual manifestar-se-ia com inocente e virginal transparência); entretanto, trata-se de 'completar a visão' de maneira que os sujeitos implicados na tela (inclusive nós, espectadores) experienciem, nos e pelos olhares recíprocos, *uma visualidade integrada e integral,* ao preço inevitável, contudo, *de não verem que não veem a rigorosa lógica que preside e informa tal visualidade, qual seja, aquela que faz do olhar do casal de governantes o lugar-tenente a um só tempo da perspectiva, do cenário que essa perspectiva abre e da identificação dos contempladores às imagens de Filipe IV e Mariana (sobrepostas no espelho nuclear à alegoria).*

Ora, *pergunto*: em que outro momento da história da Pintura o lugar discursivo do poder e seu *modus operandi* na sociedade foram melhores *virtualizados*, e, pois, foram melhores *assimilados*?

Todavia, em sua interpretação do 'Las meninas' (1656), infelizmente Foucault nos diz que, ao elidir o sujeito que fundaria a representação (no caso, ao virtualizar radicalmente o posicionamento do par de reis a título de modelo), 'o espaço que ela [a tela de Velásquez] abre' é o de uma 'pura representação', vale dizer, aos nossos olhos teria sido ofertada uma obra de arte cujo intento seria o de 'representar-se a si mesma em todos os seus elementos', configurando-se, desse modo, como 'representação da representação clássica' (as expressões sob aspas residem na citação transcrita anteriormente).

De fato, como fiz notar nos parágrafos precedentes:

a. a elisão do sujeito no 'Las meninas' (1656) está inteiramente a serviço da *recuperação* desse mesmo sujeito nas imagens sobrepostas do espelho seminal à alegoria, sobreposição essa cuja função lógica é a de empuxar tudo e todos para inapelável identificação com o cenário aberto nos e pelos olhos dos governantes Filipe IV e Mariana (nesse processo identificatório o campo especular seria completado, haveria uma adâmica transparência da visão, etc); além disso,

b. a expressão 'pura representação' exibe uma contradição interna a seus próprios termos, posto existir apenas representação *de* e/ou representação *para*, sendo pois impossível a uma representação (como supõe sofisticamente

Foucault) 'representar-se a si mesma em todos os seus elementos' – talvez aqui eu possa trazer o testemunho de Lacan em meu auxílio: *um significante é o que representa (enquanto representante) um sujeito para outro significante* (N. 13), ou, então, *um significante não pode representar a si mesmo* (evidentemente, uma representação qualquer está subsumida ao significante que a institui como e enquanto representação) –; finalmente,

c. ainda sob o testemunho de Lacan e decididamente ao avesso da leitura foucaultiana do quadro de Velásquez, *não há representação sem sujeito* (a não ser para a Ciência, enquanto ideologia que o suprime [N. 14]).

Em resumo, o ponto cego da interpretação com a qual Foucault abre o *As palavras e as coisas* (1966) consiste, afinal, em também ele ter sido logrado pela *mise en scène* velasquiana: certo, senhor do fascínio que exerceria sobre os que se aproximassem de maneira abrupta, talvez o quadro tenha esperado o correr dos séculos para enfim encontrar aquele que mergulhasse de olhos bem fechados em seu perverso *trompe-l'oeil*, e, tapeado dos pés à cabeça, dele emergisse para re-velar (o hífen é importante) o 'sentido' tão cuidadosamente protegido na virtualidade e que esse próprio *trompe-l'oeil* o faz dizer à maneira de um chiste: ‹Sim, eu vi: a tela guarda uma invisibilidade profunda e, como tal, é pura representação' (atribuição legítima dessa assertiva a Foucault).

\O PONTO DO OLHAR EM LACAN/

Interessa-me aqui ler a prodigiosa tela a princípio intitulada *La família* (1656) a partir da tese lacaniana exposta no desenvolvimento de quatro sessões de *O seminário, livro 11: os quatro conceitos fundamentais da psicanálise* (1964), tese em acordo com a qual a arte da Pintura seria *uma defesa contra o olhar* (N. 15).

Assim, o cerne da argumentação lacaniana consiste sequencialmente no seguinte:

01. De início, a formulação de uma proposição universal:

→ Em qualquer quadro que seja, é precisamente ao procurar o olhar em cada um de seus pontos que vocês o verão desaparecer. (LACAN, J. "A anamorfose", in: *O seminário, livro 11: os quatro conceitos fundamentais da psicanálise* [1964]. Sessão de 26 de Fevereiro de 1964. Rio de Janeiro: Jorge Zahar Editor. Segunda Edição, 1998: 88.) ←

02. Em seguida, o arrazoado psicanalítico que cauciona essa proposição:

→ O que é a Pintura? Não é por nada, evidentemente, que chamamos de quadro a função em que o sujeito tem que se discernir como tal. Mas quando um sujeito humano se engaja em fazer um quadro, em obrar essa coisa que tem por centro o olhar, do que é que se trata então? (LACAN, J. "A linha e a luz", in: *O seminário, livro 11: os quatro conceitos fundamentais da psicanálise* [1964]. Sessão de 04 de Março de 1964. Rio de Janeiro: Jorge Zahar Editor. Segunda Edição, 1998: 98.) ←

→ Adiantarei a seguinte tese – certamente, no quadro, sempre se manifesta algo do olhar –. Bem sabe disso o pintor, cuja moral, cuja pesquisa, cuja busca, cujo exercício, são verdadeiramente, quer ele se prenda a isso quer ele varie, a seleção de um certo modo de olhar. (IDEM: 99.) ←

→ A função do quadro – em relação àquele a quem o pintor, literalmente, dá a ver seu quadro – tem uma relação com o olhar. (...). O pintor, àquele que deverá estar diante do seu quadro, oferece algo que em toda parte, pelo menos, da Pintura, poderia resumir-se assim – *Queres olhar? Pois bem, veja então isso!* Ele oferece algo como pastagem para o olho, mas convida aquele a quem o quadro é apresentado a depor ali seu olhar, como se depõem as armas. Aí está o efeito pacificador, apolíneo, da Pintura. Algo é dado não tanto ao olhar quanto ao olho, algo que comporta abandono, deposição, do olhar. (IDEM: 99.) ←

→ De maneira geral, a relação do olhar com o que queremos ver é uma relação de logro. O sujeito se apresenta como o que ele não é e o que se dá para ver não é o que ele quer ver. É por isso que o olho pode funcionar como Objeto *a*, quer dizer, no nível da falta (- φ). (IDEM: 102.) ←

Portanto, diante de uma obra de arte pictórica veremos (aparentemente de modo paradoxal) desaparecer... *o olhar*.

Por quê?

Porque o pintor oferta ao espectador algo cuja função é a de servir como 'pastagem para o olho', convidando-o 'a depor ali seu olhar, como se depõem as armas', de sorte a se obter, na recepção da tela, 'um efeito pacificador, apolíneo'.

Ora, a conclusão de Lacan não deixa margem para dúvida: a deposição do olhar (*dompte-regard*, nos termos de Lacan) ocorrerá se (somente se) o olho 'funcionar como Objeto *a*, quer dizer, no nível da falta (- φ)'; noutros termos, compete ao quadro prestar-se como suporte cênico à *interdição do olhar do espectador*, de maneira a defendê-lo – *atenção*: em e por essa interdição mesma – da incidência do próprio olhar a título de Gozo *do/ao* Outro, facultando-lhe (ao espectador), retroativamente, *a visão* (abertura do campo visual: luminosidade, perspectiva, objetos recortados e articulados, etc); pelo contrário, quando houver a incidência do olhar *como* e *enquanto tal* (Gozo *do/ao* Outro, etc) dar-se-á como resposta a alucinação visual (naqueles sujeitos adscritos apenas à interdição de Linguagem e não à inter--dicção de Discurso e à dicção de Fala).

Formalmente:

Ølhar ⊢ Pintura ← Olho → Visão (Campo Visual)
(A letra 'Ø' está transpassada para assinalar a interdição/inter--dicção/dicção do olhar.)

Sendo assim, 'Las meninas' (1656) é – estruturalmente, a título de quadro e/ou tela – *pastagem para o olho* (interdição/inter-dicção/dicção), deposição do olhar ('como se depõem as armas'), e, portanto, presta-se à *defesa* do sujeito (notação lacaniana: $) *vis-à-vis* ao olhar situado no Campo do Outro (notação lacaniana: Ⱥ).

Ora, no contexto dessa defesa contra o olhar, de sorte a que o próprio olhar apresente-se interditado/inter-dictado/dictado (notação minha: Ø) – logo, o olho com estatuto conceitual de Objeto *a* –, estruturar-se-á o Desejo *ao* Outro, nos seguintes termos:

→ Modificando a fórmula que é a que eu dou para o desejo enquanto inconsciente – *o desejo do homem é o Desejo do Outro* –, direi que é de uma espécie de Desejo *ao* Outro que se trata, na extremidade do qual está o *dar a ver* [enquanto quadro e/ou, *lato sensu*, Pintura]. §. No que é que esse dar a ver pacifica alguma coisa? – senão nisto: que há um apetite do olho naquele que olha –. Esse apetite do olho, que se trata de alimentar, constitui o valor de encanto [de fascinação] da Pintura. (LACAN, J. "O que é um quadro?", *in: O seminário, livro 11: os quatro conceitos fundamentais da psicanálise* [1964]. Sessão de 14 de Março de 1964. Rio de Janeiro: Jorge Zahar Editor. Segunda Edição, 1998: 111 – 112.) ←

Formalmente:

Ølhar ⊢ Olho (interdição/inter-dicção/dicção) ← Objeto *a* → Desejo *ao* Outro (Ⱥ)

Isso posto, 'Las meninas' (1656) chama-nos imediatamente a atenção – e desde aí começa a exercer sobre nossos olhos irrecusável fascínio – devido nada menos do que à *inaudita virtualização do olhar* (interdição/inter-dicção/dicção do olhar), qual seja, o ineditismo de nos situar *na perspectiva da visão* daqueles que seriam seus verdadeiros motivos e/ou modelos, abrindo-nos o cenário visto pelo casal de monarcas Filipe IV e Mariana.

Certo, na e pela deslumbrante tela de Velásquez, *vemos o que veem* os mandatários espanhóis (em termos psicanalíticos, nossa pulsão visual 'goza o que goza' a pulsão visual deles), mas isso se torna possível apenas se for obedecida a estrita e rigorosíssima condição de – ao vermos o que veem Filipe IV e Mariana – *não vermos o processo de identificação (incidente nos receptores) às imagens dos monarcas sobrepostas no espelho semicentral à tela e que opera como suporte matricial das linhas composicionais da alegoria.*

Feitas as contas, se tudo o que vemos é ao preço de nada vermos (leitura de Lacan: interdição/inter-dicção/dicção do olhar, etc), aceito enfim o obscurecimento de meu horizonte visual se me for concedida ao menos duas réstias de luz:

01. Apesar de si mesma – vale dizer, não obstante sua tentativa explícita de 'fazer com que vejamos tudo' –, jamais uma obra de arte apascentou com tal rigor o Olhar do/ao Outro (A̸) e interditou/inter-dictou/dictou com tal vigor nossos patéticos olhos ao modo abstruso de 'Las meninas' (1656), dando-nos uma lição inesquecível de como abrir o campo visual e, pela via do Desejo ao Outro, submetê-lo com mestria estética admirável à..., bem, conta-se que o escritor francês THÉOPHILE GAUTIER (1811 – 1872), posicionado pela primeira vez diante da tela, teria indagado: – *Mas onde está o quadro?*

02. Certo, a pergunta de Gautier é expressiva do *trompe-l'oeil* no qual nós, os ludibriados espectadores do quadro, estamos inapelavelmente submergidos: *ao vermos* La família/'Las meninas' (1656), não vemos que o que vemos é o que veem – apenas eles podem vê-lo por nós – os monarcas absolutos Felipe IV e Mariana.

\NOTAS/

(Nota 01) Cf. LACAN, J. "Do olhar como Objeto *a* minúsculo», *in: O seminário, livro 11: os quatro conceitos fundamentais da psicanálise* (1964). Sessões de 19 e 26 de Fevereiro, 04 e 14 de Março de 1964. Rio de Janeiro: Jorge Zahar Editor. Segunda Edição, 1998: 67 – 115.

(N. 02) Cf. FOUCAULT, M. "Capítulo I: *Las meninas*", *in: As palavras e as coisas* (1966). São Paulo: Martins Fontes, 2000: 03 – 21.

(N. 03) A presença do cão de olhos cerrados, imediatamente próximo a duas figuras com proporções bastante desiguais, nos remete à extraordinária gravura de ALBRECHT DÜRER (1471 – 1528) intitulada *Melencolia I* (1514), na qual também há um cão adormecido aos pés de duas figuras com dimensões corporais muito diferentes; no caso do *Las meninas* (1656), talvez Velásquez faça aí uma referência à mestria de Dürer quanto ao uso da perspectiva.

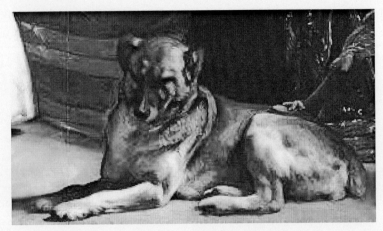
DIEGO VELÁSQUEZ. 'Las meninas' (1656). Detalhe: o cão de olhos cerrados.

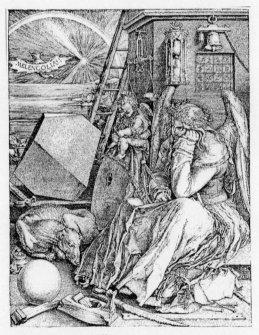
ALBRECHT DÜRER. *Melencolia I* (1514).

(N. 04) O entrecruzamento dos olhos das figuras internas à tela com os dos receptores da obra produz um efeito magnífico de velamento/ desvelamento do cenário, configurando fenomenologicamente o ritmo perceptual ver/não-ver do quadro.

(N. 05) Voltados para dimensões diferentes do cenário, os olhos de Filipe IV e Mariana talvez restem subsumidos às posições discursivas ditas 'homem' e 'mulher' constantes nas *fórmulas de sexuação* descritas por Lacan em *O seminário, livro 20: mais, ainda* (1972 – 1973), vale dizer, os olhos de Filipe IV estariam referidos ao *universal* (rubrica ‹todos›) e os de Mariana ao *singular* (rubrica ‹não-todos›).

Cf. LACAN, J. "Letra de uma carta de almor", *in: O seminário, livro 20: mais, ainda* (1972 – 1973). Sessão de 13 de Março de 1973. Rio de Janeiro: Jorge Zahar Editor. Segunda Edição, 1985: 105 – 120.

(N. 06) De fato, a perspectiva estabelecida por Velásquez permite-nos supor que o espelho semicentral ao quadro capta *simultaneamente* as imagens do verso do cavalete do pintor e as dos modelos à frente do quadro (no caso, exteriores a ele). Tal hipótese é sustentada pelo historiador H. W. JANSON (1913 – 1982) em seu *História da arte* (1962).

(N. 07) 'Las meninas' (1656) é também *cosa visuale*, mas minuciosamente pensada por Velásquez; a propósito, atribuída ao próprio pintor e atualmente conservada no palácio campestre de Kingston Lacy (Dorset, Inglaterra), existe uma versão bastante reduzida da tela, a qual teria sido mostrada a Filipe IV para a sua aprovação *antes* que o quadro original fosse pintado.

(N. 08) Não vou desenvolver aqui essa observação de Lacan. A propósito: LACAN, J. *O seminário, livro 13: o objeto da psicanálise* (1965 – 1966). Inédito.

(N. 09) 'Las meninas' (1656) exerceu – e exerce – grande influência sobre os pintores: por exemplo, Goya, Dali e Picasso (o qual produziu nada menos que quarenta e nove variações da tela) não ficaram imunes ao seu fascínio.

(N. 10) Nesse sentido, uma reprodução do 'Las meninas' (1656) deveria ser a capa universal do livro *Um mapa da ideologia*, cujas páginas foram organizadas pelo filósofo esloveno SALVOJ ZIZEK (*1949).
Cf. ZIZEK, S. *Um mapa da ideologia*. Rio de Janeiro: Contraponto, 1996.

(N. 11) 'Las meninas' (1656) não é uma produção ‹consciente› de Velásquez (aliás, advinda de *uma subjetividade indexada ao sujeito da estrutura* ($), haveria alguma realização humana que fosse 'ciente de si mesma'?); pelo contrário, a tela encontra-se subsumida por determinadas injunções inconscientes de seu autor, e, pois, resta sobredeterminada pelo Outro (a rigor, pelo Discurso do Outro: A).

(N. 12) Cf. FOUCAULT, M. "Capítulo I: Las meninas", *in: As palavras e as coisas* (1966). São Paulo: Martins Fontes, 2000: 20.

(N. 13) Cito Lacan:
→ Nossa definição do significante (não existe outra) é: um significante é aquilo que representa [enquanto representante] o sujeito para outro significante. (LACAN, J. «Subversão do sujeito e dialética do desejo no inconsciente freudiano» [1960], *in: Escritos* [1966]. Rio de Janeiro: Jorge Zahar Editor, 1998: 833.) ←

(N. 14) Refiro-me à supressão do Sujeito-do-Inconsciente (notação lacaniana: $) – nos seguintes termos:
→ (...) a Ciência é uma ideologia da supressão do sujeito (...). (LACAN, J. «Radiofonia» [1970], *in: Outros escritos* (2001). Rio de Janeiro: Jorge Zahar Editor, 2003: 436.) ←

(N. 15) Cf. LACAN, J. "Do olhar como Objeto *a* minúsculo», *in: O seminário, livro 11: os quatro conceitos fundamentais da psicanálise* (1964). Sessões de 19 e 26 de Fevereiro, 04 e 14 de Março de 1964. Rio de Janeiro: Jorge Zahar Editor. Segunda Edição, 1998: 67 – 115.

\LEITURA DE LACAN DO 'CASO DICK'/

※

Ouçamos Lacan:

→ Melanie Klein enfia o simbolismo, com a maior brutalidade, no pequeno Dick! Ela começa jogando imediatamente em cima dele as interpretações maiores. Ela o joga numa verbalização brutal do mito edípico, quase tão revoltante para nós quanto para qualquer leitor: *Você é o trenzinho, você quer foder a sua mãe*. §. Esse modo de fazer se presta evidentemente a discussões teóricas – que não podem ser dissociadas do diagnóstico do caso. Mas é certo que depois dessa intervenção, alguma coisa se produz. Tudo está aí. (LACAN, J. "Análise do discurso e análise do eu", *in: O seminário, livro 01: os escritos técnicos de Freud* [1953 – 1954]. Sessão de 17 de Fevereiro de 1954. Rio de Janeiro: Jorge Zahar Editor, 1979: 83 – 84.) ←

A primeira pontuação de Lacan diz respeito portanto ao *ato psicanalítico inaugural de Klein* (‹enfiar o simbolismo, com a maior brutalidade›), de modo a fazer com que ‹Dick› verbalize o Complexo de Édipo (‹verbalização brutal do mito edípico›); isso feito, inevitavelmente 'alguma coisa se produz', a saber, o próprio campo clínico no e pelo qual transcorrerá o tratamento da criança; assim, conclui Lacan, 'tudo está aí', ou seja, o ato kleiniano demarcará de ponta a ponta o arco psicanalítico em cuja extensão Klein e 'Dick' poderão estar situados e postos a trabalhar.

Em sequência, Lacan nota que 'Dick', aceitando a oferta de simbolização realizada por Klein, profere a palavra 'estação', configurando-se pois o momento clínico no qual já se rascunha a escrita da articulação do imaginário com o constructo Linguagem (Interdição: *desde aí*) & Discurso (Inter-dicção: *neste aí*) & Fala (Dicção: *eis aí*), propiciando-se então o estabelecimento do pivô estrutural em torno do qual girará o tratamento.

Ouçamos Lacan:

→ O desenvolvimento só ocorre na medida em que o sujeito se integra ao sistema simbólico, aí se exercita, aí se afirma pelo exercício de uma palavra verdadeira [palavra plena]. Não é nem

319

mesmo necessário, vocês vão observar, que essa palavra seja a sua. No casal momentaneamente formado, sob a sua forma contudo menos afetivada, entre a terapeuta [Klein] e o sujeito ['Dick'], uma verdadeira palavra pode ser introduzida. Sem dúvida, não é qualquer uma: é aí que vemos a virtude da situação simbólica do Édipo. (LACAN, J. "A tópica do imaginário", in: O seminário, livro 01: os escritos técnicos de Freud [1953 – 1954]. Sessão de 24 de Fevereiro de 1954. Rio de Janeiro: Jorge Zahar Editor, 1979: 104.) ←

Assim, embora brutal e/ou selvagem, o ato kleiniano teve a virtude de introduzir na origem do tratamento de 'Dick' uma 'verdadeira palavra', qual seja, não esta ou aquela designação mas 'a situação simbólica do Édipo', lançando e capturando o sujeito em uma lógica que o institui como tal e da qual ele nada sabe (a rigor, o Inconsciente-freudiano).

Ouçamos Lacan:

→ Quando Melanie Klein lhe entrega [a 'Dick'] o esquema do Édipo, a relação imaginária em que vive o sujeito, embora extremamente pobre, já é suficientemente complexa para que se possa dizer que ele tem o seu próprio mundo. Mas esse real primitivo é para nós literalmente inefável. Enquanto não nos diz nada, não temos nenhum meio de penetrar nele, senão por extrapolações simbólicas que fazem a ambiguidade de todos os sistemas como o de Melanie Klein – ela nos diz, por exemplo, que, no interior do império do corpo materno, o sujeito ali está com todos os seus irmãos, sem contar o pênis do pai, etc. É mesmo? (LACAN, J. "A tópica do imaginário", in: O seminário, livro 01: os escritos técnicos de Freud [1953 – 1954]. Sessão de 24 de Fevereiro de 1954. Rio de Janeiro: Jorge Zahar Editor, 1979: 104.) ←

Logo, não seria excessivo dizê-lo, há em 'Dick' um 'tratamento do real pelo imaginário' que constitui o seu 'mundo próprio', todavia 'inefável' posto que, 'enquanto não nos diz nada, não temos nenhum meio de penetrar nele'; no entanto, o ato kleiniano será ele mesmo, como tal, *o instrumento suplente que permitirá à criança passar a tratar o real pelo simbólico*: através de 'extrapolações simbólicas' – ainda que, admitamos, 'brutais' – Klein fornece a 'Dick' uma *plataforma discursiva suplente* que lhe facultará seu ordenamento psíquico e, ato contínuo, sua articulação com outros falantes, com os objetos, etc.

De fato, o ato kleiniano aciona o mundo de 'Dick' (afinal, apesar de tudo ele tem um mundo).

Ouçamos Lacan:

→ (...) podemos apreender assim, em todo o caso, como esse mundo [o de 'Dick'] se põe em movimento, como imaginário e real começam a se estruturar, como se desenvolvem os investimentos sucessivos, que delimitam a variedade dos objetos humanos, quer dizer, nomeáveis. Todo esse processo parte desse primeiro afresco que constitui uma palavra significativa [palavra plena], formulando uma estrutura fundamental que, na lei da palavra, humaniza o homem. (LACAN, J. "A tópica do imaginário", in: O seminário, livro 01: os escritos técnicos de Freud [1953 – 1954]. Sessão de 24 de Fevereiro de 1954. Rio de Janeiro: Jorge Zahar Editor, 1979: 105.) ←

Com efeito, embora tenha sido humanizado por Klein através de uma 'palavra significativa' (o esquema do Édipo, etc), 'Dick' posicionava-se até então 'ao nível do apelo'.

Ouçamos Lacan:

→ Estamos com Dick ao nível do apelo [invocação, chamamento]. O apelo toma o seu valor no interior do sistema já adquirido da Linguagem. Ora, o de que se trata é que essa criança não emite nenhum apelo [invocação, chamamento]. O sistema pelo qual o sujeito vem se situar na Linguagem é interrompido, ao nível da palavra [portanto, ao nível do Discurso]. Não são a mesma coisa, a Linguagem e a palavra [o Discurso] – essa criança é, até certo nível, mestre da Linguagem, mas ela não fala [não emite palavra, não se posiciona no Discurso] –. É um sujeito que está aí e que, literalmente, não responde. (LACAN, J. "A tópica do imaginário", in: O seminário, livro 01: os escritos técnicos de Freud [1953 – 1954]. Sessão de 24 de Fevereiro de 1954. Rio de Janeiro: Jorge Zahar Editor, 1979: 102.) ←

E o mais fundamental:

→ A palavra não chegou a ele ['Dick']. A Linguagem [a rigor, o Discurso] não envolveu o seu sistema imaginário, cujo registro é excessivamente curto – valorização dos trens, dos botões [maçanetas] das portas, do lugar negro –. Suas faculdades, não de comunicação, mas de expressão, estão limitadas a isso. Para ele, o real e o imaginário são equivalentes [tratamento do real pelo imaginário =

'equivalência']. (LACAN, J. "A tópica do imaginário", *in: O seminário, livro 01: os escritos técnicos de Freud* [1953 – 1954]. Sessão de 24 de Fevereiro de 1954. Rio de Janeiro: Jorge Zahar Editor, 1979: 102.) ←

Confrontada com esses fatos de estrutura referentes à criança 'Dick', não restou a Klein – no contexto teórico em que se posicionava – senão 'renunciar a toda técnica', vale dizer, não interpretar um material clínico que lhe seria fornecido pela fala/palavra do paciente (posto que esse material não lhe era disposto por 'Dick'), e sim, pelo contrário, *forçar uma interpretação edípica e atribuí-la diretamente ao sujeito.*

Ouçamos Lacan:

→ Melanie Klein deve pois renunciar então a toda técnica. Tem o mínimo de material. Não chega nem mesmo a ter brinquedos – essa criança não brinca –. Quando toma um pouco o trenzinho, não brinca, faz isso como atravessa a atmosfera – como se fosse um invisível, ou antes, como se tudo lhe fosse, de certa maneira, invisível –. §. Melanie Klein não procede aqui, tem uma consciência viva disso, a nenhuma interpretação. Parte, diz ela, de ideias que tem, e que são conhecidas, do que se passa nesse estado. *Eu vou sem mais e digo a ele: Dick pequeno trem, grande trem papai-trem.* §. Nisso, a criança se põe a brincar com o seu trenzinho, e diz a palavra *station*, isto é, *estação.* Momento crucial, em que se esboça a junção da Linguagem e do imaginário do sujeito. §. Melanie Klein lhe reenvia isso: *A estação é mamãe. Dick entrar na mamãe.* A partir daí, tudo se desencadeia. Ela só lhe fará destas, e não outras. E muito depressa a criança progride. É um fato. (LACAN, J. "A tópica do imaginário", *in: O seminário, livro 01: os escritos técnicos de Freud* [1953 – 1954]. Sessão de 24 de Fevereiro de 1954. Rio de Janeiro: Jorge Zahar Editor, 1979: 102.) ←

Nesse contexto, resta-nos indagar pelo *limite clínico* do ato kleiniano, a saber, até onde ele foi operatório no tratamento de 'Dick', e, sobretudo, o que pôde instituir de duradouro na estruturação da subjetividade da criança?

Lacan formula as seguintes hipóteses:

→ O que foi então que Melanie Klein fez? Nada além de introduzir a verbalização. Ela simbolizou uma relação efetiva, a de um ser, nomeado, com um outro. Ela chapou a simbolização do mito edipiano, para chamá-lo pelo seu nome. É a partir daí que (...) desperta para a criança a novidade. §. A criança verbaliza um primeiro apelo – um apelo falado – (...) que a partir de então comporta resposta. É uma primeira comunicação, no sentido próprio, técnico, do termo. §. A criança simboliza a realidade em volta dela a partir desse núcleo [o mito edipiano], dessa pequena célula palpitante de simbolismo que lhe deu Melanie Klein. §. É o que se chama em seguida *ter aberto as portas do seu* [dele, ‹Dick›] *inconsciente*. (LACAN, J. "A tópica do imaginário", in: *O seminário, livro 01: os escritos técnicos de Freud* [1953 – 1954]. Sessão de 24 de Fevereiro de 1954. Rio de Janeiro: Jorge Zahar Editor, 1979: 102 – 103.) ←

Contudo, Lacan discorda veementemente da leitura kleiniana segundo a qual o tratamento teria 'aberto as portas do inconsciente de 'Dick'.

Ouçamos Lacan:

→ No que é que Melanie Klein fez, o que quer que seja, que manifeste uma apreensão qualquer de não sei que processo que seria, no sujeito, seu inconsciente? Ela admite isso de cara, por hábito [Klein supõe, inadvertidamente, ter 'aberto as portas' do inconsciente de 'Dick']. §. Não há nenhuma espécie de inconsciente no sujeito ['Dick']. É o discurso de Melanie Klein que enxerta brutalmente sobre a inércia eu-óica ['egóica'] inicial da criança as primeiras simbolizações da situação edipiana. Melanie Klein faz sempre assim com seus sujeitos, mais ou menos implicitamente, mais ou menos arbitrariamente. (LACAN, J. "A tópica do imaginário", in: *O seminário, livro 01: os escritos técnicos de Freud* [1953 – 1954]. Sessão de 24 de Fevereiro de 1954. Rio de Janeiro: Jorge Zahar Editor, 1979: 103.) ←

E o mais decisivo:

→ No caso dramático, nesse sujeito ['Dick'] que não acedeu à realidade humana, porque não faz ouvir nenhum apelo [invocação, chamamento], quais são os efeitos das simbolizações introduzidas pela terapeuta [Klein]? Elas determinam uma posição inicial a partir da qual o sujeito pode fazer agir o imaginário e o real e conquistar o seu desenvolvimento. Ele se precipita numa série de equivalências ('Dick trem-pequeno', 'papai trem-grande', etc), num sistema em que os objetos se substituem uns aos outros. (...).

Ele desdobra e articula assim todo o seu mundo. (LACAN, J. "A tópica do imaginário", *in: O seminário, livro 01: os escritos técnicos de Freud* [1953 – 1954]. Sessão de 24 de Fevereiro de 1954. Rio de Janeiro: Jorge Zahar Editor, 1979: 103 – 104.) ←

(Por falta de espaço, lamentamos não termos nos referido aos mecanismos psíquicos freudianos denominados *Ausstossung*, *Verneinung* e *Bejahung*, utilizados por Lacan para também validar sua leitura do 'Caso Dick': remetemos o leitor aos capítulos "Análise do discurso e análise do eu" e "A tópica do imaginário", ambos de *O seminário, livro 01: os escritos técnicos de Freud* [1953 – 1954].)

Lacan conclui sua leitura do 'Caso Dick' nos seguintes termos:

→ A partir do caso de Dick e utilizando as categorias do real, do simbólico e do imaginário, mostrei-lhes que pode acontecer que um sujeito que dispõe de todos os elementos da Linguagem, e que tem a possibilidade de fazer certos números de deslocamentos imaginários que lhe permitem estruturar o seu mundo, não esteja no real [no caso, na realidade discursivamente compartilhada]. Por que não está? Unicamente porque as coisas não vieram numa certa ordem. A figura [a rigor, a estrutura] no seu conjunto está perturbada. Não há meio de dar a esse conjunto o menor desenvolvimento. §. O motor dessa observação é o que vocês devem compreender: a virtude da palavra, na medida em que o ato da palavra é um funcionamento coordenado a um sistema simbólico já estabelecido, típico e significativo. (LACAN, J. «A tópica do imaginário», *in: O seminário, livro 01: os escritos técnicos de Freud* [1953 – 1954]. Sessão de 24 de Fevereiro de 1954. Rio de Janeiro: Jorge Zahar Editor, 1979: 103 – 104.) ←

Notem a pontuação de Lacan: 'as coisas [em 'Dick'] não vieram numa certa ordem', ou seja, a estruturação do psiquismo dessa criança não está configurada na e pela sequência Real/Simbólico/Imaginário (R.S.I.) – se se quiser, a sequência Linguagem/Discurso/Fala –, a qual, se existisse, o teria posicionado adequadamente 'no real' (no caso, na realidade discursivamente compartilhada).

De fato, parece-nos que a escritura pertinente a 'Dick' seria (Imaginário ⋓ Real ╢ Simbólico), reescrita pelo ato kleiniano em termos de (Imaginário ⊼ (Simbólico) ⊅ Real).

Quanto à posição diagnóstica de Lacan no que diz respeito a 'Dick', ele adota uma reserva bastante prudente, referindo-se no limite a um 'defeito do ego' que obrigaria a criança a viver em um mundo 'não-humano'.

Ouçamos Lacan:

→ Vocês notaram a falta de contato experimentada por Dick. Está aí o defeito do seu ego. Seu ego não está formado. Do mesmo modo, Melanie Klein distingue Dick dos neuróticos , até na sua profunda indiferença, a sua apatia, a sua ausência. Com efeito, é claro que, nele, o que não é simbolizado é a realidade [a rigor, o real]. Esse jovem sujeito está inteirinho na realidade, no estado puro, inconstituído. Ele está inteirinho no indiferenciado. Ora, o que é que constitui um mundo humano?, senão o interesse pelos objetos enquanto distintos, os objetos enquanto equivalentes. O mundo humano é um mundo infinito quanto aos objetos. A esse respeito, Dick vive num mundo não-humano. (LACAN, J. "Análise do discurso e análise do eu", *in: O seminário, livro 01: os escritos técnicos de Freud* [1953 – 1954]. Sessão de 17 de Fevereiro de 1954. Rio de Janeiro: Jorge Zahar Editor, 1979: 84.) ←

Seja como for, na sessão intitulada 'Jogo de escrituração', de *O seminário, livro 02: o eu na teoria de Freud e na técnica da psicanálise* (1954 – 1955), Lacan observa que ‹o diagnóstico de psicose na criança é discutido e discutível› (Edição Brasileira: 134), posto que, segundo ele, ‹não se sabe se é uma boa coisa empregar a mesma palavra para as psicoses na criança e no adulto› – de resto, ainda para Lacan, certo é que ‹a psicose não é estrutural, de jeito nenhum, da mesma maneira na criança e no adulto› (cf. LACAN, J. «Jogo de escrituração», *in: O seminário, livro 02: o eu na teoria de Freud e na técnica da psicanálise* [1954 – 1955]. Sessão de 02 de Fevereiro de 1955. Rio de Janeiro: Jorge Zahar Editor. Terceira Edição, 1992: 134 – 135).

◆

\BIBLIOGRAFIA/

KLEIN, M. 'A importância da formação de símbolos no desenvolvimento do ego' [1930], *in: Amor, culpa e reparação*. Rio de Janeiro: Imago Editora, 1996.

LACAN, J. *O seminário, livro 01: os escritos técnicos de Freud* (1953 – 1954). Rio de Janeiro: Jorge Zahar Editor, 1979.

LACAN, J. *O seminário, livro 02: os escritos técnicos de Freud* (1953 – 1954). Rio de Janeiro: Jorge Zahar Editor. Terceira Edição, 1992.

NASIO, J-D. *Os grandes casos de psicose*. Rio de Janeiro: Jorge Zahar Editor, 2001.

SAYERS, J. *Mães da Psicanálise: Helene Deutsch, Karen Horney, Anna Freud, Melanie Klein*. Rio de Janeiro: Jorge Zahar Editor, 1992.

\LETRA DO DESEJO COMO ESCRITURA/

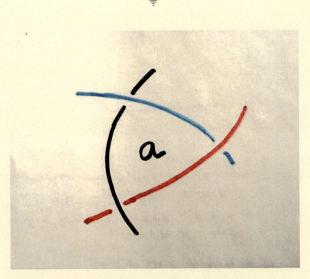

Manuscrito de Lacan (1974): *la lettre du désir*.

Em termos topológicos, o Inconsciente (Freud: *Unbewusste* / Lacan: *Unebévue* e/ou *Parlêtre*) é uma superfície instituída pela incidência (corte) do significante – logo, da equivocação –, a qual se repete (pois marca uma falha real no campo representacional), gerando gozo (a rigor, mais-gozar).

ESCRITURA
$\setminus S^1 \rightarrow S^2, S^1 \rightarrow S^3, S^1 \rightarrow S^n /$
Significante: Corte ↘ Superfície: Inconsciente ↘↙ Repetição: Gozo (Mais-gozar).

A *letra do desejo* ('la lettre du désir', nos termos de Lacan) é a borda que delimita em última instância a superfície cognominada Inconsciente.

(Inconsciente enquanto *Unbewusste/Unebévue/Parlêtre*, ou seja, *saber clivado, saber a-se-saber* e/ou *falta como saber*, pautado pela equivocação: rede de significantes [$S^1 \rightarrow S^2, S^1 \rightarrow S^3, S^1 \rightarrow Sn$] a título de chancela do recalcamento.)

Logo, a borda dita *letra do desejo* – Objeto *a*, 'causa de desejo, e, pois, falta como objeto' – fornece a configuração formal da superfície nomeada por Freud de *Unbewusste* (não-consciente) e escandida por Lacan como *Unebévue* (um tropeço significante) e/ou *Parlêtre* (Faletra, em tradução apropriada).

ESCRITURA

$\setminus S^1 \rightarrow S^2, S^1 \rightarrow S^3, S^1 \rightarrow Sn /$

Significante: Corte ↘ Superfície ↘↙ Repetição ↙↘ Borda: Letra do Desejo (Objeto *a*)

Ao fornecer a configuração formal do Inconsciente, a *letra do desejo* desenha o limite lógico de sua superfície.

Nesse contexto topológico, uma análise não pode ser senão a *escritura da letra do desejo (da falta como objeto) no campo do Inconsciente (da falta como saber)*.

\LIMITE/

$$S(\not{A})$$

Outro-inconsistente
(Falta um significante ao Outro)

O analista *não pode* ofertar 'amor sem limite (incondicional)' ao analisando.

Por que não?

Porque essa oferta de amor é em verdade uma demanda de amor (incondicional) ao analisando.

Portanto, ao ofertar/demandar amor, *o analista está contratransferindo-se ao analisando*, ou seja, *ele está encurralando o analisando em um beco sem saída* (o dispositivo clínico torna-se esse beco sem saída).

Para se proteger dessa contratransferência maciça do analista, o analisando passa a ser ultrapassado por uma série de *actings--out*, vale dizer, ele comete uma sequência de atos na tentativa desesperada de 'se livrar do analista' (por exemplo, abandonar a análise em busca de 'outro analista', ou então, paradoxalmente, identificar-se maciçamente a 'traços pessoais do analista', etc).

Mas por que há analistas que ofertam/demandam amor a seus analisandos?

A resposta é simples: porque operam como subjetividades que não estão psicanaliticamente preparadas para exercer a função nomeada Desejo do Psicanalista, e que, pois, não estão clinicamente advertidas para dirigir um tratamento na e pela 'falta a ser do analista' (Nota 01).

(*Falta a ser do analista*: função exercida *sem* oferta/demanda de amor ao analisando.)

O que esse despreparo quer dizer em termos clínicos?

A resposta também é simples: em termos clínicos, o despreparo operacional quer dizer que essas subjetividades não encontraram em sua respectivas análises o limite estrutural (logo, o limite discursivo) à sua demanda de amor ao Outro.

Pois bem, na ocorrência de uma contratransferência com essas características, o que deve fazer aquele que chamamos de 'supervisor' (em meus termos, transpositor)?

A resposta continua sendo simples: o dito supervisor (transpositor) deve alertar ao analista para a necessidade irrecorrível de que ele trabalhe na análise pessoal sua demanda de amor ao Outro, de maneira que essa demanda esvazie-se do gozo necropulsional (masoquista) que a parasita e abra ao analista em questão as *vias discursivas do desejo* (mais-gozar como gozo compensatório à real impossibilidade de a subjetividade experienciar 'uma pura sensação sem forma' e/ou o 'gozo de Deus', etc).

Entretanto, nos casos mais graves de oferta/demanda de amor por parte do analista e que tenha causado *actings-out* também graves no analisando, cabe ao supervisor (transpositor) estabelecer a interrupção imediata do tratamento, de modo a garantir minimamente a proteção subjetiva de ambos (do analisando e do analista).

Atenção: qualquer justificativa que o analista der para não interromper o tratamento – por exemplo, 'preocupação' com o que poderá acontecer com o analisando caso esse 'se sinta abandonado' –, pois bem, o supervisor (transpositor) não pode sob nenhuma hipótese recuar de seu posicionamento diretivo, mantendo-o com pulso firme de modo que o analista entenda que essa 'preocupação' é ainda contratransferencial, ou seja, que o que está presente no dispositivo configurado dessa maneira é a angústia de ele próprio (analista) vir a ser abandonado pelo Outro, etc.

Naturalmente, a angústia de vir a ser abandonado pelo analisando é o eco da angústia de ser abandonado pelo Outro, ou seja, angústia de vir a experienciar a *inconsistência* do Outro (Ⱥ) – angústia, pois, de vir a experienciar o fato de estrutura segundo o qual o Outro não fornece (não pode fornecer) nenhuma garantia teleológica a ninguém.

(A ausência de garantia do Outro se escreve e se lê desta maneira: S (Ⱥ), ou seja, 'falta um significante ao Outro'.)

Ora, no hiperdistópico 'mundo sem limite' de nossa brutal atualidade capitalista-tecnocientífica, há uma infinidade de terapias ofertadas nas mídias, ou seja, a demanda de amor sem limite – travestida, claro está, de oferta de amor sem limite – não cessa de produzir e de repetir encurralamentos necropulsionais... (N. 02)

Contudo, em 1973 (bem antes do Instagram!) Lacan puxara firmemente a orelha dos hiperdistópicos terapeutas e/ou 'analistas' com esta pontuação inesquecível:

– *A terapia conduz ao pior!* (N. 03)

\NOTAS/

(Nota 01) Cf. LACAN, J. "A direção do tratamento e os princípios de seu poder" (1958), *in: Escritos* (1966). Rio de Janeiro: Jorge Zahar Editor, 1998: 591 – 652.

(N. 02) A expressão 'mundo sem limite' é de autoria do psicanalista francês JEAN-PIERRE LEBRUN, utilizada por ele no livro intitulado *Um mundo sem limite: ensaio para uma clínica psicanalítica do social* (Rio de Janeiro: Editora Companhia de Freud, 2004).

(N. 03) Essa pontuação de Lacan encontra-se em: *Televisão* (Rio de Janeiro: Jorge Zahar Editor, 1993: 21).

\LINGUAGEM/

※

Em termos estritamente psicanalíticos – portanto, a partir do assentimento segundo o qual o Inconsciente (freud-lacaniano) é representante-*da*-representação (*Vorstellungsrepräsentanz*), e, pois, S^2 (Significante-binário) –, as mais avançadas e consistentes elaborações de Lacan sobre 'linguagem' são as seguintes:

→ A topologia não foi 'feita para nos guiar' na estrutura. Ela é a estrutura – *como retroação da ordem de cadeia [de significantes: $S^1 \to S^2$, $S^1 \to S^3$, $S^1 \to Sn$) em que consiste a linguagem.* §. A estrutura é o *asférico* [não-esférico] encerrado na articulação linguageira, na medida em que nele [no *asférico*] se apreende um efeito de sujeito ($). (LACAN, J. "O aturdito" [1972], *in: Outros escritos* [2001]. Rio de Janeiro: Jorge Zahar Editor, 2003: 485.) ←

→ O Inconsciente é estruturado *como* uma linguagem, eu não disse *pela*. (...) é manifestamente pel*a* linguagem que explico o Inconsciente: a linguagem, portanto, (...), é a condição do Inconsciente. §. A linguagem só pode designar a estrutura pela qual há efeito de linguagens, estas diversas, dando acesso ao uso de uma entre outras, o que confere a meu *como* seu alcance muito preciso: o do *como uma* linguagem, no qual, justamente, o senso comum diverge do Inconsciente. §. Assim, a referência pela qual situo o Inconsciente é justamente aquela que escapa à Linguística (...). (LACAN, J. "O aturdito" [1972], *in: Outros escritos* [2001]. Rio de Janeiro: Jorge Zahar Editor, 2003: 490 – 491.) ←

→ Vocês veem que, ao conservar ainda esse *como*, me apego à ordem do que coloco quando digo que o Inconsciente é estruturado *como* uma linguagem. Eu digo *como* para não dizer, sempre retorno a isto, que o Inconsciente é estruturado *por* uma linguagem. O Inconsciente é estruturado como os ajuntamentos de que se tratam na teoria dos conjuntos como sendo letras. (LACAN, J. "O amor e o significante", *in: O seminário, livro 20: mais, ainda* [1972 – 1973]. Sessão de 16 de Janeiro de 1973. Rio de Janeiro: Jorge Zahar Editor. Segunda Edição, 1985: 65 – 66.) ←

→ Se eu disse que a linguagem é aquilo com o que o Inconsciente é estruturado, é mesmo porque, a linguagem, de começo, ela não existe. A linguagem é o que se tenta saber concernentemente à função da 'alíngua' (*lalangue*). (LACAN, J. "O rato no labirinto", *in: O seminário, livro 20: mais, ainda* [1972 – 1973]. Sessão de 26 de Junho de 1973. Rio de Janeiro: Jorge Zahar Editor. Segunda Edição, 1985: 189.) ←

→ A linguagem, sem dúvida, é feita de *alíngua*. É uma elucubração de saber sobre *alíngua*. Mas o Inconsciente é um saber, um saber-fazer com *alíngua*. E o que se sabe fazer com *alíngua* ultrapassa de muito o de que podemos dar conta a título de linguagem. (LACAN, J. "O rato no labirinto", *in: O seminário, livro 20: mais, ainda* [1972 – 1973]. Sessão de 26 de Junho de 1973. Rio de Janeiro: Jorge Zahar Editor. Segunda Edição, 1985: 190.) ←

Finalmente:

→ Na análise é o equívoco quem domina. Quero dizer que é a partir do momento em que há um equívoco entre o real – que somos conduzidos a chamar 'Coisa' – e a linguagem, é sem dúvida aí que se demonstra o que há de mais seguro: *a linguagem é imperfeita*. (LACAN, J. *Seminário 25: o momento de concluir* [1977 – 1978]. Sessão de 10 de Janeiro de 1978. Inédito.) ←

→ A linguagem é um mal útil e é seguramente por isso que não temos nenhuma ideia do real. Sem dúvida é aí que eu quisera concluir. (LACAN, J. *Seminário 25: o momento de concluir* [1977 – 1978]. Sessão de 10 de Janeiro de 1978. Inédito.) ←

Esse conjunto de sete citações resume esplendidamente o pensamento final de Lacan sobre 'linguagem', e, valendo-me dele, forneço ao leitor uma complexa série de proposições nas quais procuro retificar determinadas insuficiências lógicas que ultrapassam a argumentação do psicanalista francês sobre o tema.

Naturalmente, trata-se de proposições inéditas e de antemão impenetráveis nos miolos mofados dos psicanalistas: não passa por esses miolos entender 'linguagem' senão como um previsível, confortável, apaziguador e estabelecido 'sistema de signos' (sic) – ou, no pior dos casos, como 'gramática, língua, vocabulário', etc.

\PROPOSIÇÕES/

(A seguir, por razões conceituais, 'linguagem' é substituída por Linguagem.)
(A exposição está inteiramente subsumida à Lógica do Significante.)

O estatuto lógico-matêmico de Linguagem é S^1, ou seja, Linguagem é o Significante-primaz.

Nessa posição, Linguagem (S^1: Significante-primaz) é termo expressivo de *interdição*, ou seja, *desde aí*.

Essa interdição (*desde aí*) delimita um *ponto de não-retorno estrutural*, instituinte do *ethos* humano imergido na biodiversidade do planeta.

Logo, Linguagem (interdição: *desde aí*) é, em termos lógico-estruturais, *a condição de possibilidade do ethos humano imergido na biodiversidade do planeta*.

Essa condição de possibilidade faz com que o *ethos* humano (imergido na biodiversidade do planeta, etc) caracterize-se pela incidência de um Significante-primaz (propriamente: S^1 a título de Linguagem) que lhe furta seja 'escolher outra condição de possibilidade' seja 'possuir um si-mesmo': no primeiro caso, o *ethos* humano é sobredeterminado por um fato de estrutura inerradicável, ineliminável e inegociável, a saber, pela interdição (*desde aí*), e, no segundo caso, o *ethos* humano não pode dispor de um 'si-mesmo', na medida em que o que lhe seria próprio resta por ser sua subsunção *ab origine* a um marcador *irrepresentável por quaisquer meios*, a saber, S^1 (Linguagem: interdição, e, pois, *desde aí*).

Ora, a certa altura de seu ensino Lacan irá demarcar o que ele viu por bem nomear de Campo do Uniano (*Champ de l'Unien*), cujo pivô é, precisamente, o Significante-primaz (S^1) a título de notação algébrica para a proposição neológica Hád'Um (*Yad'lun*) – nos seguintes termos:

→ É sempre do significante que estou falando quando falo do Hád'Um [*Yad'lun*]. Para entender esse 'd'um' [*d'lun*] na medida da sua ascendência, *já que seguramente ele é o Significante-mestre* [S^1], é preciso abordá-lo ali onde ele foi deixado por conta dos seus talentos, para lhe dar uma prensa. (LACAN, J. "História de uns", in: *O seminário, livro 19: ...ou pior* [1971 – 1972]. Sessão de 04 de Mario de 1972. Rio de Janeiro: Jorge Zahar Editor, 2012: 146. [Grifos meus: J. M. C. MATTOS.]) ←

\Portanto, considerando-se que o Significante-primaz (S¹) é o significante-pivô do Campo do Uniano a título de Hád'Um (*Yad'lun*) e que (cf. supra) Linguagem é o Significante-primaz (S¹), segue-se necessariamente que *Linguagem é o significante-pivô do Campo do Uniano.*/

Entretanto, assinala Lacan, esse Significante-primaz (S¹), a título de significante-pivô de Hád'Um (*Yad'lun*), é o componente da Lógica do Significante que institui o 'um faltando' – nos seguintes termos:

→ (...) o Um começa no nível em que *há um faltando.* (...) É que ele só começa *a partir de sua falta.* §. Aquilo de que se trata é, muito propriamente, *a porta de entrada que é designada pela falta, pelo lugar onde se cria um furo.* §. (...) o fundamento do Um, por causa disso, revela constituir-se propriamente do *lugar de uma falta.* §. Esse Um coloca-se, pois, como sendo, originariamente, *o próprio conjunto vazio.* (LACAN, J. "História de uns", in: *O seminário, livro 19: ...ou pior* [1971 – 1972]. Sessão de 04 de Mario de 1972. Rio de Janeiro: Jorge Zahar Editor, 2012: 140, 141, 152, 156. [Grifos meus: J. M. C. MATTOS.]) ←

Pois bem, considerando-se que o Um – a saber, Hád'Um (*Yad'lun*), logo, a rigor, *Há do (desde o) S¹ (Significante-primaz)* –, considerando-se então que o Um, dizia eu, 'é o próprio conjunto vazio', segue-se que ele não apresenta nehuma mesmidade, identidade ou si-mesmo – nos seguintes termos:

→ (...) o Um não pode fundamentar-se na mesmidade [*mémeté*]. Ao contrário, é marcado pela teoria dos conjuntos como devendo fundamentar-se na *pura e simples diferença.* (LACAN, J. "Há-Um", in: *O seminário, livro 19: ...ou pior* [1971 – 1972]. Sessão de 19 de Abril de 1972. Rio de Janeiro: Jorge Zahar Editor, 2012: 139. [Grifos meus: J. M. C. MATTOS.]) ←

Nesse sentido, paradoxalmente, o Um 'é' *sua falta,* ou melhor, em termos topológicos, o Um 'é' *o furo,* ou ainda, o Um 'é' *o lugar de uma falta,* ou enfim, o Um 'é' *o próprio conjunto vazio,* e, pois, o Um 'é' *a pura e simples diferença.*

Conclusivamente, Lacan fornece a significação do 'é' (sob meias aspas) nos seguintes termos:

→ *O que só existe ao não ser*: é exatamente disso que se trata, e foi o que eu quis inaugurar hoje no capítulo geral do Uniano [*Unien*]. (LACAN, J. "No campo do uniano", in: *O seminário, livro 19: ...ou pior* [1971 – 1972]. Sessão de 15 de Março de 1972. Rio de Janeiro: Jorge Zahar Editor, 2012: 131.) ←

\ Portanto, considerando-se que o Significante-primaz (S^1) é o significante-pivô do Campo do Uniano a título de Hád'Um (*Yad'lun*) e que (cf. supra) Linguagem é o Significante-primaz (S^1), segue-se necessariamente que *Linguagem é o significante-pivô do Campo do Uniano na condição de 'falta, furo, lugar (de uma falta), conjunto vazio, pura diferença'*./

\ Assim, Hád'Um (*Yad'lun*) significa Há do (desde o) Um (S^1) de Linguagem, logo, Há do (desde o) conjunto vazio, lugar (de uma falta), furo e/ou Há da (desde a) falta, pura diferença./

\ Nesse contexto, Linguagem (S^1: Significante-primaz e pivô do Campo do Uniano a título neológico de *Yad'lun*) 'igual a' falta, furo, lugar (de uma falta), conjunto vazio, pura diferença./

Formalmente:

LÓGICA DO SIGNIFICANTE
CAMPO DO UNIANO: HÁD'UM (*YAD'LUN*)
Há *do* (desde o) Significante-primaz e Significante-pivô (S^1)
Significante-primaz e pivô (S^1): Linguagem
Linguagem (S^1): Falta / Furo / Lugar (de uma falta) / Conjunto vazio / Pura diferença
O que só existe ao não ser.

Com efeito, ao concluir em seu ensino a Lógica do Significante – finalização ocorrida nas sessões de *O seminário, livor 20: mais, ainda* (1972 – 1973) –, Lacan isola com rigor o primado estrutural de S^1 nos seguintes termos:

→ (...) o significante {S¹} comanda. O significante [S¹] *é, à saída, imperativo*. (LACAN, J. "A função do escrito", *in: O seminário, livro 20: mais, ainda* [1972 – 1973]. Sessão de 09 de Janeiro de 1973. Rio de Janeiro: Jorge Zahar Editor. Segunda Edição, 1985: 45.) ←

→ O significante Um [S¹] não é um significante qualquer. Ele é a *ordem significante*, no que ela se instaura pelo envolvimento pelo qual toda a cadeia subsiste. (LACAN, J. "O rato no labirinto", *in: O seminário, livro 20: mais, ainda* [1972 – 1973]. Sessão de 26 de Junho de 1973. Rio de Janeiro: Jorge Zahar Editor. Segunda Edição, 1985: 196. [Grifos meus: J. M. C. MATTOS.]) ←

Isso posto, sumariando o que tento fazer entrar nos miolos mofados dos psicanalistas – tentativa de antemão fracassada, pois nada e ninguém consegue arejar esses miolos –, reescrevo os parágrafos lacanianos citados anteriormente nos seguintes termos:

→ (...) a Linguagem (S¹) comanda. A Linguagem (S¹) é, à saída, imperativa. ←

→ A Linguagem (Significante Um: S¹) não é um significante qualquer. Ela é a *ordem significante*, no que ela se instaura pelo envolvimento pelo qual toda a cadeia subsiste ($S^1 \to S^2, S^1 \to S^3, S^1 \to Sn$). ←

Formalmente:

LÓGICA DO SIGNIFICANTE
(1953 – 1973)
CAMPO DO UNIANO: HÁD'UM (*YAD'LUN*)
Há *do* (desde o) Significante-primaz e Significante-pivô (S¹)
Significante-primaz e pivô (S¹): Linguagem
Linguagem: comando imperativo (S¹)
Linguagem: *ordem significante* ($S^1 \to S^2, S^1 \to S^3, S^1 \to Sn$)
Linguagem (S¹): Falta / Furo / Lugar (de uma falta) / Conjunto vazio / Pura diferença
O que só existe ao não ser.

\LINGUAGEM (S¹) NO DISCURSO-DESEJO/

Aquela 'pura diferença' do Significante-primaz (S¹) – do significante-pivô do Campo do Uniano e que, doravante, passo a nomeá-lo de Significante-uniano – haverá enfim de comparecer na configuração mesma do Discurso-Desejo (Discurso-Psicanalítico) – nos seguintes termos:

→ A teoria analítica vê despontar o Um em dois de seus níveis. Primeiro nível: o Um é o Um que se repete. Está na base de uma incidência suprema [estrutural] no falar do analisando, que ele denuncia por uma certa repetição, em relação a uma estrutura significante [S¹ → S², S¹ → S³, S¹ → Sn]. Por outro lado, ao considerar o esquema que dei do discurso analítico, que é que se produz a partir da instauração do sujeito no nível do gozo de falar? O que se produz no chamado estágio do mais-gozar [*plus-de-jouir*] é uma produção significante, a do S¹. Outro nível do Um, cuja incidência me imponho o dever de fazê-los perceberem. §. (...). O Um de que se trata no S¹, aquele que o sujeito produz, ponto ideal, digamos, na análise, é, ao contrário do que se trata na repetição, o Um como Um-só (*Un-seul*). É o Um na medida em que, seja qual for a diferença existente, sejam quais forem todas as diferenças que existem e todas as quais se equivalem, existe apenas uma: é a diferença. (LACAN, J. "História de uns", in: *O seminário, livro 19: ...ou pior* [1971 – 1972]. Sessão de 04 de Maio de 1972. Rio de Janeiro: Jorge Zahar Editor, 2012: 158 – 159. [Grifos meus: J. M. C. MATTOS.]) ←

Certo, num primeiro planeamento lógico, o 'que se repete em relação a uma estrutura significante' é o Um (S¹: Significante-uniano) a título de *falta* e/ou *furo* e/ou *lugar* (de uma falta) e/ou *conjunto vazio*, e, pois, tudo considerado, o Um enquanto *falha representacional* – nos seguintes termos:

$$S^1 \text{ (falha)} \to S^2, S^1 \text{ (falha)} \to S^3, S^1 \text{ (falha)} \to Sn$$

De fato, aí está o lineamento superior do Discurso-Inconsciente (Discurso-Mestre) – nos seguintes termos:

DISCURSO-INCONSCIENTE (DISCURSO-MESTRE)
$\underline{S^1 \text{ (Falha)}} \rightarrow \underline{S^2 \text{ (Representação)}}$
\$ (Sujeito) $\qquad$ a (Objeto a)
$\underline{S^1 \text{ (Linguagem)}} \rightarrow \underline{S^2 \text{ (Discurso)}}$
\$ (Sujeito) $\qquad$ a (Objeto a)

Não obstante, num segundo planeamento lógico, 'ao considerar o esquema do discurso analítico, o que se produz no chamado estágio do mais-gozar [*plus-de-jouir*] é uma produção significante, a do $S^{1'}$, ou seja, 'o Um como Um-só (*Un-seul*), a diferença' – nos seguintes termos:

$$\frac{\$}{S^1}$$

Pois bem, aí está o lineamento inferior do Discurso-Desejo (Discurso-Psicanalítico) – nos seguintes termos:

DISCURSO-DESEJO (DISCURSO-PSICANALÍTICO)
$\underline{a \text{ (Objeto } a\text{)}} \rightarrow \underline{\$ \text{ (Sujeito)}}$
S^2 (Inconsciente) S^1 (Diferença)
$\underline{a \text{ (Objeto } a\text{)}} \rightarrow \underline{\$ \text{ (Sujeito)}}$
S^2 (Inconsciente) S^1 (Linguagem)

Nesse contexto, considerando-se que o Discurso-Desejo (Discurso-Psicanalítico) é o *avesso* do Discurso-Inconsciente (Discurso-Mestre), o que a primeira discursividade *produz* é o que a segunda discursividade *agencia*, qual seja, *a diferença como e enquanto falha*: S^1 (Significante-uniano) – nos seguintes termos:

S^1: *diferença* (no Discurso-Desejo) & *falha* (no Discurso-Inconsciente)

Note-se pois que essa 'diferença como e enquanto falha' – a rigor, o Um (S^1) enquanto única diferença e/ou *a diferença* (cf. Lacan, supra) – não tem absolutamente nada a ver com quaisquer elaborações filosóficas a respeito do tema composto 'diferença e repetição', sejam as ontológicas (por exemplo, Heidegger) sejam as analíticas (por exemplo, Wittgenstein), e sim com – oh surpresa! – o Recalcamento-primordial (*Urverdrängung*, nos termos de Freud).

Ouçamos Lacan em magnífico sequenciamento lógico:

→ É enquanto alguma coisa é *Urverdrängt* (recalcada-primordialmente/estruturalmente) no simbólico que há algo a que não damos jamais sentido. (LACAN, J. *Seminário R.S.I.* [1974 – 1975]. Sessão de 17 de Dezembro de 1974. Inédito.) ←

→ O que Freud nos traz no que diz respeito ao Outro é justamente isso: *apenas há Outro quando se diz*. Mas não é possível dizer o Outro-todo, pois há uma *Urverdrängt*, a saber, um Inconsciente irredutível que introduz, como tal, *a categoria do impossível*. (LACAN, J. *Seminário R.S.I.* [1974 – 1975]. Sessão de 17 de Dezembro de 1974. Inédito.) ←

→ É nisso que lhes devolvo A Coisa (*Das Ding / La Chose*), a qual não é nada menos do que a *Urverdrängt*, ou seja, o recalcado-primordial [estrutural]. (LACAN, J. *Seminário R.S.I.* [1974 – 1975]. Sessão de 14 de Janeiro de 1975. Inédito.) ←

→ Esse recalcado-primordial [estrutural] é o furo [do simbólico]. Vocês jamais o terão. (LACAN, J. *Seminário R.S.I.* [1974 – 1975]. Sessão de 14 de Janeiro de 1975. Inédito.) ←

→ Esse recalcado é o primordial [estrutural], a *Urverdrängt*: é o que Freud designa como o *inacessível do Inconsciente*. (LACAN, J. *Seminário R.S.I.* [1974 – 1975]. Sessão de 18 de Fevereiro de 1975. Inédito.) ←

→ O simbólico gira em torno de um *furo inviolável*, sem o qual o nó dos três [*real, simbólico, imaginário*] não seria borromeano. Porque é isso o que o Nó Borromeu quer dizer: *o furo do simbólico é inviolável*. (LACAN, J. *Seminário R.S.I.* [1974 – 1975]. Sessão de 11 de Março de 1975. Inédito.) ←

Ora, Freud designara 'o inacessível do Inconsciente' nos seguintes termos:

→ Temos razões para supor que exista uma primeira fase do recalque, um 'recalque original' (*Urverdrängung*), que consiste em *interditar* ao 'representante' (*Repräsentanz*) psíquico da pulsão (à sua 'representação mental' [*Vorstellung*]) a entrada e admissão no consciente. Esse recalque estabelece então uma *fixação*, e a partir daí o representante em questão subsistirá inalterado e a pulsão permanecerá a ele enlaçada. Isso ocorre em consequência de características dos processos inconscientes a serem discutidas mais adiante. (FREUD, S. "O recalque" [1915], *in: Obras psicológicas de Sigmund Freud: escritos sobre a psicologia do inconsciente* [1911 – 1915]. Volume 1. Rio de Janeiro: Imago Editora, 2004: 178 – 179. [O grifo em *interditar* é meu: J. M. C. MATTOS.]) ←

Face a isso, deduz-se com clareza que Lacan busca incessantemente transpor o Recalcado-primordial (*Urverdrängung*) para o mirante de leitura constituído pela Lógica do Significante, pois essa lógica – embora 'frágil' – é a única que pode fornecer os balizamentos estruturais ('matêmicos', em última instância) capazes de sustentar a inteligibilidade discursiva da descoberta freudiana do Inconsciente.

Ouçamos Lacan:

→ Trata-se de articular uma lógica que, por mais frágil que pareça – minhas quatro letrinhas [S^1, S^2, $, a$] que não parecem nada, salvo que temos que saber as regras segundo as quais elas funcionam –, é ainda bastante forte para comportar aquilo que é o signo dessa força lógica, a saber, *a incompletude*. (LACAN, J. "Analyticon", *in: O seminário, livro 17: o avesso da psicanálise* [1969 – 1970]. Sessão de 03 de Dezembro de 1969. Rio de Janeiro: Jorge Zahar Editor, 1992: 193. [Grifos meus: J. M. C. MATTOS.]) ←

→ Eu diria portanto que até certo ponto pus de pé o que diz Freud: se falei de 'retorno a Freud', foi para convencê-los do quanto ele [Freud] capenga, e me parece que a ideia de 'significante' de alguma forma esclarece como o Inconsciente funciona. (LACAN, J. "A clínica psicanalítica: abertura da seção clínica de Vincennes [05 de Janeiro de 1977]", *in: Ornicar?*, Número 09, 1977: 07 – 14. Tradução inédita de J. M. C. MATTOS.) ←

Sendo assim, por tudo o que expus até aqui, Lacan traduz – logo, transpõe – *Urverdrängung* a título neologístico de *Yad'lun*, ou seja, o Recalcamento-primaz é lido pela Lógica do Significante enquanto Hád'Um: *Há do (desde o) Um de Linguagem (S^1: Significante-uniano) como marcador estrutural de interdição real*, vale dizer, é impossível ao ethos humano não ser desde aí.

Formalmente:

> LÓGICA DO SIGNIFICANTE
> (1953 – 1973)
> *URVERDRÄNGUNG* (FREUD): *YAD'LUN* (LACAN)
> Interdição (Freud): Lugar de uma falta (Lacan)
> Impedimento (Freud): Desde aí (Lacan)
> ↓
> Tradução ₪ Transposição
> Linguagem (Significante-uniano): *ordem significante* ($S^1 \to S^2$, $S^1 \to S^3$, $S^1 \to Sn$)

Nesse âmbito transpositivo da escrita de Freud para o ensino em tudo e por tudo neologístico de Lacan (a rigor, portanto, ensino verdadeiramente poético), o marcador estrutural S^1 (Linguagem) incidiria naquele suposto 'gozo da vida' intrínseco à biodiversidade do planeta, apartando o *ethos* humano de vir a experienciar 'uma pura sensação sem forma' (cf. *Seminário 17*) e/ou (nos termos espinosistas de Lacan) o 'gozo de Deus' (cf. *Seminário 20*).

Finamente, Linguagem é o Significante-uniano (S^1) cujo estatuto conceitual encapsula simultaneamente uma definição *modal* e outra *nodal*, quais sejam, de uma parte, Linguagem é *o impossível* (modalidade lógica), e, de outra parte, Linguagem é *o real*, qual seja, *o furo* (categoria topológica).

A título de *o impossível*, Linguagem é lida sob rubrica negativa no campo da Lógica Modal – nos seguintes termos: é impossível ao ethos humano não ser instituído desde aí.

A título de *o real-furo*, Linguagem é lida sob rubrica positiva no campo da Topologia Nodal – nos seguintes termos: é real-furo o ethos humano ser instituído desde aí.

Novamente perceba-se que, em termos estritamente psicanalíticos, Linguagem não possui de modo algum os mesmos significados que comumente lhe são atribuídos pelos linguistas, pelos gramáticos, pelos etimologistas, etc.

Formalmente:

> **LINGUAGEM**
> Significante-primaz, Significante-pivô, Significante-uniano: S^1
> Lógica Modal: *o impossível* ⋈ Topologia Nodal: *o real-furo*
> Interdição: *desde aí*.
> Condição de possibilidade do *ethos* humano imergido na biodiversidade do planeta.

O arrazoado nos parágrafos anteriores desdobra alguns componentes da Lógica do Significante que talvez permitam retificar o estatuto psicanalítico de Linguagem – quem sabe?

4

\LINGUAGEM (S^1) NO NÓ BORROMEU/

Se no Campo do Uniano (*Yad'lun*: S^1, Significante-uniano) deve-se entender por Linguagem a série tautológica *falta, furo, lugar (de uma falta), conjunto vazio, pura diferença, interdição, desde aí, o que só existe ao não ser, hád'um, o impossível, o furo* – pois bem, Linguagem ocupa o registro topológico de Real na estruturação do Nó Borromeu – nos seguintes termos:

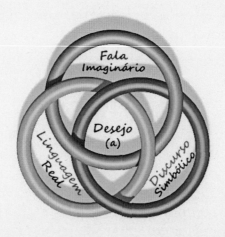

Esses posicionamentos com suas respectivas nomeações ordenam e retificam afinal as quase sempre aturdidas elaborações de Lacan a respeito de Linguagem (S¹: Real), Discurso (S²: Simbólico), Fala ($: Imaginário) e Desejo (Objeto *a*: Falta como objeto), colocando as coisas psicanalíticas – prática e teoria (nessa ordem) – em seus devidos lugares.

\LIVRE ASSOCIAÇÃO & ESCUTA POR IGUAL/

※

A 'livre associação' (*freie Assoziation*) e a 'escuta por igual' (*höre gleichmässig zu*) são as 'regras de ouro' (*goldene Regeln*) do dispositivo epistemoclínico instituído por Freud e ordenado por Lacan.

Por quê?

Porque o *falar* em livre associação do analisando e o *ouvir* em escuta por igual do analista são as condições de possibilidade epistemoclínicas *para o advento da substituição das representações sintomáticas pela indecidibilidade representacional do objeto*, e, pois, *para a emergência discursiva do sujeito do desejo – a rigor, sujeito da falta como objeto.*

A escritura matêmica de tal substituição é a seguinte:

$$(\$ \lozenge a) : (\text{'Desejo de'})$$

De fato, a livre associação incide na solidariedade estrutural entre a *lógica da identidade* (ser *ou* não-ser) e a *temporalidade cronológico-linear* (passado, presente e futuro), *desordenando tais componentes* – no limite, *desarticulando-os entre si.*

(*Lógica da identidade*: ser *ou* não-ser. *Princípios*: identidade, não-contradição, terceiro excluído.)

Nesse sentido, a livre associação tende a operar no campo da *lógica transconsistente* (ser *e* não ser).

(*Lógica transconsistente*: ser *e* não-ser. *Princípios*: clivagem, paradoxo, terceiro incluído.)

Por sua vez a escuta por igual cauciona a livre associação, ou seja, ela se constitui no suporte discursivo que valida a transconsistência lógica, de modo que essa possa instituir no processamento analítico a *indecidibilidade representacional*, seja do 'sujeito' ($) seja do 'objeto do desejo' (letra do desejo: *a*).

Ora, considerando-se que o analisando sofre e/ou goza da associação entre suas representações (o sintoma é efeito desse gozar), pois bem, a *freie Assoziation* (livre associação) deve em verdade operar como *freie sprechen*, a saber, enquanto 'livre falação' a título de 'livre dissociação'!

De fato e de direito epistemoclínicos, quanto mais livremente dissociada – quanto mais liberta de suas representações – for a fala transferencial do analisando, melhor para o advento do 'desejo de': a *falta como objeto* (Objeto: *a*) & o *falta como saber!* (forma exclamativa de Sujeito: $) estarão enfim corretamente ordenados na plataforma discursiva (quatro discursos radicais: sem palavras).

Em suma, no Discurso-Psicanalítico (Discurso-Desejo) a escuta por igual está encapsulada na função dita *semblante* e a livre associação encontra seu limite na produção mais-gozante – portanto, renunciante ao gozo – do Significante-mestre (S^1: Linguagem).

Formalmente:

> ($ ◊ a): Desejo de & (a/S^2: Escuta por igual → $/$S^1$: Livre associação)

\NECESSIDADE:/

NA DEMANDA, NO DESEJO & NO GOZO

═

A 'necessidade' é o que está em jogo na articulação entre os conceitos psicanalíticos de *demanda, desejo & gozo*.

Na demanda, a necessidade está positivada (+); no desejo, está negativizada (-); e no gozo, está repositivada (+/-, ou seja, 'mais' substitui 'menos').

Pois bem, Lacan nos ensina que na relação entre o sujeito ($) e o Outro (A̸) uma demanda qualquer será sempre 'um apelo de amor ao Outro', qual seja, 'um pedido irrecorrível de reconhecimento e/ou de nomeação discursivos'.

(Por isso que, aliás, o amor não é significante mas *signo*: ele 'representa algo para alguém'.)

(Se o amor fosse significante, ele seria o representante-recalcado de um sujeito para outro significante, o que não é o caso.)

A necessidade é portanto o elemento capital da demanda: ‹sem o amor, o reconhecimento e/ou a nomeação discursivos do Outro, nada sou/não existo'.

Entretanto, o desejo *prescinde* dessa necessidade de reconhecimento e/ou nomeação discursivos, posto que, como tal, ele não faz apelo de amor ao Outro: 'desejo é falta como objeto', etc.

Nesse sentido, o sujeito do desejo não precisa do amor do Outro para ser/existir: por exemplo, o grande poeta japonês MATSUO BASHÔ (1644 – 1694) diz o seguinte – *Estou só e escrevo para minha alegria.*

Quanto ao gozo, ele produz um curto-circuito no desejo, reintroduzindo a necessidade de reconhecimento e/ou nomeação discursivos, mas o faz de tal modo que o Outro é forçado a amar inapelavelmente: para simplificar, digamos que o gozo, ao reintroduzir a necessidade, incha o desejo, adoecendo-o...

No gozo, tudo se passa 'como se fosse possível' (sob aspas, pois não é possível) retirar a interdição que assinala a clivagem do Outro, tamponando-se assim sua inconsistência: A/Ⱥ, ou seja, o Outro-consistente (A) 'substitui' o Outro-inconsistente (Ⱥ).

Em resumo, quanto à incidência da necessidade:

01. Demanda – *Ame-me para sempre!*

02. Desejo – *Busco outra coisa!*

03. Gozo – *Ame-me para sempre e mais um dia!*

\O BELO AÇOUGUEIRO... DE LACAN/

※

O 'sonho da bela açougueira' *não existe* em Freud.

É um título criado por Lacan no *Seminário 05* (1957 – 1958) a propósito de um sonho relatado por Freud em *A interpretação dos sonhos* (1900).

No relato de Freud *jamais aparece* a expressão 'sonho da bela açougueira', nem no título nem na análise do sonho.

Aliás, *em momento algum* de seu relato Freud se refere à analisanda como praticante do ofício de 'açougueira', pois tal ofício é atribuído explicitamente apenas e tão-somente ao marido dela nos termos 'açougueiro atacadista'.

Além disso, Freud *não utiliza* o adjetivo 'bela' para se referir à sua analisanda.

Entretanto, ao comentar o relato de Freud em uma das lições de seu seminário, Lacan intitula-o surpreendentemente 'o sonho da bela açougueira', cometendo portanto as equivocações descritas acima.

Cabe-nos então mapear e esclarecer essas equivocações presentes no comentário de Lacan, em acordo com quatro desdobramentos expostos a seguir.

01. A expressão 'sonho da bela açougueira' é a metáfora presente na seguinte observação de Lacan:

→ É o sonho daquela a quem chamaremos *a bela açougueira*. (LACAN, J. 'O sonho da bela açougueira', *in: O seminário, livro 05: as formações do inconsciente* [1957 – 1958]. Sessão de 30 de Abril de 1958. Rio de Janeiro: Jorge Zahar Editor, 1999: 372.) ←

Assim, a metáfora 'sonho da bela açougueira' nos é apresentada como *titulação lacaniana* (nos termos 'chamaremos'), encapsulando e orientando a significação do comentário *de* Lacan *sobre* o relato de Freud.

Por outras palavras, a inteligibilidade psicanalítica do relato de Freud – em última instância, a lógica desse relato – será fornecida *a partir* de tal titulação metafórica, a qual pois subsume (engloba) a sequência dos parágrafos freudianos dedicados à análise do sonho da analisanda.

02. Mas *de qual* analisanda estamos falando?

Ora, estamos falando da *analisanda de Freud* ou da analisanda de Freud *comentada por Lacan*?

Sim, porque a analisanda de Freud é uma e a analisanda de Freud comentada por Lacan é outra – ou melhor, *outro*...

03. De fato, a analisanda de Freud é aquela descrita no relato do caso *despida* dos cognomes 'bela' e 'açougueira', enquanto que a analisanda de Freud comentada por Lacan é aquela descrita na sessão do seminário *vestida* dos cognomes 'bela' e 'açougueira'.

04. Pois bem, por que Lacan *nos reapresenta vestido* aquilo que Freud *nos apresentara despido*?

Ora, no transcurso do comentário realizado imediatamente após a titulação proposta por ele, em momento algum Lacan volta a utilizar a expressão 'bela açougueira' para se referir à analisanda de Freud, valendo-se no entanto da expressão 'o belo açougueiro' para cognominar o marido dela – nos seguintes termos:

→ Ela [a amiga da analisanda] lhe pediu para ir jantar em sua casa, onde se come muito bem e onde, ademais, pode-se encontrar o belo açougueiro. (LACAN, J. "O sonho da bela açougueira", *in: O seminário, livro 05: as formações do inconsciente* [1957 – 1958]. Sessão de 30 de Abril de 1958. Rio de Janeiro: Jorge Zahar Editor, 1999: 377.) ←

Atentemos aqui para o seguinte: em seu relato Freud *nunca aplica* o epíteto 'belo açougueiro' para nomear o marido de sua analisanda, atendo-se apenas a descrevê-lo como 'um homem honesto, muito ativo', com 'um rosto tão expressivo' e que 'com sua rudeza de praxe' negara-se a posar para um pintor 'que queria a todo custo fazer seu retrato'.

Mas atentemos sobretudo para o seguinte: ao se negar a posar passivamente para o pintor (recusando-se pois a contrariar seu posicionamento 'muito ativo'), o marido da analisanda justifica tal recusa com um argumento claramente de perfil sexual – nos seguintes termos:

→ O marido, contudo, replicara, à sua maneira rude, que ficava muito agradecido, mas tinha a certeza de que o pintor preferiria parte do traseiro de uma bonita garota a todo o seu rosto.

(FREUD, S. "A distorção nos sonhos", *in: A interpretação dos sonhos* [1900]. Edição standard brasileira das obras psicológicas completas de Sigmund Freud. Volume IV. Parte I. Rio de Janeiro: Imago Editora. Segunda Edição, 1987: 162.) ←

Assim, Lacan cria a metáfora 'o belo açougueiro' para encapsular os notáveis atributos morais e viris do marido da analisanda de Freud, a saber, 'homem honesto, muito ativo, rosto tão expressivo, com sua rudeza de praxe' e que, em acordo com esses atributos, dera ao amigo pintor uma resposta chistosamente de caráter sexual.

Contudo, por que Lacan cria tal metáfora senão para expressar — claro, sem percebê-lo — *seu interesse subjetivo* pela descrição freudiana dos atributos do marido da analisanda?

E por que ele (Lacan) utiliza a expressão 'bela açougueira' *apenas no título* e a expressão 'belo açougueiro' *no corpo de seu comentário* a propósito do sonho?

Com efeito, os questionamentos acima talvez nos conduzam para a interpretação segundo a qual a expressão 'bela açougueira' — utilizada *somente no título* do comentário lacaniano — *seria um ato falho (logo, uma 'formação do inconsciente') cometido pelo psicanalista francês*: a titulação 'o sonho da bela açougueira' (como vimos, de autoria de Lacan e não de Freud) *recalcaria* 'o desejo de belo açougueiro' — fantasia homossexual de Lacan subjacente no corpo de seu comentário a propósito do sonho relatado por Freud?

Noutros termos, *indago o seguinte*: ao comandar a orientação discursiva geral do comentário lacaniano, a titulação 'o sonho da bela açougueira' *dissimula como tal* 'o desejo de belo açougueiro', procurando fazer com que todos — inclusive e sobretudo o próprio Lacan — não percebam a fantasia homossexual emergente da descrição freudiana dos caracteres varonis do marido da analisanda?

Formalmente:

<u>**Título: O Sonho da Bela Açougueira**</u>
Texto: O Desejo de Belo Açougueiro
Leitura: 'o sonho da bela açougueira' é metáfora que recalca 'o desejo de belo açougueiro'.

Nesse contexto, a titulação lacaniana 'o sonho da bela açougueira' seria um ato falho que testemunharia o *retorno do recalcado*, a saber, ele procuraria ocultar 'o desejo de belo açougueiro' enquanto fantasiar homossexual (inconsciente) acionado pelo relato freudiano nas vezes em que o marido da analisanda era o tema do discurso.

Naturalmente, a interpretação que venho de propor em nada alteraria o valor conceitual do magnífico comentário de Lacan sobre o relato de Freud: pelo contrário, ela visaria antes sobrelevar o *estatuto verdadeiramente psicanalítico dos parágrafos lacanianos*, na medida em que não há discurso (seja oral seja escrito) que não expresse e revele à sua maneira *o sujeito do desejo* nele implicado em carnes e ossos...

Admitamos afinal: todo mundo se refere ao relato de Freud pelo título dado por Lacan como se fosse um título dado por Freud, vale dizer, atribui-se a Freud um ato falho de Lacan – dissimulador *ipsis litteris* do fantasiar homossexual do psicanalista francês com os atributos viripotentes do marido da analisanda de Freud!

Certo, felizmente a Psicanálise caminha no e pelo mal-entendido do desejo.

\BIBLIOGRAFIA/

FREUD, S. "A distorção nos sonhos", *in: A interpretação dos sonhos* (1900). Edição standard brasileira das obras psicológicas completas de Sigmund Freud. Volume IV. Parte I. Rio de Janeiro: Imago Editora. Segunda Edição, 1987: 162.

LACAN, J. "O sonho da bela açougueira", *in: O seminário, livro 05: as formações do inconsciente* (1957 – 1958). Sessão de 30 de Abril de 1958. Rio de Janeiro: Jorge Zahar Editor, 1999: 377.

\O DESEJO DE LACAN/

⸙

A expressão 'pôr as coisas em seu lugar' aparece inúmeras vezes ao longo do ensinamento de Lacan, denotando a constante preocupação do psicanalista francês para com o ordenamento epistemoclínico do legado freudiano, de modo a embasar a formação de psicanalistas em uma plataforma lógica e topológica confiável (Nota 01).

Talvez o momento central dessa preocupação esteja na seguinte passagem:

→ (...) pôr em seu lugar o que está em questão. Afinal, se algo tem sentido no que nos preocupa, só pode ser o de pôr as coisas em seu lugar (N. 02). ←

Ora, essa passagem parece-me representativa daquilo que poderíamos cognominar de *desejo de Lacan*, o qual apresentaria uma ordem de razões constituída por seis momentos complementares – nos seguintes termos:

└ *O que está em questão* é o texto de Freud.

└ Esse texto possui um lugar próprio (*seu lugar*).

└ O que *preocupa* Lacan é a formação de psicanalistas.

└ O que *tem sentido* nessa formação é a colocação do texto de Freud no lugar que lhe é devido (outra vez: *seu lugar*).

└ O *lugar* do texto de Freud é o da sua racionalidade (lógica & topológica).

└ É a ocupação desse lugar – portanto, o *tomar posse* da racionalidade do texto de Freud – que permite a formação de psicanalistas.

Isso posto, o ordenamento epistemoclínico do legado freudiano ocorre da seguinte maneira:

    A. Lacan demonstrou que a Lógica do Significante (Lógica de Interdição pela Linguagem: *desde aí* / Inter-dicção pelo Discurso: *neste aí* / Dicção pela Fala: *eis aí*) fornece a racionalidade do texto de Freud (ensinamento lacaniano entre os anos 1953 – 1973).

B. Lacan mostrou que a Topologia Nodal (Nó Borromeu & Nó Sinthoma) subsome a Lógica do Significante e conclui a racionalidade do texto de Freud (ensinamento lacaniano entre os anos 1973 – 1980).

Formalmente:

DESEJO DE LACAN
Lógica do Significante & Topologia Nodal ⋈ *Pôr as coisas em seu lugar*.

Nesse sentido, o *desejo de Lacan* realiza o recorte lógico e conceitual indispensável para a correta estruturação do dispositivo psicanalítico, qual seja, o ‹desejo de Freud› (subjetivo) *não é* o ‹desejo do psicanalista› (função lógica: dessubjetivo) – nos seguintes termos:

└ Por um lado, o 'desejo de Freud' (subjetivo) *não foi analisado* – não passou pelo crivo da experiência psicanalítica – e resta subsumido pelos sintomas e/ou idealizações do próprio Freud (sintomas e/ou idealizações que ultrapassam a clínica freudiana e via de regra maculam a elaboração teórica dela decorrente).

└ Por outro lado, o 'desejo do psicanalista' (dessubjetivo) *foi analisado* – passou pelo crivo da experiência psicanalítica – e opera como *função* (conceitualmente, *semblant* de Objeto *a* enquanto *causa de desejo*, ou, o que seria dizer o mesmo, enquanto *falta como objeto* no campo da *falta como saber*).

Formalmente:

DESEJO DE LACAN
Pôr as coisas em seu lugar (lógico & topológico).
Recortar do 'desejo de Freud' (subjetivo) o 'desejo do psicanalista' (dessubjetivo).
Objeto *a* (causa de desejo: falta como objeto) é o operador desse recorte.

\NOTAS/

(Nota 01) Combatendo com rigor exemplar a ‹análise didática›, ao final de seu ensino Lacan dirá ironicamente que jamais falou de 'formação analítica' e sim de *formações do Inconsciente*.
Ora, Lacan tem razão: a teorização sobre as formações do Inconsciente – portanto, sobre os ultrapassamentos do Outro (Ⱥ) incidentes no sujeito ($) – *deve ser correlata à análise pessoal dessas formações*, de modo que haja *experiência analítica* para além de qualquer didatismo – nos seguintes termos:
→ Seria preciso que se soubesse notar coisas de que não falo: eu nunca falei de formação analítica. Falei de formações do Inconsciente. *Não há formação analítica.* Da análise tira-se uma experiência, que se qualifica muito erroneamente de didática. *A experiência não é didática.* Por que vocês pensam que tentei apagar inteiramente esse termo [didática] e falei de psicanálise pura? (LACAN, J. "Sobre a experiência do passe" [1973], *in: Revista Letra Freudiana*. Rio de Janeiro: Circulação interna, 1995: 57.) ←

(N. 02) LACAN, J. *O seminário, livro 17: o avesso da psicanálise* (1969 – 1970). Rio de Janeiro: Jorge Zahar Editor, 1992: 19.

\O DISCURSO-PATRIARCAL & AS MULHERES/

❖

Cinco milênios de Discurso-Patriarcal – a saber, de Discurso-Mestre transmudado politicamente em Discurso-Senhorial – faz com que as mulheres *ainda* se convençam de que são 'castradas' em seus corpos e em suas mentes.

Essa 'castração' *submete-as à subserviência aos homens* – nada mais nada menos.

No contexto plurimilenar do Discurso-Patriarcal, 'ser mulher' significa 'não ser homem', *logo*, radicalmente, *não-ser* (o grifo e o hífen são importantes).

Trancafiadas – até quando? – nos limites da 'família' (patriarcal), ou elas produzem filhos (homens, preferencialmente) e recebem o prêmio de consolação do 'ser mãe' (única possibilidade de 'ser' concedida às mulheres), ou são desqualificadas (de diferentes maneiras), ou enlouquecem...

Sob diversos modos e subterfúgios, o Discurso-Patriarcal está aí, estruturando, configurando, agenciando e produzindo a operacionalidade de nosso cotidiano.

De fato, ele é o regente – e o regime – das subjetividades, das sociedades e das culturas (em suma, do Campo Discursivo Geral).

(Embora a associação entre o Capital e a Tecnociência tenha, sobretudo a partir da segunda metade do Século XX, lançado as mulheres no mundo público, o empuxo não foi suficiente para desarticular os avatares políticos do Patriarcado...)

Ora, Freud criou um dispositivo clínico inédito, mas assentou-o em uma matriz lógica cuja petição de princípio só passou despercebida para o próprio Freud: segundo essa matriz, as mulheres 'entram *já* castradas no Complexo de Castração e *jamais* completam sua saída dele, ou seja, nunca alcançam introjetar e subjetivar adequada e corretamente (simbolicamente) os ditames do Superego... Paterno!' – esse é o sinistro mantra entoado a cada compasso da obra freudiana.

Noutros termos, como – e por quê – as mulheres entram 'já' castradas em um dispositivo de simbolização do qual deveriam sair... castradas?

(Ah, sim, dissera Freud, as meninas olham para os corpos nus dos meninos e veem que elas não têm o que eles têm! Logo, elas entram já castradas...)

E ainda: por que 'jamais' concluem a saída?

(Ah, sim, dissera Freud, elas permanecem para todo o sempre em dívida culposa [*das Schuld*] para com o pai, pelo fato de não terem nascido homens...)

Pois bem, quem – ou o quê – 'já' castrou as mulheres *antes* de sua entrada no (suposto) Complexo de Castração?

Ou então: afirmar – como Freud o faz – que as mulheres 'jamais' concluem a saída, não seria querer trancá-las dentro do Complexo de Castração e jogar a chave fora?

Em síntese, 'já' e 'jamais' não seriam enunciados longamente elaborados e diretamente ejetados pelo Discurso-Patriarcal *antes*, *durante* e *depois* de Freud conceber o Complexo de Castração?

Sendo assim, há estrita solidariedade discursiva – em última instância, ideológica e política – entre o Complexo de Castração e o Discurso-Patriarcal, ou melhor, Freud soletra rigorosamente em sua 'lógica da castração' que o Pai é afinal o agenciador, o gestor e o regente dos corpos, no seguinte sentido:

a. de um lado, *homens*, quais sejam, aqueles subsumidos e submetidos à 'castração simbólica', sob condição, no entanto, *de terem em seus corpos o objeto-imagem de máxima valorização simbólica* (diz a eles o Superego: 'Eu lhes tiro tudo sob condição de não lhes tirar nada, combinado?') e que lhes propicia *serem* (por 'terem o falo', ou seja, por simbolizarem o objeto-imagem, os homens *são*: a cidadania lhes está incluída);

b. de outro lado, *mulheres*, quais sejam, aquelas subsumidas e submetidas à 'castração simbólica', sob condição, no entanto, *de não-terem (o hífen* é importante) em seus corpos o objeto-imagem *de máxima valorização simbólica* (diz a elas o Superego: 'Eu não lhes tiro tudo porque afinal vocês nunca tiveram nada mesmo, combinado?') e que pois *não* lhes propicia *serem* (por 'não-terem o ter-o-falo', ou seja, por não-simbolizarem o objeto-imagem, as mulheres *não-são*: a cidadania lhes está excluída).

Entretanto, a contrapelo da poderosa máquina discursivo--patriarcal freudiana, o ensino de Lacan lê o (suposto) Complexo de Castração interno ao (suposto) Complexo de Édipo como 'um sonho de Freud', e, pois, freudianamente, como *a realização de um desejo*: por vias dissimuladas, a 'castração' das mulheres está em primeira e em última instância nas mãos da Lei Paterna, vale dizer, com a chave do 'já castradas' o Pai lhes abre a porta para que entrem na castração (petição de princípio!), e com a chave do 'jamais concluirão' o Pai lhes fecha a porta de saída, prendendo-as Nele...

Não por acaso Lacan dirá que Freud, apesar de veementes protestos em contrário (Freud se afirmava ateu, etc), 'salva o Pai' (acrescentemos: salvando-se religiosamente Nele, não é mesmo?).

Ora, despertado do sonho de Freud com o Pai, Lacan situará o 'ser' das mulheres desde sempre *no exterior* da lógica faloedípica: a eleição – e, por que não?, a ereção – do falo (*atentemos*: a simbolização do objeto-imagem) no corpo falante do Outro é *para elas* apenas um subterfúgio de 'atribuição discursiva' (*touché!*), realizado com a intenção deslavada de *apartá-las do gozo com o foder e do gozo com o poder*, ou, dizendo melhor, de *segregá-las do gozo com o poder do foder*, de maneira que elas não possam e não venham afinal de contas (no final das contas) acertar as contas com 'eles', gozando com lhes foder o poder...

Lembremos que no *Encore* ('Mais, ainda': 1972 – 1973) Lacan diz estas célebres palavras:

→ É nisso que importa que percebamos do que é feito o Discurso-Psicanalítico, e que não ignoremos isso que sem dúvida tem nele apenas um lugar limitado, isto é, que nele se fala daquilo que o verbo *foder* enuncia perfeitamente. Nele se fala de *foder* – verbo em inglês *to fuck* – e se diz que a coisa não vai. (LACAN, J. "A função do escrito", *in: O seminário, livro 20: mais, ainda* [1972 – 1973]. Sessão de 09 de Janeiro de 1973. Rio de Janeiro: Jorge Zahar Editor. Segunda Edição, 1985: 45.) ←

De fato, *tudo está aí*: as mulheres 'já' entram castradas no Complexo de Castração e 'jamais' completam a saída dele – assim reza o Discurso-Patriarcal – para que o acerto de contas entre os gozos ditos 'do homem' (no singular, para marcar sua definição e sua propriedade) e 'das mulheres' (no plural, para marcar sua indefinição e sua impropriedade) seja para todo o sempre amém... adiado!

Mas o acerto de contas começou pra valer há pelo menos setenta anos e só irá parar quando as contas do acerto forem finalmente entregues ao Discurso-Patriarcal – *et pour cause*, ao freudiano Complexo de Castração.

Inevitavelmente o acerto de contas ocorrerá e Lacan estará (afinal, ele esteve em sempre) *ao lado das mulheres*, brandindo politicamente a equivocante interpretação:

PARA QUE POSSAMOS SER E FODER EM PAZ,
TIVEMOS QUE IR À LUTA E FODER COM O TER
DOS HOMENS!

\O GEMER DO GOZAR É O ESGAR DO DIZER/

❖

O GEMER DO GOZAR, ou seja, o acorde sonoro dissonante emitido pelo corpo pautado pelo Significante (porque o Significante é a causa do gozo).

O ESGAR DO DIZER, ou seja, o esgarçamento, o rompimento, o estatelar, a deformação, a carantonha, a carranca e a careta limites da enunciação (porque a enunciação é efeito do Significante).

Portanto, o GEMER DO GOZAR está estruturalmente apenso ao ESGAR DO DIZER e ambos subsumidos (englobados) pela inscrição primacial do Significante.

O Significante (S^1) é o *representante* – sem representação possível, porque sob chancela do recalcamento – de um Sujeito ($) para outro Significante (S^2).

O Sujeito ($) – esse cujo corpo testemunha o estiolamento do dizer no GEMER DO GOZAR – é efeito de Discurso, e, pois, sua *significação* (sentido vetorial) e sua *significância* (valor ético da significação) são devidos em última instância ao Outro (Ⱥ).

O Discurso é a inter-dicção diacrônica (*neste aí*), a saber, a resolução simbólico-imaginária da interdição real (*desde aí*) instituída pela sincronicidade de Linguagem.

O Outro (Ⱥ) é o lugar da Verdade (Ⱳ).

A Verdade (Ⱳ) é a da interdição/inter-dicção/dicção (operada pelo pareamento $S^1 \to S^2$), e, pois, ela 'toca no real' (*touche au réel*), vale dizer, ela ressalta da impossibilidade de dizer/gozar-tudo – o que resta dessa impossibilidade é o 'mais-gozar discursivo' (*plus-de-jouir*) como gozo compensatório.

Logo, a Verdade (Ⱳ) não pode ser senão 'não-toda' (*pas toute*).

O Fantasma ($ ◊ a: falta como objeto, e, pois, desejo), configurado por esses elementos lógico-estruturais, é o 'esgar do real' (*grimas du réel*), ou seja, ele é a má-forma como obra do impossível.

❖

\O GOZO FEMININO &/OU MÍSTICO COMO GOZO DO OUTRO/

❖

O que há em comum entre aqueles que Lacan cita muito elogiosamente no *Encore* (1972 – 1973), quais sejam, ANGELUS SILESIUS (1624 – 1677), HADEWIJCH D›ANVERS (c. 1200 – c. 1260), SAN JUAN DE LA CRUZ (1542 – 1591) e SANTA TEREZA D›ÁVILA (1515 – 1582)?

Ora, o que há em comum – permitam-me: com'Um – entre eles é o 'gozo para além do mais-gozar' (*la jouis-sens au-delà du plus-de-jouir*), e, pois, o 'gozo feminino' (*la jouis-sens féminine* [Nota 01]).

Assim, aqueles poetas experienciam *o ponto-limite da inscrição do significante* (se se quiser: a borda do constructo interdição/inter-dicção/dicção), testemunhando – nesse ponto-limite *mesmo* – não a emergência do ‹Nada› ou do ‹Fora› e sim do significante 'Deus'.

(Se no ponto-limite *mesmo* da inscrição do significante pudéssemos experienciar o 'Nada' e o 'Fora', pois bem, eles seriam experienciados como os significantes 'Nada' e 'Fora'.)

Ato contínuo, eles – ou melhor, elas, posto tratar-se de gozo feminino (e esse não é adscrito a gênero sexual) – gozam corpo'alma'mente (corporalmente) com o significante 'Deus', tudo então transmudando-se (bem a propósito: transubstanciando-se e/ou convertendo-se) em 'gozo místico' (*jouis-sens mystique*).

Entretanto, o gozo místico configura-se como Amor Divino e/ou Unio Mystica, a saber, nele experiencia-se via de regra a comunhão e/ou indistinção corpóreo-discursiva com 'Cristo e/ou Deus'.

Por exemplo:

→ Cristo não tem sobre a Terra
Nenhum corpo, senão o teu;
Nem mãos, senão as tuas;
Nem pés, senão os que tens.

Tu és os olhos de Cristo
Sobre o Mundo;
Os pés Dele, ao caminhares;
As mãos Dele, ao abençoares (N. 02). ←

Ou então:

→ O Fogo É Deus Em Mim; Eu Sou A Sua Claridade.
Podeis Imaginar Mais Íntima Unidade? (N. 03) ←

E ainda:

→ Sei Que Deus Sem Mim Não Vive Um Só Momento (N. 04). ←

Todavia, como Lacan nos faz notar com insistência, o gozo feminino – no caso dos poetas listados anteriormente, transmudado/convertido em gozo místico – *não é* o 'Gozo d'A Mulher' (*la jouis-sens de La Femme*), posto que esse possui o mesmo estatuto lógico-estrutural que se deve atribuir ao *real* mapeado pelo ensino lacaniano, qual seja, ‹o real é o impossível› (*le réel c'est l'impossible* [N. 05]).

Logo, o Amor Divino e/ou Unio Mystica é, ainda (*encore*), resposta *do* (desde o) real-impossível, mesmo e sobretudo porque é experienciado no corpo (*en corps*), vale dizer, provado lá onde um corpo (*un corps*) por assim dizer 'corporiza o gozo de maneira significante' (*incarne la jouissance de manière signifiant*).

Ouçamos Lacan:

→ Não é lá que se supõe propriamente a experiência psicanalítica? – a substância do corpo, com a condição de que ela se defina apenas como *aquilo de que se goza*. Propriedade do corpo vivo, sem dúvida, mas nós não sabemos o que é estar vivo, senão apenas isto, que um corpo, *isso se goza* (N. 06). ←

E fundamentalmente:

→ Isso [um corpo] só se goza por corporizá-lo [ao gozo] de maneira significante (N. 07). ←

Nesse contexto, conclusivamente:

→ Direi que o significante se situa no nível da substância gozante (*substance jouissante*) (N. 08). ←

(*Substância gozante*: de maneira alguma um hipotético 'corpo natural', mas sim o corpo instituído e pautado pelo significante.)

Não obstante, o Amor Divino e/ou Unio Mystica deve ser posicionado na estrutura a título de Gozo do Outro (*Jouis-sens de l'Autre*) e não, pois, como tenho procurado demonstrar, enquanto Gozo d'A̶ Mulher (Real-Impossível).

Ora, no caso aqui em tela, a escritura matêmica [S (A̶)] presta-se para circunscrever o Amor Divino e/ou Unio Mystica, mostrando-o como aquilo que irrompe no ponto-limite *mesmo* da inscrição do significante – aliás, confirma-o Lacan no transcorrer de sua conclusão da Lógica do Significante (Lógica de Interdição/ Inter-dicção/Dicção):

→ O Outro não é simplesmente esse lugar onde a verdade balbucia [com este 'não é simplesmente' Lacan demarca o 'para além do mais-gozar']. Ele merece representar aquilo com que a [no sentido de 'uma'] mulher fundamentalmente tem relação. Só temos testemunhos esporádicos disso, e é por isso que eu os tomei, da última vez, em sua função de metáfora [referência aos poetas místicos citados anteriormente]. Por ser, na relação sexual [*rapport sexuel*], em relação ao que se pode dizer do Inconsciente, radicalmente o Outro, a [uma] mulher é aquilo que tem relação com esse Outro. Aí está o que hoje eu queria tentar articular melhor (N. 09). ←

Finalmente:

→ A [uma] mulher tem relação com o significante desse Outro [S (A̶)], na medida em que, como Outro, ele só pode continuar sendo sempre Outro [Inconsciente, e, pois, Falta como Saber]. Aqui, só posso supor que vocês evocarão meu enunciado de que 'não há Outro do Outro'. O Outro, esse lugar onde vem se inscrever tudo que se pode articular de significante, é, em seu fundamento, radicalmente Outro [ou seja, Outro-interditado/inter-dictado/dictado, e, pois, Outro sem-Outro-dele]. É por isso que esse significante, com esse parêntese aberto, marca o Outro como barrado: S (A̶) (N. 10). ←

Ou seja: o matema S (A̶) & o matema A̶ Mulher (Real-Impossível).

De fato, se (nos termos de Lacan) 'uma mulher tem relação com o significante desse Outro' [S (A̶)], ela tem relação com o significante (S) *que falta a esse Outro*, impondo-se pois a notação desse Outro como *interditado* (Linguagem) / *inter-dictado* (Discurso) / *dictado* (Fala), a saber, (A̶).

Nesse contexto, a escritura matêmica [S (Ⱥ)] deve ser lida nos seguintes termos: *falta um significante ao Outro*.

Contudo, a proposição 'falta um significante ao Outro' expressa, exata e precisamente, o ponto-limite *mesmo* da inscrição do significante, ou, se se quiser, como eu disse, 'a borda da interdição/inter-dicção/dicção' – em última instância, pois, o *limite* de Linguagem & Discurso & Fala.

Pois bem, o gozo místico situa-se nesses 'falta um significante ao Outro', 'o ponto-limite *mesmo* da inscrição do significante', 'a borda do mais-gozar' – *atenção*: transmudando-os no significante 'Deus'.

Ouçamos Lacan:

→ 'A' é barrado por nós, é certo. Isso não quer dizer que basta barrá-lo para que nada mais dele exista. Se com esse [S (Ⱥ)] eu não designo outra coisa senão o gozo da mulher, é certamente porque é ali que eu aponto que Deus ainda não fez sua retirada (N. 11). ←

Formalmente:

Uma mulher: gozo místico ('Deus') → gozo do Outro ← S (Ⱥ)
⊣∥ Gozo d'Ⱥ Mulher.

Portanto, o ponto-limite *mesmo* do gozo feminino é o significante 'Deus', o qual é experienciado em 'um corpo' (*un corps*).

Mas testemunhar 'no corpo' (*en corps*) a inscrição desse significante não é 'ainda' (*encore*) o Gozo d'Ⱥ Mulher (Real-impossível).

Escrevamos finalmente, em termos lógicos, a divisa do seminário *Encore* (1972 – 1973):

Um corpo (*un corps*), ao gozar com 'Deus' no corpo (*en corps*),
//
Não goza ainda (*encore*) o Gozo d'Ⱥ Mulher (Real-impossível).

\NOTAS/

(Nota 01) Lacan escande *la jouissance* (o gozo) em *la jouis-sens*, a saber, gozo com o significante e/ou gozo *do* (desde o) significante.
Cf. LACAN, J. *Televisão* (1973). Rio de Janeiro: Jorge Zahar Editor, 1993: 25.

(N. 02) Versos do poema "Vós sois O Cristo", o qual não consta do volume póstumo intitulado *Todas as poesias* (Edição Póstuma.: 1854), mas que é tradicionalmente atribuído a D›Ávila.

(N. 03) Cf. SILESIUS, A. *O peregrino querubínico* (1657).

(N. 04) IDEM.

(N. 05) Cf. LACAN, J. "Desmontagem da pulsão", *in: O seminário, livro 11: os quatro conceitos fundamentais da psicanálise* (1964). Sessão de 06 de Maio de 1964. Rio de Janeiro: Jorge Zahar Editor. Segunda Edição, 1998: 159.

(N. 06) LACAN, J. "A Jakobson", *in: O seminário, livro 20: mais, ainda* (1972 – 1973). Sessão de 19 de Dezembro de 1972. Rio de Janeiro: Jorge Zahar Editor. Segunda Edição, 1985: 35.

(N. 07) IDEM: 35.

(N. 08) IBIDEM: 36.

(N. 09) LACAN, J. "Letra de uma carta de almor", *in: O seminário, livro 20: mais, ainda* (1972 – 1973). Sessão de 13 de Março de 1973. Rio de Janeiro: Jorge Zahar Editor. Segunda Edição, 1985: 108 – 109.

(N. 10) IDEM: 109.

(N.11) IBIDEM: 112 – 113.

\O IMPOSSÍVEL COMO CONDIÇÃO DE POSSIBILIDADE/

※

O analista aproxima o analisando da Morte (S^1), a saber, da impossibilidade real dele falar o Dizer do Outro ($\cancel{A}$) que o institui como sujeito ($).

Lacan nomeou essa aproximação de 'travessia do fantasma' (do fantasma singular, não das fantasias plurais), a saber, ($ $\Diamond$ a: falta como objeto, e, pois, desejo).

O analisando percebe o manejo do analista no sentido de aproximá-lo da impossibilidade real de ele falar o Dizer do Outro e angustia-se, porque, no ponto-limite *mesmo* dessa aproximação, ele (analisando) gozaria como 'puro objeto do Outro' (não do Dizer do Outro, mas do Outro como tal, como se este 'Outro como tal' existisse).

Nesse ponto extremo, o analisando confronta-se com o perigo de vir a ser cortado do Discurso, e, pois, da *significação* (sentido vetorial) e da *significância* (valor ético da significação) que o mantêm vivo como um dizente entre dizentes (sua posição discursiva no laço social, etc).

O analista que vacila – vale dizer: pensa – diante do corte analítico testemunha que sua análise (dele, analista) emperrou – vale dizer: pensou – na travessia do fantasma...

O analista que vacila – vale dizer: pensa – diante do corte analítico testemunha pois que seu analista vacilou – vale dizer: pensou – ele mesmo diante da Morte (no sentido exposto anteriormente).

Assim, analista é aquele que *faz semblante do objeto causa de desejo*, ou seja, aquele que se posiciona na função Desejo do Psicanalista (*letra do desejo*: 'a') como o avesso discursivo da Morte (S^1).

Nesse âmbito em tudo e por tudo psicanalítico, a aproximação da Morte (S^1) é a condição de possibilidade para que o analisando construa, *na* e *pela* análise, uma '*vita nuova*' (S^2).

※

\O MAPA DE LACAN/

\A/

Ocorrida no seminário *Encore* (1972 – 1973), a conclusão da Lógica do Significante (Lógica de Interdição/Inter-dicção/Dicção) inaugura um instante-de-ver inédito, qual seja, aquele de-*monstrado* pelo Nó Borromeu e pelo Nó Sinthoma (Nota 01).

Realizada portanto a demonstração da Lógica do Significante, estamos doravante face à de-*monstração* da Topologia Nodal (Nó Borromeu & Nó Sinthoma).

Essa de-*monstração* topológica traz para a cena do ensino lacaniano os três elementos presentes desde o início do Retorno a Freud (1953 e ss.) – quais sejam, Real (Linguagem), Simbólico (Discurso) & Imaginário (Fala) –, situando-os todavia na estruturação concernente ao Nó Borromeu (três categorias topológicas enodadas duas a duas, de maneira que o rompimento de qualquer uma delas desfaz por completo as articulações até então existentes).

Entretanto, no transcorrer do seminário intitulado justamente *R.S.I.* (1974 – 1975), Lacan confluirá para a apresentação da desarticulação radical dos elementos Simbólico (Discurso), Real (Linguagem) & Imaginário (Fala) {S // R // I}, aportando-se a clínica psicanalítica *vis-à-vis* a esquizofrenia e exigindo-se pois a presença de 'um quarto elemento capaz de dar ares de nó ao Nó Borromeu' (N. 02).

Pois bem, Lacan encontrará na obra do escritor irlandês JAMES JOYCE (1882 – 1941) o testemunho desse 'quarto elemento' e o nomeará de Sinthoma (*Sinthome*, no original francês), configurando desse modo todas as sessões do seminário *O sinthoma* (1975 – 1976) (N. 03).

Assim, o Sinthoma (notação algébrica: Σ) reenodará desde si os elementos dispersos Simbólico (Discurso), Real (Linguagem) & Imaginário (Fala), soerguendo novamente a Estrutura a título de Nó Sinthoma (escritura algébrica: S \R.Σ/ I).

De fato, as topologias regionais e/ou parciais, utilizadas anteriormente no transcorrer dos seminários, não poderiam fornecer a Lacan a subsunção completa da Lógica do Significante a uma estruturação também ela topológica mas capaz de, todavia, simultaneamente demonstrar & de-*monstrar* ponto a ponto os componentes estruturais em jogo no dispositivo psicanalítico.

Ora, os definitivos 'quatro de Lacan' – Real (R), Simbólico (S), Imaginário (I) & Sinthoma (Σ) – sem dúvida municiam a Psicanálise com uma plataforma topológica apta finalmente a 'recolocar as coisas freudianas em seus devidos lugares', e, pois, ler o campo epistemoclínico aberto pelo psicanalista austríaco como propriamente um espaço discursivo (*lato sensu*) no qual 'terá emergido' (futuro anterior) o Sujeito ($) e o Outro (Ⱥ) (N. 04).

\B/

Face a isso, o mapeamento que Lacan realiza da escrita freudiana consiste de duas etapas logicamente complementares, quais sejam, 01) *demonstração* da Lógica do Significante (Lógica de Interdição/Inter-dicção/Dicção: anos 1953 – 1973) e 02) de-*monstração* da Topologia Nodal (Nó Borromeu & Nó Sinthoma: anos 1973 – 1980).

\DEMONSTRAÇÃO DA LÓGICA DO SIGNIFICANTE/
(1953 – 1973)

O ordenamento lógico-estrutural da Lógica do Significante (Lógica de Interdição/Inter-dicção/Dicção) consiste de seis elementos articulados em acordo com a sequência:

01) Linguagem → Alíngua ⌊ Outro (*Autre*: Ⱥ)
02) Discurso → Mais-Gozar
02.1) Discurso-Mestre (Discurso-Inconsciente) ⌊ Mutação: Discurso-Capitalista (*)
(*) Discurso-Descartabilidade
02.2) Discurso-Universitário (Discurso-Outro)
02.3) Discurso-Psicanalítico (Discurso-Desejo)

02.4) Discurso-Histérico (Discurso-Analisando ⌐ Mutação: Discurso-Científico (*)
(*) Discurso-Conhecimento
03) Saber Inconsciente (Falta como Saber: S^2)
04) Letra do Desejo (Falta como Objeto: Objeto a)
05) Gozo:
05.1) Gozo fálico (Discursivo: 'fora do corpo')
05.2) Gozo feminino (Não-discursivo: 'no corpo')
05.3) Gozo místico (No corpo com o significante 'Deus')
06) Gozo d'A̶ Mulher (Real-Impossível)
Sequência:
Linguagem/Alíngua → Discurso/Mais-Gozar → Inconsciente ↔ (Letra) ↔ Gozo ⊣∥ A̶ Mulher

\DE-*MONSTRAÇÃO*: T. NODAL (NÓ BORROMEU & NÓ SINTHOMA)/
(1973 – 1980)

Ocorrida no seminário *Encore* (1972 – 1973), a conclusão da Lógica do Significante (Lógica de Interdição/Inter-dicção/Dicção) inaugura um instante-de-ver inédito, qual seja, aquele de-*monstrado* pelo Nó Borromeu e pelo Nó Sinthoma.

Jamais antes de Lacan um psicanalista conseguira mapear de uma a outra ponta a escrita freudiana, propiciando-lhe a necessária racionalidade – portanto, legitimidade epistemoclínica e transmissibilidade doutrinária – e inscrevendo finalmente a Psicanálise no campo social como uma discursividade 'à altura dos laços mais fundamentais dentre os que permanecem para nós em atividade' (N. 05).

A seguir, as escrituras topológico-cartográficas fornecidas por Lacan:

\NÓ BORROMEU & LÓGICA DO SIGNIFICANTE/

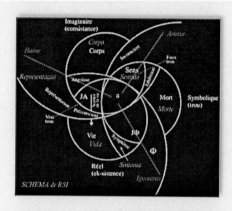

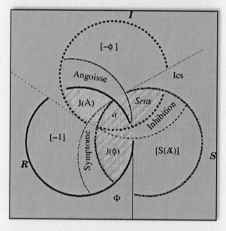

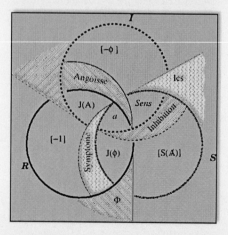

\NÓ SINTHOMA & LÓGICA DO SIGNIFICANTE/

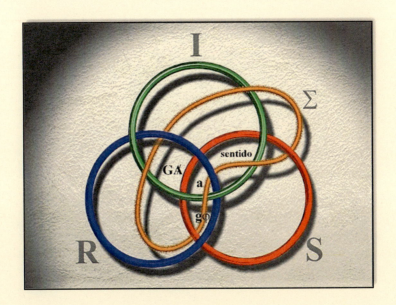

\NOTAS/

(Nota 01) Cf. GILSON, J-P. "Topologia lacaniana: apresentação do sujeito", *in: Lacan para analistas*:
https://lacanparaanalistas.blogspot.com/2021/06/topologia-lacaniana--apresentacao-do.html

(N. 02) Cf. LACAN, J. *Seminário R.S.I.* (1974 – 1975). Inédito.

(N. 03) Cf. LACAN, J. *O seminário, livro 23: o sinthoma* (1975 – 1976). Rio de Janeiro: Jorge Zahar Editor, 2007.

(N. 04) A expressão 'pôr as coisas em seu lugar' aparece inúmeras vezes ao longo do ensinamento lacaniano – por exemplo:
→ (...) pôr em seu lugar o que está em questão. Afinal, se algo tem sentido no que nos preocupa, só pode ser o de pôr as coisas em seu lugar. (LACAN, J. *O seminário, livro 17: o avesso da psicanálise* [1969 – 1970]. Rio de Janeiro: Jorge Zahar Editor, 1992: 19.) ←

(N. 05) Cito Lacan:
→ O discurso que digo analítico é o laço social determinado pela prática de uma análise. Ele merece ser elevado à altura dos laços mais fundamentais dentre os que permanecem para nós em atividade. (LACAN, J. *Televisão* [1973]. Rio de Janeiro: Jorge Zahar Editor, 1993: 31.) ←

\O QUE OS MÍSTICOS ENSINAM À PSICANÁLISE?\

⸻

> → A mística não é de modo algum tudo aquilo que não é a política. É algo de sério, sobre o qual nos informam algumas pessoas, e mais frequentemente mulheres, ou bem gente dotada como San Juan de la Cruz – porque não se é forçado, quando se é macho, de se colocar do lado do $\forall x \Phi x$ (universal dito 'homem': *todos subsumidos à lei*) –. Pode-se também colocar-se do lado do não-todo (singular dito 'mulher': *cada uma subsumida* à lei). Há homens que lá estão tanto quanto as mulheres. Isso acontece. E que, ao mesmo tempo, se sentem lá muito bem. Apesar, não digo de seu falo, apesar daquilo que os atrapalha quanto a isso, eles entrevêem, eles experimentam a ideia de que deve haver um gozo que esteja mais além. É isto que chamamos os místicos. ←
> LACAN, J. "Deus e o gozo d'A Mulher", *in*: *O seminário, livro 20: mais, ainda* (1972 – 1973. Sessão de 20 de Fevereiro de 1973. Rio de Janeiro: Jorge Zahar Editor, 1985: 102.

Ao concluir a Lógica do Significante (Lógica de Interdição/Inter-dicção/Dicção) no *Encore* (1972 – 1973), Lacan notará que os místicos ensinam à Psicanálise ‹o gozo para além do mais-gozar› (*la jouis-sens au-delà du plus-de-jouir*), e, pois, 'o gozo feminino' (*la jouis-sens féminine*) enquanto, no caso, 'gozo místico' (*jouis-sens mystique* [Nota 01]).

Por que esse ensinamento?

Porque aquelas subjetividades testemunham *o limite da incidência do significante e seu efeito imediato*, a saber, *eles experienciam a extensão máxima dessa inscrição e colhem em seus próprios corpos aquilo que emerge nesse e desse ponto-fronteiriço*.

De fato, o limite da incidência do significante (sua extensão máxima, seu ponto-fronteiriço) *é sempre expresso na e pela superfície corporal* – portanto, será ela que acolherá e provará o que vier a ocorrer na borda do processo de significantização até então em curso.

Noutros termos, o corpo-próprio dos místicos é aquele que experiencia *o para além do gozo compensatório propiciado pelo mais-gozar* – logo, o para além da renúncia ao gozo –, fazendo-o, no entanto, a título de 'substância gozante' (*substance jouissante*), vale dizer, enquanto 'um corpo' (*un corps*) 'ainda' (*encore*) instituído pelo significante (N. 02).

Ouçamos Lacan:

→ Isso [um corpo] só *se* goza por corporizá-lo [ao gozo] de maneira significante (N. 03). ←

Pois bem, de-*monstram-no* os místicos referidos por Lacan no *Encore* (1972 – 1973), surpreendentemente o que irrompe lá onde o significante ‹cala› é..., ora, é um... *outro e último significante*, qual seja, o significante 'Deus' – ou, se se preferir, nos belos termos de Lacan, 'a face Deus do Outro' (*la face Dieu de l'Autre*).

Ouçamos Lacan:

→ Esse gozo que se experimenta e do qual não se sabe nada, não é ele o que nos coloca na via da *ex-sistência*? E por que não interpretar uma face do Outro, a face Deus, como suportada pelo gozo feminino (N. 04)? ←

Nesse átimo, a substância gozante goza 'femininamisticamente' (para além do mais-gozar discursivo) e seu gozar transmuda-se – *bem a propósito*: transubstancia-se e/ou converte-se – em 'gozo místico' (*jouis-sens mystique*).

Assim, no contexto do que procuro expor, o gozo feminino transmudado em gozo místico é 'gozo *no* corpo *de um* corpo com o significante Deus' (*jouis-sens en corps dun corps avec le signifiant Dieu*) – nada mais nada menos.

Ouçamos Lacan:

→ 'A' é barrado por nós, é certo. Isto não quer dizer que basta barrá-lo para que nada mais dele exista. Se com esse [S (Ⱥ)] eu não designo outra coisa senão o gozo da mulher, é certamente porque é ali que eu aponto que Deus ainda não fez sua retirada (N. 05). ←

Por exemplo, eis o que nos dão a ouvir os indescritíveis lábios de SANTA TEREZA D'ÁVILA (1515 – 1582):

→ A dor foi tão grande que gritei!
Mas ao mesmo tempo senti uma doçura tão infinita
Que desejei que a dor durasse para sempre (N. 06). ←

Entretanto, essa dolorosíssima 'doçura tão infinita' e/ou dulcíssima 'dor tão infinita' é comumente nomeada por aquelas subjetividades de Amor Divino, ou, mais precisamente, de Unio Mystica, qual seja, a 'completa' comunhão e/ou indistinção entre Homem & Deus (N. 07).

Atenção: em função de um fato de estrutura inerradicável, a comunhão e/ou indistinção entre Homem & Deus jamais *é* ou *se* completa, fato aliás que não passa despercebido pelos místicos – por exemplo, neste arrazoado esplendoroso (permitam-me: *spleen-doloroso* [N. 08]) do grande SAN JUAN DE LA CRUZ (1542 – 1591), legítimo Príncipe Negro do Gozo Místico:

→ Quem poderá escrever o que as almas amorosas, onde Ele mora, experimentam? E quem poderá manifestar com palavras o que Ele as faz sentir? E quem, finalmente, o que Ele as faz desejar? Por certo, ninguém, nem elas mesmas... (N. 09) ←

E também D'Ávila (inconteste Princesa Branca do Gozo Místico) não é imune à incompletude do Amor Divino, pois afinal ela *desejou* que a dor (logo, o gozo), advinda de sua copulação com ‹Ele›, *perdurasse para sempre* – tocando, assim, no Impossível.

Ora, como nós psicanalistas freud-lacanianos testemunhamos, a subjetividade que toca no Impossível ato contínuo toca no Real (*touche au réel*) e vislumbra a Terra Incógnita do Gozo d'A̶ Mulher, doravante pois confrontada ou com a retomada do significante ou com o seu abandono definitivo (na passagem ao ato).

Formalmente:

Gozo Místico ('Deus') ⊣╟ Terra Incógnita do Gozo d'A̶ Mulher (Real-Impossível).

Certo, os místicos retomam o significante – no caso, o significante 'Deus' os retoma 'ainda *no* corpo *de um* corpo' (*encore en corps d'un corps*) – e ensinam à Psicanálise a conclusão da Lógica do Significante (Lógica de Interdição/Inter-dicção/Dicção), lançando aos nossos ouvidos maravilhados transubstanciações do estilo:

→ Cessa O Acaso E O Ferro Muda-Se Em Ouro,
Quando Com Deus Sou Transmudado Em Deus (N. 10). ←

\NOTAS/

(Nota 01) Ouçamos Lacan:
→ Há um gozo, já que nos atemos ao gozo, que é, se posso me exprimir assim, *para além do falo*. Seria engraçadinho isso. E daria uma outra consistência ao MLF. Um gozo para além do falo... (LACAN, J. "Deus e o gozo d'A mulher", in: *O seminário, livro 20: mais ainda* [1972 – 1973]. Sessão de 20 de Fevereiro de 1973. Rio de Janeiro: Jorge Zahar Editor, 1985: 100.) ←
Lacan escande *la jouissance* (o gozo) em *la jouis-sens*, a saber, gozo *com* o significante e/ou gozo *do* (desde o) significante.
Tal escansão é legítima porque, segundo Lacan, 'o significante é a causa do gozo' (cf. LACAN, J. "A Jakobson", in: *O seminário, livro 20: mais, ainda* [1972 – 1973]. Sessão de 19 de Dezembro de 1972. Rio de Janeiro: Jorge Zahar Editor. Segunda Edição: 1985: 36).
Cf. LACAN, J. *Televisão* (1973). Rio de Janeiro: Jorge Zahar Editor, 1993: 25.

(N. 02) Ouçamos Lacan:
→ O mais-gozar é uma função da renúncia ao gozo sob o efeito do discurso. É isso que dá lugar ao Objeto *a*. (LACAN, J. "Da mais-valia ao mais-gozar", in: *O seminário, livro 16: de um Outro ao outro* [1968 – 1969]. Sessão de 13 de Novembro de 1968. Rio de Janeiro: Jorge Zahar Editor, 2008: 19.) ←

(N. 03) LACAN, J. "A Jakobson", in: *O seminário, livro 20: mais, ainda* (1972 – 1973). Sessão de 19 de Dezembro de 1972. Rio de Janeiro: Jorge Zahar Editor. Segunda Edição, 1985: 35.

(N. 04) LACAN, J. "Deus e o gozo d'A Mulher", in: *O seminário, livro 20: mais, ainda* (1972 – 1973). Sessão de 20 de Fevereiro de 1973. Rio de Janeiro: Jorge Zahar Editor, 1985: 103.

(N. 05) LACAN, "Letra de uma carta de almor", in: *O seminário, livro 20: mais, ainda* (1972 – 1973). Sessão de 13 de Março de 1973. Rio de Janeiro: Jorge Zahar Editor, 1985: 112 – 113.

(N. 06) Cf. SANTA TEREZA D'ÁVILA. *O castelo interior* (1577).

(N. 07) Ouçamos Lacan:
→ Os místicos tentaram, por seu caminho, chegar à relação do gozo com o Um. Certo, esse caminho não concerne diretamente ao que nos é próprio, mas o lugar nele ocupado pelo Eu, pelo *Ich*, relaciona-se, como vocês verão, com a pergunta que é nossa verdadeira meta aqui, e que repito ao terminarmos hoje: *Será que eu existo?* (LACAN, J. «O Um e o pequeno *a*", in: *O Seminário, livro 16: de um Outro ao outro* [1968 – 1969]. Sessão de 22 de Janeiro de 1969. Rio de Janeiro: Jorge Zahar Editor, 2008: 133 – 134.) ←

(N. 08) *Spleen* no sentido do poeta francês CHARLES BAUDELAIRE (1821 – 1867): ‹melancolia›.

(N. 09) Cf. SAN JUAN DE LA CRUZ. Correspondência. Citação colhida em: *A poesia mística de San Juan de la Cruz*. Tradução de Dora Ferreira da Silva. São Paulo: Editora Cultrix, 1993: 40.

(N. 10) Cf. ANGELUS SILESIUS. *O peregrino querubínico* (1657).

\O SEGREDO REVELADO/

※

Há uma frase de Allouch absolutamente essencial para a correta delimitação dos parágrafos a seguir.

Eis a frase:

→ Exagerar no escrito é a única chance de se passar para outra coisa. (ALLOUCH, J. *Letra a letra, transcrever, traduzir, transliterar*. Rio de Janeiro: Companhia de Freud Editora, 1995.) ←

Há também uma rápida observação de Lacan, imprescindível para a demarcação estrutural do que estou pensando.

Eis a observação:

→ O que de mais famoso, na história, restou das mulheres é, propriamente falando, o que delas se pode dizer de infamante. (LACAN, J. "Letra de uma carta de almor", *in: O seminário, livro 20: mais, ainda* [1972 – 1973]. Sessão de 13 de Março de 1973. Jorge Zahar Editor. Segunda Edição, 1985: 115.) ←

Passo em seguida ao meu texto.

O Discurso-Patriarcal *realiza a ablação discursiva da função discursivo-orgásmica do clitóris das meninas, apartando-as do gozo discursivo-sexuado e operando em seguida a suplência desse gozo através do dispositivo discursivo-subjetivante 'brincadeiras infantis de meninas', quais sejam, 'brincar com bonecas, brincar de casinha, brincar de mamãe', etc* (Nota 01).

O 'brincar' não está aí por acaso: *o que há de discursivo-pulsional no gozo corpóreo-sexuado (significante, em última instância) é discursivamente neutralizado em prol de 'brincadeiras infantis de meninas', em regra descritas, essas brincadeiras, como 'desinteressadas, inocentes, puras', etc.*

Essa patriarcal ablação discursiva começa pela anatematização e expurgo da masturbação clitoridiana: 'não tem nada aí, não mexa nisso, coisa feia e suja, Deus está vendo, é pecado, etc'.

Noutros termos: *no lugar da função discursivo-orgásmica do clitóris – função discursivamente subtraída em cinco milênios de patriarcado – há a suplência implantada pelo dispositivo discursivo-subjetivante 'brincadeiras infantis de meninas'.*

Formalmente:

Dispositivo discursivo-subjetivante 'brincadeiras infantis de meninas'
Função discursivo-orgásmica do clitóris
Leitura: o dispositivo discursivo-subjetivante *substitui* a função discursivo-orgásmica.

Pronto, o 'destino da sexualidade feminina' (sic) está escrito e ferreamente traçado: a menina *renunciará* à função discursivo-orgásmica do clitóris – portanto, abrirá mão de tudo o que essa função teria de discursivo-subjetivante –, *substituindo-a* pelo dispositivo 'brincadeiras infantis de meninas', vale dizer, trocando-a pelo (no contexto discursivo desse dispositivo) 'instinto materno e/ou desejo de ser mãe' (sic).

Atenção: 'instinto materno e/ou desejo de ser mãe' são o que são, a saber, ofertas discursivas indutoras das demandas (claro, também elas discursivas) 'eu quero ter esse instinto!' e/ou 'eu quero ter esse desejo!'.

Formalmente:

'Instinto materno e/ou desejo de ser mãe'
Função discursivo-orgásmica do clitóris
Leitura: o 'instinto materno' *substitui* a função discursivo-orgásmica do clitóris.

Logo, subsumida pelo Discurso-Patriarcal, *a menina renuncia à mulher* (ao gozo discursivo-sexuado de *uma* mulher) *em nome de A Maternidade* – em nome pois de um suposto universal-discursivo que não pode ser senão um posicionamento não-singular, a saber, não-sexuado (N. 02).

Formalmente:

> **Universal-discursivo: A Maternidade**
> Singular-discursivo: *uma* mulher
> *Leitura*: A Maternidade (não-sexualizado) *substitui* 'uma' mulher (sexualizado).

Note-se o seguinte: a patriarcal ablação discursiva da função discursivo-orgásmica do clitóris é ocultada através de uma trucagem simbólica, a saber, a sexualidade das mulheres passa a ser referida à dos homens nos termos ‹eles têm o pênis // *elas não têm o ter o pênis*' – igual a: *'elas não são homens'*.

Assim, 'ter o pênis' torna-se o marcador sígnico-discursivo – em verdade ideológica, cínico – da sexualidade e do gozo discursivo-sexuado *tanto de homens quanto de mulheres, sob condição explícita de que esse marcador esteja inscrito ou não na materialidade mesma dos corpos...*

Ora, a inscrição do marcador sígnico-discursivo 'ter o pênis' nos corpos dos ditos homens *reserva e garante para eles uma sexualidade e um gozo discursivo-sexuado publicamente positivados* (+), enquanto que a não-inscrição do marcador sígnico-discursivo 'ter o pênis' nos corpos das ditas mulheres nem reserva nem garante para elas uma sexualidade e um gozo discursivo-sexuado publicamente positivados *e sim uma sexualidade e um gozo discursivo-sexuado privadamente negativados* (-).

(Desolada, uma analisanda me diz: 'Na próxima encarnação eu quero vir como homem, porque os homens são mais felizes do que as mulheres!')

Por outras palavras, o marcador sígnico-discursivo 'ter o pênis' projeta, delineia, escaneia e mapeia de ponta a ponta o espaço público-discursivo, instituindo e instalando *em seu centro* 'O Homem (+)', ao mesmo tempo em que projeta, delineia, escaneia e mapeia de ponta a ponta o espaço privado-discursivo, instituindo e instalando *em suas periferias* 'as mulheres (-)'.

Entendamo-nos: o espaço público-discursivo e o centro são 'O Mesmo', qual seja, 'O Homem (+)', enquanto que o espaço privado-discursivo e as periferias são 'o informe', qual seja, 'as mulheres (-)'.

Para dizê-lo de uma vez: o espaço público-discursivo está reservado e garantido para o pleno exercício da sexualidade e do gozo discursivo-sexuado de 'O Homem' (*igual a*: 'ter o pênis'), enquanto que o espaço privado-discursivo está reservado e garantido para o não-pleno exercício da não-sexualidade e do não-gozo discursivo-sexuado de 'as mulheres' (*igual a*: 'não ter o ter o pênis', ou seja, 'não serem O Homem').

Nesse sentido, a clivagem discursivo-patriarcal entre 'O Homem (+)' e 'as mulheres (-)' é estruturalmente racista, posto que institui um dispositivo hierárquico no e pelo qual o primeiro elemento é supostamente superior ao segundo: 'ter o pênis' é o marcador discursivo (simbólico & imaginário) *de uma existência auto-justificada em e por si mesma*, face à qual o 'não ter o ter o pênis' destina-se ('anatomia é destino', dizia Freud) à sub-existência discursiva (subjetiva, social, cultural, política, etc).

Pois bem, a trucagem operada pelo Discurso-Patriarcal é sumamente esperta, posto que, como expus acima, ao renunciar à função discursivo-orgásmica do clitóris (ao renunciar ao gozo discursivo-sexuado de *uma* mulher), a menina será 'recompensada com a maternidade' (com o suposto universal A Maternidade), de modo que 'o amor de mãe pelo seu filho' (filho homem, por princípio lógico-discursivo) será doravante *o gozo com o não-gozar* (não-gozar discursivo-sexualmente, claro) que ela virá a obter ocupando submissa, ordeira, higiênica e esteticamente o espaço privado-discursivo da 'casa, do lar, da família', etc.

(Resignada, uma analisanda me diz: 'Enquanto nós, mulheres, conversamos privadamente sobre o tamanho do pênis dos homens, eles estão lá fora em seus escritórios, decidindo o destino do mundo.' *Nota*: ela não percebe que é em 'decidindo o destino do mundo' que está 'o tamanho do pênis dos homens'.)

Entretanto, o que o senhor & patriarca Freud faz com isso?

Ele convalida o marcador sígnico-discursivo 'ter o pênis', e, pois, legitima psicanaliticamente o *centro* (O Homem: [+]) face à *periferia* (as mulheres: [-]), *ocultando* nessa convalidação e nessa legitimação a ablação discursiva da função discursivo-orgásmica do clitóris operada pelo Discurso-Patriarcal (N. 03).

Ao fazê-lo, Freud não pode não incidir na suspeição de leitura segundo a qual as mulheres sofrem de 'inveja do pênis' (*Penisneid*, em seus termos), assim como não pode não predizer patriarcalmente que o desejo de ter um filho homem é em verdade o desejo da menina em ser resgatada subjetivamente pelo seu pai por ter nascida mulher (N. 04).

(Lacan faz uma incidência brincalhona no tocante à freudiana falta de pênis ao dizer que o 'significante falo' [*Phallu*] nada mais é do que 'o pênis que falta às mulheres', não tendo a ver portanto com o pênis que supostamente não faltaria aos homens: de fato [fato discursivo, evidentemente], qual o 'pênis' que falta às mulheres e que também institui, como e enquanto falta-significante, a subjetividade dos homens?)

Seja como for, como testemunhamos na clínica esclarecida pelo ensinamento de Lacan, *a renúncia das mulheres à sexualidade e ao gozo discursivo-sexuado é o gozo com o não-gozar materno (gozo não-ordenado em discurso, e, pois, não-subjetivado)* – nada mais nada menos do que isso.

(Conformada, poética e sinceramente exclamativa, uma analisanda me diz: 'Para mim o sexo é apenas uma moeda de troca com os homens: eu lhes dou o meu corpo sem nenhum pudor, mas eles me deverão para sempre o amor!')

Todavia, há aí um grave problema: o gozo com o não-gozar materno é mórbido, masoquista, doentio, sintomático e serve de maneira rigorosa à devastação da subjetividade promovida pela Necropulsão (*Todestrieb*) (N. 05).

(O bordão patriarcal ressoa aqui em profundidade: 'Ser mãe é padecer no Paraíso!')

De fato, a ablação discursiva da função discursivo-orgásmica do clitóris e sua substituição pelo dispositivo discursivo-subjetivante 'brincadeiras infantis de meninas' – logo, a renúncia ao gozo discursivo-sexuado enquanto gozo com essa renúncia mesma (gozo com o não-gozar materno, etc) – engendram ato contínuo as tais 'características do sexo frágil': as meninas (futuras mães) são via de regra tidas por 'sonhadoras, românticas, distantes, avoadas, ensimesmadas, recolhidas, tímidas' e, completando o circuito, 'pouco ou nada inteligentes e/ou nada ou pouco competentes'.

O passo seguinte é óbvio, qual seja, toda essa 'fragilidade' deverá encontrar *nos homens* o apoio e o suporte necessários, de maneira que eles gozem discursivo-sexualmente de mulheres que discursivo-sexualmente não-gozam, posto que serão as futuras mães dos filhos *deles* (preferencialmente, filhos homens).

(Mais de uma vez ouvi de analisandas grávidas a seguinte frase patriarcal: 'Só consigo pensar que terei um filho homem e o enxovalzinho azul dele já está todo preparado!')

Evidentemente, a 'submissão aos homens' é o texto soletrado palavra por palavra nesse campo discursivo-subjetivante da 'fragilidade' – submissão em todos os sentidos: sexual, mental, intelectual, espiritual, econômica, política, cultural...

(O texto bíblico é linha por linha o imperativo categórico da ablação discursiva da função discursivo-orgásmica do clitóris e de sua consequência lógica: renúncia à sexualidade, gozar com o não-gozar materno, plena submissão ao gozo discursivo-sexuado dos homens, etc.)

Pois bem, se Freud subsome sua clínica ao Discurso-Patriarcal – em verdade, subsunção ambígua, pois a questão que assinala seu limite, 'O que quer a mulher?', ao mesmo tempo em que é enunciada desde o centro 'Homem (+)', ela abre um não-saber neste próprio centro, possibilitando assim que a periferia 'mulheres (-)' o ocupe –, pois bem, dizia eu, ocorre o mesmo com Lacan?

Sim *e* não.

└ Não, porque a Lógica do Significante (Lógica de Interdição/Inter-dicção/Dicção) faz do 'significante falo' (*Phallu*) um operador estrutural que não tem nada a ver com 'ter o pênis' ou 'não ter o ter o pênis', mas sim com a *sexuação discursiva* de sujeitos referidos quer à impossibilidade real de haver pelo menos um 'não-interditado' (eis aí o 'todos homens'), quer à contingência simbólica de haver muitas 'não-interditadas de todo' (eis aí as 'não-todas mulheres').

E não, ainda, porque a Lógica do Significante (Lógica de Interdição/Inter-dicção/Dicção) é afinal englobada pela Topologia Nodal (Nó Borromeu *&* Nó Sinthoma), na e pela qual 'centro' e 'periferia' não têm lugar, pura e simplesmente.

L Sim, porque os termos capitais utilizados por Lacan no desdobramento da Lógica do Significante (anos 1953 – 1973) quando menos ecoam o léxico patriarcal: 'significante falo' & 'significante Nome-do-Pai'.

Aliás, a expressão *Nom-du-Père* (Nome-do-Pai) é literalmente pinçada da oração cristã: 'Em nome do Pai, do Filho e do Espírito Santo, etc.'

E sim, ainda, porque o significante Nome-do-Pai nomeará tripartidamente as categorias topológicas *real, simbólico* e *imaginário* nos termos Pai-real (nomeação do *impossível*), Pai-simbólico (nomeação do *contingente*) e Pai-imaginário (nomeação do *possível*) enquanto, no conjunto, Nomes-do-Pai (nomeações discursivo-subjetivantes do *sujeito*).

E sim, finalmente, porque a quarta categoria topológica – o sinthoma (*le sinthome*) – manterá a estruturação nodal constituída por *real, simbólico* e *imaginário* em pé, sob estrita condição, todavia, de ser 'um Nome-do-Pai': desenodados, Pai-real, Pai-simbólico e Pai-imaginário são reenodados afinal pelo Pai-sinthoma (nomeação do *necessário*).

Concluamos rapidamente com o seguinte: claro que a hegemonia *econômica* do Discurso-Capitalista e a hegemonia *cultural* do Discurso-Científico (respectivamente, mutações estruturais do Discurso-Mestre e do Discurso-Histérico) 'liberaram' o gozo discursivo-sexuado das mulheres, minimizando a ablação discursiva da função discursivo-orgásmica do clitóris e tornando mais públicas a 'periferia' – contudo, tais discursividades não foram capazes de subverter pelo avesso a hegemonia *política* do Discurso-Patriarcal enquanto subjetivação do Discurso-Mestre a título de Discurso-Senhorial.

(A 'dessimbolização' operada pela cópula entre o Capital e a Tecnociência ainda não dessimbolizou por completo o Senhor-do-Discurso [N. 06].)

Conseguirá o Discurso-Psicanalítico, componente recém-chegado ao Campo Discursivo Geral (subjetividades, sociedades e culturas), autorizar e legitimar a função discursivo-orgásmica do clitóris como potência discursivo-subjetivante das mulheres?

Noutros termos, conseguirá o Discurso-Psicanalítico *reescrever* a Lógica do Significante (Lógica de Interdição/Inter-dicção/Dicção), desvencilhando-se das nomeações patriarcais – portanto, dos ordenamentos significantes – que ideologicamente a parasitam?

Atentemos para o que nos diz Lacan:

→ Afirmar que há apenas gozo do corpo [do corpo instituído pelo significante que falta ao Outro] nos aparta dos gozos eternos [dos gozos prometidos pelas religiões] e também da possibilidade de adiar o gozo para um futuro feliz [o futuro feliz das utopias políticas]. Contudo, em acordo com a exigência de verdade do freudismo, tal princípio [há apenas gozo do corpo instituído pelo significante que falta ao Outro] nos obriga a levantar a questão do gozo olhando-a de frente, isto é, a levar a sério o que nos acontece em nossa vida cotidiana. (LACAN, J. *Seminário 'A lógica do fantasma'* [1966 – 1967]. Sessão de 07 de Junho de 1967. Inédito.) ←

\NOTAS/

(Nota 01) O Discurso-Patriarcal é uma modalidade de Discurso-Mestre transmudado politicamente em Discurso-Senhorial, cujo objetivo consiste em *governar*, a saber, nos termos de Lacan, 'fazer com que as coisas andem, funcionem'.
Entretanto, tais andar e funcionar exigem operadores a título de 'escravos', os quais, segundo Lacan, 'sabem o desejo do senhor': governar a funcionalidade de tudo e todos, etc.
Cf. LACAN, J. *O seminário, livro 17: o avesso da psicanálise* (1969 – 1970). Rio de Janeiro: Jorge Zahar Editor, 1992.

(N. 02) Todo e qualquer suposto universal-discursivo (O Bem, O Belo, A Verdade, etc) busca operar a ablação do gozo sexuado do singular-discursivo, calando assim sua radical outridade: sexo-Outro radicalmente Outro, etc.

(N. 03) O freudiano Complexo de Castração é pautado linha a linha pelo Discurso-Patriarcal: discursivamente, por 'não-ter o ter o pênis', a menina entra nele 'já castrada' e nele permanecerá em dívida discursiva *ad aeterneum* para com o 'ter o pênis'.

(N. 04) O posicionamento discursivo de Freud é visceralmente ideológico.

(N. 05) Feitas as contas, o Discurso-Patriarcal é *necropatriarcal*: ele institui a subsunção das mulheres à mortificação do gozo discursivo-sexuado em prol dessa mesma mortificação sob as lágrimas da *'mater dolorosa'*.

(N. 06) Cf. DUFOUR, D-R. *A arte de reduzir as cabeças: sobre a nova servidão na sociedade ultraliberal*. Rio de Janeiro: Editora Companhia de Freud, 2005.

\BIBLIOGRAFIA/

ALLOUCH, J. *Letra a letra: transcrever, traduzir, transliterar*. Rio de Janeiro: Companhia de Freud Editora, 1995.

DUFOUR, D-R. *A arte de reduzir as cabeças: sobre a nova servidão na sociedade ultraliberal*. Rio de Janeiro: Companhia de Freud Editora, 2005.

FREUD, S. 'Sexualidade feminina' (1931), *in: Edição standard brasileira das obras psicológicas completas de Sigmund Freud*. Volume XXI. Rio de Janeiro: Imago Editora, 1972.

FREUD, S. 'A feminilidade' (1933), *in: Edição standard brasileira das obras psicológicas completas de Sigmund Freud*. Volume XXII. Rio de Janeiro: Imago Editora, 1972.

LACAN, J. *O seminário, livro 17: o avesso da psicanálise* (1969 – 1970). Rio de Janeiro: Jorge Zahar Editor, 1992.

LACAN, J. *O seminário, livro 20: mais, ainda* (1972 – 1973). Rio de Janeiro: Jorge Zahar Editor. Segunda Edição, 1985.

\O 'SUJEITO PSICÓTICO' & O OUTRO RADICALMENTE OUTRO/

※

Na suposta 'psicose', a forclusão do significante Nome-do-Pai, como marcador da inexistência de inter-dicção discursiva do Outro-materno, *não é* a forclusão do Significante-uniano (S¹: Linguagem) (Nota 01).

(O Significante-uniano [S¹: Linguagem] é a condição de possibilidade lógica do *um* Inconsciente [*Unbewusste*, em Freud/ *Unebévue*, em Lacan], e, pois, da instituição de *uma* subjetividade – nada mais nada menos.)

A rigor, no campo dos faletras/falínguas (*parlêtres*, nos termos neológicos de Lacan) inexiste forclusão do Significante-uniano (S¹: Linguagem), na medida em que esse significante deve ser lógica e topologicamente suposto como índice estrutural do Recalcamento-primordial (*Urverdrängung*, em Freud/*Yad'lun*, em Lacan), logo, como 'lugar de uma falta', ou, se se quiser, no âmbito da Teoria dos Conjuntos (cf. Cantor), como 'o próprio conjunto vazio' (N. 02).

Ora, considerando-se que a subjetividade suposta psicótica é (não poderia senão sê-lo) *'um* falante/faletra/falíngua' (*parlêtre*, nos termos neológicos de Lacan) – logo, de pleno direito, subjetividade referida à Linguagem (S¹: Interdição) –, sua estruturação carnodizente (embora pautada pela forclusão do significante Nome-do-Pai, e, pois, pela inexistência de Metáfora Paterna) ressalta do Recalcamento-primordial (*Urverdrängung/Yad'lun*), vale dizer, emerge como resposta estrutural à incidência do Significante-uniano (S¹: Linguagem) a título de 'lugar de uma falta, conjunto vazio', etc (N. 03).

Nesse contexto, a subjetividade suposta psicótica testemunha – *também ela* – a presença inerradicável do 'Outro radicalmente Outro', a saber, essa subjetividade atesta a marca inapagável da 'inexistência do Outro do Outro' cuja escritura algébrica é (Ӑ), ou seja, *Autre-barrée* (Outro-interditado, posto que transpassado pelo Significante-uniano [S¹: 'lugar de uma falta, conjunto vazio', etc]) (N. 04).

Assim, ainda que não-referido à inter-dicção discursiva do Outro-materno (posto haver, no caso, forclusão da instituição de Metáfora Paterna, etc), a subjetividade suposta psicótica posiciona-se todavia referida ao Outro-interditado (Ⱥ), logo, *vale igualmente para sua posição* a escritura conclusiva da Lógica do Significante (Lógica de Interdição/Inter-dicção/Dicção), a saber, [S (Ⱥ)] nos termos 'falta um significante ao Outro' (N. 05).

Pois bem, em acordo com o desenvolvimento lógico que estou propondo, o lema 'falta um significante ao Outro' deve ser nomeado de Significante-uniano (S^1: Linguagem), de modo que a escritura [S (Ⱥ)] desdobra-se afinal em ($S^1 \sqcup$ Ⱥ), a saber, 'o Significante-uniano (S^1: Linguagem) institui, *por sua falta*, o Outro-interditado'.

Tudo considerado, resulta que também para a subjetividade suposta psicótica vigora o imperativo estrutural YAD'LUN a título de HÁ INTERDIÇÃO COM'UM.

Nesse âmbito estritamente lógico, a subjetividade suposta psicótica não se institui na e pela inter-dicção de Discurso (S^2), logo, *essa subjetividade* não se ordena estruturalmente no laço social, questionando pois a atribuição de consistência simbólico-imaginária à 'realidade compartilhada' (N. 06).

Em suma, teríamos o seguinte ordenamento:

\ *Subjetividade suposta psicótica*: forclusão do significante Nome-do-Pai, *mas não* forclusão do Significante-uniano (S^1: Linguagem).

\ *Subjetividade suposta psicótica*: vale – *também para ela* – a 'inexistência do Outro do Outro', ou seja, tal sujeito está referido ao 'Outro radicalmente Outro' (Outro-interditado: Ⱥ).

\ *Subjetividade suposta psicótica*: vale – *também para ela* – a instituição do Inconsciente (*Unbewusste/Unebévue*) pela via do Significante-uniano (S^1: 'lugar de uma falta, conjunto vazio', etc), *mas não* pela via do Significante-binário (S^2: 'representante-*da*-representação', etc).

\ *Subjetividade suposta psicótica*: subsumida – *também ela* – ao imperativo estrutural YAD'LUN a título de HÁ INTERDIÇÃO COM'UM.

\ *Subjetividade suposta psicótica*: transferência real-impossível ao laço social (ao campo discursivo, etc), questionando a consistência simbólico-imaginária atribuída à 'realidade compartilhada'.

\NOTAS/

(Nota 01) Cf. LACAN, J. "Há-Um", in: O seminário, livro 19: ...oupior (1971 – 1972). Sessão de 19 de Abril de 1972. Rio de Janeiro: Jorge Zahar Editor, 2012: 132 – 142.

(N. 02) Ouçamos Lacan:
→ (...) o Um começa no nível em que *há um faltando*. §. O conjunto vazio, portanto, é propriamente legitimado pelo fato de ser, se assim posso me expressar, a porta cuja transposição constitui o nascimento do Um, o primeiro Um que se designa por uma experiência aceitável, digo, aceitável em termos matemáticos, de uma forma que possa ser ensinada, pois é isso que quer dizer matema, e sem recorrer a figurações grosseiras. O que constitui o Um e o justifica é que ele *só é designado como distinto*, sem outra referência qualificativa. É que ele *só começa a partir de sua falta*. (LACAN, J. "Há-Um", in: O seminário, livro 19: ...ou pior [1971 – 1972]. Sessão de 19 de Abril de 1972. Rio de Janeiro: Jorge Zahar Editor, 2012: 140. [Grifos meus: J. M. C. MATTOS.]) ←

Ou então:
→ Aquilo de que se trata é, muito propriamente, *a porta de entrada que é designada pela falta, pelo lugar onde se cria um furo*. §. Se vocês quiserem uma imagem, eu representaria a fundamentação do Há-um como um saco. *Só pode haver Um na imagem de um saco, que é um saco furado. Nada é Um que não saia do saco ou que não entre nele*. É essa a fundamentação original do Um, a ser captada intuitivamente. (LACAN, J. "Há-Um", in: O seminário, livro 19: ...ou pior [1971 – 1972]. Sessão de 19 de Abril de 1972. Rio de Janeiro: Jorge Zahar Editor, 2012: 141. [Grifos meus: J. M. C. MATTOS.]) ←

E ainda:
→ É sempre do significante que estou falando quando falo do Há-um [*Yad'lun*]. Para entender esse um [*d'lun*] na medida da sua ascendência, já que seguramente *ele é o significante mestre* [S^1], é preciso abordá-lo ali onde ele foi deixado por conta dos seus talentos, para lhe dar uma prensa. (LACAN, J. "História de uns", in: O seminário, livro 19: ...ou pior [1971 – 1972]. Sessão de 04 de Maio de 1972. Rio de Janeiro: Jorge Zahar Editor, 2012: 146. [Grifos meus: J. M. C. MATTOS.]) ←

Conclusivamente:

→ É notável que o conjunto se defina de tal maneira que o primeiro aspecto sob o qual aparece é o do *conjunto vazio*, e que, por outro lado, este constitua um conjunto. Isso faz de um elemento um conjunto. É daí que partimos. (...) o fundamento do Um, por causa disso, revela constituir-se propriamente do *lugar de uma falta*. (LACAN, J. "História de uns", in: *O seminário, livro 19: ...ou pior* [1971 – 1972]. Sessão de 04 de Maio de 1972. Rio de Janeiro: Jorge Zahar Editor, 2012: 152. [Grifos meus: J. M. C. MATTOS.]) ←

→ Quanto ao conjunto vazio, afirma-se no princípio da teoria dos conjuntos que ele só pode ser um Um. *Esse Um coloca-se, pois, como sendo, originariamente, o próprio conjunto vazio.* (LACAN, J. "História de uns", in: *O seminário, livro 19: ...ou pior* [1971 – 1972]. Sessão de 04 de Maio de 1972. Rio de Janeiro: Jorge Zahar Editor, 2012: 156. [Grifos meus: J. M. C. MATTOS.]) ←

→ O Um de que se trata no S^1, aquele que o sujeito produz, ponto ideal, digamos, na análise, é, ao contrário do que se trata na repetição, o Um como Um só [*Un seul*]. É o Um na medida em que, seja qual for a diferença existente, sejam quais forem todas as diferenças que existem e todas as quais se equivalem, existe apenas uma: é a diferença. (LACAN, J. "História de uns", in: *O seminário, livro 19: ...ou pior* [1971 – 1972]. Sessão de 04 de Maio de 1972. Rio de Janeiro: Jorge Zahar Editor, 2012: 159. [Grifos meus: J. M. C. MATTOS.]) ←

(N. 04) Cf. LACAN, J. *O seminário, livro 20: mais, ainda* (1972 – 1973). Rio de Janeiro: Jorge Zahar Editor. Segunda Edição: 1985.

(N. 05) O significante que falta *ao* Outro [S (Ⱥ)] é, a justo título, o significante da falta *do* Outro, e, pois, o Significante-uniano (S^1: Linguagem): 'lugar de uma falta, o próprio conjunto vazio', etc.

(N. 06) Embora pautada por uma transferência real-impossível ('fora do discurso', etc), nada impede a existência de *suplências discursivas* na 'psicose'.

\'ON-TIQUE': A DESCONSTRUÇÃO LACANIANA/

※

No texto intitulado *O engano do sujeito suposto saber* (1967), Lacan diz o seguinte:

→ Mas que possa haver um dizer que se diz sem que a gente saiba [*sans qu'on sache*] quem o diz, é a isso que o pensamento se furta: é uma resistência 'ôn-tica' [*on-tique*]. (Brinco com a palavra *on* em francês, da qual, não sem motivo, faço um esteio do ser, um *óv* [em grego], um ente, e não a imagem da omnitude: em suma, o sujeito suposto saber [Nota 01].) ←

Pois bem, em minha leitura dessa passagem subdivido a escansão realizada por Lacan *–on-tique–* em três momentos: 01) *on*, 02) *tique* e 03) o *hífen* (–).

Por sua vez, a articulação entre esses momentos estará referida aos seguintes parágrafos de *O seminário, livro 11: os quatro conceitos fundamentais da psicanálise* (1964):

→ A hiância do Inconsciente, poderíamos dizê-la *pré-ontológica*. Insisti nesse caráter demasiado esquecido – esquecido de um modo que não deixa de ter significação – da primeira emergência do Inconsciente, que é de não se prestar à Ontologia. (...) o que se mostra ainda a quem quer que na análise acomode por um momento seu olhar ao que é propriamente da ordem do Inconsciente, é que ele não é nem ser nem não-ser, mas é algo de não-realizado (N. 02). ←

→ O que é ôntico, na função do Inconsciente, é a fenda por onde esse algo, cuja aventura em nosso campo parece tão curta, é por um instante trazido à luz – por um instante, pois o segundo tempo, que é de fechamento, dá a essa apreensão um caráter evanescente (N. 03). ←

→ Onticamente, então, o Inconsciente é o evasivo – mas conseguimos cercá-lo numa estrutura, uma estrutura temporal, da qual se pode dizer que jamais foi articulada, até agora, como tal (N. 04). ←

→ O estatuto do Inconsciente, que eu lhes digo tão frágil no plano ôntico, é ético. Freud, em sua sede de verdade diz *O que quer que seja, é preciso chegar lá*, porque, em alguma parte, esse Inconsciente se mostra (N. 05). ←

→ É o que nos indica que a função-tempo é aqui de ordem lógica, e ligada a uma colocação do real em forma significante. A não-comutatividade, com efeito, é uma categoria que só pertence ao registro do significante. §. Aí apreendemos aquilo pelo que aparece a ordem do Inconsciente. A que o refere Freud? Qual é o seu avalista? É o que ele chega a resolver, num segundo tempo, elaborando a função da repetição. Veremos mais tarde como podemos, nós, formulá-la, remetendo-nos à *Física* de Aristóteles (N. 06). ←

\\PRIMEIRO MOMENTO: 'ON'/

On (em francês) enquanto *óv* (em grego), isto é, nos termos de Lacan (supra): 'um ente' ou 'não sem motivo, um esteio do ser'.

Via MARTIN HEIDEGGER (1889 – 1976), referência a ARISTÓTELES (384 – 322 a. C.): *Kaì dè kaì tò pálai te kaì nyn kaì aeì zetoúmenon kaì aeì aporoùmenon, ti tò ón?*, a saber, (cf. tradução de Heidegger), 'Assim, pois, é aquilo para o qual (a Filosofia) está em marcha já desde os primórdios, e também agora e para sempre e para o qual sempre de novo não encontra acesso (e que é por isso questionado): *que é o ente?*' (cf. ARISTÓTELES, *Metafísica*, VI, I, 1028 b, 02 ss.) (N. 07).

Heidegger comenta:

→ A Filosofia procura o que é o ente enquanto é. A Filosofia está a caminho do ser do ente (*das Sein des Seiende*), quer dizer, a caminho do ente sob o ponto de vista do Ser. Aristóteles elucida isto, acrescentando uma explicação ao *ti tò ón*, 'que é o ente?', na passagem acima citada: *touto esti tís he ousía?* Traduzindo: 'Isto (a saber, *tí tò ón*) significa: que é a entidade do ente?' O ser do ente consiste na entidade. Esta (a entidade, a *ousía*), porém, é determinada por Platão como *idéa*, por Aristóteles como *enérgeia* (N. 08). ←

Ora, referir-se ao *óv* (em grego) – portanto, ao ente – é articular, ainda que implicitamente, a Diferença Ontológica entre Ser (*Sein*) e ser do ente (*das Sein des seiende*).

O que é Diferença Ontológica?

Tematizada por Heidegger a partir de *Ser e tempo* (1927), é a 'diferença irredutível e a referência obrigatória› entre Ser (*Sein*) e ser do ente (*das Sein des Seiende*) (N. 09).

Logo: a) quanto ao Ser, diferença *irredutível*, posto que o Ser *não* é o ser do ente; e b) quanto ao ser do ente, referência *obrigatória*, posto que o ser do ente *é* (apenas pode sê-lo) 'sob o ponto de vista do Ser' (N. 10).

Nesse sentido, sintetizando o transcurso da 'questão do Ser' no campo da Filosofia (Ontologia: Metafísica), Heidegger diz o seguinte:

→ (...) seja qual for o modo de explicação do ente, como *espírito* (no sentido do espiritualismo), como *matéria e força* (no sentido do materialismo), como *vir-a-ser e vida*, como *representação*, como *vontade*, como *substância*, como *sujeito*, como *enérgeia*, como Eterno Retorno do Mesmo (em Nietzsche), sempre o ente enquanto ente (*ón he ón*) aparece à luz do Ser (N. 11). ←

Assim, quanto ao problema da verdade – problema fundamental para a delimitação e determinação filosóficas (metafísicas) do ser do ente –, Heidegger faz a seguinte observação:

→ (...) verdade ôntica e ontológica sempre se referem, de maneira diferente, ao *ente em seu ser* e ao *ser do ente*. Elas fazem essencialmente parte uma da outra em razão de sua relação com a *diferença de Ser e ser do ente* (Diferença Ontológica) (N. 12). ←

Todavia, a Filosofia (Metafísica) *esquece* a Diferença Ontológica entre Ser e ser do ente, a saber, nas palavras de Heidegger:

→ (...) a distinção do ente e do Ser revela-se como esse *mesmo* de onde surge toda a Metafísica, mas do qual ela escapa, deixando-o para trás de si, fora de seu domínio, enquanto aquilo acerca do qual não medita e não tem necessidade de meditar (N. 13). ←

Portanto, a Filosofia (Metafísica) jamais traz à palavra a Diferença Ontológica *enquanto tal* (ente *desde* o Ser), posto haver decidido pensar obstinadamente apenas a ‹indiferença ôntica›, qual seja, aquela encapsulada e fechada no constructo *ser do ente* (por exemplo: o ‹trabalho› em Marx, a ‹vontade de potência› em Nietzsche, a ‹existência› em Sartre, etc).

Ora, se o estado de coisas no campo da Filosofia (Metafísica) é esse – e Heidegger procurará 'destruí-lo' (N. 14) –, qual será, no campo da Psicanálise (Freud lido por Lacan), o estatuto da palavra *on* (em francês) 'da qual, não sem motivo, faço [nos diz Lacan, supra] um esteio do ser, um *óv* [em grego], um ente, e não a imagem da omnitude: em suma, o sujeito suposto saber'?

\SEGUNDO MOMENTO: 'TIQUE'/

Como não ouvir aqui a *tiquê* aristotélica, tematizada à exaustão por Lacan?

Leiamos:

→ Primeiro a *tiquê* que tomamos emprestada, eu lhes disse da última vez, do vocabulário de Aristóteles em busca de sua pesquisa da causa. Nós a traduzimos por *encontro do real*. O real está para além do *autômaton*, do retorno, da volta, da insistência dos signos aos quais nos vemos comandados pelo Princípio de Prazer. O real é o que vige sempre por trás do *autômaton*, e do qual é evidente, em toda a pesquisa de Freud, que é do que ele cuida (N. 15). ←

→ O que se repete, com efeito, é sempre algo que se produz – a expressão nos diz bastante sua relação com a 'tiquê' – *como por acaso*. É no que nós, analistas, não nos deixamos jamais tapear, por princípio (N. 16). ←

→ A função da *tiquê*, do real como encontro – o encontro enquanto que podendo faltar, enquanto que essencialmente é encontro faltoso – se apresenta primeiro, na história da Psicanálise, de uma forma que, só por si, já é suficiente para despertar nossa atenção – a do traumatismo (N. 17). ←

→ Este desenho que lhes dei hoje da função da *tiquê*, vocês verão que ele nos será útil para retificar o que é o dever do analista na interpretação da transferência (N. 18). ←

→ Se o desenvolvimento [dos pretensos estágios] se anima inteiramente pelo acidente, pelo tropeço da *tiquê*, é na medida em que a *tiquê* nos traz de volta ao mesmo ponto em que a filosofia pré-socrática procurava motivar o próprio mundo (N. 19). ←

→ O que é falhado não é a adaptação, mas *tiquê*, o encontro. §. O que Aristóteles formula – que a *tiquê* se define por só nos poder vir de um ser capaz de escolha, *proairesis*, que a *tiquê*, boa ou má-sorte, não nos poderia vir de um objeto inanimado (...) (N. 20). ←

→ Pois, depois de tudo, por que a cena primitiva é tão traumática? (...). Por que ela não desperta logo o sujeito, se é verdade que ela é tão profundamente libidinal? Por que o que acontece aqui é *distíquia*? Por que a pretendida maturação dos pseudo-instintos é transfilada, transvazada, transfixada de *tíquico*, eu diria – do termo *tiquê*? (N. 21) ←

Isto posto, se é possível ouvir *tiquê* em *tique* – de fato, minha pontuação consiste no acréscimo do acento circunflexo, transmutando o francês em grego – e observando-se que o próprio Lacan define o *on* (em francês) como sendo o *óv* (em grego) – diz ele: 'um esteio do ser, um *óv*, un ente' –, pois bem, a escansão lacaniana 'on-tique' pode ser lida da seguinte maneira:

> On-tique (francês) ⋈ *Óv*-tiquê (grego)

\TERCEIRO MOMENTO: 'HÍFEN'/

Interpreto-o *literalmente*, a saber, como *traço*, e, pois, como *marca* – inapagável, indelével, estrutural.

Desse modo, '*óv*-tiquê' significa *óv marcado pela tiquê*, ou, o que seria dizer o mesmo, em acordo com os sentidos que Lacan confere a '*óv*' e a '*tiquê*' (cf. supra): *um ente marcado pelo encontro essencialmente faltoso com o real* – nos seguintes termos:

> On-tique (francês) ⋈ *Óv*-tiquê (grego)
> (Um ente marcado pelo encontro estruturalmente faltoso com o real.)

Ora, *atenção*: se se trata de um ente assinalado 'pelo tropeço da tiquê' (nos termos de Lacan), seu estatuto lógico e conceitual não pode ser obtido nem no contexto da 'lembrança da Diferença

Ontológica entre Ser e ser do ente' (nos termos de Heidegger), nem muito menos no do esquecimento do Ser característico da 'Filosofia enquanto Metafísica' (nos termos de Aristóteles) – portanto, o 'ontológico' e o 'ôntico' não têm a rigor nada ver com o 'on-tique' lacaniano.

Um paradoxo?

Sim, sem dúvida.

Porque se há ente apenas 'sob o ponto de vista do Ser' (cf. Heidegger, acima), que ente (όν) é esse entronizado por Lacan nos dispositivos discursivos que regem a nossa 'realidade compartilhada'?

Que ente (όν) é esse cujo *traço* (marca significante) caracteriza-se precisamente pelo 'encontro sempre faltoso com o real' (cf. Lacan, supra)?

Pois a *este* ente (όν), escandalosamente, *falta ser*, ou – e isso sim é cumprir à risca o projeto heideggeriano de 'destruir' a Ontologia (Metafísica) – este ente (όν), embora sendo, *não é* (naturalmente, este 'sendo, não é' não tem referência alguma com o 'nada').

Como sempre Lacan é rigoroso, a saber, 'um ente, e não a imagem da omnitude: em suma, o sujeito suposto saber' (cf. acima).

Pontuemos: a) 'e não a imagem da omnitude', ou seja, 'e não a imagem do Ser de Parmênides: esférico, completo, imutável, eterno'; e b) 'em suma, o sujeito suposto saber', vale dizer, 'em suma, o όν-tiquê, o ente face ao des-ser' (N. 22) – nos seguintes termos:

On-tique (francês) ᛤ *Óv*-tiquê (grego): Sujeito suposto Saber (SsS)

(Um ente marcado pelo encontro estruturalmente faltoso com o real.)

Concluamos: o título da intervenção de Lacan – no original *La méprise du sujet suposé savoir* (1967) e em português *O engano do sujeito suposto saber* – pode finalmente ser lido da seguinte maneira:

La méprise du sujet suposé savoir.
A on-tique (óv-tiquê) do sujeito suposto saber.

\NOTAS/

(Nota 01) LACAN, J. "O engano do sujeito suposto saber (1967)", *in: Outros escritos* (2001). Rio de Janeiro: Jorge Zahar Editor, 2003: 335.

(N. 02) LACAN, J. "Do sujeito da certeza", *in: O seminário, livro 11: os quatro conceitos fundamentais da psicanálise* (1964). Sessão de 29 de Janeiro de 1964. Rio de Janeiro: Zahar Editor. Segunda Edição, 1998: 33 – 34.

(N. 03) LACAN, J. "Do sujeito da certeza", *in: O seminário, livro 11: os quatro conceitos fundamentais da psicanálise* (1964). Sessão de 29 de Janeiro de 1964. Rio de Janeiro: Zahar Editor. Segunda Edição, 1998: 35.

(N. 04) LACAN, J. "Do sujeito da certeza", *in: O seminário, livro 11: os quatro conceitos fundamentais da psicanálise* (1964). Sessão de 29 de Janeiro de 1964. Rio de Janeiro: Zahar Editor. Segunda Edição, 1998: 36.

(N. 05) LACAN, J. "Do sujeito da certeza", *in: O seminário, livro 11: os quatro conceitos fundamentais da psicanálise* (1964). Sessão de 29 de Janeiro de 1964. Rio de Janeiro: Zahar Editor. Segunda Edição, 1998: 37.

(N. 06) LACAN, J. "Do sujeito da certeza", *in: O seminário, livro 11: os quatro conceitos fundamentais da psicanálise* (1964). Sessão de 29 de Janeiro de 1964. Rio de Janeiro: Zahar Editor. Segunda Edição, 1998: 43.

(N. 07) HEIDEGGER, M. "Que é isto – a filosofia?", *in: Heidegger*. São Paulo: Editora Nova Cultural, 1989: 17.

(N. 08) HEIDEGGER, M. "Que é isto – a filosofia?", *in: Heidegger*. São Paulo: Editora Nova Cultural, 1989: 18.

(N. 09) Cf. HEIDEGGER, M. *Ser e Tempo* (1927), Petrópolis: Editora Vozes, 1988.

(N. 10) HEIDEGGER, M. "Que é isto – a filosofia?", *in: Heidegger*. São Paulo: Editora Nova Cultural, 1989: 18.

(N. 11) HEIDEGGER, M. "O retorno ao fundamento da metafísica", *in: Heidegger*. São Paulo: Editora Nova Cultural, 1989: 55.

(N. 12) HEIDEGGER, M. "Sobre a essência do fundamento", *in: Heidegger*. São Paulo: Editora Nova Cultural, 1989: 92.

(N. 13) HEIDEGGER, M. *Nietzsche*. Vol. II. Paris (France): Gallimard, 1971: 206.

(N. 14) Cf. HEIDEGGER, M. "A tarefa de uma destruição da história da ontologia", *in: Ser e tempo* (1927). Petrópolis: Editora Vozes, 1988: 47 – 56. Ouçamos Heidegger:
→ Caso a questão do Ser deva adquirir a transparência de sua própria história, é necessário, então, que se abale a rigidez e o endurecimento de uma tradição petrificada e se removam os entulhos acumulados. Entendemos essa tarefa como *destruição* do acervo da antiga ontologia, legado pela tradição. Deve-se efetuar essa destruição seguindo-se *o fio condutor da questão do Ser* até se chegar às experiências originárias em que foram obtidas as primeiras determinações do Ser que, desde então, tornaram-se decisivas. (HEIDEGGER, M. «A tarefa de uma destruição da história da ontologia», *in: Ser e tempo* [1927]. Petrópolis: Editora Vozes, 1988: 51.) ←

(N. 15) LACAN, J. "Tiquê e autômaton", *in: O seminário, livro 11: os quatro conceitos fundamentais da psicanálise* (1964). Sessão de 12 de Fevereiro de 1964. Rio de Janeiro: Zahar Editor. Segunda Edição, 1998: 56.

(N. 16) LACAN, J. "Tiquê e autômaton", *in: O seminário, livro 11: os quatro conceitos fundamentais da psicanálise* (1964). Sessão de 12 de Fevereiro de 1964. Rio de Janeiro: Zahar Editor. Segunda Edição, 1998: 56.

(N. 17) LACAN, J. "Tiquê e autômaton", *in: O seminário, livro 11: os quatro conceitos fundamentais da psicanálise* (1964). Sessão de 12 de Fevereiro de 1964. Rio de Janeiro: Zahar Editor. Segunda Edição, 1998: 57.

(N. 18) LACAN, J. "Tiquê e autômaton", *in: O seminário, livro 11: os quatro conceitos fundamentais da psicanálise* (1964). Sessão de 12 de Fevereiro de 1964. Rio de Janeiro: Zahar Editor. Segunda Edição, 1998: 64.

(N. 19) LACAN, J. "Tiquê e autômaton", *in: O seminário, livro 11: os quatro conceitos fundamentais da psicanálise* (1964). Sessão de 12 de Fevereiro de 1964. Rio de Janeiro: Zahar Editor. Segunda Edição, 1998: 64.

(N. 20) LACAN, J. "A esquize do olho e do olhar", *in: O seminário, livro 11: os quatro conceitos fundamentais da psicanálise* (1964). Sessão de 19 de Fevereiro de 1964. Rio de Janeiro: Zahar Editor. Segunda Edição, 1998: 70 – 71.

(N. 21) LACAN, J. "A esquize do olho e do olhar", *in: O seminário, livro 11: os quatro conceitos fundamentais da psicanálise* (1964). Sessão de 19 de Fevereiro de 1964. Rio de Janeiro: Zahar Editor. Segunda Edição, 1998: 71.

(N. 22) Ouçamos Lacan:
→ Não há nada a fazer com o des-ser, cuja questão é saber como o passe pode enfrentá-lo (...). (LACAN, J. "Discurso à Escola Freudiana de Paris" [06 de Dezembro de 1967], *in: Documentos para uma escola, 2, Lacan e o passe*. Rio de Janeiro: Escola Letra Freudiana, 1995: 36.) ←

\OS CORTES LÓGICOS DO ENSINO DE LACAN/

\CORTE LÓGICO NA LINGUÍSTICA ESTRUTURAL/

(Corte subversor do signo linguístico: instituinte do representante-*da*-representação.)

A) Lógica do Significante (Lógica de Interdição/Inter-dicção/Dicção): anos 1953 – 1973.

Lógica do Significante:

Lógica de Interdição: Linguagem / Lógica de Inter-dicção: Discurso / Lógica de Dicção: Fala.

A.1) Subversão do signo-linguístico:

Primado estrutural do *significante* (representante: S) e não dos *significados* (representações: s).

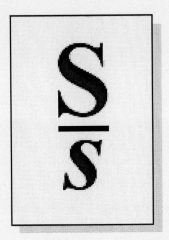

{O significante (S: recalcado) possui primado lógico-estrutural sobre os significados (s).}

A.2) Produção do conceito de Objeto pequeno *a* ('letra do desejo'): seminários 01 – 10.

O Objeto pequeno 'a' é causa de desejo a título de 'falta como objeto'.

A.3) Produção do conceito de Sujeito Interditado / Inter-dictado / Dictado ($): semis. 01 – 11.

O *Sujeito* ($) é instituído *pelo par de significantes* ($S^1 \rightarrow S^2$).

O *Sujeito* ($) é efeito de *Discurso do Outro* (Ⱥ).

A.4) Produção do conceito de Desejo: seminários 01 – 11.

O *Desejo é falta como objeto e não 'falta de objeto'.*

Observação: a estruturação entre Objeto pequeno *a*, Sujeito ($) e Desejo apresenta-se topologicamente articulada no Matema do Fantasma – nos seguintes termos:

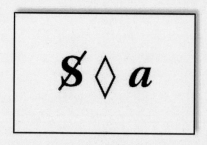

{*Leitura*: Sujeito ($) puncionado/causado (◊) pelo Objeto pequeno *a*.}

{*Leitura*: Desejo a título de 'falta como objeto'.}

A.5) Produção do conceito de Matriz-Lógica: seminários 11 – 20.

O significante é causa de gozo.

O gozo institui-se discursivamente como 'mais-gozar' (*plus--de jouir*).

Mais-gozar: gozo compensatório (discursivo) à impossibilidade do 'gozo real, gozo de Deus'.

A.6) Produção do conceito de Campo Uniano: seminários (em retorno) 20 – 01.

O significante (S^1: Significante-uniano) como notação para o Recalcamento-primordial.

Recalcamento-primordial: *Urverdrängung/Yad'lun*

Significante-uniano (S^1): 'lugar de uma falta, o próprio conjunto vazio' (cf. *Seminário 19*).

O Significante-uniano (S¹: Linguagem: Interdição: Desde aí) *é causa de Inconsciente*.

B) Matema-limite da Lógica do Significante (Lógica de Interdição/Inter-dicção/Dicção).

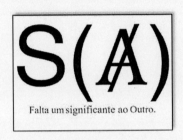

Falta um significante ao Outro.

₪

\CORTE LÓGICO NO ESPAÇO ESFÉRICO & TRIDIMENSIONAL/

(Corte subversor da 'boa forma': instituinte do 'aesférico'.)

Topologia Nodal: corte (topo)lógico no Espaço Esférico & Tridimensional.

Topologia Nodal (Nó Borromeu & Nó Sinthoma): anos 1973 – 1980.

A.1) Produção do conceito de Nó Borromeu: seminários 20 – 22.

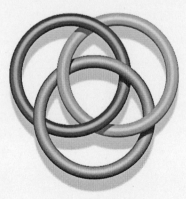

NÓ BORROMEU

A.2) Produção do conceito de Nó Sinthoma: seminários 23 – 27.

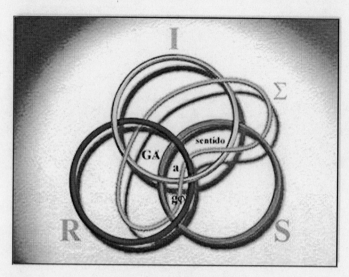

NÓ SINTHOMA

\OS OBJETOS PULSIONAIS NA PLATAFORMA DISCURSIVA/

Constituída por 'quatro discursos radicais', a Plataforma Discursiva posiciona os *quatro objetos pulsionais* em cada um dos *quatro lugares topológicos* que configuram esses discursos, estruturando-se uma inédita *quaternidade psicanalítica* e sua extraordinária *operacionalidade epistemoclínica* (Nota 01).

Assim, os *quatro lugares topológicos* (estruturais) são os seguintes:

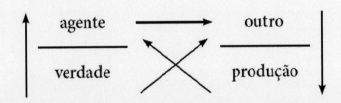

Por sua vez, os *quatro objetos pulsionais* são os seguintes:

Objeto-anal (Demando *do* Outro) – Objeto-oral (Demanda *ao* Outro)
Objeto-vocal (Desejo *do* Outro) – Objeto-escópico (Desejo *ao* Outro)

De sua parte, a Plataforma Discursiva e/ou *quaternidade psicanalítica* constituída por *quatro discursos radicais* é a seguinte:

Discurso-Mestre (Discurso-Inconsciente: S^1: Linguagem)
Discurso-Universitário (Discurso-Outro: S^2: Discurso)
Discurso-Psicanalítico (Discurso-Desejo: *a*: Fantasma)
Discurso-Histérico (Discurso-Analisando: $: Sujeito)

Finalmente, a configuração estrutural desses discursos é a seguinte:

$$
\begin{array}{cc}
\textbf{Agente} & \textbf{Outro} \\
\textbf{Verdade} & \textbf{Produção}
\end{array}
$$

Discurso-Mestre

$$\frac{S1}{\$} \rightarrow \frac{S2}{a} \quad //$$

Discurso-Universitário

$$\frac{S2}{S1} \rightarrow \frac{a}{\$} \quad //$$

Discurso-Histérico

$$\frac{\$}{a} \rightarrow \frac{S1}{S2} \quad //$$

Discurso-Psicanalítico

$$\frac{a}{S2} \rightarrow \frac{\$}{S1} \quad //$$

Além disso, cabe ressaltar que a configuração estrutural dos 'quatro discursos radicais' mostrada anteriormente articula dois *campos epistemoclínicos*, quais sejam, o Campo do Sujeito ($) & o Campo do Outro (Ⱥ) – nos seguintes termos:

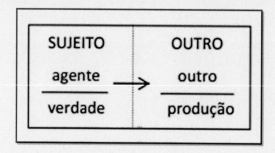

Assim, o posicionamento dos quatro objetos pulsionais em cada um dos discursos é o seguinte:

01. No Discurso-Mestre (Discurso-Inconsciente: S^1: Linguagem) o objeto pulsional 'anal' – objeto referente à Demanda *do* Outro – posiciona-se no lugar Produção (Mais-Gozar).

Corolário: – No Discurso-Mestre (Discurso-Inconsciente: S^1: Linguagem) busca-se *governar* o objeto pulsional 'anal' referente à Demanda *do* Outro.

02. No Discurso-Universitário (Discurso-Outro: S^2: Discurso) o objeto pulsional 'oral' – objeto referente à Demanda *ao* Outro – posiciona-se no lugar Outro (Gozo).

Corolário: – No Discurso-Universitário (Discurso-Outro: S^2: Discurso) busca-se *educar* o objeto pulsional 'oral' referente à Demanda *ao* Outro.

03. No Discurso-Psicanalítico (Discurso-Desejo: *a*: Fantasma) o objeto pulsional 'voz' – objeto referente ao Desejo *do* Outro – posiciona-se no lugar Agente (Semblante).

Corolário: – No Discurso-Psicanalítico (Discurso-Desejo: *a*: Fantasma) busca-se *equivocar* o objeto pulsional 'voz' referente ao Desejo *do* Outro.

04. No Discurso-Histérico (Discurso-Analisando: $: Sujeito) o objeto pulsional 'olhar' – objeto referente ao Desejo *ao* Outro – posiciona-se no lugar Verdade (Causa).

Corolário: – No Discurso-Histérico (Discurso-Analisando: $: Sujeito) busca-se, pelo objeto pulsional 'olhar', *causar* Desejo *ao* Outro.

Isso posto, a função Desejo do Psicanalista ('semblante de objeto causa de desejo': Objeto *a* e/ou Letra do Desejo e/ou Falta como Objeto) opera instituindo o *quarto de volta* no Discurso-Mestre (Discurso-Inconsciente: S^1: Linguagem), de tal modo que a plataforma discursiva comece a girar retroativamente e a ordenar – em sequência lógico-estrutural – os demais discursos (Universitário, Psicanalítico e Histérico) (N. 02).

Naturalmente, a função Desejo do Psicanalista opera pela 'interpretação equivocante' dos ditos do analisando, de maneira que os elementos representacionais (imagens, ideações, etc) desses ditos passem a estar subsumidos a seus representantes (significantes) estruturalmente *não-sabidos* (no Discurso-Psicanalítico [Discurso--Desejo], o Significante-binário [S^2: Representante-*da*-Representação e/ou Falta como Saber] posicionado no lugar Verdade) (N. 03).

Desse modo, o ato psicanalítico consiste em, a cada vez, 'tocar no real' (*toucher au réel*, nos termos de Lacan), confrontando o analisando com a *impossibilidade* de governar (a Demanda *do* Outro), educar (a Demanda *ao* Outro), causar (o Desejo *ao* Outro) e, no limite, analisar (impossibilidade de o analisando concluir sua análise 'sem a voz/dizer do Outro').

Todavia, a confrontação discursiva do analisando com *um real* (portanto, *um impossível*) é decisiva para sua passagem enquanto *sujeito-psicanalítico* ($: Sujeito-Interditado/Inter-dictado/Dictado), na medida em que esse é 'como efeito de significação (efeito, pois, do Discurso do Outro), resposta do real (resposta, pois, do impossível)' (N. 04).

Em análise, trata-se portanto do manejo interpretativo-equivocador dos ditos do analisando, de sorte que ele seja *corretamente ordenado* na Plataforma Discursiva, a saber, instituído como e enquanto sujeito-psicanalítico ($), ou, o que seria dizer o mesmo, como e enquanto sujeito causado pela *falta como objeto* (notação algébrico-lacaniana: Objeto *a*) – falta essa encapsulada no dito conclusivo da experiência psicanalítica, qual seja, '*falta como saber!*'.

Pois bem, construída discursivamente em análise, a *falta como objeto* e o conclusivo dito que lhe é correlato: '*falta como saber!*' escrevem corretamente o matema condizente à *travessia do fantasma* – nos seguintes termos:

$$(\$ \lozenge a)$$

A leitura desse matema desdobra-se da seguinte maneira:

a
Falta como Objeto e/ou Letra do Desejo.
Objeto causa de desejo e/ou Indecidibilidade representacional do objeto-fantasma.

$\lozenge$
Punção (causalidade) do Sujeito ($) pelo Objeto-fantasma (*a*).

> $
> Sujeito-Interditado/Inter-dictado/Dictado e/ou Sujeito-Psicanalítico e/ou Sujeito-do-Desejo.
> Sujeito-fantasma.

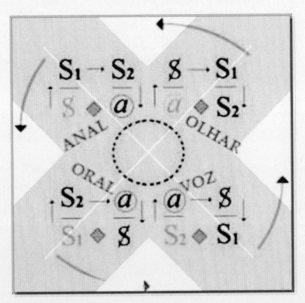

A PLATAFORMA DISCURSIVA COM OS 'QUATRO OBJETOS PULSIONAIS'

\NOTAS/

(Nota 01) Os quatro discursos são 'radicais' porque 'sem palavras', ou seja, trata-se de configurações discursivas reduzidas às suas raízes lógico-algébricas, e, pois, a *letras*.
Cf. LACAN, J. *O seminário, livro 17: o avesso da psicanálise* (1969 – 1970). Rio de Janeiro: Jorge Zahar Editor, 1992.

(N. 02) O giro é retroativo (quarto-de-volta) porque em obediência estrutural ao 'ponto de capitonê' (*point de capiton*), a saber, a significação é obtida na conclusão do dito porque sua condição de possibilidade *já estava antecipada* na rede de representantes ($S^1 \rightarrow S^2$).

(N. 03) Ouçamos Lacan:
→ Com efeito, é unicamente pelo equívoco que a interpretação opera. É preciso que haja alguma coisa no significante que ressoe. (LACAN, J. "Do uso lógico do sinthoma ou Freud com Joyce", in: *O seminário, livro 23: o sinthoma* [1975 – 1976]. Sessão de 18 de Novembro de 1975. Rio de Janeiro: Jorge Zahar Editor, 2007: 18.) ←

(N. 04) Ouçamos Lacan:
→ A razão está em que aquilo a que concerne o Discurso-Psicanalítico é o sujeito, o qual, como efeito de significação, é resposta do real. (LACAN, J. "O aturdito" [1972], in: *Outros escritos* [2001]. Rio de Janeiro: Jorge Zahar Editor, 2003: 458.) ←

\OS NOMES-DO-PAI NA CLÍNICA PSICANALÍTICA/

\GIRO RETROATIVO 01/

PREMISSAS LÓGICAS

Do *impossível* Pai-real → Ao *necessário* Pai-imaginário

Do 'não cessa de não se escrever' → Ao 'não cessa de se escrever'

(Do *impossível* → Ao *necessário*)

Da interdição pela Linguagem → À inter-dicção pelo Discurso → À dicção pela Fala

COROLÁRIOS LÓGICOS

O agente da interdição pela Linguagem é o Pai-real: ponto estrutural de *impossibilidade*.

O Pai-imaginário se faz o *representante* da inter-dicção pelo Discurso.

(Pai-imaginário: inter-dictado, e, pois, representante da inter-dicção.)

O Pai-imaginário se faz o *representante* da dicção pela Fala.

(Pai-imaginário: dictado, e, pois, representante da dicção.)

Como representante, o Pai-imaginário aciona, na estrutura, o Pai-simbólico.

INCIDÊNCIA CLÍNICA

O não-acionamento do Pai-simbólico pelo Pai-imaginário: forclusão do Discurso.

O não-acionamento do Pai-simbólico pelo Pai-imaginário: forclusão da Fala.

Forclusão da inter-dicção pelo Discurso e da dicção pela Fala: 'psicose'.

\GIRO RETROATIVO 02\

PREMISSAS LÓGICAS

O primado do significante ($S^1 \to S^2$) impõe que se suponha a interdição/inter-dicção/dicção.

A interdição é operação do Pai-real posicionado na estrutura como *impossível*.

(Modalidade lógica *impossível*: 'não cessa de não se escrever'.)

A inter-dicção é operação do Pai-imaginário posicionado na estrutura como *necessário*.

(Modalidade lógica *necessário*: 'não cessa de se escrever'.)

A dicção é operação do Pai-simbólico posicionado como *contingente*.

(Modalidade lógica *contingente*: 'cessa de não se escrever'.)

A interdição/inter-dicção/dicção pelo significante ($S^1 \to S^2$) institui 'todo & não-todo'.

Todo: subsumido 'de todo' à interdição/inter-dicção/dicção, e, pois, o público, o universal.

Não-todo: subsumido 'não de todo' à interdição/inter-dicção/dicção, e, pois, o singular.

COROLÁRIOS LÓGICOS

O Pai-real (*impossível*) é uma *suposição lógica* desde a interdição/inter-dicção/dicção.

Consumado o Pai-real como *impossível*, instituem-se 'todo' & 'não-todo'.

INCIDÊNCIA CLÍNICA

O posicionamento do Pai-real como *impossível* (agente da interdição/inter-dicção/dicção)

:

O Pai-imaginário (*necessário*) aciona o Pai-simbólico (*contingente*)

//

Posicionamento lógico-correto do Pai-real na estrutura como e enquanto *impossível*.

Da Linguagem (Interdição) → Ao Discurso (Inter-dicção) → À Fala (Dicção)

↻

\GIRO RETROATIVO 03/

PREMISSAS LÓGICAS

Três modalidades lógicas da função dita 'Pai':

01) Retroativamente, o Pai-real (agente da interdição pela Linguagem).

01.1) Pai-real situado na modalidade lógica dita *impossível*:

'não cessa de não se escrever'.

O Pai-imaginário (representante da inter-dicção pelo Discurso).

02.1) O Pai-imaginário (representante da dicção pela Fala).

02.2) Pai-imaginário situado na modalidade lógica dita *necessário*:

'não cessa de se escrever'.

03) O Pai-simbólico (referência da interdição/inter-dicção/dicção).

03.1) Pai-simbólico situado na modalidade lógica dita *contingente*:

'cessa de não se escrever'.

COROLÁRIO LÓGICO

Do *agente* (Pai-real) → Ao *representante* (Pai-imaginário) → À *referência* (Pai-simbólico)

INCIDÊNCIA CLÍNICA

Ordenamento clinicamente correto ('direção do tratamento') do dispositivo psicanalítico.

\NOTA/

Anotações realizadas a partir da leitura de: LACAN, J. "Do mito à estrutura", *in: O seminário, livro 17: o avesso da psicanálise* (1969 – 1970). Sessão de 18 de Março de 1970. Rio de Janeiro: Jorge Zahar Editor, 1992: 121 – 122.

Na sessão de 11 de Março de 1975 (*Seminário RSI*) lemos o seguinte:
→ Pois bem, os Nomes-do-Pai, é isso: o Simbólico, o Imaginário e o Real, naquilo que, pelo meu sentido, com o peso que dei ainda a pouco à palavra sentido, é isso os Nomes-do-Pai. (LACAN, J. *Seminário RSI* [1974 – 1975]. Sessão de 11 de Março de 1975. Inédito.) ←

\OS TRÊS TEMPOS DA ANÁLISE/

> A Psicanálise é a prática do dizer.
> LACAN, J. "O aturdito" (1972), *in: Outros escritos* (2001). Edição Brasileira, 2003: 488.

\PRIMEIRO TEMPO/

INSTANTE DE VER (do Analisando): 'Eu sofro.'
O analisando *fala dele e não para* o analista.
Suposição de saber (transferência) *in abstrato*: dirigida à 'Psicanálise'.
O *um*-Outro (Ⱥ) não está nem instituído nem ordenado na Plataforma Discursiva:
O Discurso-Inconsciente (Discurso-Mestre) ainda não está instituído.
A *inibição* se sobrepõe ao *sintoma* e à *angústia*.
INSTANTE DE LER (do Analista): O Imaginário sobreposto ao Simbólico e ao Real.

\SEGUNDO TEMPO/

TEMPO PARA COMPREENDER (do Analisando): 'Por que sofro?'
O analisando *fala dele e para* o analista.
Suposição de saber (transferência) *in concreto*: o analista-testemunha do *um*-Outro (Ⱥ).
O *um*-Outro (Ⱥ) está instituído e ordenado na Plataforma Discursiva:
O Discurso-Inconsciente (Discurso-Mestre) está instituído.
A Plataforma Discursiva dos 'quatro discursos' deve começar a girar retroativamente:

Experiência discursiva dos quatro objetos necropulsionais do *um*-Outro.

O *sintoma* se sobrepõe à *inibição* e à *angústia*.

TEMPO PARA LER (do Analista): O Simbólico sobreposto ao Imaginário e ao Real.

\TERCEIRO TEMPO/

MOMENTO DE CONCLUIR (do Analisando):

'Falta como saber por que sofro!' e/ou 'Não sei que sei por que sofro!'

O analisando *fala dele sem* o analista.

Conclusão da suposição de saber ao *um*-Outro (𝐀).

A instituição e ordenação do *um*-Outro (𝐀) na Plataforma Discursiva *girou* corretamente:

O Discurso-Inconsciente (Discurso-Mestre) foi discursivamente *percorrido*.

A voracidade necropulsional do *um*-Outro (𝐀):

Satisfez-se na e pela 'renúncia ao gozo': mais-gozar enquanto 'gozo compensatório'.

A *angústia* se sobrepõe à *inibição* e ao *sintoma*.

Travessia do Fantasma ($ ◊ a):

Angústia face à indecidibilidade representacional da *letra do desejo* (a).

Consequência da travessia do fantasma:

O *um*-Outro (𝐀) *não possui* a 'representação última' do desejo: equivocação estrutural.

S (𝐀): 'falta um significante ao Outro', e, pois, Outro-clivado/ Outro-inconsistente (𝐀).

Duas conclusões possíveis:

Final de análise *sem autorização*: giro *para o interior* da Plataforma Discursiva.

(Terá havido análise *mas não* autorização a analista: não terá havido *passe*.)

Final de análise *com autorização*: giro *para o avesso* da Plataforma Discursiva.

(Terá havido análise *e* autorização a analista: terá havido *passe*.)

MOMENTO DE LER (do Analista): O Real sobreposto ao Simbólico e ao Imaginário.

\CONFIGURAÇÃO DISCURSIVA DOS TRÊS TEMPOS/

Uma análise se constitui da e pela passagem entre três pontuações gramaticais:

Ponto final (.) – 'Eu sofro.'

Ponto de interrogação (?) – 'Por que sofro?'

Ponto de exclamação (!) – 'Falta como saber!' e/ou 'Não sei que sei!'

Formalmente:

$$(.) \rightarrow (?) \rightarrow (!)$$

Concluo com duas citações lacanianas decisivas:

→ Il faut que le *réel* surmonte le *symbolique* pour que le Noeud Borroméen soit realisé. C'est très précisément ce dont il s'agit dans l'analyse: c'est de faire que le *réel* – non pas la realité, au sens freudien – surmonte le *symbolique*. Il est claire que ceci que j'énonce ici sous cette forme n'a rien à faire avec un surmontement au sens imaginaire que le *réel* devrait dominer le *symbolique*. (LACAN, J. *Séminaire RSI* [1974 – 1975]. Leçon du 14 Janvier 1975.) ←

→ É preciso que o *real* se sobreponha ao *simbólico* para que o Nó Borromeano seja realizado. É muito precisamente o de que se trata na análise: fazer com que o *real* – não a realidade, no sentido freudiano – se sobreponha ao *simbólico*. É claro que isso que eu enuncio aqui sob essa fórmula não tem nada a ver com um sobrepor-se no sentido imaginário de que o *real* devesse dominar o *simbólico*. (LACAN, J. *Seminário R.S.I.* [1974 – 1975). Sessão de 14 de Janeiro de 1975.) ←

→ La raison en est que ce que le Discours-Analytique concerne, c'est le sujet, qui, comme effet de signification, est réponse du réel. (LACAN, J. "L'étourdit" [1972], *in: Autres écrits*. Paris: Éditions du Seuil, 2001: 459.) ←

→ A razão está em que aquilo a que concerne o Discurso-Psicanalítico é o sujeito, o qual, como efeito de significação, é resposta do real. (LACAN, J. "O aturdito" [1972], *in: Outros escritos* [2001]. Rio de Janeiro: Jorge Zahar Editor, 2003: 458.) ←

\PARA A PSICANÁLISE, DEUS EXISTE?/

❖

A resposta abrupta à questão que se constitui no título desse ensaio é: *sim, para a Psicanálise, Deus existe*.

Entretanto, procurando neutralizar os mal-entendidos advindos dessa afirmativa, preciso fornecer o contexto lógico-conceitual do qual decorre o estatuto propriamente psicanalítico dessa existência.

Para tanto, tenho que refazer alguns passos trilhados por Lacan, de modo a sustentar no final a legitimidade de minha resposta.

Pois bem, na lição intitulada *De l'inconscient au réel*, Lacan diz o seguinte:

→ L'hypothèse de l'inconscient, Freud le souligne, ne peut tenir qu'à supposer le Nom-du-Père. Supposer le Nom-du-Père, certes, c'est Dieu. C'est en cela que la psychanalyse, de réussir, prouve que le Nom-du-Père, on peut aussi bien s'en passer. On peut aussi bien s'en passer à condition de s'en servir (Nota 01). ←

Proponho a tradução a seguir:

→ A hipótese do Inconsciente, Freud o sublinha, não pode se manter se não supuser o Nome-do-Pai. Supor o Nome-do-Pai, certo, é supor Deus. É nisso que a Psicanálise, correndo bem, prova que o Nome-do-Pai, pode-se transpassá-lo. Pode-se transpassá-lo com a condição de se servir dele (N. 02). ←

Ora, em *Tiquê e Autômaton* Lacan faz uma observação surpreendente:

→ Pois a verdadeira fórmula do ateísmo não é que *Deus está morto* – mesmo fundando a origem da função do pai em seu assassínio, Freud protege o pai –, a verdadeira fórmula do ateísmo é que *Deus é inconsciente* (N. 03). ←

E em *Do mito à estrutura*, eis o que nos diz o psicanalista francês:

→ A ponta de lança da Psicanálise é justamente o ateísmo, desde que se dê a esse termo um outro sentido, diverso daquele de *Deus está morto*, sobre o qual tudo indica que longe de questionar o que está em jogo, a saber, a Lei, ele antes a consolida. Indiquei há tempos que diante da frase do velho pai Karamazov, *Se Deus está morto, então tudo é permitido*, a conclusão que se impõe no texto de nossa experiência é que 'Deus está morto' tem como resposta *nada mais é permitido* (N. 04). ←

Não obstante, em *Letra de uma carta de almor* Lacan nota que:

→ ‹A› é barrado por nós, é certo. Isto não quer dizer que basta barrá-lo para que nada mais dele exista. Se com esse [S (A̶)] eu não designo outra coisa senão o gozo da mulher, é certamente porque é ali que eu aponto que Deus ainda não fez a sua retirada (N. 05). ←

Subsequentemente, em *Do sentido, do sexo e do real*, há a observação de Lacan segundo a qual:

→ A maior necessidade da espécie humana é que haja um Outro do Outro. É aquele a quem chamamos geralmente de Deus, mas a análise o desvela como pura e simplesmente 'A̶ Mulher'. §. A única coisa que permite supor 'A̶ Mulher' é que, como Deus, ela seja poedeira (*elle soit pondeuse*, no original francês). §. No entanto, o progresso que a análise nos incita tem sido o de nos apontar que, embora o mito a faça sair toda de uma única mãe, a saber, de Eva, há apenas poedeiras particulares. E isso é a única coisa que permite designá-la como A̶, já que eu lhes disse que 'A̶ Mulher não existe', e tenho cada vez mais razões para crer nisso, sobretudo depois de ter visto esse filme (*). §. Foi por isso que evoquei, acho, no 'Seminário *Mais, ainda*', o que queria dizer essa letra complicada, a saber, o significante de que não há Outro do Outro [S (A̶)] (N. 06). {(*) O filme ao qual Lacan se refere intitula-se *O império dos sentidos* (1976), do diretor japonês NAGISA OSHIMA [1932 – 2013].} ←

Finalmente, em 'Joyce, o sintoma', nos deparamos com o ápice da elaboração topológica de Lacan no que diz respeito ao significante Nome-do-Pai, qual seja:

→ O pai, como nome e como aquele que nomeia, não é o mesmo. O pai é esse quarto elemento – evoco aí alguma coisa que somente uma parte de meus ouvintes poderá considerar –, esse quarto elemento sem o qual nada é possível no nó do Simbólico, do Imaginário e do Real. §. Mas há outro modo de chamá-lo. É nisso que o que diz respeito ao Nome-do-Pai, no grau em que Joyce testemunha isso, eu o revisito hoje com o que é conveniente chamar de Sinthoma [*Sinthome*] (N. 07). ←

Pois bem, o esclarecimento desses parágrafos lacanianos exige que eles sejam resumidos nos seguintes pontos:

01. a hipótese do Inconsciente é teoricamente sustentável se (somente se) houver a suposição de existência do significante Nome-do-Pai enquanto 'Deus';

02. no entanto, o ateísmo – vale dizer, a suposição de inexistência do significante Nome-do-Pai enquanto 'Deus', e, pois, a não-manutenção da hipótese do Inconsciente – tem como 'verdadeira fórmula', paradoxalmente, a proposição *Deus é inconsciente*;

03. contudo, a ponta de lança da Psicanálise – a saber, aquilo que se situa à frente de seu discurso – é justamente o ateísmo, e, pois, a fórmula *Deus é inconsciente* (por razões estruturais, o aforismo nietzschiano 'Deus está morto' situa-se no início da discursividade psicanalítica [N. 08]);

04. em seguida, a introdução do matema [S (A̸)] indica o 'gozo da mulher', apontando-se assim que 'é ali [nesse gozo] que Deus ainda não fez a sua retirada';

05. com efeito, a espécie humana tem 'a maior necessidade' de que haja um Outro do Outro, o qual seria 'Deus'; todavia, a Psicanálise desvela que 'Deus é pura e simplesmente A̸ Mulher', e essa (apesar do mito de Eva) *não existe* – apenas existem *as* mulheres, enquanto, *uma a uma*, 'poedeiras particulares' (*pondeuses particulières*, nos termos de Lacan);

06. ora, o aforismo 'A̸ Mulher não existe' – e, pois, 'o Outro do Outro não existe', a saber, 'Deus não existe' – escreve-se da seguinte maneira: [S (A̸)], ou seja, 'falta um significante ao Outro';

07. nesse ínterim, considerando-se que 'o significante é o representante de um sujeito para outro significante' (cf. definição canônica de significante em Lacan), o matema

[S (A̶)] deve ser lido efetivamente nos seguintes termos: 'desde a falta de um significante no Outro-interditado/inter-dictado/dictado, há apenas Sujeito-interditado/inter-dictado/dictado ($, nos termos de Lacan), logo, o Outro do Outro enquanto 'Deus' e/ou 'A̶ Mulher' não existe';

08. por fim, no registro topológico, o significante Nome-do-Pai – e, pois, a suposição de existência de Deus como *conditio sine qua non* da hipótese do Inconsciente (cf. a primeira citação de Lacan, supra) – seria o 'quarto elemento sem o qual nada é possível no nó do Simbólico, do Imaginário e do Real', quarto elemento esse que, pelo testemunho da obra de JAMES JOYCE (1882 – 1941), deveria ser cognominado de Sinthoma (*Sinthome*, nos termos de Lacan);

09. sendo assim, *de uma parte*, supor o Nome-do-Pai e/ou supor 'Deus' mantém de pé a hipótese do Inconsciente, e, *de outra parte*, o Nome-do-Pai e/ou Sinthoma enoda as categorias do Simbólico, do Imaginário e do Real, articulando-as de modo a evitar a pulverização da Estrutura.

Formalmente:

01)
HIPÓTESE DO INCONSCIENTE
Se mantém pela suposição de existência do significante Nome-do-Pai e/ou 'Deus'.
VERDADEIRA FÓRMULA DO ATEÍSMO
Deus é inconsciente.
PONTA DE LANÇA DA PSICANÁLISE
O ateísmo, e, pois, *Deus é inconsciente.*
O MATEMA [S (A̶)] INDICA O GOZO D' A̶ MULHER'
'Deus ainda não fez a sua retirada'.
02)
'DEUS' SERIA '*A* MULHER' ENQUANTO
OUTRO DO OUTRO
O Outro do Outro não existe, e, pois, '*A* Mulher' e/ou 'Deus' não existe.

O SIGNIFICANTE NOME-DO-PAI NO REGISTRO TOPOLÓGICO

O Nome-do-Pai enquanto Sinthoma (*Sinthome*).

SINTHOME

Quarto elemento (Nome-do-Pai) que enoda o Simbólico, o Imaginário e o Real.

4

Face a isso, qual é o estatuto conceitual da existência de 'Deus' no âmbito do ensino lacaniano?

Ora, essa existência está articulada à suposição de outra existência, qual seja, a do significante Nome-do-Pai enquanto elemento capaz de, *por uma parte*, manter a coerência interna – logo, a racionalidade – da hipótese do Inconsciente, e, *de outra parte*, enodar as categorias topológicas ditas Simbólico, Imaginário e Real, de modo a contornar a fragmentação *ad infinitum* da Estrutura.

Assim, *na manutenção da hipótese do Inconsciente*, supor o significante Nome-do-Pai *é o mesmo que* supor 'Deus', e, *no enodamento topológico da Estrutura*, supor o significante Nome-do-Pai *é o mesmo que* supor o Sinthoma (*Sinthome*).

Entretanto, como acentuara Lacan na citação inaugural dessas páginas, a simples suposição de existência do significante Nome--do-Pai é, *como tal* (ou seja, ocorra onde ocorrer e sob qualquer circunstância), supor a existência de Deus ('Supor o Nome-do-Pai, certo, é supor Deus›, afirmara Lacan) – logo, *há sinonímia entre os termos Nome-do-Pai, Deus e Sinthoma*, de maneira que, no contexto do que estou procurando expor, *'Deus' é o significante desde o qual se erige o arcabouço psicanalítico*, vale dizer, ele emerge de uma à outra ponta do dispositivo epistemoclínico inaugurado por SIGMUND FREUD (1856 – 1939), *estruturando-o, agenciando-o, operando-o*.

Mas atenção: posto que o Outro do Outro não existe ('falta um significante ao Outro', etc), o significante 'Deus' (Nome-do-Pai e/ ou Sinthoma) *não é* o Outro do Outro, e, pois, para a Psicanálise, 'Deus' não existe como Outro-absoluto e sim como um significante primacial imerso todavia na escritura [S (A̶)], a qual indica o gozo de 'A̶ Mulher' ali onde ele 'toca no real' (*touche au réel*, nos termos de Lacan) e retorna como gozo místico (Lacan, sem meias palavras: 'é ali [no gozo d'A Mulher enquanto gozo místico] que eu aponto que Deus ainda não fez a sua retirada' [N. 09]).

De fato, o significante 'Deus' (Nome-do-Pai e/ou Sinthoma) demarca o campo psicanalítico, encapsulado em dois aforismos que se complementam e estabelecem o arco epistemoclínico da práxis interna a esse campo, quais sejam, 01) *Deus está morto*, vale dizer, o suposto gozo pleno do Pai Primevo está mortificado/interditado/inter-dictado/dictado pelo significante; e 02) *Deus é inconsciente*, vale dizer, mortificado/interditado/inter-dictado/dictado pelo significante, o suposto gozo pleno do Pai Primevo está recalcado a título de Nome-do-Pai (N. 10).

Nesse sentido, o ateísmo 'é justamente a ponta de lança da Psicanálise' (cf. Lacan, supra) na medida em que, sem percebê-lo, ele expressa – *como* e *enquanto tal* (daí a pontuação 'justamente') – a *equivocação* em jogo na Estrutura: sim, *Deus está morto* (o gozo pleno do Pai Primevo mortificado/interditado/inter-dictado/dictado pelo significante, etc), mas é essa morte mesma que faz 'Deus' *ser inconsciente*, ou seja, *existir enquanto significante* – Nome-do-Pai, dirá com insistência Lacan –, e, pois, nessa condição, postar-se como *representante de um sujeito para outro significante* (N. 11).

A existência de Deus para a Psicanálise encontra-se portanto apensa à equivocação *Deus está morto ↻ Deus é inconsciente*, a qual testemunha que *o dispositivo psicanalítico é ateísta ao preço de ser deísta* (e vice-versa) – aliás, na segunda citação recortada anteriormente Lacan observa que, feitas as contas e apesar de si mesmo (o psicanalista austríaco dizia-se ateu), Freud 'protege o pai', pois afinal o 'lugar vazio da Lei' (Pai-morto: Interdição/Inter-dicção/Dicção, etc) terá sido para sempre dele (Pai); contudo, se a suposição de existência do significante Nome-do-Pai comemora em última instância a mortificação/interdição/inter--dicção/dicção do 'gozo pleno' do Pai Primevo (sendo assim, ele é a suposição de existência de Deus-morto/inconsciente), ora, parece-me que Lacan, também ele (sem notá-lo, é claro), protege o pai...

Certo, retornemos à primeira citação para comprová-lo:

→ A hipótese do Inconsciente, Freud o sublinha, não pode se manter se não supuser o Nome-do-Pai. Supor o Nome-do-Pai, certo, é supor Deus. É nisso que a Psicanálise, correndo bem, prova que o Nome-do-Pai, pode-se transpassá-lo. Pode-se transpassá-lo com a condição de se servir dele (N. 12). ←

Aproximemos a lente, estreitemos o foco e vejamos: palavra após palavra, essa citação é a leitura lógico-estrutural que Lacan realiza do assassinato do Pai Primevo e da subsequente ingestão de seu corpo pelos filhos, pois afinal a 'hipótese do Inconsciente' resta por ser uma *transubstanciação*, a saber, ela é o ato de transpassar o Pai – o significante Nome-do-Pai (Deus e/ou Sinthoma, cf. supra) – no momento em que *nos servimos* dele.

Mas então qual seria a *diferença lógico-conceitual* – logo, de campos discursivos – entre Psicanálise e Religião?

Ora, ao seu modo Lacan já a demarcara:

→ A maior necessidade da espécie humana é que haja um Outro do Outro. É aquele a quem chamamos geralmente de Deus, mas a análise o desvela como pura e simplesmente 'A̶ Mulher'. (...). [E] eu lhes disse que 'A̶ Mulher' não existe (...). §. Foi por isso que evoquei (...) essa letra complicada, a saber, o significante de que não há Outro do Outro [S (A̶)] (N. 13). ←

Logo, enquanto a Religião responde à 'maior necessidade da espécie humana' – invocando a *existência ontológica* de um Outro do Outro ('Deus' a título de Outro-absoluto) –, de sua parte a Psicanálise pontua o *desejo* – e, pois, a 'falta como objeto' instituída *pelo* significante – como um fato de estrutura inerradicável dos faletras (*parlêtres*, nos termos de Lacan), desejo esse cuja referência é a proposição 'A̶ mulher não existe', vale dizer, metaforicamente, no contexto do que estou expondo, 'Deus' como Outro-absoluto (Outro do Outro) *não existe*.

Ouçamos Lacan:

→ A̶ Mulher não existe. Mas, ela não existir não exclui que dela se faça o objeto de seu desejo. Justo o contrário, daí o resultado (N. 14). ←

Pois bem, essa citação pode ser reescrita da seguinte maneira:

→ 'Deus' (como Outro do Outro: Outro-absoluto) não existe. Mas, Ele não existir não exclui que Dele se faça o objeto de seu desejo. Justo o contrário, daí o resultado. ←

Com efeito, por razões estruturais próprias ao *corpus* doutrinário que institui e agencia os elementos do dispositivo psicanalítico, constituir-se como objeto de desejo é inapelavelmente *faltar como objeto e inscrever-se no âmbito da suposição*: no caso aqui em tela, inaugurado como objeto de desejo (e não da necessidade religiosa), 'Deus' é a suposição de existência do significante Nome-do-Pai – significante comemorativo, como vimos, da equivocação *Deus está morto ↳ Deus é inconsciente*.

Sendo assim, o gozo d'A̶ Mulher – *atenção*: enquanto gozo místico – testemunha o limite dessa conjectura (nos termos de Lacan, nesse gozo 'Deus ainda não fez a sua retirada'), a qual pode enfim ser encapsulada no matema [S (A̶)] (lê-se: 'Falta um significante ao Outro-interditado/inter-dictado/dictado' [*Autre-barrée*, em francês]).

Formalmente:

RELIGIÃO
Resposta à 'maior necessidade da espécie humana':
Existência ontológica de DEUS: Outro-absoluto.
Não há equivocação: DEUS.
Há Outro do Outro: A.
PSICANÁLISE
Pontua o desejo enquanto *falta como objeto*.
Suposição de existência do significante Nome-do-Pai ('Deus' e/ou Sinthoma).
Há equivocação: *Deus está morto ↳ Deus é inconsciente*.
Não há Outro do Outro: S (A̶).

Seja como for, para a Psicanálise a *suposição* de existência de 'Deus' é inextirpável do Campo Discursivo (subjetividades, sociedades e culturas), expressando a seu modo que ainda e sempre *nos servimos* do Pai / Nome-do-pai / A̶ Mulher, *transpassando-o/transubstanciando-o em... significante*.

\NOTAS/

(Nota 01) LACAN, J. "De l'inconscient au réel", in: *Le séminaire, livre XXIII: le sinthome* (1975 – 1976). Paris (France): Éditions du Seuil, 2005: 136.

(N. 02) Em nosso país a tradução publicada desse parágrafo é desviante da significação que está em jogo no original, sobretudo no tocante à frase 'On peut bien aussi s'en passer à condition de s'en servir'.
Ei-la:
→ A hipótese do inconsciente, sublinha Freud, só pode se manter na suposição do Nome-do-Pai. É certo que supor o Nome-do-Pai é Deus. Por isso a psicanálise, ao ser bem-sucedida, prova que podemos prescindir do Nome-do-Pai. Podemos sobretudo prescindir com a condição de nos servirmos dele. (LACAN, J. «Do inconsciente ao real», in: *O seminário, livro 23: o sinthoma* [1975 – 1976]. Sessão de 13 de Abril de 1976. Rio de Janeiro: Jorge Zahar Editor, 2007: 131 – 132. Tradução de Sérgio Laia.) ←
Ora, no contexto da elaboração lacaniana a propósito do significante Nome--do-Pai, é conceitualmente desviante traduzir a expressão 'on peut bien aussi s'en passer' por 'prescindir' – inclusive porque, no parágrafo citado, Lacan retoma a tese freudiana do Pai Primevo pela via do Nome-do-Pai enquanto suposição decisiva para a manutenção da hipótese do Inconsciente.
Assim, a tradução mais ajustada à significação pretendida por Lacan parece-me ser 'transpassá-lo' (ao Nome-do-Pai), a saber, 'passar através de, atravessar, penetrar' (cf. definição em segunda acepção do *Dicionário Aurélio da Língua Portuguesa*, Edição Eletrônica, 2010).

(N. 03) LACAN, J. "Tiquê e Autômaton", in: *O seminário, livro 11: os quatro conceitos fundamentais da psicanálise* (1964). Sessão de 12 de Fevereiro de 1964. Rio de Janeiro: Jorge Zahar Editor. Segunda Edição: 1998: 60.

(N. 04) LACAN, J. "Do mito à estrutura", in: *O seminário, livro 17: o avesso da psicanálise* (1969 – 1970). Sessão de 18 de Março de 1970. Rio de Janeiro: Jorge Zahar Editor, 1992: 112 – 113.

(N. 05) LACAN, J. "Letra de uma carta de almor", in: *O seminário, livro 20: mais, ainda* (1972 – 1973). Sessão de 13 de Março de 1973. Rio de Janeiro: Jorge Zahar Editor. Segunda Edição, 1985: 112 – 113.

(N. 06) LACAN, J. "Do sentido, do sexo e do real", in: *O seminário, livro 23: o sinthoma* (1975 – 1976). Sessão de 16 de Março de 1976. Rio de Janeiro: Jorge Zahar Editor, 2007: 124.

(N. 07) LACAN, J. "Joyce, o sintoma", *in: O seminário, livro 23: o sinthoma* (1975 – 1976). Conferência de abertura do V Simpósio Internacional James Joyce, 16 de Junho de 1975. Rio de Janeiro: Jorge Zahar Editor, 2007: 163.

(N. 08) Cito FRIEDRICH NIETZSCHE (1844 – 1900):
→ Mas, quando Zaratustra se achou só, assim falou para seu coração: «Como será possível? Este velho santo, na sua floresta, ainda não soube que *Deus está morto*!". (NIETZSCHE, FR. "Prólogo de Zaratustra: 2", *in: Assim falou Zaratustra (um livro para todos e para ninguém)*. São Paulo: Editora Companhia das Letras, 2011: 13.) ←

(N. 09) Cf. nota 05.

(N. 10) A respeito do 'Pai Primevo', cf. FREUD, S. "Totem e tabu" (1912/1913), *in: Edição standard brasileira das obras psicológicas completas de Sigmund Freud*. Vol. XIII. Rio de Janeiro: Imago Editora, 1974: 13 – 191.

(N. 11) A definição de significante é canônica porque Lacan a manterá do início até a conclusão de seu ensino – *mas atenção*: se o significante é o que representa um sujeito para outro significante (definição canônica), ele o faz a título de *representante* e não de representação, ou seja, o significante *não é* a representação de um sujeito para outro significante-representação. Todo o debate de Lacan com JEAN LAPLANCHE (1924 – 2012) a respeito do termo freudiano *Vorstellungsrepräsentanz* é para mostrar que a hipótese do Inconsciente apenas é sustentável se se traduzir essa expressão por *representante-da-representação* e não por 'representante representativo' (escolha equivocada de Laplanche; cf. SEMINÁRIO 11 [1964] e ss.).

(N. 12) Cf. Nota 01.

(N. 13) Cf. Nota 06.

(N. 14) LACAN, J. *Televisão* (1973). Rio de Janeiro: Jorge Zahar Editor, 1993: 67.

\POR QUE A RELAÇÃO SEXUAL NÃO EXISTE?/

※

A ausência de escritura da relação sexual (*rapport sexuel*) é o pivô em torno do qual gira todo o ensinamento de Lacan (transcorrido entre os anos 1953 – 1980).

Esclarecimento:

– Lacan utiliza o vocábulo écriture para significar que se trata de *escrita equacional lógico-algébrica constituída por letras e não por palavras*.

– Lacan utiliza o vocábulo *rapport*, acentuando pois tratar-se a um só tempo de *relacionamento (articulação lógica), proporcionalidade, complementaridade, correspondência*.

– Lacan utiliza o vocábulo *sexuel* em sentido estritamente psicanalítico, a saber, a dita 'diferença sexual' é tematizada não em termos de 'sexo anatômico' ou 'gênero', mas sim de *posicionamento discursivo pautado pela equivocação significante* (sexo//sexuação/sexualidade).

– Logo, por 'ausência de escritura da relação sexual' deve-se ler *ausência de equacionamento lógico-algébrico (apenas em letras, não em palavras) do relacionamento, proporcionalidade, complementaridade e/ou correspondência entre os posicionamentos discursivos ditos 'homem e mulher' e 'masculino e feminino'*.

Essa ausência foi nomeada por Lacan de *real*, de maneira a conotar que se trata de uma *impossibilidade lógico-estrutural incontornável e inextirpável*.

Pois bem, a Lógica Modal permitiu a Lacan situar esse real na modalidade dita 'impossível', facultando ao psicanalista francês definir o real como 'o impossível' (*l'impossible*), ou seja, *o que não cessa de não se escrever*.

Ouçamos Lacan:

→ O *não cessa de não se escrever*, em contraposição [à modalidade do necessário], é 'o impossível', tal como o defino pelo que ele não pode, em nenhum caso, escrever-se [com estatuto lógico-equacional de *escritura*], e é por aí que designo o que é da relação sexual [*rapport sexuel*] – a relação sexual *não cessa de não se escrever* –. (LACAN, J. "O saber e a verdade", in: *O seminário, livro 20: mais, ainda* [1972 – 1973]. Sessão de 20 de Março de 1973. Rio de Janeiro: Jorge Zahar Editor. Segunda Edição, 1985: 127.) ←

Essa definição perpassa de ponta a ponta o primeiro campo epistemoclínico do ensinamento de Lacan, constituído pela Lógica do Significante (Lógica de Interdição, pela Linguagem & Lógica de Inter-dicção, pelo Discurso & Lógica de Dicção, pela Fala: anos 1953 – 1973).

Entretanto, ao concluir a Lógica do Significante no seminário *Encore* (1972 – 1973) e ao transpô-la para o campo da Topologia Nodal (Nó Borromeu & Nó Sinthoma), Lacan passará a ler a ausência de escritura da relação sexual – portanto, o real (impossível) – enquanto 'furo no Simbólico' (*trou dans le Symbolique*).

Ouçamos Lacan:

→ O Simbólico gira em torno de um furo inviolável, sem o qual o nó dos três [dos três registros topológicos] não seria borromeano. Porque é isso o que o Nó Borromeu quer dizer: *o furo no Simbólico é inviolável*. (LACAN, J. *Seminário R.S.I.* [1974 – 1975]. Sessão de 11 de Março de 1975. Inédito.) ←

Assim, essa definição de real estará presente ao fim e ao cabo do segundo campo do ensinamento de Lacan, configurado pela Topologia Nodal (Nó Borromeu & Nó Sinthoma: anos 1973 – 1980).

Há então duas definições complementares de real, uma atinente à Lógica Modal e outra à Topologia Nodal: no primeiro caso, o real é definido como 'o impossível' e está referido à Linguagem/Discurso/Fala (*não cessa de não se escrever*); no segundo caso, o real é definido como 'furo' e está referido ao Simbólico (*furo inviolável*).

– A referência do real ao constructo Linguagem/Discurso/Fala significa: *não há escritura lógica da relação sexual (real-impossível)*.

– A referência do real ao registro topológico do Simbólico significa: *não há 'de-monstração' topológica da relação sexual (real-furo)*.

Por 'escritura lógica' e por 'de-*monstração* topológica' devemos entender, acompanhando Lacan, *formalização não-toda (in) transmissível da experiência psicanalítica* – nada mais nada menos.

Em resumo, a assertiva 'ausência de escritura da relação sexual, logo, o real' deve ser lida obrigatoriamente como *ausência de formalização lógica e topológica da relação sexual, logo, o real-impossível (primeiro campo) e o real-furo (segundo campo)*.

Ouçamos Lacan (quanto ao constructo Linguagem/Discurso/Fala e ao Simbólico):

→ Uma língua entre outras não é nada além da integral dos equívocos que sua história deixou persistirem nela. É o veio em que o real – o único, para o Discurso-Psicanalítico, a motivar seu resultado, *o real de que não existe relação sexual* – se depositou ao longo das eras. §. A Linguagem, portanto, na medida em que essa forma tem aí lugar, não surte ali outro efeito senão o da estrutura em que se motiva essa incidência do real. (LACAN, J. "O aturdito" [1972], *in: Outros escritos* [2001]. Rio de Janeiro: Jorge Zahar Editor, 2003: 492.) ←

→ É enquanto alguma coisa é *Urverdrängt* (recalcada-primordialmente) no Simbólico que há algo a que não damos jamais sentido. (LACAN, J. *Seminário R.S.I.* [1974 – 1975]. Sessão de 17 de Dezembro de 1974. Inédito.) ←

Nesse âmbito lógico e topológico, os posicionamentos discursivos 'homem e mulher' e 'masculino e feminino' estão subsumidos à ausência de escritura equacional lógico-algébrica e à de-*monstração* topológica da relação sexual, e, pois, ambos marcados pelo não-relacionamento, não-proporcionalidade, não-complementaridade e/ou não-correspondência entre seus posicionamentos: *o real-impossível* (Lógica Modal) e o *real-furo* (Topologia Nodal) *são fatos de estrutura, e, nessa condição, fazem obstáculo perene à justa medida (lógos e/ou ratio) entre os ditos 'homem e mulher' e 'masculino e feminino'.*

Formalmente:

Homem // Real-Impossivel (Linguagem/Discurso/Fala) & Real--Furo (Simbólico) \\ Mulher

Corolário:

Nem o constructo Linguagem/Discurso/Fala nem o registro topológico do Simbólico permitem, como tais, a escritura equacional lógico-algébrica e a de-*monstração* da relação sexual entre os ditos 'homem e mulher' e 'masculino e feminino'.

Mas o que faz com que o constructo Linguagem/Discurso/Fala e o registro topológico do Simbólico não comportem a escritura equacional lógico-algébrica e a de-*monstração* da relação sexual entre os ditos 'homem e mulher' e 'masculino e feminino'?

Resposta: a incidência estrutural do significante, ou melhor, a incidência do *par de significantes* (S^1) e (S^2): ($S^1 \rightarrow S^2$).

Ou ainda: a descoberta freudiana do Inconsciente (*Unbewusste*) exige, para obter cidadania epistemoclínica, a suposição lógica da existência seja do Significante-uniano (S^1: Linguagem: *lugar de uma falta, o próprio conjunto vazio, a ordem significante*) seja do representante-*da*-representação (S^2: Discurso: *Vorstellungsrepräsentanz*), formalizados na escritura algébrica ($S^1 \rightarrow S^2$) e instituintes estruturais do Sujeito-do-Significante (Sujeito-do-Inconsciente e/ou Sujeito-da-Interdição/Inter-dicção/Dicção: $). (*)

(*) O conceito de Significante-uniano (S^1) enquanto 'lugar de uma falta, o próprio conjunto vazio, a ordem significante' é fornecido por Lacan no transcurso de *O seminário, livro 19: ...ou pior* (1971 – 1972) e de *O seminário, livro 20: mais, ainda* (1972 – 1973).

Com efeito, a legitimação epistemoclínica do Inconsciente (freud-lacaniano) é obtida se (somente se) for suposta lógico-estruturalmente quer a existência do Significante-uniano (S^1: Linguagem: *lugar de uma falta, o próprio conjunto vazio, a ordem significante*) quer a existência do representante-*da*-representação (S^2: Discurso: *Vorstellungsrepräsentanz*), ou seja, a existência *dos representantes/significantes* ($S^1 \rightarrow S^2$) *a título de condição de possibilidade das representações/significados*.

Ora, nesse campo estritamente epistemoclínico, os representantes podem ser nomeados em termos mínimos como *significante* (no singular) e claramente definido da seguinte maneira:

→ Nossa definição do significante (não existe outra) é: *um significante é aquilo que representa o sujeito para outro significante*. (LACAN, J. "Subversão do sujeito e dialética do desejo no inconsciente freudiano" [1960], *in: Escritos* [1966]. Rio de Janeiro: Jorge Zahar Editor, 1998: 833. [Grifos meus: J. M. C. MATTOS.]) ←

Deve-se todavia atentar para o fato segundo o qual o estatuto lógico do significante é o de 'representante-instituinte' e não de 'representação-instituída', possibilitando-nos portanto ler a definição lacaniana deste modo:

→ Nossa definição do significante (não existe outra) é: *um significante é aquilo que representa – enquanto representante-instituinte – o sujeito para outro significante.* ←

Mais diretamente:

→ *Um significante* (S^1: Linguagem) *é o representante-instituinte do sujeito* ($: Fala) *para outro significante* (S^2: Discurso). ←

Eis aí, portanto, o par significante ($S^1 \rightarrow S^2$) e o sujeito ($) instituintes da legitimidade epistemoclínica do Inconsciente tal como Freud o trouxera para a cena discursiva.

Ora, a incidência do par significante ($S^1 \rightarrow S^2$) impede *ab ovo* a escritura da relação sexual (*rapport sexuel*), se se tomá-la como tentativa de formalização de supostos 'relacionamento, proporcionalidade, complementaridade e/ou correspondência' entre os posicionamentos discursivos ditos 'homem e mulher' e 'masculino e feminino'.

Noutros termos, o primado lógico-estrutural do *puro significante* ('puro' porque *par significante-instituinte*, nos termos de Lacan) frustra na origem a escritura equacional lógico-algébrica e a de-*monstração* topológica do *lógos* sexual, vale dizer, nessa condição não há como formalizar a suposta existência da 'diferença sexual', e, pois, não há como fornecer nem a escritura nem a de-*monstração* da *ratio* entre os ditos 'homem e mulher' e 'masculino e feminino'.

Observação: se lidas com propriedade, as Fórmulas de Sexuação expressam exatamente a impossibilidade de escritura da relação sexual (*rapport sexuel*), mostrando com rigor a *transversalidade* (não, portanto, a complementaridade) e a *transitividade* (não, portanto, a estabilidade) entre os posicionamentos discursivos ditos 'homem e mulher' e 'masculino e feminino' (cf. LACAN, J. *Mais, ainda* [1972 – 1973]).

Isso posto, o real-impossível (no constructo Linguagem/Discurso/Fala: *não cessa de não se escrever*) e o real-furo (no registro topológico do Simbólico: *furo inviolável*) procedem ambos da irrepresentabilidade radical seja do Significante-uniano (S^1: Linguagem: *lugar de uma falta, o próprio conjunto vazio, a ordem significante*, nos termos de Lacan) seja do representante-*da*-representação (S^2: Discurso: *Vorstellungsrepräsentanz*, nos termos de Freud), um e outro testemunhando a ausência de escritura e de de-*monstração* da relação sexual (*rapport sexuel*).

Lacan resume esplendidamente essas articulações nos seguintes termos:

→ E o que faz com que a relação sexual [*rapport sexuel*] não possa se escrever é justamente esse furo que a Linguagem enquanto tal tampona: o acesso do faletra [*parlêtre*] a algo que se apresenta como – em certo ponto – *tocando no real*. Nesse ponto, aí se justifica que o real eu o defina como *impossível*, porque aí justamente ela não chega jamais – essa é a natureza da Linguagem – a escrever a relação sexual. (LACAN, J. *Seminário 'Les non-dupes errent'* [1973 – 1974]. Sessão de 20 de Novembro de 1973. Inédito.) ←

→ (...) *o real é o impossível* –. Não na qualidade de simples escolho [obstáculo] contra o qual quebramos a cara, mas de escolho lógico [obstáculo lógico] daquilo que, do Simbólico, se enuncia como *impossível*. É daí que surge o real. (LACAN, J. "Do mito à estrutura", in: *O seminário, livro 17: o avesso da psicanálise* [1969 – 1970]. Sessão de 18 de Março de 1970. Rio de Janeiro: Jorge Zahar Editor, 1992: 116.) ←

Nesse contexto, Lacan se permite uma conclusão derrisória:

→ Como temos o significante [$S^1 \to S^2$], é preciso que a gente se entenda – e é justamente por isso que não nos entendemos –. O significante não é feito para as relações sexuais. Desde que o ser humano é falante, está ferrado, acabou-se essa coisa perfeita, harmoniosa, da copulação [lógica], aliás impossível de situar em qualquer lugar da Natureza. A Natureza apresenta espécies infinitas, que em sua maioria, aliás, não comportam nenhuma copulação [lógica], o que mostra a que ponto pesa pouco nas intenções da Natureza que isso constitua um todo, uma esfera [uma circunferência cujos pontos constitutivos são equidistantes do centro]. (LACAN, J. "O mestre e a histérica", in: *O seminário, livro 17: o avesso da psicanálise* [1969 – 1970]. Sessão de 17 de Dezembro de 1969. Rio de Janeiro: Jorge Zahar Editor, 1992: 31.) ←

De todo modo, a ausência de escritura equacional lógico-algébrica e de de-*monstração* da relação sexual (*rapport sexuel*) é por assim dizer o grau zero do constructo Linguagem/Discurso/Fala e também do registro topológico do Simbólico (real-impossível e real-furo), exigindo, essa ausência, uma suplência estrutural necessária, qual seja, no ponto em que a significação e a simbolização colapsam (*não cessa de não se escrever & furo do Simbólico*), pois bem, lá emergirá o signo *amor* a título de 'semblante discursivo', tudo se passando doravante como se não estivéssemos 'isolados juntos' (expressões sob aspas porque saídas do ensinamento de Lacan, cf. *Seminário 17*).

Ouçamos Lacan:

→ O que vem em suplência à [inexistência da] relação sexual, é precisamente o amor. (LACAN, J. "O amor e o significante", *in: O seminário, livro 20: mais, ainda* [1972 – 1973]. Sessão de 16 de Janeiro de 1973. Rio de Janeiro: Jorge Zahar Editor. Segunda Edição, 1985: 62.) ←

(Deve-se notar que *o amor* é signo e não significante, a saber, Lacan nos ensina corretamente que o signo 'amor' *não institui* o Sujeito-do-Inconsciente: $).

(Naturalmente, o manejo do signo 'amor' é essencial para a direção do dispositivo clínico-psicanalítico, de sorte que o analisando possa concluir o trabalho de transferência enquanto 'suposição de saber ao Outro'.)

Contudo, o posicionamento discursivo do analista (ético, em última instância) deve permitir ao analisando 'aportar sozinho em Colono', vale dizer, possibilitar-lhe o ordenamento de seu representante-*da*-representação (S^2: *Vorstellungsrepräsentanz*) no campo do próprio Discurso-Psicanalítico, alocando-o (ao representante) corretamente: S^1 (Significante-uniano) no lugar nomeado Mais-gozar e S^2 (Significante do Saber Inconsciente: Falta como Saber) no lugar nomeado Verdade (a escritura do Discurso-Psicanalítico é fornecida por Lacan no *Seminário 17*).

Ouçamos Lacan:

→ O analisando só termina quando faz do 'Objeto *a*' o representante-*da*-representação [*Vorstellungsrepräsentanz*] de seu analista. (LACAN, J. "O aturdito" [1972], *in: Outros escritos* [2001]. Rio de Janeiro, Jorge Zahar Editor, 2003: 489.) ←

Concluamos: a ausência de escritura equacional lógico-algébrica e de de-*monstração* topológica da relação sexual (*rapport sexuel*) encontra no 'signo amor' sua suplência discursiva, a qual vigora a plenos pulmões no registro do Imaginário – mas a Psicanálise (Freud lido corretamente por Lacan) é a prática na e pela qual se faz do 'amor de transferência' *um trabalho a ser concluído,* de maneira que essa conclusão seja *a escritura da 'falta como objeto' no campo da 'falta como saber' e/ou no Outro* (escritura conclusiva: S [A̶]).

Formalmente:

> S (A̶)
> (Escritura da 'falta como objeto' no campo da 'falta como saber' e/ou no Outro.)
> Significante (S) da 'falta como objeto' (*a*) no campo da 'falta como saber' e/ou no Outro (A̶).
> *Le rapport sexuel n'existe pas.*

\PSICANÁLISE & 'CONJUNTO DE TODOS OS CONJUNTOS'/

O 'conjunto de todos os conjuntos' é uma *impossibilidade lógica*.

Por quê?

Porque ele *não pode conter a si mesmo*.

Logo, por não poder conter a si mesmo, ele *não é* (não pode ser) o 'conjunto de todos os conjuntos'.

Nessa posição lógica, o conjunto de todos os conjuntos é *impossível*.

Na Lógica Modal, a modalidade dita 'impossível' é definida nos seguintes termos: *não cessa de não se escrever*.

Assim, o 'conjunto de todos os conjuntos' *não cessa de não se escrever*.

Ao valer-se da Lógica Modal para esclarecer os componentes internos à Lógica do Significante (Lógica de Interdição, pela Linguagem & Lógica de Inter-dicção, pelo Discurso & Lógica de Dicção, pela Fala), Lacan desdobra a categoria psicanalítica de 'real' nos seguintes termos: *o real é impossível, e, pois, não cessa de não se escrever*.

Pois bem, aí está o real psicanalítico: *impossível, e, pois, modalmente, não cessa de não se escrever*.

Ora, no campo discursivo-psicanalítico do faletra (*parlêtre*), o elemento que expressa por excelência a incidência do real é o da 'relação sexual' (*rapport sexuel*).

Portanto, Lacan cognominará esse elemento de *rapport sexuel* e não de *relation sexuelle*, inferindo-se tratar essencialmente de *proportion logique* (proporcionalidade lógica) e não de *acte sexuel* (ato e/ou atividade sexual em sentido empírico).

Desse modo, no campo discursivo-psicanalítico do faletra (*parlêtre*), o real aí incidente é o do *rapport sexuel*, e, pois, o da *proportion logique*.

Nesse contexto, aquele *rapport/proportion* é real/impossível, ou, o que seria dizer o mesmo, ela (a relação sexual) *não cessa de não se escrever*.

O corolário lógico-lacaniano é inevitável: *il n'y a pas de rapport sexuel* ('não há relação sexual').

Vale dizer: por ser real, e, pois, impossível – logo, por *não cessar de não se escrever* –, a relação sexual não existe.

Noutros termos: *le rapport sexuel n'existe pas.*

Isso posto, qual o estatuto psicanalítico de *uma língua* e o da *Linguagem*?

Ouçamos Lacan:

→ Uma língua entre outras não é nada além da integral dos equívocos que sua história deixou persistirem nela. É o veio em que o real – o único, para o discurso analítico, a motivar seu resultado, o real de que não existe relação sexual – se depositou ao longo das eras. §. A Linguagem, portanto, na medida em que essa forma tem aí lugar [a forma 'não existe relação sexual'], não surte ali [em 'uma língua'] outro efeito senão o da estrutura em que se motiva essa incidência do real. (LACAN, J. "O aturdito" [1972], *in: Outros escritos* [2001]. Rio de Janeiro: Jorge Zahar Editor, 2003: 492.) ←

Ou então:

→ De outra parte, eu defini a relação sexual como aquilo que *não cessa de não se escrever*. Aí há impossibilidade. E também que nada pode dizê-la – não há, dentro do dizer, existência da relação sexual –. (LACAN, J. "O rato no labirinto", *in: O seminário, livro 20: mais, ainda* [1972 – 1973]. Sessão de 26 de Junho de 1973. Rio de Janeiro: Jorge Zahar Editor. Segunda Edição, 1985: 198.) ←

E ainda:

→ E o que faz com que a relação sexual não possa se escrever é justamente esse buraco que a Linguagem enquanto tal tampona: o acesso do ser-falante [*parlêtre*] a algo que se apresenta como – em certo ponto – *tocando no real*. Nesse ponto, aí se justifica que o real eu o defina como impossível, porque aí justamente ela não chega jamais – essa é a natureza da Linguagem – a escrever a relação sexual. (LACAN, J. *O seminário, livro 21: les non-dupes errent* [1973 – 1974]. Sessão de 20 de Novembro de 1973. Inédito.) ←

Assim, *uma língua* e *Linguagem* testemunham a 'incidência do real', aquele próprio e único ao Discurso-Psicanalítico: *o real de que não existe relação sexual*, a saber, conclusivamente, *não há proporcionalidade e/ou correspondência lógica (lógos/ratio) entre as sexuações ditas 'homem e mulher'*.

(Lacan forneceu as escrituras matêmicas da inexistência de relação sexual entre faletras [*parlêtres*] nas Fórmulas de Sexuação, expostas em *O seminário, livro 20: mais, ainda* [1972 – 1973].)

Nesse ínterim, a Psicanálise (Freud lido por Lacan) não pode não ser senão a práxis epistemoclínica que institui, no campo discursivo do faletra (*parlêtre*), a *impossibilidade* do 'conjunto de todos os conjuntos' – ou, o que seria dizer o mesmo, a *impossibilidade* de haver relação sexual (*rapport sexuel*).

Eis a escritura desse ato:

S (Ⱥ)
(Significante da 'falta como objeto' no campo da 'falta como saber' e/ou no Outro.)

\PSICANÁLISE: ULTRAPASSAMENTO PRÁTICO/

❖

Psicanálise é a prática – não a teoria – do *ultrapassamento* de analisando e analista pela 'falta como objeto' (Desejo) no campo da 'falta como saber' (Inconsciente).

'Analista' é a função advertida desse ultrapassamento prático.

'Analisando' é a função transferida a esse ultrapassamento prático.

Conclui-se uma análise quando analisando e analista *surpreendem-se ultrapassados praticamente* pelo diagnóstico 'autorização a analista'.

Nessa conclusão o analista surpreende-se ultrapassado praticamente: doravante ele *terá sido* 'ex-analista', ou seja, ex-testemunha da transferência discursiva do analisando instituinte de seu (dele, analisando) '*um* Inconsciente e/ou *um* Outro'.

Nessa conclusão o analisando surpreende-se ultrapassado praticamente: doravante ele *terá sido* 'analista', ou seja, testemunha da transferência discursiva de futuros analisandos instituidores de seus (deles, futuros analisandos) '*um* Inconsciente e/ou *um* Outro'.

Note-se rigorosamente o seguinte: o tempo verbal dito 'futuro anterior' (terá sido) pauta o estatuto discursivo-ficcional do ultrapassamento prático seja do analista seja do analisando, ambos subsumidos – em posições diferentes – pela experiência psicanalítica na e pela qual transcorre o ordenamento da *falta como objeto* (Desejo) no campo da *falta como saber* (Inconsciente).

Não sendo assim, a Psicanálise dilui-se nos equívocos Filosofia, Ciência, Psicologia.

❖

\QUATRO MOMENTOS ESTRUTURAIS DO ENSINO DE LACAN/

⁓

\PRIMEIRO MOMENTO/

NÃO SEGUIMOS FREUD: O ACOMPANHAMOS

→ Nós não seguimos Freud: *o acompanhamos*. Que uma noção figure em algum lugar na obra de Freud nem por isso nos assegura de que a manejamos no espírito da pesquisa freudiana. De nossa parte, é ao espírito, à palavra de ordem, ao estilo dessa pesquisa que tentamos obedecer. ←

→← LACAN, J. "Os dois narcisismos", *in: O seminário, livro 01: os escritos técnicos de Freud* (1953 – 1954). Sessão de 24 de Março de 1954. Rio de Janeiro: Jorge Zahar Editor, 1983: 142.

\SEGUNDO MOMENTO/

INTERROGAR OS ANALISTAS

→ A clínica psicanalítica deve consistir não apenas em interrogar a análise mas em *interrogar os analistas*, a fim de que eles testemunhem o que a prática deles tem de acaso. Supor que a clínica psicanalítica é isso indica uma orientação aos que a ela se dedicam. ←

→← LACAN, J. "Abertura da seção clínica de Vincennes" (05 de Janeiro de 1977], *in: Ornicar?*, Número 09, 1977: 07 – 14.

\TERCEIRO MOMENTO/

REINTERROGAR TUDO O QUE FREUD DISSE

→ A verdade não é sem relação com o que chamei de real, mas é uma relação débil: a forma mais evidente em que se manifesta a verdade é a mentira, pois não há um analisando que não minta em fluxo contínuo, até mesmo em sua boa-vontade pra se encaixar exatamente nos quadrados que Freud desenhou. É por isso que a clínica psicanalítica consiste em *reinterrogar tudo o que Freud disse*. Seja como for, assim entendo as coisas e procuro colocá-lo em prática. ←

→← LACAN, J. "Abertura da seção clínica de Vincennes" (05 de Janeiro de 1977], *in: Ornicar?*, Número 09, 1977: 07 – 14.

\QUARTO MOMENTO/

REINVENTAR A PSICANÁLISE

→ Tal como hoje chego a pensar, a psicanálise é intransmissível. Isso é bem desagradável. É desagradável que cada psicanalista seja forçado – já que é preciso que ele seja forçado a isso – a *reinventar a Psicanálise*. ←

→← LACAN, J. "Congresso sobre a transmissão" (EFP: 06 – 09 de Julho de 1978), *in: Documentos para uma escola II: Lacan e o passe*. Rio de Janeiro: Escola Letra Freudiana. Circulação interna, 1995: 66.

\QUEM TEM JOÃO NÃO PRECISA DE JOYCE!/

❖

> Vi muitas nuvens.
> RIOBALDO. ⌀Š:Ṽ (1956). 1987: 05.

Sejamos claros e consequentes: comemorar psicanaliticamente o dito *'Bloomsday'* (Nota 01) em solo tupiniquim é prova irrefutável de ignorância histórica, social, política, cultural e psicanalítica, testemunhando o quão colonizada, atrasada, vencida, míope e voluntariamente servil é a mente de alguns analistas brasileiros cujos divãs eles alucinam estar situados em Viena, Londres, Paris, Dublin...

Esses basbaques posam de cosmopolitas, bem-pensantes, bacanas e descolados quando em realidade são meros provincianos enfurnados no mísero desconhecimento de um fato de estrutura psicanalítico, qual seja, nossos analisandos atravessam discursivamente seus objetos-fantasmas (por definição, inconscientes) não no alemão de Freud, não no inglês de Jones, não no ilegivês de Lacan, não no lerolês de Joyce e sim no carlos-mário-oswald-andradino & guimarães-rosiano BRASILÊS CANIBALÍRICO – portanto, na ALÍNGUA SERTOMA (tupíportuguêsiorubá: íêá) tão bem pronunciada, testemunhada e escrita (nesse ordenamento lógico) pelo nosso transamado Bruxo de Cordisburgo & Artista-Maior JOÃO GUIMARÃES ROSA (1908 – 1967).

É isso mesmo: esses subalternos lacanjoycianos dos trópicos em verdade jamais leram (ou leram apenas *en passant*) os ultratediosos livrecos de Joyce, apoiando-se quando muito no doidivanas seminário *Le sinthome* (1975 – 1976) do àquela altura do campeonato um tatibitate e caquético Lacan, para então lançarem sobre seus boquiabertos seguidores no Leblon, em Ipanema, no Jardim Botânico Carioca e nos Jardins Paulistanos as últimas novidades da Rue de Lille...

(Alguém precisa avisar aos subalternos lacanjoycianos dos trópicos que Joyce e Lacan estão mortos, sepultados e que suas respectivas almas estão abraçadas no Inferno!)

(Alguém precisa avisar aos subalternos lacanjoycianos dos trópicos que a factual maioria do povo brasileiro não reside nem no Leblon, nem em Ipanema, nem no Jardim Botânico Carioca, nem nos Jardins Paulistanos!)

Vamos combinar? – Joyce é um mau escritor, pois se a leitura de *Ulysses* (1922) exige que o leitor debruce-se previamente sobre um milhão de comentadores univers'otários e se a leitura (leitura?) de *Finnegans wake* (1939) demanda do estressado leitor mais um bilhão desses mesmos capachos das editoras, pois bem, não há como o derrotado leitor não se sentir um ignorantão, um bárbaro, um incorrigível imbecil, não é mesmo?

Ora, precisamos urgentemente resgatar o leitor da baboseira giratória que as editoras espertas e seus univers'otários de plantão disparam cotidianamente sobre ele, disfarçando-a de 'guia de leitura': *deve-se pois restituir ao leitor sua dignidade própria,* a saber, *a inalienável confiança de que uma leitura espontânea e desarmada lhe propiciará o gozo estético desejado, sem necessidade alguma de mapas, orientações, explicações!*

Claro que as espertas editoras e seus plantonistas univers'otários nos lançarão imediatamente à cara que os guias de leitura são em primeira, última e definitiva instância 'favoráveis' ao gozo estético do leitor, posto que, segundo e seguro eles, esses guias 'evidentemente ampliam o repertório de recepção discursivo-cultural às obras literárias' (sic), 'facultando uma experiência não-ingênua com o texto na medida em que desdobram as múltiplas camadas de significação que, afinal, estruturam e informam a escrita de autores que verdadeiramente importam na cena literária moderna e mesmo pós-moderna' (sic).

– O que está sob meias aspas no parágrafo acima é a *blitzkrieg* editorial-univers'otária para desqualificar violentamente o leitor, encurralando-o boquiaberto diante de tamanha 'evidência' de sua subcultura, prostrando-o humilhado aos pés, mãos e cabeça coroados do *merchandising* e dos *experts*.

Voltando à nossa combinação: Joyce é monocórdio, monótono, insosso, insípido, inodoro, incolor, egocêntrico e megalomaníaco, pois que outro escrevinhador tem como única preocupação o próprio umbigo (em *Dublinenses*, em *Giacomo Joyce*, em *Um retrato do artista quando jovem*, em *Ulysses*, etc), acreditando loucamente que poderá parir de seus crassos narcisismo e erotomania 'a raça incriada' de seu povo?

Pior: como não notar que as garatujas onanistas de Joyce soam afinal como meros ecos de uma 'dissertação de mestrado', ou seja, que tudo ali nos é atabalhoadamente impingido à maneira de uma 'defesa de tese'?

Aliás, Joyce sabia que ele era um escritor univers'otário para leitores univers'otários: ao dizer que escrevia para que os *scholars* se ocupassem dele durante trezentos anos, pois bem, há aí uma demanda de eterno amor endereçada por um otário-narcisista a seus pares narcisistas-otários em devocional correspondência no espelho, não lhes parece?

Seja como for confesso que, por dever de ofício psicanalítico (afinal, temos o estúrdio Lacan do *sinthome*), submeti-me à tortura de ler, traduzir e comentar Joyce, restando de meu execrável masoquismo, sobretudo – oh, apesar de tudo! –, a transcriação harolde-camposiana do poemeto *Bahnhofstrasse*, no qual o umbigo joyciano está menos reluzente... (N. 02)

(*Ah, eu ia me esquecendo*: escrevi também o artiguete intitulado *Joyc'epifânico: uma escritura exemplar*, no qual entôo falsas loas às pífias 'epifanias' joycianas [N. 03].)

Face a isso, bem fez nosso amado João ao nos assegurar – ao nos tranquilizar – que ele *não lera* Joyce, apartando seus poemas, contos e romance *Grande sertão: veredas* (1956) de uma ascendência literária nefasta e que apenas as editoras, seus cúmplices univers'otários e os analistas deslumbrados insistem em estabelecer 'nexos estruturais entre ambos' (sic), palrando obscenamente a blasfêmia colonizada e ultrajante segundo a qual 'Guimarães Rosa é o Joyce brasileiro!' (sic) – entretanto, a mais rápida passada de olhos na escrita guimarães-rosiana percebe de imediato que seu autor jamais provou do péssimo whisky irlandês, preferindo em sempre a cor, o odor, o sabor, o calor, o corpo da... cachacinha grã--sertanejamente maturada, vertida e provada em diadorinês! (N. 04)

De fato, salta aos olhos a diferença qualitativa entre nosso amado João e o tal James: embora no mais das vezes pautada por referências filosóficas, psicanalíticas e literárias refinadas (Plotino, Montaigne, Berdiaev, Freud, Goethe, Man, Musil, Kafka, Rilke, os brasileiros Andrade, Cunha, Freyre, etc) e por articulações complexas entre seus significantes maiores (mistério, sertão, homem *e* mulher, lógica transconsistente: ser *e* não-ser, discurso-redemunho/demoníaco, etc), as páginas guimarães-rosianas tocam imediatamente – à harmônica maneira de um contraponto de João Sebastião Ribeiro (*Johann Sebastian Bach*), bem-temperado nas cordas de aço de uma viola caipira (não estou de modo algum exagerando!) –, pois bem, dizíamos nós, as páginas guimarães-rosianas tocam imediatamente as mais íntimas configurações de nossa subjetividade, a um só tempo questionando-as e ordenando-as em um campo discursivo através do qual nos posicionamos no país cujos território, povo, história e cultura são instituídos *por uma língua própria e insubstituível*, qual seja, no sentido psicanalítico do termo, pela nossa *alíngua sertoma* (tupíportuguêsiorubá: íêá).

Venhamos pois a público sem nenhum constrangimento e estabeleçamos em alto e bom som esta verdade estrutural de nosso brasilês canibalírico: *Guimarães Rosa nos fala diretamente ao coração!*

De sua pobre e melancólica parte, Joyce naufraga nas referências/reverências bibliográficas (Homero, Aquino, Shakespeare, Swift, Vico, etc) o que talvez ele tivesse a dizer em nome próprio, entregando-nos uma 'mixeratura' enfurnada de fio a pavio em pré-conceitos cujos desdobramentos eventualmente artísticos soçobram, todavia, sob a pena bêbada e cambaleante do irlandês (isso não é uma metáfora!), em mera cacofonia pra lá de maçante, pedante, esvaziada de atrativos vitais e com a qual gozam masturbatoriamente o tal James e seus duplos univers'otários...

Apois, miremos e vejamos a seguir o porquê de nós, analistas de boa cepa guimarães-rosiana, *não precisarmos* de Joyce.

Ora, o dito *sinthome* é em última instância a 'realidade discursivo-psíquica freudiana' estruturada pelo 'significante Nome-do-Pai lacaniano', a saber, ele é a 'lógica da castração' pautada pela 'metáfora paterna instituinte do significante *Phallus* no discurso intrafamiliar' (sic) – porém, *atenção*: uma e outra suspeitas de golpe de mão ideológico, posto que ambas são, *mutatis mutandis*, flagrantemente caudatárias do Discurso-Patriarcal (Discurso-Mestre politicamente apropriado e transmudado em hegeliano Discurso-Senhorial [N. 05]).

(Tanto em Freud quanto em Lacan, o primado do *simbólico* entre os falantes é, concomitantemente, a primazia da *lei* pautada pelo *pai*: em Freud, a instância psíquica dita Superego; em Lacan, o significante Nome-do-Pai – ambos instituintes estruturais da 'realidade discursivo-psíquica' e/ou do 'sujeito' –. Neste ou naquele caso, é ineliminável o ranço religioso e/ou ideológico.)

– *Uma primeira pergunta que não quer calar*: se a quarta categoria topológica dita *sinthome* é a realidade discursivo-psíquica e arquipatriarcal-freudiana enquanto teúda e manteúda do enodamento entre *real, simbólico* e *imaginário*, pois bem, pra quê o amalucado excurso de Lacan ao chatérrimo Joyce? Para demonstrar e/ou 'de-*monstrar* topologicamente' que Joyce era um psicótico não-louco e/ou um louco não-psicótico? Ou para, em espelho, 'de-*monstrar* topologicamente' e/ou demonstrar que o próprio Lacan era um não-louco psicótico e/ou um psicótico não-louco? Ora, não precisávamos testemunhar esse desvio, pois já sabíamos que ambos haviam trabalhado a toda para serem não-de-todo lelés da cuca, ou melhor ou píor, já sabíamos que ambos haviam trabalhado não-de-todo para serem a toda lelés da cuca...

– *Uma segunda pergunta que não quer calar*: se a quarta categoria topológica dita *sinthome* é a realidade discursivo-psíquica e arquipatriarcal-freudiana enquanto teúda e manteúda do enodamento entre *real, simbólico* e *imaginário*, pois bem, por que essa realidade edípico-sinthomática não poderia subsistir em e por si mesma, sem nenhuma necessidade estrutural de enodar esses registros topológicos? Noutros termos, o que obriga o pobre Édipo a realizar a hercúlea tarefa de manter em pé – ou pior, no caso, capengando – a estrutura? Finalmente, que elemento operaria a *mediação* – logo, a articulação (diferença/referência) – entre esses componentes?

– *Uma terceira pergunta que não quer calar*: considerando-se que em *O seminário, livro 17: o avesso da psicanálise* (1969 – 1970) Lacan lança convincentemente o Complexo de Édipo na lata de lixo da história da Psicanálise – mandando às favas, portanto, o Complexo de Castração e seus obtusos e velhacos quejandos (o supraeu-paterno brutalmente desqualificador das mulheres, a diferença sexual cuja balança pende obscenamente a favor dos homens, etc), pois bem, por que então Lacan, nas páginas pra lá de abstrusas de *O seminário, livro 23: o sinthoma* (1975 – 1976), retoma sem o menor rubor facial a realidade discursivo-psíquica e arqui-patriarcal-freudiana (Complexo de Édipo/Complexo de Castração) e faz dela o quarto registro topológico dito *sinthome*, sem o qual o *simbólico*, o *imaginário* e o *real* não poderiam ser enodados? Não haveria aí uma acovardada deposição de armas que reentroniza, reacionária e vergonhosamente, uma clínica psicanalítica que ele mesmo Lacan e o campo discursivo em geral dispensaram? (N. 06)

Nesse sentido, o *sinthome* atribuído por Lacan a Joyce consistiria no fato (discursivo fato, evidentemente) segundo o qual as páginas joycianas operariam a 'suplência da carência paterna', facultando ao exilado escritor 'corrigir o erro estrutural' (forclusão do significante Nome-do-Pai, e, pois, ausência de metáfora paterna, etc), de modo enfim a enodar os registros topológicos *real, simbólico* e *imaginário*, soerguendo-se ato contínuo uma 'realidade discursivo-psíquica e/ou uma subjetividade suplente' – no caso de Joyce, tudo considerado, a crença delirante de ele ser como tal o escritor-redentor do povo irlandês; no caso de Lacan, considerado tudo, a delirante crença de ele ser como tal o psicanalista-redentor do povo freudiano...

Entretanto, inteiramente outro é o *ethos* da alíngua sertoma em *Grande sertão: veredas* (1956): sua lógica é a da *transconsistência* (ser *e* não-ser), a qual pauta o *discurso-redemunho/demoníaco* (indecidibilidade representacional do objeto-fantasma: *letra do desejo*, qual seja, 'a'), ambos radicalmente impeditivos da estabilização da *significação* (sentido vetorial) e da *significância* (valor ético da significação).

Portanto, a alíngua sertoma – em ato discursivo, propriamente, o *ser tão sintoma* do personagem Riobaldo – subverte por completo a estabilização da significação ainda presente no Superego (freudiano) e no Nome-do-Pai (lacaniano), entregando-nos uma transvessia textual-subjetiva na e pela qual a *letra do desejo* (a rigor, a indecidibilidade representacional do objeto-fantasma, e, pois, 'a') é nada menos do que a *verdade* do campo discursivo.

Noutros termos, Guimarães Rosa institui com *Grande sertão: veredas* (1956) uma *segunda mutação estrutural* no Discurso-Mestre/Discurso-Inconsciente, transmudando-o em Discurso-Redemunho/Discurso-Demoníaco: de fato, se na primeira mutação há a troca vertical de posições entre o significante-mestre (S^1) e o sujeito ($), de maneira a vir à luz o Discurso-Capitalista/Discurso-Descartabilidade, pois bem, na segunda mutação há a troca horizontal de posições entre a *letra do desejo* ('a') e o sujeito ($), de modo a emergir abruptamente *o Diabo na rua no meio do redemunho*... (N. 07)

A consequência do ato guimarães-rosiano é enorme, posto que talvez ele desvele a estruturação, o ordenamento e a operacionalidade enfim corretos do próprio Inconsciente (*Unbewusste*), os quais teriam passado despercebidos por Freud e Lacan na medida em que ambos não puderam ler a *letra do desejo* a título de *verdade* e/ou *causa* do significante-mestre (S^1), assim como, de resto, não puderam ler o sujeito ($) a título de *produção* e/ou *mais-gozar* do significante-binário (S^2) – nos seguintes termos:

DISCURSO-MESTRE/DISCURSO-INCONSCIENTE

$$\underline{S^1} \to \underline{S^2}$$
$$\$ \quad a$$

PRIMEIRA MUTAÇÃO:

DISCURSO-CAPITALISTA/
DISCURSO-DESCARTABILIDADE

$$\underline{\$} \to \underline{S^2}$$
$$S^1 \quad a$$

DISCURSO-MESTRE/DISCURSO-INCONSCIENTE

$$\underline{S^1} \to \underline{S^2}$$
$$\$ \quad a$$

SEGUNDA MUTAÇÃO:

DISCURSO-REDEMUNHO/DISCURSO-DEMONÍACO

$$\underline{S^1} \to \underline{S^2}$$
$$a \quad \$$$

Ora, se a segunda mutação estrutural desdobrada por Guimarães Rosa em *Grande sertão: veredas* (1956) fornece a indecidibilidade representacional do objeto-fantasma (*letra do desejo*: 'a') enquanto *verdade* e/ou *causa* da estruturação discursiva cujo *agente* é o significante-mestre (S^1) e cujo *outro* é o significante-binário (S^2) – configurando-se assim a notação lógico-elementar do Inconsciente ($S^1 \rightarrow S^2$) –, não há como não considerarmos doravante o Discurso-Redemunho/Discurso-Demoníaco senão enquanto a estruturação logicamente correta do Inconsciente (*Unbewusste*) – nos seguintes termos:

DISCURSO-MESTRE/DISCURSO-INCONSCIENTE
↓
DISCURSO-REDEMUNHO/DISCURSO-DEMONÍACO
$$\underline{S^1} \rightarrow \underline{S^2}$$
$$a \quad \$$$

Atentemos para a posição do sujeito ($) no Discurso-Redemunho/Discurso-Demoníaco: ele ocupa o lugar estrutural dito *produção* e/ou *mais-gozar*, e, pois, obtém um 'gozo compensatório' (*plus-de-jouir*: mais-gozar) do Inconsciente a titulo de 'seu Outro' (S^2) – porém, *atenção*: nessa discursividade o Inconsciente é pautado por um significante-mestre (S^1) cuja *verdade* e/ou *causa* é nada menos do que a *letra do desejo* ('a'), vale dizer, o Inconsciente aí em tela é transpassado por um significante-mestre (S^1) puncionado e/ou marcado pela indecidibilidade representacional do objeto-fantasma ('a'), logo, seu sujeito (dele, Inconsciente: $) não pode ser senão um transvestido...

Não estará aí – no transvestimento – o fato estrutural-analítico segundo o qual nós somos 'jogados e gozados pelo gozo'? (N.08)

Salta assim aos olhos que a contribuição de nosso amado João à Psicanálise é abissalmente mais significativa do que a do falastrão Joyce, pois se esse 'ensinou a Lacan o *sinthome* como suplência' (sic), pois bem, do caldeirão do Bruxo de Cordisburgo emerge nada menos do que o ordenamento lógico-estrutural enfim correto do próprio Inconsciente (*Unbewusste*), qual seja, suportado pelo Discurso-Redemunho/Discurso-Demoníaco, a transconsistência de *um* sujeito ($) e de seu *um* Outro (Ⱥ).

Atenção: a *interdição* (operada pela Linguagem) e a *inter-dicção* (operada pelo Discurso) e a *dicção* (operada pela Fala) – todas notadas pela 'barra' (/) e incidentes no sujeito ($) e no Outro (Ⱥ)

– não podem senão comemorar o transvestimento carnodizente disto que genericamente cognominamos de 'humano' – tão bem expresso em *Grande sertão: veredas* (1956) na espantosamente ultrabela alíngua sertoma (tupíportuguêsiorubá: íêá) de Riobaldo.

(Operada pela Linguagem, a interdição significa: *desde aí*. Operada pelo Discurso, a inter-dicção significa: *neste aí*. Operada pela Fala, a dicção significa: *eis aí*. O sujeito [$] é pois instituído *desde aí/neste aí/eis aí* e do qual resta a *letra do desejo* ['a'] como índice estrutural da indecidibilidade representacional do objeto-fantasma.)

(A indecidibilidade representacional do objeto-fantasma [*letra do desejo*: 'a'] é coessencial e coetânea à indecidibilidade representacional do sujeito-fantasma [sujeito-do-desejo: $].)

De fato, *aí está*: Discurso-Redemunho (Discurso-Demoníaco), lógica travestida (lógica transconsistente) e alíngua sertoma (tupíportuguêsiorubá: íêá) estruturam, agenciam e informam nosso *brasilês canibalírico*, o qual nos subsume 'em sempre' (bela expressão guimarães-rosiana!) como *sujeitos dele* e que, pois, no caso, pauta a transvessia analítica de cada um – desde que cada um evidentemente preste-se à escuta de analistas advertidos para o fato irrecusável de que seus respectivos divãs estão enraizados (discursivamente enraizados) no Sertão Brasil.

Entretanto, as editoras e seus serviçais univers'otários voltarão à carga com as tais 'invenções linguísticas introduzidas por Joyce e que mudaram definitivamente o panorama da literatura mundial' (sic), invenções essas, segundo eles, onipresentes na obra de Guimarães Rosa e sem as quais *Grande sertão: veredas* (1956) não poderia ter vindo à luz.

Pausa para rirmos...

Ou melhor, pausa para gargalharmos a plenos pulmões, posto que invenções, reinvenções e trans-invenções linguístico--formais pululam alegremente *antes* de Joyce e a cada segundo em nossos Matos (Gregório de), Sousândrade, nos Andrades (Oswald, Mário, Drummond), em Bandeira, etc, fertilizando ampla e generosamente a literatura em alíngua sertoma (tupíportuguêsiorubá: íêá) saída fervente – pois ela é infernal – do caldeirão grã-sertanejo daquele que cognominamos transamorosamente Bruxo de Cordisburgo.

Assim, o golpe de mãos mercadológico-político típico das editoras, de seus asseclas univers'otários e dos rastaqueras lacanjoycianos dos trópicos consiste em creditar obscenamente a Joyce o monopólio da 'subversão literária' (sic), da 'autonomia enfim conquistada do escritor' (sic), de 'uma criação linguística jamais antes ousada e genialmente realizada' (sic), etc – subsumindo tudo e todos ao modelito joyciano pautado pelo 'fluxo involuntário', pelo 'fluxo neologístico', pelo 'fluxo epifânico', pelo 'fluxo destruidor da literatura', pelo 'fluxo do significante melopéico', pelo 'fluxo da letra gozosa', pelo 'fluxo...', blá-blá-blá-blá-blá!

Resumo abrupto da ópera: o lerolês de Joyce testemunha apenas a canalhice das editoras e de seus univers'otários, além de servir à incorrigível arrogância intelectual de Lacan – prestando-se, no caso, à continuidade de um 'ensino' cujo *ethos* passa a consistir doravante em tresloucado espelhamento neologístico/narcísico com a maníaca escrita joyciana, esgarçando ao limite o estilo já então abusivamente elíptico, alusivo e minado por subentendidos falaciosos do janota francês...

Deixemos finalmente os fluxos joycianos, as elipses lacanianas e os analistas babaquaras entregues a eles mesmos e leiamos o essencial do que nos institui como *transvestidos sujeitos do brasilês canibalírico* (alíngua sertoma/tupíportuguêsiorubá: íêá) – ouçamos nosso amado João pela boca do em sempre poeta, jagunço e contador de estórias Riobaldo:

→ Mas conto menos do que foi: a meio, por em dobro não contar. Assim seja que o senhor uma ideia se faça. Altas misérias nossas. Mesmo eu – que, o senhor já viu, reviro retentiva com espelho cem-dobro de lumes, e tudo, graúdo e miúdo, guardo –, mesmo eu não acerto no descrever o que se passou assim, passamos, cercados guerreantes dentro da Casa dos Tucanos, pelas balas dos capangas do Hermógenes, por causa. *Vá de retro!* – nanje os dias e as noites não recordo. Digo os seis, e acho que minto; se der por os cinco ou quatro, não minto mais? Só foi um tempo. Só que alargou demora de anos – às vezes achei –; ou às vezes também, por diverso sentir, acho que se perpassou, no zuo de um minuto mito: briga de beija-flor. Agora, que mais idoso me vejo, e quanto mais remoto aquilo reside, a lembrança demuda de valor – se transforma, se compõe, em uma espécie de decorrido formoso.

Consegui o pensar direito: penso como um rio tanta anda: que as árvores das beiradas mal nem vejo... Quem me entende? O que eu queira. Os fatos passados obedecem à gente; os em vir, também. Só o poder do presente é que é furiável? Não. Esse obedece igual – e é o que é. Isto, já aprendi. A bobeia? Pois, de mim, isto o que é, o senhor saiba – é lavar ouro. Então, onde é que está a verdadeira lâmpada de Deus, a lisa e real verdade? (GUIMARÃES ROSA, J. *Grande sertão: veredas* [1956]. Rio de Janeiro: Editora Nova Fronteira, 1987: 300 – 301.) ←

\NOTAS/

(Nota 01) '*Bloomsday*': em 16 de Junho de 1954 começou-se a comemorar em Dublin (Irlanda) o dia no qual transcorrem os acontecimentos narrados em *Ulysses* (1922), romancete de Joyce.
Essa comemoração expandiu-se célere e bebadamente nos círculos literários/univers'otários e psicanalíticos/univers'otários de outros países, nos quais meia-dúzia de joycianos e de lacanjoycianos fazem alegre e espertamente de conta que *Ulysses* (1922) e *Finnegans wake* (1939) não lhes caíram das mãos após a primeira meia página...
No Brasil algumas 'escolas de psicanálise' (sic) não percebem o mico colonizador: Joyce ao invés de Drummond, Joyce ao invés de Melo Neto, Joyce ao invés de João...

(N. 02) A transcriação pode ser encontrada em: https://lacanparaanalistas.blogspot.com/2022/03/joycepifanico-uma-escritura-exemplar.html

(N. 03) Idem.

(N. 04) Cf. depoimento de HAROLDO DE CAMPOS (1929 – 2003): https://www.youtube.com/watch?v=tVTSZbWiyZA&t=329s

(N. 05) Cf. os capítulos de:
LACAN, J. *O seminário, livro 17: o avesso da psicanálise* (1969 – 1970). Rio de Janeiro: Jorge Zahar Editor, 1992.
LACAN, J. *O seminário, livro 23: o sinthoma* (1975 – 1976). Rio de Janeiro: Jorge Zahar Editor, 2007.

(N. 06) Cf. os excelentes capítulos sob o título geral de *Para além do Complexo de Édipo*: 01) *O mestre castrado*, 02) *Édipo, Moisés e o Pai da Horda*, 03) *Do mito à estrutura* e 04) *A feroz ignorância de Yahvé*.
LACAN, J. *O seminário, livro 17: o avesso da psicanálise* (1969 – 1970). Rio de Janeiro, Jorge Zahar Editor, 1992.

(N. 07) Cf. o texto de nossa autoria intitulado *Um discurso inédito: o redemoinho*.
https://spjguimaraesrosa.blogspot.com/2020/10/spjgr-um-discurso-inedito-o-redemoinho.html

(N. 08) Citamos Lacan:
→ (...) eu oponho [à tradição filosófica do *ser*] que nós somos jogados e gozados pelo gozo. (LACAN, J. "Deus e o gozo d'A Mulher", *in: O seminário, livro 20: mais, ainda* [1972 – 1973]. Rio de Janeiro: Jorge Zahar Editor, 1985: 96.) ←

\RENÚNCIA À PULSÃO (FREUD) / RENÚNCIA AO GOZO (LACAN)/

⸻

Talvez a passagem mais importante de *O mal-estar na civilização* (1929/1930) seja a seguinte (no original alemão):

→ Drittens endlich, und das scheint das Wichttigste, ist es unmöglich zu übersehen, in welchem Ausmass die Kultur auf Triebverzicht aufgebaut ist, wie sehr sie gerade die Nichtbefriedigung (Unterdrückung, Verdrängung oder sonst etwas?) von mächtigen Trieben zur Voraussetzung hat. Diese 'Kulturversagung' beherrscht das grosse Gebiet der sozialen Beziehungen der Menschen; wir wissen bereits, sie ist die Ursache der Feindseligkeit, gegen die alle Kulturen zu kämpfen haben. Sie wird auch an unsere wissenschaftliche Arbeit schwere Anforderungen stellen, wir haben da viel Aufklärung zu geben. Es ist nicht leicht zu verstehen, wie man es möglich macht, einem Trieb die Befriedigung zu entziehen. Est ist gar nicht so ungefährlich; wenn man es nicht ökonomisch kompensiert, kann man sich auf ernste Störungen gefasst machen (Nota 01). ←

Fornecida pela edição brasileira, a tradução apresenta-se nestes termos (com as necessárias correções conceituais *vis-à-vis* o original):

→ Em terceiro lugar, finalmente – e isso parece o mais importante de tudo –, é impossível desprezar até que ponto a Civilização [*Kultur*] é construída sobre a renúncia à pulsão [*Triebverzicht*], o quanto ela pressupõe exatamente a não-satisfação (por repressão, recalcamento ou algum outro meio?) de pulsões [*Trieben*] poderosas. Essa 'frustração civilizacional' ['*Kulturversagung*'] domina o grande campo dos relacionamentos sociais entre os seres humanos. Como já sabemos, é a causa da hostilidade contra a qual todas as civilizações [*Kulturen*] têm de lutar. Também ela fará exigências severas ao nosso trabalho científico [*wissenschaftliche Arbeit*], e muito teremos a explicar aqui. Não é fácil entender como pode ser possível privar de satisfação uma pulsão [*Trieb*]. Isso não se faz impunemente. Se a perda não for economicamente compensada [reposição do *quantum* de libido do qual se abriu mão], pode-se ficar certo de que sérios distúrbios decorrerão disso (N. 02). ←

Portanto, a renúncia à pulsão (*Triebverzicht*) é um fato de estrutura inerente à Civilização (*Kultur*), ou seja, o Campo Discursivo Geral (subjetividades, sociedades e culturas) estrutura-se, ordena-se, agencia-se e opera seus elementos na e pela ‹não-satisfação (*Nichtbefriedigung*) de pulsões poderosas (*mächtigen Trieben*)' (cf. supra).

Todavia, entre parênteses o psicanalista austríaco indaga pela causa da não-satisfação de tais pulsões, e, pois, pergunta pelo agente da 'frustração civilizacional' ('*Kulturversagung*') – nos seguintes termos:

→ (...) (por repressão, recalcamento ou algum outro meio?) (...). ←

Ora, sempre atento ao que é colocado discursivamente com menos peso, Lacan responderá à questão freudiana nestas palavras:

→ O que é uma práxis? Parece-me duvidoso que esse termo possa ser considerado como impróprio no que concerne à Psicanálise. É o termo mais amplo para designar uma ação realizada pelo homem, qualquer que ela seja, que o põe em condição de *tratar o real pelo simbólico*. Que nisso ele encontre menos ou mais imaginário tem aqui valor apenas secundário. §. (...). Levamos, de preferência, nossa Psicanálise conosco e, imediatamente, ela nos dirige para pontos bem localizados, denomináveis, da práxis (N. 03). ←

Assim, em acordo com a leitura lógico-estrutural realizada por Lacan, o 'algum outro meio' requisitado *en passant* por Freud consiste no *tratamento do real pelo simbólico*, o qual constituiria a práxis característica e definidora dos humanos como tais, a saber, como sujeitos subsumidos à Linguagem (Interdição: *desde aí*), ao Discurso (Inter-dicção: *neste aí*) e à Fala (Dicção: *eis aí*).

Isso significa que a renúncia à pulsão (*Triebverzicht*) é a própria práxis *discursiva* dos humanos enquanto faletras (*parlêtres*, nos termos de Lacan) e que, pois, nessa condição, a "frustração civilizacional" ('*Kulturversagung*') lhes é inextirpável e incontornável.

Nesse sentido, a luta das civilizações (*Kulturen*) contra a frustração (*Versagung*) de seus copartícipes (subjetividades, sociedades e culturas) é a de Sísifo: todos sentir-se-ão frustrados a cada vez que não se sentirem frustrados...

Pois bem, Lacan cognominou de 'mais-gozar' (*plus-de-jouir*, nos termos do psicanalista francês) à freudiana 'renúncia à pulsão', fornecendo assim o conceito do *modus operandi* que resulta do *tratamento do real pelo simbólico* – a definição lacaniana é a seguinte:

→ O mais-gozar (*plus-de-jouir*) é uma função da renúncia ao gozo sob o efeito do Discurso. É isso que dá lugar ao Objeto *a* (N. 04). ←

E ainda:

→ Porque somos seres nascidos do mais-gozar (*plus-de-jouir*), resultado do emprego da Linguagem. Quando digo *emprego da Linguagem*, não quero dizer que a empreguemos. Nós é que somos seus empregados. A Linguagem nos emprega, e é por aí que aquilo (o sujeito do discurso) goza (N. 05). ←

Com efeito, aquele 'algum outro meio' requisitado por Freud para explicar a 'não-satisfação de pulsões poderosas', pois bem, esse meio constitui-se em última instância na própria e indissociável dobradiça Linguagem & Discurso & Fala, como um fato de estrutura cuja característica fundamental consiste na produção de mais-gozar (*plus-de-jouir*) a título de 'gozo compensatório': instituída pela articulação do constructo Linguagem & Discurso & Fala, *a não-satisfação é em realidade compensada pela nomeação possibilitada no e pelo laço sócio-discursivo*, vale dizer, a inter-dicção/dicção simbólico-imaginária (Discurso: *neste aí* & Fala: *eis aí*) agencia e operacionaliza a interdição real (Linguagem: *desde aí*).

Contudo, atualmente ocorre algo extremamente danoso no Campo Discursivo Geral: a hegemonia da cópula lógico-estrutural entre o Discurso-Capitalista (Discurso-Descartabilidade) e o Discurso-Científico (Discurso-Conhecimento) procura transmudar o *tratamento do real pelo simbólico* (práxis humana ou simbolização: renúncia à pulsão/renúncia ao gozo) em *tratamento do real pelo imaginário* (dispositivo capitalista-tecnocientífico ou dessimbolização: *Anything Goes and No Frontiers!*), como se fosse possível à Sísifo livrar-se da pedra às suas costas, do caminho íngreme à sua frente e da recaída que o força à repetição do mesmo itinerário! (N. 06)

Naturalmente, por estar às voltas com imposições estruturais, a cópula Capital & Ciência (Tecnociência) paga alto preço pelo seu tresloucado anti-sisifismo, vale dizer, as subjetividades, as sociedades e as culturas não mais frustrar-se-ão se (somente se) restarem completamente objetificadas aos pés dessa sinistra copulação contrária à estrutural práxis humana (tratar o real pelo simbólico, etc), de maneira a se autoinstrumentalizarem como meros *gadgets* descartáveis no planetário mercado tecnocapitalista...

Todavia, *admitamos*: imaginariamente excludente da simbolização (logo, da renúncia à pulsão/renúncia ao gozo, ambos a título de mais-gozar discursivo), o imperativo capitalista-tecnocientífico empuxa o Campo Discursivo Geral (subjetividades, sociedades e culturas) à angústia, encurralando-o e encurralando-se!

(O *modus vivendi* tecnocapitalista é quando menos bizarro, pois se a freudiana renúncia à pulsão e/ou a lacaniana renúncia ao gozo nos conduziram simbolicamente da Horda à Civilização – entregando-nos de forma inapelável à frustração –, o imperativo *Anything Goes and No Frontiers!* nos reconduz imaginariamente da Civilização à Horda, lançando-nos de maneira abrupta na angústia.)

De fato, o círculo capitalista-tecnocientífico é vicioso, na medida em que busca compensar a renúncia à pulsão/renúncia ao gozo *não com o pagamento simbólico por essa renúncia ('frustração civilizacional', etc), mas sim com o apagamento imaginário da renúncia ela mesma*, confirmando, através de elíptica ironia freudiana, o célebre diagnóstico bradado por Marx nos rostos cínico-estupefatos dos economistas burgueses: 'Vocês não entendem nada de economia: o Capital é mau pagador!' (N. 07).

De todo modo, há uma célebre observação de Lacan que faz obstáculo real e clínico ao mau pagamento capitalista-tecnocientífico – nos seguintes termos:

→ O Discurso-Científico [copulado com o Discurso-Capitalista] tem consequências irrespiráveis para o que se chama Humanidade. A Psicanálise é o pulmão-artificial graças ao qual se tenta assumir o que é preciso encontrar de *gozo no falar* para que a História continue (N. 08). ←

\NOTAS/

(Nota 01) FREUD, S. *Das Unbehagen in der Kultur* (1929/1930). Frankfurt am Main: Fischer Taschenbuch Verlag, 1996: 63.

(N. 02) FREUD, S. *O mal-estar na civilização* (1929/1930). Rio de Janeiro: Imago Editora, 1997: 52.

(N. 03) LACAN, J. "A excomunhão", *in: O seminário, livro 11: os quatro conceitos fundamentais da psicanálise* (1964). Sessão de 15 de Janeiro de 1964. Rio de Janeiro: Jorge Zahar Editor. Segunda Edição: 1998: 14.

(N. 04) LACAN, J. "Da mais-valia ao mais-gozar", *in: O seminário, livro 16: de um Outro ao outro* [1968 – 1969]. Sessão de 13 de Novembro de 1968. Rio de Janeiro: Jorge Zahar Editor, 2008: 19.

(N. 05) LACAN, J. "Verdade, irmã de gozo", *in: O seminário, livro 17: o avesso da psicanálise* (1969 – 1970). Sessão de 21 de Janeiro de 1970. Rio de Janeiro: Jorge Zahar Editor, 1992: 62.

(N. 06) A propósito da dessimbolização: DUFOUR, D-R. *A arte de reduzir as cabeças: sobre a nova servidão na sociedade ultraliberal*. Rio de Janeiro: Editora Companhia de Freud, 2005.

(N. 07) Cf. MARX, K. *O capital: crítica da economia política* (1867). Livro I: ‹O processo de produção do capital›. São Paulo: Boitempo Editorial, 2013.

(N. 08). LACAN, J. "Déclaration à France-Culture à propos du 28e. Congrès de Psychanalyse" (EFP: 1973), *in: Le Coq Héron*. Paris (France). Nº 45 – 46: 05.

\SCHREBER: UM RESTO ESCRITURAL/

(Anotações incomuns sobre o 'Caso Schreber'.)

◆

Abro estas anotações com uma proposição da *Ética* de BARUCH SPINOZA (1632 – 1677):

→ Tudo quanto é, é em Deus, e sem Deus nada pode ser nem conceber-se (Nota 01). ←

Ouçamos pois DANIEL PAUL SCHREBER (1842 – 1911), aquele que escreve cartas em italiano endereçadas ao 'Senhor Ormuzd, *in Coelo*' e assinadas 'Paul, Höllenfürst' (Paulo, Príncipe dos Infernos):
→ Os milagres que mais de perto evocavam uma situação ainda em acordo com a Ordem do Mundo pareciam ser aqueles que tinham alguma relação com uma emasculação a ser efetuada no meu corpo. A esse contexto pertence em particular todo tipo de modificações nas minhas *partes sexuais*, que algumas vezes (particularmente na cama) surgiam como fortes indícios de uma efetiva retração do membro viril, mas frequentemente, quando prevaleciam os raios impuros, como um amolecimento do membro, que se aproximava da quase completa dissolução; além disso, a extração, por milagre, dos *pelos da barba*, em particular do *bigode*, e, finalmente, uma *modificação de toda a estatura* (diminuição do tamanho do corpo) – provavelmente baseada numa contração da espinha dorsal e talvez também da substância óssea das coxas –. Esse último milagre, proveniente do Deus Inferior (Ariman), era regularmente anunciado com as palavras: "E se eu o diminuísse um pouco?" Eu próprio tinha a impressão de que meu corpo tinha se tornado de seis a oito centímetros mais baixo, aproximando-se, portanto, da estatura feminina. Muito variados eram os milagres operados nos órgãos internos do tórax e do abdome; (...) me lembro que uma vez (...) eu tive outro coração. Em compensação, meus *pulmões* foram, durante muito tempo, objeto de ataques violentos e muito ameaçadores (N. 02). ←

Ora, Lacan fornece o núcleo lógico das psicoses nos seguintes termos:

→ A *Verwerfung* será tida por nós, portanto, como *forclusão* do significante. No ponto em que, veremos de que maneira, é chamado o Nome-do-Pai, pode pois responder no Outro um puro e simples furo, o qual, pela carência do efeito metafórico, provocará um furo correspondente no lugar da significação fálica (N. 03). ←

\A/

Jurista e professor de economia, o bisavô chama-se DANIEL GOTTFRIED SCHREBER (1708 – 1777); advogado, o avô chama-se JOHANN GOTTHILF DANIEL SCHREBER (datas desconhecidas de nascimento e falecimento); médico-ortopedista e pedagogo, o pai chama-se DANIEL GOTTLOB MORITZ SCHREBER (1808 – 1861), e, Juiz-Presidente da Corte de Apelação de Dresden, o bisneto chama-se DANIEL PAUL SCHREBER (1842 – 1911).

Parece-me que algo foi suprimido no patronímico de Schreber...

De fato, no patronímico do bisneto, onde está o *Gott* (Deus, em tradução do alemão), inscrevendo e representando seu portador – como faz com o bisavô, o avô e o pai – na linhagem familiar?

Coincidentemente, o irmão mais velho de Schreber chama-se DANIEL GUSTAV SCHREBER (1839 – 1877): também sem *Gott* no patronímico, ele suicida-se aos 38 anos logo após ser nomeado para o cargo de *Gerichtsrat* (Conselheiro de Tribunal).

Ora, a nomeação de Schreber para o cargo de *Senatspräsident* (Juiz-Presidente), por determinação do Rei – configurando-se assim um posto ligado diretamente à realeza e vitalício, cuja recusa implicaria em delito de Lesa-Majestade –, pois bem, essa nomeação constitui-se no *limite* de sua carreira profissional.

Mas não apenas dele (D. P. Schreber): em verdade, essa nomeação é o *ato simbólico* de legalização, legitimação e reconhecimento definitivos do patrilinear anseio de celebridade e de imortalidade *dos* Schreber – logo, se me permitem, patrilinear anseio de celebridade e de imortalidade dos 'Gott-Schreber'.

Com efeito, alguns dos mais importantes ancestrais masculinos de Schreber publicam obras sobre Direito, Economia, Pedagogia e Ciências Naturais, via de regra escritas com os objetivos de 'elevar a moralidade dos povos' e de 'conquistar o bem da Humanidade' (sic):

a. os livros de Daniel Gottfried Schreber (o bisavô) trazem por lema a frase *Escrevemos para a posteridade* – evidentemente, o sujeito oculto dessa sentença é 'Nós, os Schreber' –; por sua vez,

b. Daniel Gottlob Moritz Schreber (o pai) publica cerca de vinte livros sobre ginástica, ortopedia, higiene e educação de crianças; esses livros compõem uma doutrina médico-pedagógica rígida e radicalmente moralizante, buscando alcançar o domínio completo sobre *todos* os aspectos da vida humana, desde os hábitos alimentares até a formação do futuro adulto e cidadão (por exemplo, a postura ereta dos corpos das crianças seria obtida pela aplicação, inclusive durante o sono, de vários aparelhos ortopédicos de ferro e couro, e a retidão moral do espírito seria conquistada pelo aprendizado precoce de formas de contenção emocional e de supressão radical dos ditos 'sentimentos imorais', sobretudo os relativos à sexualidade); desse modo, o Dr. Daniel Gottlob Moritz Schreber não tem dúvidas de que seu trabalho contribui consideravelmente para 'aperfeiçoar a sociedade e enaltecer a obra de Deus' (sic); além do mais, orgulha-se de haver *aplicado pessoalmente nos filhos* os métodos educativos que elaborara, jactando-se dos 'excelentes resultados' (N. 04).

Nosso 'Paulo, Príncipe dos Infernos' testemunha:

→ Poucas pessoas cresceram com princípios morais tão rigorosos como eu e poucas (...) se impuseram ao longo de toda sua vida tanta contenção de acordo com esses princípios, principalmente no que se refere à vida sexual (N. 05). ←

Portanto, se o bisavô escreve 'para a posteridade' (predizendo que seus descendentes fariam o mesmo), o pai acrescenta o 'nos corpos'; no entanto, a posteridade aí em cena responde pontual e literalmente *pelo avesso*, qual seja, o bisneto mais velho suicida-se e o outro enlouquece...

Nesse contexto, a presidência irrevogável e vitalícia da Corte de Apelação de Dresden conclui a teodiceia escritural dos Schreber, posto que os lemas 'Escrevemos para a posteridade' (nas obras do bisavô) e 'Escrevemos para a posteridade, nos corpos' (nas obras do pai) encontram nessa nomeação a recepção simbólica longamente aguardada.

Isso significa que *os* Schreber – cristãos (protestantes), brancos, burgueses, cultos, talentosos, famosos, referidos nominalmente a Deus (*Gottfried, Gotthilf, Gottlob*) – *gozam em Daniel Paul* (agora um Schreber vis-à-vis a realeza) a Celebridade e a Imortalidade.

\B/

Se o bisavô escreve 'para a posteridade', se o avô obedece e se o pai acrescenta 'nos corpos', por sua vez o segundo bisneto – conduzido tão jovem à casta dos funcionários vitalícios do Estado (na ocasião, Daniel Paul Schreber contava apenas 51 anos) – torna-se *a* posteridade dos Schreber, representa-a, expressa-a, encarna-a.

De fato, *encarna-a*, porque desde a irrevogável nomeação o corpo de Schreber encontra-se imediatamente referido ao Corpo do Rei, pois nos regimes monárquicos o Corpo do Rei *é* o Estado, cabendo aos súditos (qualquer que seja a posição hierárquica) zelar pela saúde orgânica, funcional e espiritual deste Corpo--Estado, evitando-se por todos os meios feri-Lo, lesá-Lo (bem a propósito, a figura jurídica correspondente à prática desses atos é o Lesa-Majestade).

Com efeito, elevado a Juiz-Presidente por uma nomeação definitiva do Rei (Corpo-Estado), ninguém melhor do que Daniel Paul para sustentar e satisfazer plenamente a teodiceia schreberiana: com apenas 51 anos, rico, casado, profissional bem-sucedido, cioso de seus deveres para com a cidadania, a moral e os bons costumes, poliglota, esteta refinado (recitava impecavelmente os melhores poemas da literatura mundial), músico amador (excelente pianista), homem bonito e elegante, por que afinal Schreber segue uma via subjetiva aparentemente tão inesperada?

Ora, inscritos e representados na linhagem pelo *Gott* (o qual bendiz seus portadores, conduzindo-os, por essa nominação, 'à presença de Deus'), sequiosos de Celebridade e de Imortalidade, do bisavô ao pai os Schreber *gozam discursivamente*: Gottfried (o bisavô), 'Escrevemos para a posteridade'; Gotthilf (o avô), 'Sim, escrevemos para a posteridade'; e Gottlob (o pai), 'Escrevemos para a posteridade, *nos corpos*'.

Todavia, Daniel Gottlob Moritz Schreber (o pai) procura como que *transpor o gozo discursivo (mais-gozar: gozo compensatório) para a materialidade e subjetividade dos corpos*, produzindo em dois atos contíguos a radicalização da série 'Nós, os Gott-Schreber escrevemos para a posteridade': *a partir dele os corpos e as subjetividades devem, em sua conformação orgânica, física, mecânica, comportamental e mental expressar concretamente a escrituração dos Schreber, transmudando-se nos objetos-obra dessa escrituração, no resultado palpável do 'Nós, os Gott-Schreber, escre(–)vemos!'*.

Formalmente:

A. GOTTFRIED (O Na Paz De Deus): *bisavô*. Jurista, professor de Economia. Lema de suas obras: *Escrevemos para a posteridade*.

B. GOTTHILF (O Amparado Por Deus): *avô*. Advogado. Obediência ao lema.

C. GOTTLOB (O Agradecido A Deus): *pai*. Médico-ortopedista, pedagogo. Obediência ao lema, acrescentando: *Escrevemos para a posteridade, nos corpos*.

D. DANIEL GUSTAV (...) SCHREBER: *Primeiro bisneto* (sem *Gott* no patronímico). Advogado. Suicida-se aos 38 anos.

E. DANIEL PAUL (...) SCHREBER: *Segundo bisneto* (sem *Gott* no patronímico). Juiz-Presidente da Corte de Apelação de Dresden. Psicose aos 51 anos. Obediência *literal* ao lema dos ancestrais.

Assim, os atos de Gottlob (o pai) são a) a não-inscrição de *Gott* nos patronímicos dos filhos e b) a aplicação em seus corpos dos métodos médico-pedagógicos (ortopédico-educativos) constantes nas duas dezenas de livros que publicara (N. 06).

De fato, Gottlob (o pai) conduz às últimas consequências a série discursiva schreberiana, seja tornando-se o derradeiro Schreber a portar *Gott* no nome (concluindo logicamente a teodiceia), seja decidindo-se pela transposição selvagem do mais-gozar (*plus-de-jouir*, nos termos de Lacan) – gozo discursivo-compensatório, por estrutura – para os corpos dos filhos, manuseando-os, manipulando-os e furtando-lhes o *Gott* dos respectivos patronímicos (N. 07).

Trata-se pois de um pai que se destina brutalmente à *père-version* (N. 08), a saber:

01. Gottlob reserva para si a inscrição terminal de *Gott* (operístico, ele poderia ter dito: 'Faço-me o último da teodiceia dos Gott-Schreber!').

02. Gottlob escreve, teoriza, fala, predica sobre o que faria com os corpos e as subjetividades (dos seus filhos, inclusive), *fazendo-o, material e concretamente*.

Nesse sentido, Daniel Gottlob Moritz Schreber (o pai) erige a si mesmo (encarna-se) em:

a. Nome-do-Pai (Gottlob: 'O agradecido a Deus');

b. Sujeito-suposto-Saber (SsS) (médico-ortopedista, pedagogo: obras citadas com reverência por Daniel Paul Schreber em *Memórias de um doente dos nervos* [1903]);

c. escriturador *nos corpos* ('Excelentes resultados em meus filhos'); e

d. escriturador-delirante *para a posteridade* (o Outro dos Schreber).

\C/

Claro que a saga delirante dos Schreber (desde pelo menos o lema dos escritos do bisavô) está ancorada na suposição de existência do Outro, o qual se configura como A Posteridade, ou, o que seria dizer o mesmo, no contexto daquela saga, A Celebridade e A Imortalidade schreberianas.

Contudo, escrever *para* A Posteridade pressupõe que o Outro *demande* o escrever como um ato que restituiria o que Lhe falta...

Pois bem, o delírio dos Schreber não consiste apenas em supor a existência do Outro para o qual 'faltaria algo' (esse é, admitamos, o delírio nosso de cada dia), mas sim no imperativo categórico segundo o qual *escrevendo* – e, em Gottlob (o pai), *atuando* e/ou *atualizando a (permitam-me) escrit'ação nos corpos* – eles (os Schreber) responderiam pontual e literalmente à demanda desse Outro, *restituindo-o, completando-o, totalizando-o*.

Sendo assim, o bisavô, o avô e o pai de Schreber creem delirantemente ser capazes de 'escrever a relação sexual' (*rapport sexuel*, nos termos de Lacan), vale dizer, acreditam-se autorizados a fazer *não cessar de se escrever* (modalidade lógica: *o necessário*) aquilo que, por razões estruturais, *não cessa de não se escrever* (modalidade lógica: *o impossível*) (N. 09).

Noutros termos, as três gerações anteriores a Daniel Paul Schreber (o segundo bisneto) buscam transmudar o *impossível* em *necessário*, como se tudo não passasse de uma operação escritural – e, em Gottlob (o pai), operação escritural *nos corpos* – com poderes o bastante para tamponar o furo no e do simbólico (*trou dans le symbolique*, nos termos de Lacan).

Com efeito, quanto ao tema da ascendência das gerações na estruturação do desejo, há em Lacan uma passagem extremamente contundente:

→ (...) o desejo acabado [é] aquilo que se pode chamar de *um conjunto no sujeito, do qual tento não-somente ilustrar a topologia num sentido para-espacial, mas também marcar os tempos. A explosão ao fim da qual se realiza a configuração do desejo se decompõe em três tempos, e vocês podem ver isso marcado em gerações.* É por essa razão que não há necessidade, para situar a composição do desejo num sujeito, de remontar, numa recorrência perpétua, até o pai Adão. *Três gerações bastam.* (LACAN, J. *O seminário, livro 08: a transferência* [1960 – 1961]. Rio de Janeiro: Jorge Zahar Editor, 1992: 289 – 290. [Grifos meus: J. M. C. MATTOS.]) ←

Segundo ainda Lacan, a escansão temporal entre as três gerações seria a seguinte:

→ Na primeira [geração], a marca do significante. Segundo tempo. (...) isso resulta no aparecimento de um filho. Aqueles que falam – e que são marcados pela fala – engendram. (...) o que vai resultar disso na terceira geração? – isto é, na única verdadeira –. Certamente, ela está no nível de todas as outras, mas quero dizer que as outras são suas decomposições artificiais, são os antecedentes da única de que se trata. (LACAN, J. *O seminário, livro 08: a transferência* [1960 – 1961]. Rio de Janeiro: Jorge Zahar Editor, 1992: 289 – 290.) ←

NesSe contexto, resta indagar (Lacan, outra vez):

→ Como o desejo se compõe entre a marca do significante e a paixão do objeto parcial? (LACAN, J. *O seminário, livro 08: a transferência* [1960 – 1961]. Rio de Janeiro: Jorge Zahar Editor, 1992: 290.) ←

Finalmente, algumas páginas adiante Lacan nos fornece a definição do objeto parcial:

→ (...) objeto parcial, (...) objeto na medida em que é *o ressurgimento e o efeito da constelação parental*. (LACAN, J. *O seminário, livro 08: a transferência* [1960 – 1961]. Rio de Janeiro: Jorge Zahar Editor, 1992: 298. [Grifos meus: J. M. C. MATTOS.]) ←

Formalmente (quanto a Schreber):
Primeira geração: a marca do significante.
01. GOTTFRIED (*bisavô*) → Lema: *Escrevemos para a posteridade*.
Segunda geração: o aparecimento de um filho.
02. GOTTHILF (*avô*) → Obediência ao lema (claro: *nessa obediência, o filho*).
Terceira geração: a explosão ao fim da qual se realiza a configuração do desejo.
03. GOTTLOB (*pai*) → Obediência ao lema, acrescentando *nos corpos*.
Quarta geração: o desejo (dos Schreber).
('Entre a marca do significante e a paixão do objeto parcial'.)
04. DANIEL GUSTAV (...) SCHREBER → *1º bisneto*: suicídio aos 38 anos.
04. DANIEL PAUL (...) SCHREBER → *2º bisneto*: emasculação delirante aos 51 anos.

Assim, a 'configuração do desejo' no interior da teodiceia schreberiana resulta ser delirante: como vimos, Gottlob (o pai) intenta escrever a relação sexual (real-impossível, por estrutura) em seus próprios filhos, passando pois ao ato e apresentando-os como os objetos-obra do lema ('a marca do significante') de seu bisavô (*Escrevemos para a posteridade*).

Ora, *avancemos o seguinte*: o primeiro e o segundo bisnetos são os objetos-*reais* (*impossíveis*, portanto) daquela teodiceia, na medida em que seus colapsos psíquicos fazem obstáculo radical à efetiva realização do desejo dos Schreber (qual seja: *Escrevemos para a posteridade, nos corpos*).

Noutros termos, o suicídio de Daniel Gustav Schreber (primeiro bisneto) e a psicose de Daniel Paul Schreber (segundo bisneto) *situam-se nos limites extremos da escrit'ação inaugurada por Gottfried* (o bisavô), testemunhando o fracasso e/ou a impossibilidade dessa escrit'ação consistir-*se*, e, ato-contínuo, fazer consistir o Outro consistindo-*se* Nele.

Se assim for, capturados em uma configuração delirante do desejo, as intenções e os atos dos Schreber no sentido de 'elevar a moralidade dos povos, conquistar o bem da Humanidade, aperfeiçoar a sociedade e enaltecer a obra de Deus' (sic), pois bem, confluem todos para a *suturação impossível* da inconsistência do Outro (notação lacaniana: $\cancel{A}$) (N. 10).

Com efeito, suturando-se delirantemente a inconsistência do Outro (como expus anteriormente, pela escrit'ação nos corpos), finalmente os Schreber e o Outro se configurariam como O Mesmo: a) a escrita rigorosamente *cristã* do pai de Daniel Paul Schreber: protestante, severissimamente luterana; b) paradoxalmente, sua escrita *iluminista* (kantiana): *Sapere aude!* (Ousai saber!), pregava ele; e, no limite (ou para além de todo limite), c) sua escrit'ação *prática*: a formatação dos corpos – pois bem, essas escritu*rações* incidem violenta e diretamente *no desejo*, transmudando-o, através do apagamento da *falta como objeto* (por exemplo: 'estrita contenção no que se refere à vida sexual; severa correção da mecânica dos corpos', etc), em Gozo do Outro (N. 11).

Portanto, último a gozar de *Gott* no patronímico e manuseando os corpos dos filhos, Gottlob (o pai) conclui logicamente a epopeia schreberiana: doravante, por efeito de escrit'ação suturante do Outro, Gottfried (o bisavô), Gotthilf (o avô) e ele, Gottlob (o pai), delirantemente instituem-se em DAS GOTT-SCHREIBER (O DEUS-ESCRITOR, O DEUS-ESCRIVÃO).

Contudo, silenciadas as canetas e as presilhas de ferro e couro – utilizadas por Gottlob (o pai) para 'assegurar uma postura adequada' (sic) –, os objetos-obra desses escritura*dores* são os corpos dos bisnetos ceifados de *Gott* e diuturnamente manipulados, seja, a meio caminho, o corpo-suicidado de Daniel Gustav Schreber (suicídio, aos 38 anos), seja, completando o percurso, o corpo-mulher de Daniel Paul Schreber (emasculação delirante, aos 51 anos).

\D/

Do bisavô aos bisnetos, a teodiceia escritural-delirante dos Schreber/Schreiber encontra portanto sua conclusão discursiva com a nomeação de Daniel Paul Schreber para o cargo vitalício de Juiz-Presidente da Corte de Apelação de Dresden e sua impossível resolução com o suicídio de Daniel Gustav Schreber (primeiro bisneto) e a psicose de Daniel Paul Schreber (segundo bisneto).

Ouçamos novamente Schreber:

→ Acredito poder dizer que nesse momento, e *só* nesse momento, vi a onipotência de Deus em toda sua pureza. À noite – e, até onde me recordo, em uma *única* noite – apareceu o Deus Inferior (Ariman). A imagem resplandecente de seus raios – estando eu deitado, não dormindo, mas acordado – ficou visível para o meu olho espiritual, isto é, refletiu-se no meu sistema nervoso interno. Ao mesmo tempo eu o ouvi em sua língua; mas essa não era – como sempre foi o caso da conversa das vozes antes e depois dessa época – um leve sussurro, mas ecoava, por assim dizer, bem em frente à minha janela como um poderoso tom de baixo. A impressão era tão imponente que ninguém teria deixado de tremer dos pés à cabeça, a não ser que, como eu, já estivesse calejado pelas terríveis impressões provocadas pelos milagres. O que era dito também não tinha um tom amistoso; tudo parecia calculado para me inspirar medo e terror e ouvi várias vezes a palavra "puta" (*Luder*, em alemão) – uma expressão muito comum na língua fundamental quando se trata de fazer com que uma pessoa que vai ser aniquilada por Deus sinta o poder divino –. (SCHREBER, D. P. *Memórias de um doente dos nervos*. São Paulo: Paz e Terra, 1995: 119 – 120.) ←

A escrituração delirante dos Schreber encontra pois seu limite expressivo nesta 'pessoa que vai ser aniquilada por Deus', ou neste 'corpo deixado largado', ou ainda nesta 'puta' infinitamente à mercê do Gozo do Outro.

Isso posto, os Schreber legam à Posteridade *um resto*: o corpo e a subjetividade evirados de Daniel Paul Schreber são como que a materialização do delírio escritural de seus ancestrais, configurando-se enfim no *objeto-obra literal* para A Posteridade (N. 12).

Mas *quem* assina este (permitam-me) abjeto-objeto?

Assina-o 'Paul, Höllenfürst' (Paulo, Príncipe dos Infernos): Louco, Célebre, Imortal.

\NOTAS/

(Nota 01) ESPINOSA, B. "Proposição XV", *in: Ética*. Madrid (Espanha): Alianza Editorial, 1988: 62.

(N. 02) SCHREBER, D. P. *Memórias de um doente dos nervos*. São Paulo: Paz e Terra, 1995: 127 ss.

(N. 03) LACAN, J. "De uma questão preliminar a todo tratamento possível da psicose" (1957 – 1958), *in: Escritos* (1966). Rio de Janeiro: Jorge Zahar Editor, 1998: 564.

(N. 04) Cf. SANTNER, E. "O pai que sabia demais", *in: A Alemanha de Schreber – a paranoia à luz de Freud, Kafka, Foucault, Canetti, Benjamin –*. Rio de Janeiro: Jorge Zahar Editor, 1997: 81 – 120.

(N. 05) SCHREBER, D. P. *Memórias de um doente dos nervos*. São Paulo: Paz e Terra, 1995: 11.

(N. 06) Ouçamos ERIC SANTNER:
→ Tais métodos de aprendizagem são o tema do importante livro de [Daniel Gottlob] Moritz Schreber sobre a educação infantil, *Kallipädie*, publicado em 1858 como um guia prático para pais, educadores e professores. (SANTNER, E. "O pai que sabia demais", *in: A Alemanha de Schreber – a paranóia à luz de Freud, Kafka, Foucault, Canetti, Benjamin –*. Rio de Janeiro: Jorge Zahar Editor, 1997: 109.) ←

(N. 07) Ouçamos Lacan:
→ O mais-gozar (*plus-de-jouir*) é uma função da renúncia ao gozo sob o efeito do discurso. É isso que dá lugar ao Objeto *a*. Assim, o mais-gozar é aquilo que permite isolar a função do Objeto *a*. (LACAN, J. "Da mais-valia ao mais-gozar", *in: O seminário, livro 16: de um Outro ao outro* [1968 – 1969]. Sessão de 13 de Novembro de 1968. Rio de Janeiro: Jorge Zahar Editor, 2008: 19.) ←

→ Esse mais-gozar, não se sabe o que fazer dele. Para que se chegue a colocar no centro do mundo um soberano bem, é preciso estar atrapalhado como um peixe diante de uma maçã. (LACAN, J. "A impotência da verdade", *in: O seminário, livro 17: o avesso da psicanálise* [1969 – 1970]. Sessão de 10 de Junho de 1970. Rio de Janeiro: Jorge Zahar Editor, 1992: 167.) ←

(N. 08) Ouçamos Bénabou (*et alli*):
→ [10/02/76, sém. *Le sinthome*] – L'imagination d'être le redempteur, dans notre tradition au moins, est le prototype de ce que, ce n'est pás pour rien que je l'écrive: la père-version. (BÉNABOU, M. *et alli. 789 néologismes de Jacques Lacan*. Paris [France]: EPEL, 2002: 73.) ←

(N. 09) Ouçamos Lacan:
→ De outra parte, eu defini a relação sexual como aquilo que *não cessa de não se escrever*. Aí há impossibilidade. E também que nada pode dizê-la – não há, dentro do dizer, existência da relação sexual. (LACAN, J. "O rato no labirinto", *in: O seminário, livro 20: mais, ainda* [1972 – 1973]. Sessão de 26 de Junho de 1973. Rio de Janeiro: Jorge Zahar Editor. Segunda Edição, 1985: 198.) ←

(N. 10) A notação [Ⱥ] indica a 'inconsistência e/ou clivagem do Outro' (em francês: *Autre*).

(N. 11) O Gozo do Outro ('Gozo de Deus', em metáfora lacaniana do *Seminário 20*) é índice do real-impossível; no entanto, a escritura*ção* dos Schreber (como vimos: atuada e/ou atualizada *nos corpos*) confronta-se cegamente com esse limite lógico-estrutural.

(N. 12) Formalmente:

REALIDADE ANCESTRAL	FORMAÇÕES DELIRANTES
Bisavô: *DANIEL GOTTFRIED SCHREBER*	
Avô: *JOHANN GOTTHILF DANIEL SCHREBER* :	Abraham Fürchtegott
Pai: *DANIEL GOTTLOB MORITZ SCHREBER*	Daniel Fürchtegott
Psiquiatra: *PAUL THEODOR FLECHSIG* (Psiquiatra)	Procônsul de Deus na Alemanha
Filho: *DANIEL PAUL SCHREBER* (1842 – 1911) :	Paul, Höllenfürst

\SEXOS // SEXUAÇÕES & SEXUALIDADES/

⸪

→ Vamos ao fato. A realidade do Inconsciente é – verdade insustentável – a *realidade sexual*. Em cada oportunidade Freud articulou isso, se assim posso dizer, com firmeza. Por que é ela uma realidade insustentável?

A existência, graças à divisão sexual, repousa na copulação, acentuada em dois polos que a tradição secular se esforça por caracterizar como polo macho [XY] e como polo fêmea [XX]. É aí que vige a mola da reprodução.

É isso que o estruturalismo moderno soube precisar da melhor maneira, mostrando que é no nível da aliança, enquanto que oposta à geração natural, à linguagem biológica, que são exercidas as trocas fundamentais – no nível portanto do *significante* – e é aí que reencontramos as estruturas mais elementares do funcionamento social, a inscrever nos termos de uma combinatória.

A integração dessa combinatória à realidade sexual faz surgir a questão de saber se não é mesmo por ali que o significante chegou ao mundo, ao mundo do homem.

O que tornaria legítimo sustentar que é pela realidade sexual que o significante entrou no mundo – o que quer dizer que o homem aprendeu a pensar. ←

→← LACAN, J. "A sexualidade nos desfiladeiros do significante", in: *O seminário, livro 11: os quatro conceitos fundamentais da psicanálise* (1964). Sessão de 29 de Abril de 1964. Rio de Janeiro: Jorge Zahar Editor. Segunda Edição, 1998: 143 – 144.

\CONCEITOS/

SEXOS BIOLÓGICOS: Sexos da Ciência → Fêmea & Macho (XX & XY).

SEXUAÇÕES SIGNIFICANTES: Sexuações da Psicanálise → Homem & Mulher (H & M).

SEXUALIDADES SIGNIFICADOS: Sexualidades do Outro → Masculino & Feminino (M & F).

♪

Por SEXOS BIOLÓGICOS entendemos os Sexos da Ciência: as sobredeterminações genéticas e anatômicas de corpos pertencentes à Espécie Humana Natural (EHN), sobredeterminações nomeadas Fêmea & Macho e cuja escritura científica é XX & XY.

Tal escritura (XX & XY) demarca o campo cromossômico da *reprodução biológica* da Espécie Humana Natural (EHN).

Tal escritura (XX & XY) situa-se psicanaliticamente na modalidade lógica dita *impossível* (I), e, pois, *não cessa de não se escrever*.

Tal escritura (XX & XY) situa-se psicanaliticamente no registro topológico dito *real* (R).

Logo: XX & XY → Impossível → Real.

ATENÇÃO: a escritura (XX & XY) situa-se psicanaliticamente na modalidade lógica dita *impossível* (I) e no registro topológico dito *real* (R) *porque prescinde de sua subjetivação discursiva pelo sujeito da estrutura* ($: Sujeito-do-Significante), ou seja, ela *se impõe* aos indivíduos da Espécie Humana Natural (EHN) como um componente biológico irrecorrível e cuja motivação consiste em sua (dela, espécie) *reprodução sexual* – essa reprodução tem por finalidade garantir a potencial imortalidade orgânica não dos indivíduos e sim da espécie.

♪

Por SEXUAÇÕES SIGNIFICANTES entendemos as Sexuações da Psicanálise: as sobredeterminações significantes/representantes de subjetividades pertencentes à Comunidade Humana Discursiva (CHD), sobredeterminações nomeadas Homem & Mulher e cuja escritura psicanalítica é H & M.

Tal escritura (H & M) demarca o *campo significante* (Linguagem & Discurso & Fala) do *gozo trans* da Comunidade Humana Discursiva (CHD).

ATENÇÃO: a incidência do Significante do Outro ($S^1 \to S^2$, $S^1 \to S^3$, $S^1 \to S^n$) nos Sexos da Ciência (XX & XY) *equivoca-os*, interditando/inter-dictando/dictando a reprodução sexual (biológica), instituindo, ato contínuo, o Campo do Gozo – próprio, como tal, para os laços discursivo-sexuados entre subjetividades pautadas pelas sexuações ditas Homem & Mulher (H & M).

(Por *gozo trans* entendemos o gozo causado pela incidência do Significante do Outro nos Sexos da Ciência, *equivocando-os*: tal incidência *trans*-põe a escritura XX & XY para o campo da escritura H & M, assinalando-se assim, pela disposição mesma dos elementos em pauta [XX – H & XY – M], *a clivagem estrutural indicativa de inexistência de relação biunívoca entre os componentes das respectivas escrituras* – nos seguintes termos: XX ↤ M & XY ↤ H.)

(Evidentemente, na condição de gozo causado pela incidência do Significante do Outro, o *gozo trans* não pode ser, como e enquanto tal, experienciável por suas nomeações [H & M]: trata-se em última instância de *repetição da falha representacional* advinda da inscrição lógica de S^1 em S^2 e seguintes [$S^1 \to S^2, S^1 \to S^3, S^1 \to Sn$], constitutiva – *essa* repetição, e, pois, *esse* gozo – do estatuto estrutural próprio ao Inconsciente [*Unbewusste*, em Freud / *Unebévue*, em Lacan].)

(Nesse contexto, as nomeações 'Homem' e 'Mulher' [H & M] não podem ser senão, também elas, *equivocações* – portanto, em sentido próprio, *trans*-ações.)

(De fato, as equivocações nomeadas 'Homem' e 'Mulher' [H & M] são, em sentido próprio, *trans*-ações: elas testemunham o *movimento repetitivo, como e enquanto tal, da inadequação estrutural* entre a combinatória de significantes [$S^1 \to S^2, S^1 \to S^3, S^1 \to Sn$] e os significados que lhe *seria* [no condicional, pois em verdade jamais o é] biunivocamente correspondentes.)

(→ O lugar do Outro [o posicionamento topológico do Outro enquanto campo] como combinatória de significantes [$S^1 \to S^2, S^1 \to S^3, S^1 \to Sn$] é a condição para postular um *sujeito sem substância* [falto de representação unívoca: $] e essa é toda a substância da experiência analítica. (LACAN, J. Seminário *'a identificação'* [1961 – 1962].) ←)

Tal escritura (H & M) situa-se psicanaliticamente na modalidade lógica dita *contingente*, e, pois, *cessa de não se escrever*.

Tal escritura (H & M) situa-se psicanaliticamente no registro topológico dito *simbólico* (S).

Logo: H & M → Contingente → Simbólico.

↳

Por SEXUALIDADES SIGNIFICADOS entendemos as Sexualidades do Outro: as sobredeterminações significados/representações de sujeitos pertencentes à Comunidade Humana Discursiva (CHD), sobredeterminações nomeadas Masculino & Feminino e cuja escritura psicanalítica é M & F.

Tal escritura (M & F) demarca o *campo significante* (Linguagem & Discurso & Fala) do *mais-gozar trans* da Comunidade Humana Discursiva.

ATENÇÃO: as sexualidades ditas Masculino & Feminino (M & F) são como tais, também elas, equivocações *imaginárias* soerguidas das equivocações *simbólicas* ditas Homem & Mulher (H & M) – nessas condições elas não podem ser senão *sexualidades trans*.

(Por *mais-gozar trans* entendemos o 'gozo compensatório' *do* Discurso e propiciado *pelo* Discurso, qual seja, o gozo resultante da operação imaginário-simbólica incidente no real de Linguagem [em termos psicanalíticos: Rede de Significantes, cujo algoritimo mínimo é [$S^1 \rightarrow S^2$]: esse gozo é 'compensatório' na medida em que, por razões estruturais já descritas, *recupera discursivamente a renúncia ao gozo trans*, demarcando o lugar discursivo próprio ao Objeto *a* ('objeto causa de desejo' enquanto, logicamente, *letra do desejo*: objeto pautado pois pela *indecidibilidade representacional*). O *mais-gozar trans* obedece à clivagem estrutural indicativa de *inexistência de relação biunívoca* entre os componentes das escrituras próprias aos SEXOS BIOLÓGICOS e às SEXUAÇÕES SIGNIFICANTES – nos seguintes termos: XX ↳ Mulher ↳ Feminino & XY ↳ Homem ↳ Masculino.)

(Evidentemente, na condição de 'gozo compensatório' *do* Discurso e propiciado *pelo* Discurso, o *mais-gozar trans* pode ser, *como* e *enquanto* tal, experienciável por suas nomeações [M & F]: trata-se em última instância de resolução equívoca imaginário-simbólica [discursiva, afinal] incidente no *gozo trans*.)

(Nesse contexto, as nomeações 'Masculino' e 'Feminino' [M & F] não podem ser senão, também elas, *equivocações* – portanto, em sentido próprio, *trans*-ações.)

(De fato, as equivocações nomeadas 'Masculino' e 'Feminino' [M & F] são, em sentido próprio, *trans*-ações: elas testemunham o *movimento repetitivo, como e enquanto tal, da inadequação estrutural* entre a combinatória de significantes [$S^1 \to S^2, S^1 \to S^3, S^1 \to Sn$] e os significados que lhe *seria* [no condicional, pois em verdade jamais o é] biunivocamente correspondentes.)

($\to$ Enquanto suporte formal, o significante atinge um outro que não aquele que ele é cruamente (ele, como significante), um outro que ele afeta e que dele é feito *sujeito* (que passa por sê-lo). É nisso que o sujeito se supõe ser – e isto somente para o *parlêtre* [faletra, e, pois, falíngua] – um ente *cujo ser está alhures*, como mostra o predicado. O sujeito não é jamais senão *pontual e evanescente* [$], pois ele apenas é sujeito por um significante [S^1] para um outro significante [S^2]. (LACAN, J. "O rato no labirinto", in: *O seminário, livro 20: mais, ainda* [1972 – 1973. Sessão de 26 de Junho de 1973. Rio de Janeiro: Jorge Zahar Editor. Segunda Edição, 1985: 195.) $\leftarrow$)

Tal escritura (M & F) situa-se psicanaliticamente na modalidade lógica dita *possível*, e, pois, *cessa de se escrever*.

Tal escritura (M & F) situa-se psicanaliticamente no registro topológico dito *imaginário* (I).

Logo: M & F $\to$ Possível $\to$ Imaginário.

♭

Resultam portanto, respectivamente, três escrituras:

SEXOS DA CIÊNCIA: XX & XY (Real-impossível: *não cessa de não se escrever*).

SEXUAÇÕES SIGNIFICANTES: H & M (Simbólico-contingente: *cessa de não se escrever*).

SEXUALIDADES SIGNIFICADOS: M & F (Imaginário-possível: *cessa de se escrever*).

♭

Pautadas pelo primado da equivocação/*trans*-ação significante ($S^1 \to S^2, S^1 \to S^3, S^1 \to Sn$), essas escrituras articulam-se do seguinte modo:

Campo do Gozo: Equivocação Significante: ♭

> (Real) Fêmea ↱ (Simbólico) Mulher ↱ (Imaginário) Feminino.
> (Real) Macho ↱ (Simbólico) Homem ↱ (Imaginário) Masculino.
> XX ↱ M ↱ F & XY ↱ H ↱ M

\SINGULARES SIGNIFICANTES DE SUA HISTÓRIA/

❖

Ao ser surpreendido por uma experiência da qual se autorizara atabalhoada e arriscadamente ser diretor, Freud inaugura uma clínica *na, da e através da fala*.

Entretanto, nessa fala o *dizer* possui primado estrutural sobre o *dito*, ou, noutros termos, a *enunciação* antecede logicamente o *enunciado*.

Formalmente:

DIZER / dito & ENUNCIAÇÃO / enunciado

O mecanismo no e pelo qual é possível ocorrer e ser verificado esse primado configura-se como 'livre associação' (*freie Assoziation*, nos termos de Freud), posto que através dele o *dito* e/ou o *enunciado* perdem significância (valor), ou seja, eles deixam paulatinamente de expressar supostas 'identidades, realidades, verdades, etc' do analisando.

Pois bem, a perda *pari passu* de significância introduz discursivamente o analisando em 'outra cena' (*anderes Schauplatz*, nos termos de Freud), a saber, aquela que o psicanalista austríaco nomeou de 'Inconsciente' (*Unbewusste*) e na qual esse mesmo analisando irá se confrontar com os 'singulares significantes de sua história' (*singulières signifiantes de sa histoire*, nos termos de Lacan) – significantes que estruturam, instituem, agenciam e dispõem em processamento discursivo a subjetividade.

Formalmente:

Significantes → Outra Cena (Inconsciente) → Dizer ↳ Ditos
(O símbolo '↳' significa 'equivocação'.)

Todavia, *atenção*: o cotejamento do analisando com os singulares significantes de sua história *não implica* de modo algum em 'conscientizar-se desses significantes', posto que a livre associação está operando o trabalho de despotencializar o valor representativo dos ditos e/ou enunciados, e, pois, a 'consciência' (representações de supostas identidade, realidade, verdade, etc) está perdendo vigor e valor como *lócus* até então privilegiado para a caracterização da subjetividade.

Ora, a Psicologia opera na contramão do trabalho psicanalítico assim descrito, na medida em que não considera a distinção discursiva entre *dizer* e *ditos* como instituinte e constitutiva do tratamento, assim como não faz da livre associação o operador dessa distinção.

Assim, o dispositivo psicológico estrutura-se e funciona desconsiderando por completo a seguinte proposição elementar:

→ *Qu'on dise reste oublié derrière ce qui se dit dans ce qui s'entend.* ←
(Que se diga resta esquecido detrás do que se diz no que se ouve.)
(O dizer resta esquecido detrás do dito no que se ouve.)
(O dizer resta olvidado no ouvido que ouviu o dito.)
→← (Cf. Lacan: *O aturdito* [1972] & *Seminário 20* [1972 – 1973].)

Portanto, a Psicologia mantém o *dizer* esquecido detrás dos *ditos*, posto que ela ouve apenas 'o que se diz' (seu dispositivo está configurado para ouvir apenas os *ditos*), enquanto que a Psicanálise ouve – na e pela livre associação do analisando – que há um *dizer* 'esquecido detrás do *dito*' (seu dispositivo está configurado para ouvir o *dizer* e não apenas o *dito*).

Eis pois a razão pela qual 'tornar-se consciente' é ingerir um sonífero: o analisando continuará capturado e operando em um regime discursivo no qual sua subjetividade manter-se-á reduzida às ‹representações› (ideias, ideais, etc) que ele faz de si mesmo e do mundo, sem jamais subverter esse regime discursivo – para então adentrar, realizada a subversão, no cotejamento com os singulares significantes de sua história...

Problema: a Terapia Cognitiva Comportamental (TCC) reenvia constantemente aqueles que a ela se submetem ao 'comportamento' pautado pela 'consciência' e/ou pelo 'conhecimento' – logo, pelos *ditos* e/ou pelos *enunciados* –, apostando pois que, ao serem embalados por esses componentes, os subsumidos ao tratamento nunca serão confrontados com o *dizer* do sonho e suas consequências para a subjetividade.

(No sentido do parágrafo anterior, aqueles que se submetem à Terapia Cognitiva Comportamental fazem-no com o intuito implícito de se manterem mortos.)

Concluamos: o primado discursivo do *dizer* é o *ethos* da Psicanálise, na medida em que – na e pela livre associação freudiana (*freie Assoziation*) – ele permite ao analisando despertar dos sono/morte psicológicos.

\SÓCRATES \\AVESSO// LACAN/

≣

SÓCRATES: *Só sei que nada sei.*

O aforismo socrático posiciona o saber como sabido (consciente): há pois uma garantia ('Só sei...') que subsume a ignorância ('...que nada sei').

O aforismo socrático inscreve-se no Discurso-Mestre enquanto Discurso-Senhorial (governar a inconsistência do Outro: Ȁ).

O aforismo socrático inscreve-se no Campo da Representação (campo dos significados), e, pois, no enodamento topológico entre o Simbólico e o Imaginário.

Observação: o registro topológico denominado Simbólico caracteriza-se pela modalidade lógica dita *contingente*, ou seja, 'cessa de não se escrever'; o registro topológico denominado Imaginário caracteriza-se pela modalidade lógica dita *possível*, ou seja, 'cessa de se escrever'.

O aforismo socrático inscreve-se no Campo da Lógica da Identidade (ser *ou* não-ser).

O aforismo socrático pauta o Campo Discursivo (no Ocidente) até a irrupção do 'acontecimento Freud' (termos de Lacan).

4

LACAN: *Não sei que sei.*

O aforismo lacaniano posiciona o saber como não-sabido (inconsciente): não há pois uma garantia ('Não sei...') para o saber como sabido e/ou consciente ('...que sei').

O aforismo lacaniano inscreve-se no Discurso-Psicanalítico enquanto Discurso-Desejo (analisar uma subjetividade apensa a seu '*um* Outro-inconsistente': Ȁ).

O aforismo lacaniano inscreve-se no Campo do Representante (campo dos significantes), e, pois, no registro topológico denominado Real.

Observação: o registro topológico denominado Real caracteriza-se pela modalidade lógica dita *impossível*, ou seja, 'não cessa de não se escrever'.

O aforismo lacaniano inscreve-se no Campo da Lógica Transconsistente (ser *e* não-ser).

O aforismo lacaniano pauta o *avesso topológico* do Campo Discursivo (no Ocidente) até a irrupção do 'acontecimento Freud' (termos de Lacan).

4

SÓCRATES: *Só sei que nada sei* \\Avesso// LACAN: *Não sei que sei.*

SÓCRATES: Representação (significados) \\Avesso// LACAN: Representante (significantes).

SÓCRATES: Lógica da Identidade (ser *ou* não-ser) \\Avesso// LACAN: Lógica Transconsistente (ser *e* não-ser).

SÓCRATES: Consciência \\Avesso// LACAN: Inconsciente.

SÓCRATES: Saber sem falta \\Avesso// LACAN: Falta como saber.

\TEREZA: O CORPO DE CRISTO/

✦

O filme *Tereza: o corpo de cristo* (Espanha, 2007) é belíssimo, expressando com rigor artístico admirável os conturbados anos vividos por SANTA TEREZA D'ÁVILA (1515 – 1582) no Convento de Nossa Senhora da Encarnação, assim como o início do período no qual D'Ávila passará a criar suas próprias comunidades eclesiásticas – ela irá fundar nada menos do que dezessete conventos e, ao longo desse processo, reformará a Ordem do Carmo.

Esplendidamente dirigido por RAY LORIGA (*1967) – diretor dos incensados *Carne trêmula* (1997) e *O sétimo dia* (2004) –, todavia o filme encontra na atriz PAZ VEGA (*1976) sua pedra angular: em pleno gozo de seus trinta anos ('bela, bela, mais que bela', dirá o poeta), ela representa à perfeição quer as sutilezas da sensibilidade exaltada de D'Ávila quer os meandros de caráter, inteligência e cultura superiores daquela que se autorizou chamar-se TEREZA DE JESUS e que ainda em vida passará a ser cultuada como santa...

Mas talvez o melhor desaa obra de Loriga (sustentada em cena pela esfuziante Vega, naturalmente) concentre-se no fato de o diretor espanhol ter conseguido nos conduzir afinal para o ato mais significativo de D'Ávila, a saber, aquele no qual – despida de suas roupas de monja, com os longos cabelos soltos e portando sobre o belo corpo apenas um vestido rústico semitransparente – ela toma da pena frente a uma folha em branco e, em meio ao bruxulear de um círio, *escreve* (não por acaso, a cena final do filme mostra-nos a grande poetisa ao término da composição de um texto).

Assim, as vicissitudes da vida de D'Ávila – sua doença crônica (provavelmente malária, adquirida no início da adolescência), seus duros embates com o clero católico (ela esteve sob constante ameaça de heresia), sua extraordinária formação literária e teológica (sempre se fez acompanhar dos melhores escritores e teólogos de seu tempo), seus 'êxtases místicos' (dizia-se 'casada com Jesus', Dele 'ouvia vozes', com Ele 'tinha visões, intimidades e tremores'), etc –, pois bem, essas contingências são pautadas no transcorrer do filme *por meio dos testemunhos fornecidos pelos próprios escritos da insólita beata*, sobrelevando desse modo aquilo que para nós, psicanalistas, é de extrema importância clínica, qual seja, a capacidade quando menos *in potentia* de as subjetividades responderem criativa e singularmente às suas árduas dificuldades, aos seus extravagantes problemas, aos seus inóspitos sofrimentos.

Com efeito, seja D'Ávila uma 'histérica tresloucada' seja uma 'psicótica' (sic), o que importa sobretudo é que *ela respondeu com uma obra àquilo que a ultrapassava*, constrangendo-a, encurralando-a, adoecendo-a, impedindo-a de se posicionar para além de si mesma...

Aliás, a cena mais comovente do filme talvez possa ser lida como metáfora dessa resposta, pois após D'Ávila permanecer três dias em coma profundo (efeito, certamente, dos repetidos episódios de malária), tida por todos – à exceção de seu pai – como falecida (a extrema-unção lhe fora dada, os preparativos para o sepultamento realizados, etc), ora, de repente o fidelíssimo pai da jovem e misteriosa noviça percebe que as mãos de sua filha voltam a se mexer e que ela se recupera aos poucos da mortificação em que se encerrara: deve-se aqui também ler como metafórico esse posicionamento paterno, vale dizer, à semelhança de um psicanalista no exercício de sua função, o pai de D'Ávila manteve-se irrecusável ao lado dela por angustiosíssimos dias e noites, não permitindo em momento algum escapar-lhe o desejo de que sua dileta filha retornasse à vida.

E D'Ávila efetivamente renasce, já agora confiante como escritora e indelevelmente marcada pela 'missão espiritual' que Cristo – *frise-se*: pessoalmente, aos seus ouvidos – lhe confiara, qual seja, criar uma obra escrita em Seu louvor, reformar por completo a Ordem do Carmo, servir a Deus no extremo do despojamento de si e espargir as benesses Dele pelo mundo.

Nesse sentido, as cenas previsivelmente mais polêmicas – e que causaram em muitos lugares, também previsivelmente, é claro, protestos dos católicos tradicionalistas (D'Ávila nua, enlaçada pelos braços e tocada pelas mãos de Cristo, etc) – restam em segundo plano *vis-à-vis* a telúrica decisão com que a jovem madre, doravante 'ressuscitada' (crêem-no todos) pelas preces de seu pai a São José, se entrega à alta literatura e à fundação de conventos com características religiosas até então inéditas (Nota 01).

Evidentemente, aquele que é talvez o acontecimento mais decisivo da biografia de D'Ávila não poderia estar ausente do filme, a saber, o momento em que ela é tomada pela visão de um Anjo o qual lhe transpassa o coração com uma 'lança dourada' – nos seguintes termos:

→ Vi em sua mão uma longa lança dourada, e na ponta o que parecia ser uma pequena chama. Ele a encetava no meu coração, perfurando minhas entranhas: quando a puxava de volta, parecia levá-las junto, deixando-me inflamada com um grande Amor de Deus.

A dor foi tão grande que gritei!
Mas ao mesmo tempo senti uma doçura tão infinita,
Que desejei que a dor durasse para sempre (N. 02). ←

Contudo, inteligentemente o diretor Loriga faz Vega exprimir essa passagem essencial no transcorrer de outro momento também ele importantíssimo para a história de D'Ávila, ou seja, o brilhante cineasta ousa pautar as respostas da religiosa às ameaçadoras perguntas que lhe são dirigidas por clérigos representantes do Santo Ofício com palavras saídas diretamente dos eventos 'sobrenaturais' e/ou 'heréticos' experienciados por ela, conferindo-lhes (às excelsas palavras transcritas supra) um estatuto ao mesmo tempo *confessional e político* – a cena à qual me refiro apresenta-nos Vega inteiramente segura de seu talento artístico, remetendo-nos *in actu* à soberana grandeza espiritual, moral e intelectual da poetisa, beata e mística espanhola.

Entretanto, leitor inveterado de JAMES JOYCE (1882 – 1941) e, a partir de inusitado questionamento psicanalítico da obra do escritor irlandês, criador do conceito de *sinthoma* ('sinthome', no original), será porém pela *escrita* de D'Ávila que Lacan interessar-se-á sobremaneira, valendo-se dos textos d'avilanos a título de testemunhos privilegiados daquilo que ocorreria com subjetividades cujo posicionamento estaria situado *para além do falo*, e que, pois, ver-se-iam subsumidos a um *gozo no corpo* (N. 03).

De fato, a referência de Lacan a D'Ávila ocorre no momento em que o psicanalista francês está às voltas com a conclusão da Lógica do Significante (Lógica de Interdição/Inter-dicção/Dicção)

– e ele encontrará nos místicos a surpreendente prova em acordo com a qual lá onde essa lógica demarca seu limite extremo (se se preferir, sua máxima extensão), não obstante é exata e precisamente nessa borda estrutural que emerge, *ainda* ('encore', no original), mais um significante e/ou um significante a mais, a saber, o significante 'Deus', cuja irrupção inopinada revela-se *no corpo de um corpo* ('en corps d'un corps', no original).

Ouçamos Lacan:

→ (...) basta que vocês vão olhar em Roma a estátua de Bernini para compreenderem logo que ela [Tereza D'Ávila] está gozando, não há dúvida. E do que é que ela goza? É claro que o testemunho essencial dos místicos é justamente o de dizer que eles o experimentam [ao gozo místico com Deus, no corpo], mas não sabem nada dele (N. 04). ←

Ou então:

→ Esse gozo que se experimenta e do qual não se sabe nada, não é ele o que nos coloca na via da *ex-sistência* [no caso, na via do 'para além do falo']? E por que não interpretar uma face do Outro, a face Deus, como suportada pelo gozo feminino? (N. 05) ←

Certo, 'Tereza *de* Jesus' – assim ela desejou-se no e para o Outro – ensina pois à Psicanálise a transmudação (*a rigor, no caso*: a transubstanciação e/ou a conversão) do gozo feminino em *gozo místico*, qual seja, o gozo 'para além do falo' (logo, no corpo) mas com o significante 'Deus' – gozo cujo posicionamento na estrutura (e agora é Lacan quem nos ensina) transcorre como resposta à Terra Incógnita do Gozo d'A Mulher (N. 06).

Formalmente:

Gozo Feminino (no corpo) ₪ Gozo Místico (no corpo, com Deus) ⊣∥ Gozo d'A Mulher (Real).

Permitam-me concluir essas anotações com o poema intitulado *Santa* (de minha autoria):

SANTA
Era Uma Vez
Tereza D'Ávila,
Que Desejou
Amar A Deus,
Somente Deus,
Em Sempre Deus...

E Conseguiu:
De Corpo & Alma,
Tereza D'Ávila
Amou A Deus,
Transou Com Deus,
Gozou Com Deus.

A Dor Foi Grande
E A Fez Gritar,
Mas Uma Dor
Tão Doce E Pura
Que D'Ávil'A Quis
Eternamente!

\NOTAS/

(Nota 01) A série de conventos fundada por D'Ávila passou a ser chamada de Ordem das Carmelitas Descalças, constituída apenas por mulheres. Dentre os livros escritos por D'Ávila, destacam-se *O castelo interior* (1577) e *Todas as poesias* (Ed. Póst.: 1854).
Em 1617 as Cortes Generales declaram D'Ávila 'Padroeira da Espanha' e a Universidade de Salamanca confere-lhe o diploma de *Doctor Ecclesiae*. Em 1622 ela é canonizada por GREGÓRIO XV (1554 – 1623) e em 27 de Dezembro de 1970 PAULO VI (1897 – 1978) declara-a *Mater Spiritualium* (Doutora da Igreja).

(N. 02) Cf. SANTA TEREZA D'ÁVILA. *O castelo interior* (1577).

(N. 03) Cf. LACAN, J. *O seminário, livro 20: mais, ainda* (1972 – 1973). Rio de Janeiro: Jorge Zahar Editor. Segunda Edição, 1985.

(N. 04) LACAN, J. "Deus e o gozo d'A Mulher", *in: O seminário, livro 20: mais, ainda* (1972 – 1973). Sessão de 20 de Fevereiro de 1973. Rio de Janeiro: Jorge Zahar Editor. Segunda Edição, 1985: 103.

(N. 05) IDEM: 103.

(N. 06) Cf. MATTOS, J. M. C. "O que os místicos ensinam à Psicanálise", *in: Lacan para analistas:*
https://lacanparaanalistas.blogspot.com/2021/06/o-que-os-misticos-ensinam-psicanalise.html

\TRANSFERÊNCIA PSICANALÍTICA – O QUE É?/

Claramente: transferência psicanalítica é a instituição discursiva por parte do analisando de seu *um* Inconsciente e/ou *um* Outro.

Essa instituição discursiva inaugura o constructo intitulado *Sujeito suposto ao Saber Inconsciente* (SsS), ou seja, na e pela 'palavra plena' (*Por que sofro?*) o analisando abre e dispõe, sob testemunho do analista, a questão constitutiva da singularidade do campo epistemoclínico que o sobredetermina: Freud cognominou esse campo de Inconsciente (*Unbewusste*) e Lacan de Outro (*Autre*).

Em verdade, caso o estado de coisas freud-lacaniano for lido corretamente, o campo epistemoclínico dito Inconsciente e/ou Outro resta por ser, a rigor e materialmente, o próprio ponto gramatical de interrogação (?) – o qual, sustentado *in limine* pela função Desejo do Psicanalista, poderá ser percorrido discursivamente pelo analisando nos termos *Sujeito suposto ao Saber Inconsciente* (SsS).

Assim, em primeira escansão lógica, a transferência (Übertragung, nos termos de Freud; *Sujet supposé Savoir*, nos termos de Lacan) é o suporte *imaginário* para o trabalho discursivo do analisando.

Entretanto, realizado com e pela palavra, o trabalho discursivo do analisando recorta *pari passu* o suporte transferencial imaginário e o subsome no transcorrer das sessões à *simbolização*.

Noutros termos, o *tratamento do real pelo imaginário* – tipificador do primeiro momento da transferência psicanalítica (SsS) – é despotencializado em prol do *tratamento do real pelo simbólico*.

Essa neutralização opera a passagem da *realidade-necessária* (imaginária e na qual fervilham inibições e sintomas) para o *simbólico-contingente* e deste para o *real-impossível* (limite da simbolização e no qual há o comedimento da angústia).

Portanto, a clínica psicanalítica agencia o vetor discursivo *da* realidade-necessária *para* o simbólico-contingente e *deste para* o real-impossível.

(Esse vetor define e singulariza por excelência o dispositivo epistemoclínico inaugurado canhestramente por Freud e ordenado com mãos de mestre por Lacan, apartando-o de maneira clara dos dispositivos psiquiátrico e psicológico.)

Formalmente:

> CLÍNICA PSICANALÍTICA
> *Da* realidade-necessária → *Para* o simbólico-contingente →
> E *deste para* o real-impossível

Nesse âmbito, a *alienação* imaginário-discursiva ao Outro (sobrelevada no primeiro momento lógico da transferência) é esvaziada de gozo – de repetição com as 'mesmas' inibições e com os 'mesmos' sintomas –, cedendo vez e voz à *separação* simbólico-discursiva do Outro e confluindo para a queda da função dita Desejo do Psicanalista, a qual se prestara até ali como pólo referencial para a demanda de amor do analisando.

Assim, a demanda de amor implícita no *trabalho de transferência* e cuja função consistia em velar (ocultar e/ou resguardar) a realidade-necessária e seu cortejo de gozo (inibições e sintomas), pois bem, tal demanda transmuda-se em 'desejo' (*Wunsch*, nos termos de Freud; *désir*, nos termos de Lacan): marcado doravante pela impossibilidade real da oferta de objeto-representacional à sua demanda de amor (a função Desejo do Psicanalista instituiu e testemunhou essa impossibilidade), o analisando passa então a *transferir trabalho* – nem mais nem menos.

(A transmudação discursiva da demanda em desejo desvela o fato de estrutura segundo o qual o *trabalho de transferência* era em verdade *transferência de trabalho*.)

(Em alguns casos a transferência de trabalho/trabalho de transferência resulta na *autorização* pelo analisando ao exercício da função Desejo do Psicanalista.)

Face a isso, o tratamento psicanalítico consiste no esvaziamento discursivo da *demanda* (de amor) pelo *desejo* (de trabalho), ou, se se quiser, a experiência epistemoclínica resulta na assunção pelo sujeito de que o Outro *não é* o objeto de sua demanda, ao mesmo tempo em que ele *não é* o objeto da demanda do Outro – esse ‹não é o objeto› foi notado por Lacan a título algébrico de Objeto *a* (em termos próprios, *letra do desejo*), assinalando-o portanto sob a rubrica *falta como objeto*.

(Enquanto 'não é o objeto', o Objeto *a* não é portanto o objeto da demanda de amor mas sim o objeto *causa de desejo* sob a rubrica *falta como objeto*.)

(De fato e de direito discursivos, Lacan é o inventor lúcido/lúdico do 'não é o objeto'.)

Ora, 'analista' é pois o que se autoriza a posicionar-se na função discursiva 'não é o objeto' (autorização conquistada em análise e transferida como trabalho aos pares), facultando ao analisando *separar-se discursivamente* do 'é o objeto' e ordenar-se discursivamente na *falta como objeto*.

Concluído o trabalho de transferência, institui-se finalmente a transferência de trabalho: nada ou ninguém 'é o objeto', pois tudo e todos 'não são o objeto' (tudo e todos são *falta como objeto*).

Resumamos o exposto acima nos seguintes termos: amar é dar o que não se tem (pois, discursivamente, não se tem o 'é o objeto') a quem não o quer (pois, discursivamente, 'não é o objeto').

\TRANSPOSIÇÃO DA CLÍNICA FREUDIANA PARA A LACANIANA/

❖

Nas notáveis sessões de *O seminário, livro 17: o avesso da psicanálise* (1969 – 1970), Lacan fornece os *operadores práticos* da experiência psicanalítica, ordenando com rigor lógico incomparável a escrita de Freud no que diz respeito aos componentes centrais do dispositivo epistemoclínico, quais sejam, o Outro (A̶), o Sujeito ($) e o Objeto *a* (Nota 01).

Desde sempre fiel à proposição segundo a qual *o Inconsciente está estruturado como* uma *linguagem*, Lacan mostrará naquele seminário as consequências materiais dessa proposição, a saber, *a clínica psicanalítica é clínica dos discursos* – nada mais nada menos (N. 02).

Com efeito, enquanto *uma* linguagem, qual o *ethos* do Inconsciente senão o das estruturações discursivas?

Noutros termos, a passagem da sincronia de Linguagem (Interdição: *desde aí*) para a diacronia de Discurso (Inter-dicção: *neste aí*) atualiza-se na Fala (Dicção: *eis aí*): lida por Lacan, a descoberta do Inconsciente por Freud é essa presença irrecorrível do Dizer do Outro *no e pelo falante*, o qual retoma *sua* e retorna à sua imprescindível subsunção pelo Alter, instituindo corretamente o percurso estrutural Linguagem & Discurso & Fala.

Assim, se Linguagem (Interdição: *desde aí*) é a condição de possibilidade atemporal 'daquilo a que atribuímos ser e/ou existência' (luminosa e bela expressão de Heidegger), por sua vez Discurso (Inter-dicção: *neste aí*) desdobra na temporalidade o que supomos 'ser e/ou existir' – tudo isso, claro está, inapelavelmente atualizado na e pela Fala (atualizado sob o regime diacrônico-gramatical dito *futuro anterior*, a saber, 'terá sido').

Formalmente:

| Sincronia de Linguagem & Diacronia de Discurso : Ato de Fala. |

Ora, se Discurso (Inter-dicção: *neste aí*) desdobra na temporalidade a anistoricidade de Linguagem (Interdição: *desde aí*), ele *institui um campo discursivo entre os falantes*, qual seja, propriamente, *um laço social*: falar é irrecorrivelmente discursar *para* terceiros *entre* terceiros (esses 'para' e 'entre' estabelecem o limite do campo).

Ouçamos Lacan:

→ Um discurso é aquilo que determina uma forma de laço social. (LACAN, J. "Letra de uma carta de almor", *in: O seminário, livro 20: mais, ainda* [1972 – 1973]. Sessão de 13 de Março de 1973. Rio de Janeiro: Jorge Zahar Editor. Segunda Edição, 1985: 110.) ←

Portanto, o laço social é a modalidade de enodamento e/ou articulação entre falantes *determinada* pela diacronia de Discurso, a qual, por sua vez, como expus acima, temporaliza a incidência anistórica de Linguagem naquilo que o Discurso comporta de atribuição de 'ser e/ou existência' à muda e incontornável presença das coisas.

Observação: para o rigor psicanalítico, a atribuição de 'ser e/ou existência' *não é à suposta presença das coisas elas mesmas, mas sim resposta discursiva à própria mudez proveniente do estatuto real de Linguagem* (Interdição: *desde aí*), ou seja, a Estrutura (A̶) inconsiste *in totum* lá onde a *significação* (sentido vetorial) e a *significância* (valor ético da significação) claudicam inapelavelmente.

Ouçamos Lacan:

→ Na análise é o equívoco quem domina: há um equívoco entre o *real* e a Linguagem, posto que a Linguagem seguramente é imperfeita. (LACAN, J. *O seminário, livro 25: o momento de concluir* [1977 – 1978]. Sessão de 10 de Janeiro de 1978. Inédito.) ←

(Como tenho observado em meu intento de *estabilizar logicamente* o ensino de Lacan, o equívoco ocorre entre o *real* de Linguagem e o *simbólico* de Discurso, 'posto que a Estrutura [A̶] seguramente é imperfeita'.)

A temporalização discursiva comanda pois o laço social, desdobrando nos e para os falantes um campo supostamente apenas representacional e no qual a ocorrência dos fenômenos ônticos ('ser e/ou existência', etc), testemunhados e compartilhados por eles, comparece sob a rubrica dos signos *passado, presente, futuro*.

(No âmbito dessa temporalização geral, os acontecimentos transcorrem subsumidos por uma pauta sígnica e/ou chave de leitura semântica acentuadamente cronológica: *antes, durante, depois*).

Logo, Lacan acrescenta um quarto componente aos três elencados inicialmente, o qual se constitui no acabamento formal deles: a tríade Linguagem & Discurso & Fala completa-se agora com o enodamento e/ou articulação entre os falantes – na seguinte exposição:

> Linguagem & Discurso & Fala ꝛ Laço Social

Pois bem, quais são as implicações desse alinhamento estrutural no e para o dispositivo psicanalítico e quais, inversamente, as incidências dele nesse alinhamento?

De imediato, há duas notáveis proposições de Lacan – ouçamos:

→ Também o sujeito, se pode parecer servo da Linguagem, o é ainda mais de um Discurso em cujo movimento universal seu lugar já está inscrito em seu nascimento, nem que seja sob a forma de seu nome próprio. (LACAN, J. "A instância da letra no inconsciente ou a razão desde Freud" (1957), *in: Escritos* [1966]. Rio de Janeiro: Jorge Zahar Editor, 1998: 498.) ←

→ A experiência analítica, uma vez que é estrutura de discurso. (LACAN, J. "Produção dos quatro discursos". *O seminário, livro 17: o avesso da psicanálise* [1969 – 1970]. Sessão de 26 de Novembro de 1969. Rio de Janeiro: Jorge Zahar Editor, 1992: 14.) ←

Municiados por essas proposições, adentremos finalmente em nosso tema e o esclareçamos.

O sujeito-psicanalítico ($: sujeito-clivado pela incidência do significante que falta *no* Outro: $ [Ⱥ]) é portanto servo a um só tempo da sincronia de Linguagem (S^1: Real) e da diacronia de Discurso (S^2: Simbólico), subsunção testemunhada na e por sua 'experiência analítica' enquanto, ela mesma, 'estrutura de discurso' (cf. citações supra).

Noutros termos, a experiência epistemoclínica – posto tratar-se de saber-clínico – consiste em atos de fala radicalmente subsumidos ao e pelo Outro (Ⱥ: Outro-clivado pelo significante que lhe falta), qual seja, atos de fala englobados pela estruturação dita Ordem Simbólica (sincronia de Linguagem & diacronia de Discurso & ato de Fala ⋈ Laço Social).

Ora, embora tenha instituído o Campo Psicanalítico como tal (*estruturalmente*: soberania da palavra em livre-associação no dispositivo transferencial), infelizmente Freud não pôde fornecer nem a lógica nem a topologia próprias à clínica que ele inaugurara, legando aos que o sucederam a tarefa de esclarecer os 'quatro conceitos fundamentais da práxis analítica' (N. 03).

Como sabemos, Lacan talvez tenha sido o analista que mais seriamente assumira o trabalho que Freud demandara aos seus, decidindo-se por 'prolongar' a escrita do psicanalista austríaco de sorte que a práxis aí instituída obtivesse enfim legitimidade epistemoclínica e cidadania discursiva.

Ouçamos Lacan:

→ Dediquei-me precisamente a isso, posto que jamais pretendi superar Freud (como me acusam), mas sim prolongá-lo. (LACAN, J. "Lacan, seis dizeres conclusivos – 04: Senhor A", *in*: *Lacan para analistas*. www.lacanparaanalistas.blogspot.com) ←

Nesse âmbito, o prolongamento lacaniano de Freud – materialmente visível por todos os cantos dos escritos e dos seminários – não poderia deixar de incidir nas ditas 'estruturas clínicas', *remanejando-as* e *retificando-as* de modo que o dispositivo psicanalítico encontrasse afinal suas justas racionalidade e operacionalidade.

Entretanto, cabe de início advertir que tais remanejamento e retificação já são incidentes nos termos utilizados por Freud para demarcar os fenômenos clínicos até então observados por ele, possibilitando a Lacan realizar a decantação conceitual desses termos, agenciá-los, ordená-los e alinhá-los de maneira a fornecer aos analistas estruturações epistemoclínicas afinal esclarecidas e tratáveis no dispositivo: às modalidades clínicas freudianamente nomeadas de *Verneinung*, *Verleugnung* e *Verwerfung* (todas mais ou menos dispersas, misturadas e desalinhadas em Freud), pois bem, a elas corresponderá *uma estrutura clínica precisa*, a saber, respectivamente, Neurose, Perversão e Psicose.

(O desalinhamento, a mistura e a dispersão presentes na tentativa de agenciamento conceitual operado por Freud forçam-nos infelizmente a reconhecer que ele não obtve êxito na estruturação desses elementos clínicos, legando-nos no máximo determinadas 'configurações clínicas' a título de ante-sala daquilo que o futuro poderia enfim apresentar de mais convincente em termos teóricos e de mais operativo em termos práticos.)

Para então ir rápido, sustento aqui que Lacan *remaneja* as estruturações clínicas observadas por Freud, alocando-as em uma inédita *plataforma discursiva*, e, ato contínuo, como efeito direto e imediato desse remanejamento, *retifica-as clinicamente* – nada mais nada menos.

Observação: ao remanejamento e à retificação acrescentam-se a *reconstrução* e a *recomposição*, como componentes estruturais de uma *quaternidade epistemoclínica* desde sempre presente e atuante no dispositivo psicanalítico, qual seja, pela ordem, A) Remanejar, B) Retificar, C) Reconstruir, D) Recompor.

Neurose, Perversão e Psicose são assim trans-mudadas (o termo hifenizado é bem esse) para um *tabuleiro giratório* constituído por 'quatro discursos radicais' (N. 04).

Com efeito, o inédito tabuleiro institui materialmente uma *plataforma discursiva* estruturada por quatro lugares interdependentes, posicionados todavia segundo pares verticais pertencentes a dois campos estabelecidos e correlacionados em acordo com a Lógica do Significante (Lógica de Interdição/Inter-dicção/Dicção) – como sabemos, no transcorrer das duas primeiras décadas de seu ensino (1953 – 1973), Lacan vale-se dessa lógica para acompanhar a escrita freudiana, esclarecendo-a com o intuito de fornecer bases operativas confiáveis para o dispositivo psicanalítico.

Os quatro lugares interdependentes que estruturam a Plataforma Discursiva (doravante com iniciais em maiúscula, porque se trata de um conceito), posicionados em pares no Campo do Sujeito ($) e no Campo do Outro (Ⱥ), são os seguintes:

Campo do Sujeito: Agente / Verdade & *Campo do Outro*: Outro / Produção
Campo do Sujeito: Semblante / Verdade & *Campo do Outro*: Gozo / Mais-Gozar
Campo do Sujeito: Semblante / Causa & *Campo do Outro*: Trabalho / Mais-Gozar

Ou então:

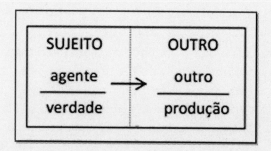

Ora, esses lugares, alocados dois a dois seja no Campo do Sujeito seja no Campo do Outro, configuram uma importantíssima Matriz Discursiva pautada pela *impossibilidade* e pela *impotência*, em acordo com uma estruturação vetorial rigorosa que informa a *significação* (sentido vetorial) e a *significância* (valor ético da significação) de cada um dos discursos – nos seguintes termos:

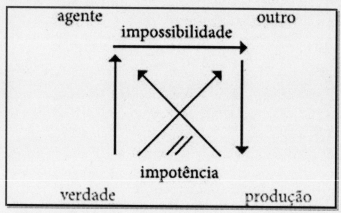

MATRIZ LÓGICA DOS QUATRO DISCURSOS RADICAIS

A leitura condizente à vetorização que agencia os quatro lugares interdependentes (Agente, Outro, Produção, Verdade) é a seguinte:

01. A Verdade de Interdição/Inter-dicção/Dicção (posto tratar-se de Lógica do Significante) opera como *causa recalcada* do Agente – vetor causa recalcada e/ou Verdade: ↑.

02. Marcado pela Verdade, o Agente está estruturalmente obrigado a *renunciar* à possibilidade de emitir qualquer enunciação válida atinente ao Gozo do Outro – vetor *impossibilidade*: →.

03. Sob o efeito da renúncia discursiva ao Gozo do Outro, o Agente produz um 'semi-dizer' (*mi-dire*, nos termos de Lacan) a título de Mais-Gozar (*plus-de-jouir*, nos termos de Lacan), qual seja, um *gozo compensatório* (eis aí o sentido de 'mais/*plus*') à impossibilidade de se enunciar algo válido sobre o Gozo do Outro – vetor Produção: ↓.

04. Logo, o Mais-Gozar (gozo compensatório) testemunha afinal a *impotência* do Agente *vis-à-vis* a Verdade – dupla barra de Impotência: //.

05. Assim, o Mais-Gozar (gozo compensatório) é a Produção que, impotente, *resta* ao Agente (vetor: ↖); bem como a Verdade é a posição que, na conclusão em retorno da estruturação discursiva, também *resta impotente* para se constituir como saber *vis-à-vis* o Gozo do Outro (vetor: ↗).

Pois bem, ainda em acordo estrito com a Lógica do Significante (Lógica de Interdição/Inter-dicção/Dicção), esses quatro lugares interdependentes serão ocupados pelas quatro letras especiais que representam e encapsulam algebricamente o cerne do acompanhamento epistemoclínico que Lacan realiza da escrita freudiana – nos seguintes termos:

S¹ (Significante-uniano) S²	→	(Significante-binário) ↓
↑ $ (Sujeito-do-Significante)		*a* (Objeto *a*)

O esclarecimento dessas notações algébricas é o seguinte:

⌐ S¹ (Significante-uniano): notação algébrica para Recalcamento-primordial (*Urverdrängung*, nos termos de Freud; *Yad'lun*, nos termos de Lacan), e, pois, 'puro significante sem representação, marca apagada, lugar de uma falta, o próprio conjunto vazio, a ordem significante' (N. 05).

Causa real do Inconsciente: (S¹: real) → S²: simbólico-imaginário.

Linguagem: Interdição (*desde aí*).

└ S² (Representante-*da*-representação): notação algébrica para Inconsciente (*Unbewusste*, nos termos de Freud; *Unebévue*, nos termos de Lacan).

Discurso: Inter-dicção (*neste aí*).

└ $ (Sujeito-do-significante): notação algébrica para Eu (*Ich*, nos termos de Freud).

Fala: Dicção (*eis aí*).

└ *a* (Objeto *a* / Letra do desejo / Falta como objeto): notação algébrica para Desejo (*Wunsch*, nos termos de Freud; *désir*, nos termos de Lacan).

Indecidibilidade representacional do 'objeto causa de desejo'.

Desejo: Falta como objeto.

Formalmente:

Linguagem (S¹) → **Discurso (S²)** ↓
↑ Fala ($)   Desejo (*a*)

O posicionamento dessas quatro letras especiais na Matriz Discursiva determina a nomeação e o conceito de cada um dos Quatro Discursos Radicais, iniciando-se a titulação pela posição Agente – nos seguintes termos:

> Agente: S¹ → Discurso-Mestre (Discurso-Inconsciente)
> giro ↺ retroativo
> Agente: S² → Discurso-Universitário (Discurso-Outro)
> giro ↺ retroativo
> Agente: *a* → Discurso-Psicanalítico (Discurso-Desejo)
> giro ↺ retroativo
> Agente: $ → Discurso-Histérico (Discurso-Analisando)

Note-se fortemente o seguinte: a titulação dos discursos deve ser estrutural, ou seja, Discurso-Mestre e não Discurso 'do' Mestre, muito simplesmente porque o *savoir-faire* é do Discurso e não de um eventual 'sujeito-mestre' (devido à sua sobredeterminação pelo Outro, o sujeito-psicanalítico [$] não pode ser 'mestre' de coisa alguma) – o mesmo vale para as demais configurações discursivas, a saber, Discurso-Universitário e não Discurso ‹da› Universidade, Discurso-Psicanalítico e não Discurso 'da' Psicanálise, Discurso-Histérico e não Discurso 'da' Histérica.

Finalmente, a Plataforma Discursiva estrutura-se da seguinte maneira:

DISCURSO-MESTRE/DISCURSO-INCONSCIENTE

$$S^1 \rightarrow S^2 \downarrow$$
$$\uparrow \$ \quad a$$

DISCURSO-UNIVERSITÁRIO/DISCURSO-OUTRO

$$S^2 \rightarrow a \downarrow$$
$$\uparrow S^1 \quad \$$$

DISCURSO-PSICANALÍTICO/DISCURSO-DESEJO

$$a \rightarrow \$ \downarrow$$
$$\uparrow S^2 \quad S^1$$

DISCURSO-HISTÉRICO/DISCURSO-ANALISANDO

$$\$ \rightarrow S^1 \downarrow$$
$$\uparrow a \quad S^2$$

Com efeito, girando em retroação de 'um-quarto de volta', Discurso-Mestre, Discurso-Universitário, Discurso-Psicanalítico e Discurso-Histérico subsumem e/ou englobam doravante Neurose, Perversão e Psicose, *remanejando-as* (transpondo-as 'para') e *retificando-as* (corrigindo-as 'de').

(O giro da Plataforma Discursiva é *retroativo* em obediência ao fato de estrutura segundo o qual a *significação* [sentido vetorial] e a *significância* [valor ético do sentido vetorial] dos discursos são efeitos diacrônicos e *a posteriori* de sua inscrição na sincronia *a priori* de Linguagem [Interdição: *desde aí*].)

Sendo assim, as estruturações clínicas freudianas são subsumidas (englobadas) pela Plataforma Discursiva, e, no limite, *remanejadas* (transpostas 'para') e *retificadas* (corrigidas 'de').

Quais são as implicações epistemoclínicas dessa subsunção?

└ Ela sobredetermina imediatamente as estruturações clínicas ao *laço social*, na medida em que este é fundamentalmente *discursivo*.

Ouçamos Lacan:

→ (...) um discurso é aquilo que determina uma forma de laço social. (LACAN, J. "Letra de uma carta de almor", *in: O seminário, livro 20: mais, ainda* [1972 – 1973]. Sessão de 13 de Março de 1973. Rio de Janeiro: Jorge Zahar Editor. Segunda Edição, 1985: 110.)

Além disso, o laço social é fundamentalmente discursivo porque ele é a práxis cujo modo de ser próprio consiste em *tratar o real pelo simbólico* – nada mais nada menos.

Ouçamos Lacan:

→ O que é uma práxis? Parece-me duvidoso que esse termo possa ser considerado como impróprio no que concerne à Psicanálise. É o termo mais amplo para designar uma ação realizada pelo homem, qualquer que ela seja, que o põe em condição de *tratar o real pelo simbólico*. Que nisso ele encontre menos ou mais imaginário tem aqui valor apenas secundário. (LACAN, J. "A excomunhão", *in: O seminário, livro 11: os quatro conceitos fundamentais da psicanálise* (1964). Sessão de 15 de Janeiro de 1964. Rio de Janeiro: Jorge Zahar Editor, 1998: 14.) ←

└ A subsunção das estruturações clínicas freudianas (Neurose, Perversão, Psicose) pela Plataforma Discursiva – a qual *remaneja* (transpõe 'para') e *retifica* (corrige 'de') essas estruturações –, pois bem, *a subsunção lacaniana supera epistemológica e clinicamente o quadro nosológico freudiano, dispensando-o* – nada mais nada menos.

Ouçamos Lacan:

→ Estabeleço esses discursos como uma *articulação significante*, como um *dispositivo* [a Plataforma Discursiva] cuja mera presença *domina e governa tudo o que pode surgir no ato da fala.* (LACAN, J. *Seminário El envés del psicoanálisis*. Versão inédita para circulação interna da Escuela Freudiana de Buenos Aires.) ←

Isso posto, o operador por excelência da Plataforma Discursiva é a função denominada Desejo do Psicanalista, a qual institui pelo seu ato a retroação giratória 'em quarto de volta' na quaternidade dos discursos.

(O *ato psicanalítico* é efeito exclusivo do Desejo do Psicanalista enquanto, propriamente, instituidor e mantenedor da cena [discursiva] do Inconsciente [S^2].)

Observação: a Plataforma Discursiva opera inevitavelmente em dupla-face, pois *intensão* e *extensão* são faces correlatas de um mesmo procedimento epistemoclínico, qual seja, pontuar e dispor em *trabalho discursivo* quer a singularidade falante dos sujeitos (*intensão*) quer a pluralidade também ela falante dos laços sociais (*extensão*).

Em resumo, a Plataforma Discursiva ('quatro discursos radicais', nos termos de Lacan) situa-se na articulação entre o Campo do Sujeito ($) e o Campo do Outro ($Ⱥ$) – nos seguintes termos:

Campo do Sujeito ($) $\subset$ Plataforma Discursiva $\supset$ Campo do Outro ($Ⱥ$)

Ouçamos portanto Lacan através de seis proposições capitais para o esclarecimento de nosso tema:

→ O Inconsciente está estruturado como *uma* linguagem e na análise ele *se ordena em discurso*. (LACAN, J. *Seminário El envés del psicoanálisis*. Versão inédita para circulação interna da Escuela Freudiana de Buenos Aires.) ←

→ Estabeleço esses discursos como uma *articulação significante*, como um *dispositivo* cuja mera presença *domina e governa tudo o que pode surgir no ato da fala.* (LACAN, J. *Seminário El envés del psicoanálisis*. Versão inédita para circulação interna da Escuela Freudiana de Buenos Aires.) ←

→ Não há universo do discurso. (LACAN, J. *O seminário, livro 14: a lógica do fantasma* [1966 – 1967]. Sessão de 16 de Novembro de 1966. Inédito.) ←

→ Não há nenhuma realidade pré-discursiva. Cada realidade se funda e se define por um discurso. (LACAN, J. "A função do escrito", in: *O seminário, livro 20: mais, ainda* [1972 – 1973]. Sessão de 09 de Janeiro de 1973. Rio de Janeiro: Jorge Zahar Editor. Segunda Edição, 1985: 45.) ←

→ A realidade é abordada com os *aparelhos de gozo* [com a Plataforma Discursiva]. Isto não quer dizer que o gozo é anterior à realidade [portanto, o gozo não é anterior à Plataforma Discursiva]. (LACAN, J. "Aristóteles e Freud: a outra satisfação", in: *O seminário, livro 20: mais, ainda* [1972 – 1973]. Sessão de 13 de Fevereiro de 1973. Rio de Janeiro: Jorge Zahar Editor. Segunda Edição, 1985: 76.) ←

→ O que o analista institui como experiência analítica pode-se dizer simplesmente que é a *histericização do discurso*. Em outras palavras, é a introdução estrutural, mediante condições artificiais [Plataforma Discursiva], do Discurso-Histérico. (LACAN, J. "O mestre e a histérica", in: *O seminário, livro 17: o avesso da psicanálise* [1969 – 1970]. Sessão de 17 de Dezembro de 1969. Rio de Janeiro: Jorge Zahar Editor, 1992: 31.) ←

Ressaltemos ainda pelo menos três proposições centrais de Lacan referentes ao Mais-Gozar (*plus-de-jouir*):

→ O mais-gozar é uma função da renúncia ao gozo sob o efeito do discurso. É isso que dá lugar ao Objeto *a*. (LACAN, J. "Da mais-valia ao mais-gozar", in: *O seminário, livro 16: de um Outro ao outro*. Rio de Janeiro: Jorge Zahar Editor, 2008: 19.) ←

→ Porque somos seres nascidos do mais-gozar, resultado do emprego da Linguagem. §. Quando digo 'emprego da Linguagem', não quero dizer que a empreguemos. Nós é que somos seus empregados. A Linguagem nos emprega [no Discurso], e é por aí que aquilo [o sujeito do Discurso] goza. (LACAN, J. "Verdade, irmã de gozo", in: *O seminário, livro 17: o avesso da psicanálise* [1969 – 1970]. Rio de Janeiro: Jorge Zahar Editor, 1992: 62.) ←

→ Esse mais-gozar, não se sabe o que fazer dele. (LACAN, J. "A impotência da verdade", in: *O seminário, livro 17: o avesso da psicanálise* [1969 – 1970]. Sessão de 10 de Junho de 1970. Rio de Janeiro: Jorge Zahar Editor, 1992: 167.) ←

Concluamos com uma leitura introdutória da operacionalidade clínica *em intensão* de cada um dos Quatro Discursos Radicais.

PLATAFORMA DISCURSIVA
\ PRIMADO/
DISCURSO-MESTRE/DISCURSO-INCONSCIENTE

$$\begin{array}{ccc} S^1 & \to & S^2\downarrow \\ \uparrow\$ & & a \end{array}$$

O primado da Plataforma Discursiva estruturante do dispositivo psicanalítico é exercido pelo Discurso-Inconsciente (Discurso-Mestre), *instituído, esse discurso, pela fala transferencial do analisando*.

Como isso ocorre?

O ato epistemoclínico de instituição do Discurso-Inconsciente (Discurso-Mestre) *ocorre pelo ultrapassamento da palavra vazia pela palavra plena, emitida transferencialmente pelo analisando ao analista*, ou seja, o analisando inicia de fato sua análise ao concluir o *instante-de-ver* das entrevistas preliminares, nas quais o ponto final da assertiva '*Eu sofro.*' (palavra vazia, porque esvaziada de Inconsciente e/ou Outro) era até então predominante.

A partir desse momento o analisando é ultrapassado pelo ponto interrogativo do questionamento '*Por que sofro?*' (palavra plena, porque grávida de Inconsciente e/ou Outro), *adentrando pois discursivamente em sua análise*, na medida em que ele passa a 'supor saber a *um* Outro', qual seja, propriamente, o seu '*um* Inconsciente'.

Noutros termos, o *ponto final* da palavra vazia – característica do instante-de-ver (entrevistas preliminares: '*Eu sofro.*') – é ultrapassado pelo *ponto interrogativo* da palavra plena tipificadora do tempo-para-compreender (análise: '*Por que sofro?*'), instituindo-se assim, na e pela fala transferencial do analisando, o Discurso-Inconsciente (Discurso-Mestre).

Formalmente:

Instante-de-ver (entrevistas preliminares: *palavra vazia*: ponto final): *'Eu sofro.'*   Ultrapassado pelo: *Tempo-para-compreender* (análise: *palavra plena*: ponto interrogativo): *'Por que sofro?'*
Instituído pelo analisando: *Ponto interrogativo (?)*: inaugura a 'suposição de saber a *um*-Outro'.   Estabelecimento da Plataforma Discursiva: primado do Discurso-Inconsciente.

Pois bem, no lugar Produção/Mais-Gozar situa-se o Objeto *a* (Letra do Desejo, Falta como Objeto) a título de *objeto-anal*, e, pois, objeto de Demanda-*do*-Outro, vale dizer, ao inaugurar o Discurso-Inconsciente (Discurso-Mestre) na e pela palavra plena *'Por que sofro?'*, o analisando vê-se subsumido à tentativa de o Discurso-Inconsciente *governar* o objeto-anal de Demanda-*do*-Outro.

Novamente, ouçamos Lacan:

→ Estabeleço esses discursos como uma *articulação significante*, como um *dispositivo* cuja mera presença *domina e governa tudo o que pode surgir no ato da fala*. (LACAN, J. *Seminário El envés del psicoanálisis*. Versão inédita para circulação interna da Escuela Freudiana de Buenos Aires.) ←

Todavia, cabe à função Desejo-do-Psicanalista, a título de semblante de Objeto *a* (Letra do Desejo, Falta como Objeto) – a título portanto, no caso, de semblante de objeto-anal de Demanda--*do*-Outro –, *equivocar* a tentativa de governança estruturalmente própria ao Discurso-Inconsciente (Discurso-Mestre), operando, pela *interpretação equivocante*, um quarto de giro retroativo de modo que o analisando 'mude de discurso' (N. 06).

Corolário: impossibilidade radical de a governança intrínseca ao Discurso-Inconsciente (Discurso-Mestre) responder à palavra plena *'Por que sofro?'* – primeiro posicionamento do analisando em seu *um* Inconsciente e/ou *um* Outro enquanto *falta como saber*.

Escólio: o analisando permanece sob transferência, ou seja, sob suposição de saber a *um* Outro.

Assim, ao responder transferencialmente à interpretação equivocante de sua subsunção ao Discurso-Inconsciente (Discurso-Mestre), de fato o analisando ver-se-á *discursivamente ultrapassado*, posicionando-se doravante – claro está, sem sabê-lo – no Discurso-Universitário (Discurso-Outro).

\PRIMEIRO QUARTO DE GIRO RETROATIVO/

DISCURSO-UNIVERSITÁRIO/DISCURSO-OUTRO

$$\frac{S^2}{\uparrow S^1} \rightarrow \frac{a\downarrow}{\$}$$

Pois bem, no lugar Outro/Trabalho situa-se o Objeto *a* (Letra do Desejo, Falta como Objeto) a título de *objeto-oral*, e, pois, objeto de Demanda-*ao*-Outro, vale dizer, o analisando vê-se subsumido à tentativa de o Discurso-Universitário *educar* o objeto-oral de Demanda-*ao*-Outro.

Novamente, ouçamos Lacan:

→ Estabeleço esses discursos como uma *articulação significante*, como um *dispositivo* cuja mera presença *domina e governa tudo o que pode surgir no ato da fala*. (LACAN, J. *Seminário El envés del psicoanálisis*. Versão inédita para circulação interna da Escuela Freudiana de Buenos Aires.) ←

Todavia, cabe à função Desejo-do-Psicanalista, a título de semblante de Objeto *a* (Letra do Desejo, Falta como Objeto) – a título portanto, no caso, de semblante de objeto-oral de Demanda-*ao*-Outro –, *equivocar* a tentativa de *educar* estruturalmente própria ao Discurso-Universitário (Discurso-Outro), operando, pela *interpretação equivocante*, um quarto de giro retroativo de modo que o analisando 'mude de discurso'.

Corolário: impossibilidade radical de a *pedagogia* intrínseca ao Discurso-Universitário (Discurso-Outro) responder à palavra plena *'Por que sofro?'* – segundo posicionamento do analisando em seu *um* Inconsciente e/ou *um* Outro enquanto *falta como saber*.

Escólio: o analisando permanece sob transferência, ou seja, sob suposição de saber a *um* Outro.

Assim, ao responder transferencialmente à interpretação equivocante de sua subsunção ao Discurso-Universitário (Discurso-Outro), de fato o analisando ver-se-á *discursivamente ultrapassado*, posicionando-se doravante – claro está, sem sabê-lo – no Discurso-Psicanalítico (Discurso-Desejo).

\SEGUNDO QUARTO DE GIRO RETROATIVO/

DISCURSO-PSICANALÍTICO/DISCURSO-DESEJO

$$\frac{a}{\uparrow S^2} \rightarrow \frac{\$\downarrow}{S^1}$$

Pois bem, no lugar Agente/Semblante situa-se o Objeto *a* (Letra do Desejo, Falta como Objeto) a título de *objeto-voz*, e, pois, objeto de Desejo-*do*-Outro, vale dizer, o analisando vê-se subsumido à tentativa de o Discurso-Psicanalítico *analisar* o objeto-voz de Desejo-*do*-Outro.

Novamente, ouçamos Lacan:

→ Estabeleço esses discursos como uma *articulação significante*, como um *dispositivo* cuja mera presença *domina e governa tudo o que pode surgir no ato da fala*. (LACAN, J. *Seminário El envés del psicoanálisis*. Versão inédita para circulação interna da Escuela Freudiana de Buenos Aires.) ←

Todavia, cabe à função Desejo-do-Psicanalista, à título de semblante de Objeto *a* (Letra do Desejo, Falta como Objeto) – a título portanto, no caso, de semblante de objeto-voz de Desejo-*do*--Outro –, *equivocar* a tentativa de analisar estruturalmente própria ao Discurso-Psicanalítico (Discurso-Desejo), operando, pela *interpretação equivocante*, um quarto de giro retroativo de modo que o analisando 'mude de discurso'.

Corolário: impossibilidade radical de o *analisar* intrínseco ao Discurso-Psicanalítico (Discurso-Desejo) responder à palavra plena *'Por que sofro?'* – segundo posicionamento do analisando em seu *um* Inconsciente e/ou *um* Outro enquanto *falta como saber*.

Escólio: o analisando permanece sob transferência, ou seja, sob suposição de saber a *um* Outro.

Assim, ao responder transferencialmente à interpretação equivocante de sua subsunção ao Discurso-Psicanalítico (Discurso-Desejo), de fato o analisando ver-se-á *discursivamente ultrapassado*, posicionando-se doravante – claro está, sem sabê-lo – no Discurso-Histérico (Discurso-Analisando).

\TERCEIRO QUARTO DE GIRO RETROATIVO/

DISCURSO-HISTÉRICO/DISCURSO-ANALISANDO

$$\frac{\$}{\uparrow a} \rightarrow \frac{S^1\downarrow}{S^2}$$

Pois bem, no lugar Verdade/Causa situa-se o Objeto *a* (Letra do Desejo, Falta como Objeto) a título de *objeto-olhar*, e, pois, objeto de Desejo-*ao*-Outro, vale dizer, o analisando vê-se subsumido à tentativa de o Discurso-Histérico *fazer desejar* o Outro (no caso, S^1).

Novamente, ouçamos Lacan:

→ Estabeleço esses discursos como uma *articulação significante*, como um *dispositivo* cuja mera presença *domina e governa tudo o que pode surgir no ato da fala.* (LACAN, J. *Seminário El envés del psicoanálisis*. Versão inédita para circulação interna da Escuela Freudiana de Buenos Aires.) ←

Todavia, cabe à função Desejo-do-Psicanalista, à título de semblante de Objeto *a* (Letra do Desejo, Falta como Objeto) – a título portanto, no caso, de semblante de objeto-olhar de Desejo--*ao*-Outro –, *equivocar* a tentativa de *fazer desejar* estruturalmente própria ao Discurso-Histérico (Discurso-Analisando), operando, pela *interpretação equivocante*, um quarto de giro retroativo de modo que o analisando 'mude de discurso'.

Corolário: impossibilidade radical de o *fazer desejar* instrínseco ao Discurso-Histérico (Discurso-Analisando) responder à palavra plena '*Por que sofro?*' – quarto posicionamento do analisando em seu *um* Inconsciente e/ou *um* Outro enquanto *falta como saber*.

Escólio: o analisando permanece sob transferência, ou seja, sob suposição de saber a *um* Outro.

Assim, ao responder transferencialmente à interpretação equivocante de sua subsunção ao Discurso-Histérico (Discurso-Analisando), de fato o analisando ver-se-á *discursivamente ultrapassado*, posicionando-se doravante – claro está, sem sabê-lo – ou em um final de análise no e pelo qual ele retornará ao primado do Discurso-Mestre/Discurso-Inconsciente na Plataforma Discursiva, ou naquilo que consideramos clinicamente como 'o único diagnóstico psicanalítico válido', qual seja, a *autorização* ao exercício da função intitulada Desejo-do-Psicanalista – nesse caso, ele retorna à Plataforma Discursiva sob condição de se instituir como 'semblante de objeto causa de desejo (Objeto *a*)', e, pois, propriamente, como 'o avesso' (*l'envers*, nos termos de Lacan) do primado do Discurso-Mestre/Discurso-Inconsciente (N. 07).

Portanto, aí estão as escansões lógicas próprias à instituição da Plataforma Discursiva constituída por 'quatro discursos radicais' (porque formalizados apenas em letras, sem palavras, etc), quais sejam, a) S^1: emergência do Discurso-Mestre (Discurso-Inconsciente) na e pela palavra plena ('*Por que sofro?*'), b) S^2: primeiro giro retroativo instituinte do Discurso-Universitário (Discurso-Outro), c) Objeto *a*: segundo giro retroativo instituinte do Discurso-Psicanalítico (Discurso-Desejo) e d) $: terceiro e conclusivo giro retroativo instituinte do Discurso-Histérico (Discurso-Analisando).

PLATAFORMA DISCURSIVA

\CLÍNICA DOS DISCURSOS/

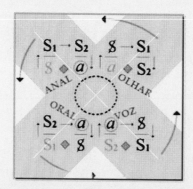

\CLÍNICA DOS DISCURSOS/

(giro ↺ retroativo)
DISCURSO-MESTRE
(DISCURSO-INCONSCIENTE)

$$\frac{S^1}{\uparrow \$} \rightarrow \frac{S^2\downarrow}{a}$$

(Anal)

DISCURSO-UNIVERSITÁRIO
(DISCURSO-OUTRO)
(Oral)

$$\frac{S^2}{\uparrow S^1} \rightarrow \frac{a\downarrow}{\$}$$

DISCURSO-PSICANALÍTICO
(DISCURSO-DESEJO)
(Vocal)

$$\frac{a}{\uparrow S^2} \rightarrow \frac{\$\downarrow}{S^1}$$

DISCURSO-HISTÉRICO
(DISCURSO-ANALISANDO)

$$\frac{\$}{\uparrow a} \rightarrow \frac{S^1\downarrow}{S^2}$$

(Escópico)

(giro ↺ retroativo)

A Plataforma Discursiva assim descrita institui uma inédita Clínica dos Discursos, a qual subsome as estruturações clínico-terapêuticas freudianas (Neurose, Perversão, Psicose), enfim remanejando-as, retificando-as e, no limite, *dispensando-as* – tudo em nome de uma prática psicanalítica cujo horizonte interpretativo-equivocante demarca o percurso propriamente *discursivo* do analisando, a saber, ele terá conquistado e ordenado (no ficcional 'futuro anterior') a *falta como objeto* (Desejo) no campo da *falta como saber* (Inconsciente).

\NOTAS/

(Nota 01) Cf. LACAN, J. "Produção dos quatro discursos", *in: O seminário, livro 17: o avesso da psicanálise* (1969 – 1970). Sessão de 26 de Novembro de 1969. Rio de Janeiro: Jorge Zahar Editor, 1992: 09 – 21.

(N. 02) Ouçamos Lacan:
→ (...) é toda a estrutura da Linguagem que a experiência psicanalítica descobre no Inconsciente. (LACAN, J. "A instância da letra no inconsciente ou a razão desde Freud" [1957], *in: Escritos* [1966]. Rio de Janeiro: Jorge Zahar Editor, 1998: 498.) ←
→ O Inconsciente é estruturado *como* uma linguagem, eu não disse *pela*. (...) é manifestamente pel*a* Linguagem que explico o Inconsciente: a Linguagem, portanto, (...), é a condição do Inconsciente. (LACAN, J. "O aturdito" [1972], *in: Outros escritos* [2001]. Rio de Janeiro: Jorge Zahar Editor, 2003: 490.) ←
→ A Linguagem só pode designar a estrutura pela qual há efeito de linguagens, estas diversas, dando acesso ao uso de uma entre outras, o que confere a meu *como* seu alcance muito preciso: o do *como uma* linguagem, no qual, justamente, o senso comum diverge do Inconsciente. (LACAN, J. "O aturdito" [1972], *in: Outros escritos* [2001]. Rio de Janeiro: Jorge Zahar Editor, 2003: 490.) ←
→ Vocês veem que, ao conservar ainda esse *como*, me apego à ordem do que coloco quando digo que o Inconsciente é estruturado *como* uma linguagem. Eu digo *como* para não dizer, sempre retorno a isto, que o Inconsciente é estruturado *por* uma linguagem. O Inconsciente é estruturado como os ajuntamentos de que se tratam na Teoria dos Conjuntos como sendo *letras*. (LACAN, J. "O amor e o significante", *in: O seminário, livro 20: mais, ainda* [1972 – 1973]. Sessão de 16 de Janeiro de 1973. Rio de Janeiro: Jorge Zahar Editor. Segunda edição, 1985: 65 – 66.) ←

(N. 03) Cf. LACAN, J. *O seminário, livro 11: os quatro conceitos fundamentais da psicanálise* (1964). Rio de Janeiro: Jorge Zahar Editor. Segunda Edição, 1998.

(N. 04) Lacan se vale do termo 'radicais' para nomear seus quatro discursos, no sentido de que os mesmos se estruturam e operam 'sem palavras', ou seja, sustentam-se tão-somente em matriz lógica e em configurações algébricas constituídas por *letras* e *vetores*.

(N. 05) Cf. LACAN, J. *O seminário, livro 19: ...ou pior* (1971 – 1972). Rio de Janeiro: Jorge Zahar Editor, 2012.
Cf. LACAN, J. *O seminário, livro 20: mais, ainda* (1972 – 1973). Rio de Janeiro: Jorge Zahar Editor. Segunda Edição: 1985.

(N. 06) Ouçamos Lacan:
→ (...) afinal de contas, temos apenas o equívoco como arma contra o sinthoma. §. Com efeito, é unicamente pelo equívoco que a interpretação opera. É preciso que haja alguma coisa no sinthoma que ressoe. (LACAN, J. "Do uso lógico do sinthoma ou Freud com Joyce", *in: O seminário, livro 23: o sinthoma* [1975 – 1976]. Sessão de 18 de Novembro de 1975. Rio de Janeiro: Jorge Zahar Editor, 2007: 18.) ←

(N. 07) A Clínica dos Discursos testemunha a existência de *um* (apenas um) diagnóstico clínico, qual seja, a *autorização de si mesmo*: ela é o ato maior de ultrapassamento do analisando pela sua experiência de giro retroativo no interior da Plataforma Discursiva – giro radical que lhe permitiu escrever sua *falta como objeto* (logo, Desejo) no campo de sua *falta como saber* (logo, Inconsciente), autorizando-o à escritura instituinte da função Desejo-do-Psicanalista, a saber, (Semblante : a/S^2 : Verdade).
Ouçamos Lacan:
→ L'autorisation est le seul diagnostic véritablement psychanalytique, car elle témoigne du passage clinique de l'analysant à l'analyste. (LACAN, J. *Le séminaire, livre 24: l'insu que sait de l'une-bévue s'aile à mourre* [1976 – 1977]. Leçon 10 Mai 1977. Inédite.) ←
→ A autorização é o único diagnóstico verdadeiramente psicanalítico, pois ela testemunha a passagem clínica de analisando a analista. (LACAN, J. *O seminário, livro 24: l'insu que sait de l'une-bévue s'aile à mourre* [1976 – 1977]. Sessão de 10 de Maio de 1977. Inédito.) ←
Nesse âmbito, a *falta como objeto* (Semblante: *Desejo*) e a *falta como saber* (Verdade: *Inconsciente*) operam ambas a título de *resposta do real*, posto

que 'analista' é a função que testemunha a cada vez o ordenamento correto do *impossível* na Estrutura (Ⱥ) – nos seguintes termos:
→ É preciso que o real se sobreponha ao simbólico para que o Nó Borromeu seja realizado. É muito precisamente o de que se trata na análise: fazer com que o real – não a realidade, no sentido freudiano – se sobreponha ao simbólico. É claro que isso que eu enuncio aqui sob essa fórmula não tem nada a ver com um sobrepor-se no sentido imaginário de que o real devesse dominar o simbólico. (LACAN, J. *Seminário 22: R.S.I.* [1974 – 1975]. Sessão de 14 de Janeiro de 1975. Inédito.) ←
Assim, o único diagnóstico epistemoclínico válido na análise é aquele que resulta como ultrapassamento do analisando pela *autorização de si mesmo* à função Desejo-do-Psicanalista, na medida em que ela ordena corretamente na Estrutura (Ⱥ) quer o *avesso* da Plataforma Discursiva (*avesso*: Discurso-Psicanalítico enquanto Discurso-Desejo) quer a *sobreposição* do real (*impossível*: 'não cessa de não se escrever') ao simbólico (*contingente*: 'cessa de não se escrever').
Finalmente, a *reinvenção da Psicanálise* está estritamente indexada a esse diagnóstico, na medida em que ele testemunha – a cada vez, singularmente (isso não tem nada a ver com 'indivíduo') – o nascimento até ali inédito de *um (apenas um) novo analista*.

\UM NÓ A QUATRO EM VENEZA/

(Encontro marcado em Veneza entre Freud, Lacan & Shakespeare)

≑

A cada *mais-gozar* (gozo compensatório, porque discursivo) de uma pulsão, pagamos um naco de carne à Necropulsão (*Todestrieb*).

ᛉ

A Natopulsão (*Lebenstrieb*) é o pagamento do naco de carne.

ᛉ

O Shintoma (*sinthome, que dá ares de nó ao Nó Borromeu*) testemunha que o pagamento do naco de carne é feito a contragosto (*Unbehagen*).

ᛉ

A Verdade (*Wahrheit*) é o esgar do real (*grimas du réel*), ou seja, ela é a deformidade discursiva que ressalta da impossibilidade de o pagamento do naco de carne não ser feito a contragosto (*Unbehagen*).

≑

\UMA CONTRIBUIÇÃO DEFINITIVA DE LACAN/

≡

Há a subjetividade habitada pela Linguagem (S^1: Interdição, *desde aí*), mas que não pode habitá-la – a rigor, habilitá-la – sob a forma de Discurso (S^2: Inter-dicção, *neste aí*), e, pois, sob a forma de Fala ($\$$: Dicção, *eis aí*).

Isso significa que ela *não pode ordenar* os elementos da Estrutura (S^1, S^2, $\$$, a) e obter do ordenamento 'o mais-gozar compensatório à impossibilidade de gozar o Gozo de Deus' (termos de Lacan em *Encore*: 1972 – 1973).

Noutros termos, essa subjetividade *não pode renunciar ao gozo* – a rigor, ao gozo *de* Linguagem (S^1: Interdição, *desde aí*) – por meio da inscrição na Plataforma Discursiva constituída pelos 'quatro discursos radicais', a saber, Discurso-Mestre (Inconsciente), Discurso-Universitário (Outro), Discurso-Psicanalítico (Desejo) e Discurso-Histérico (Analisando).

Portanto, a não-renúncia ao gozo de Linguagem (S^1: Interdição, *desde aí*) não fornece à subjetividade aqui em tela o *gozo discursivo-compensatório* nomeado por Lacan de mais-gozar (*plus-de-jouir*).

Entretanto, gozos atípicos (por assim dizer) comparecerão necessariamente nesse caso de uma subjetividade situada no exterior do mais-gozar: o *delírio* e a *alucinação* testemunham o esgarçamento do gozo não-experienciado discursivamente.

(Isso não significa que o gozo experienciado discursivamente não seja, também ele, um gozo esgarçado, e, pois, má-forma...)

Contudo, a Clínica dos Discursos não recua diante desse esgarçamento atípico do gozo, pois dispõe para a subjetividade do delírio e da alucinação a possibilidade de ela habitar a Plataforma Discursiva enquanto aquela que mais-goza... *suplencialmente!*

Atenção: não se trata de 'corrigir' o esgar do gozo (no caso, delírio e alucinação), posto que a boa-forma discursiva inexiste para qualquer subjetividade subsumida ao fato de estrutura em acordo com o qual o real de Linguagem (S^1: Interdição, *desde aí*) é exata e precisamente o que institui a inconsistência do Outro – nos seguintes termos:

Linguagem: S^1 (Ⱥ) → Falta um significante ao Outro

Com efeito, ao responder ao real de Linguagem (S^1: Interdição, *desde aí*) por meio de uma quaternidade discursiva radical (Plataforma Discursiva), a Clínica dos Discursos permite às subjetividades realizarem atos de fala criativos e capazes de se inscreverem legitimamente no laço social – *atenção*: ato contínuo, essa inscrição demarca uma *escuta por igual* no Outro (Ⱥ), vale dizer, a rigor, *não há inscrição discursiva que não seja do semblante (inclusive as inscrições suplentes de discurso), e, pois, que não seja da suposição de ordenamento discursivo de uma subjetividade em seu 'um' Outro.*

Nos termos operativos do Discurso-Psicanalítico (Discurso-Desejo), essa é talvez a contribuição mais significativa de Lacan para a clínica psicanalítica.

\UMA LEITURA DE KANT *AVEC* LACAN/

※

\A/

O que é o limite de minha liberdade?

(Notem que indago pelo *quê* e não pelo 'qual'.)

Ora, o limite de minha liberdade é meu *senso de responsabilidade*.

E o que é meu senso de responsabilidade?

Apenas isto: minha capacidade de responder aos meus semelhantes *por aquilo que falo e por aquilo que faço*.

Evidentemente, trata-se de responder *no interior do campo jurídico que delimita o que falo e o que faço* (assim como delimita o que falam e o que fazem meus semelhantes).

Portanto, *quanto maior meu senso de responsabilidade, maior minha liberdade e vice-versa*.

Noutros termos, quanto maior minha capacidade de responder (no interior do campo jurídico) pelo que falo e pelo que faço, maior minha liberdade de falar e de fazer e vice-versa.

Logo, minha liberdade de falar e de fazer é estritamente correlativa à minha capacidade de responder (no interior do campo jurídico) pelo que falo e pelo que faço.

Ou, se se quiser, minha liberdade de falar e de fazer está estruturalmente apensa à Lei.

Para além disso está o que nós, psicanalistas, cognominamos por *passagem ao ato* (o suicídio, por exemplo), e, no interior disso, está aquilo que os juristas tipificam como *crime* (o assassinato, por exemplo).

Seja como for, em ambos os casos abriu-se mão do senso de responsabilidade, e, pois, perdeu-se a liberdade.

Tudo somado, resulta que *quanto maior minha responsabilidade, maior minha liberdade e vice-versa*.

Penso não ser outra a interpretação que se deva dar à célebre Lei Fundamental da Razão Prática (ou Imperativo Categórico da Razão Prática) estabelecida por IMMANUEL KANT (1724 – 1804) – nos seguintes termos:

→ Age de tal modo que a máxima de tua vontade possa sempre valer ao mesmo tempo como princípio de uma legislação universal. (KANT, I. *Crítica da razão prática*. Parágrafo 07. São Paulo: Martins Fontes, 2002: 51.) ←

\B/

Após ter redigido os parágrafos acima, lembrei-me de que há em Lacan a seguinte passagem:

→ Os homens livres, os verdadeiros, são precisamente os loucos. (LACAN, J. *Pequeno discurso aos psiquiatras de Sainte-Anne*. 10 de Novembro de 1967. Inédito.) ←

Assim, como interpretar essa assertiva lacaniana, articulando-a com a leitura que eu fizera da Lei Fundamental da Razão Prática deduzida por Kant?

Primeiro, devemos atentar para o fato de que Lacan vale-se da expressão 'homens livres', não se referindo pois a homens em liberdade e/ou homens no exercício de sua liberdade.

Segundo, Lacan recorre ao adjetivo 'verdadeiros' para qualificar esses homens livres, aplicando-o, naturalmente, em oposição a 'falsos'.

Terceiro, finalmente, Lacan apresenta-nos o predicado característico e em posse única desses homens livres, qual seja, esses homens seriam 'precisamente os loucos'.

Nesse contexto, a extensão semântica da assertiva de Lacan pode ser materialmente exibida nos seguintes termos:

Os verdadeiros homens livres são apenas e tão-somente os loucos.

Ou inversamente:

> Apenas e tão-somente os loucos são os verdadeiros homens livres.

E por contraposição lógica e conceitual:

> Os falsos homens livres não são os loucos. (*Forma negativa do verbo.*)
> Os falsos homens livres são os não-loucos. (*Forma afirmativa do verbo.*)

Ou inversamente:

> Os loucos não são os falsos homens livres. (*Forma negativa do verbo.*)
> Os não-loucos são os falsos homens livres. (*Forma afirmativa do verbo.*)

Ora, considerando-se a extensão semântica descrita anteriormente, percebemos que a partir da identificação entre a) verdadeiros homens livres = loucos e b) falsos homens livres = não-loucos, pois bem, Lacan está jogando com a oposição entre c) verdadeiros homens livres *versus* falsos homens livres e d) loucos *versus* não-loucos.

Desse modo, *por um lado*, Lacan nos adverte que determinada *positividade* está a operar no decurso da frase que identifica os verdadeiros homens livres com os loucos («os verdadeiros homens livres são apenas e tão-somente os loucos»), e, *de outro lado*, ele nos mostra que certa *negatividade* está caucionando a frase que identifica os falsos homens livres com os não-loucos («os falsos homens livres são os não-loucos»).

Com efeito, a positividade intrínseca à frase 'os verdadeiros homens livres são apenas e tão-somente os loucos' deve-se ao fato de que esses homens *são pura e simplesmente livres*, vale dizer, nada e ninguém se lhes apresentam a título de *Tertius* (Mediador) e/ou *Alter* (Outro), nada e ninguém participam da estruturação do *ser* deles – logo, 'os verdadeiros homens livres são apenas e tão-somente os loucos' pela clara e distinta razão de que eles não devem nada a ninguém nem ninguém a nada...

Pelo contrário, a negatividade inerente à frase 'os falsos homens livres são os não-loucos' decorre do fato de que esses homens *são pura e simplesmente não-livres,* vale dizer, tudo e todos se lhes apresentam a título de *Tertius* (Terceiro) e/ou *Alter* (Outro), tudo e todos participam do *agir* deles – logo, 'os falsos homens livres são os não-loucos' pela obscura e indiferenciada razão de que eles devem tudo a todos e todos a tudo...

Entretanto, a positividade na qual está imersa a sinonímia 'verdadeiros homens livres = loucos' vigorará apenas se a Lei (Outro a título de Linguagem & Discurso & Fala) *estiver excluída,* enquanto que a negatividade na qual está imersa a sinonímia 'falsos homens livres = não-loucos' vigorará apenas se a Lei (Outro a título de Linguagem & Discurso & Fala *não estiver excluída.*

A conclusão é inevitável: se a exclusão da Lei implica em 'ser livre' – ou, o que seria dizer o mesmo, viver e/ou existir *sem* o Outro a título de Linguagem & Discurso & Fala (e sem tudo o que isso significa) –, por sua vez a não exclusão da Lei implica em 'agir em liberdade' – ou, o que seria dizer o mesmo, viver e/ou existir *com* o Outro a título de Linguagem & Discurso & Fala (e com tudo o que isso significa).

Nesse sentido, Lacan nos endereça à diferença lógico-conceitual entre *ser livre* e *agir em liberdade,* reservando-se a primeira expressão aos 'loucos' (àqueles para os quais a Lei está excluída) e a segunda aos 'não-loucos' (àqueles para os quais a Lei não está excluída).

Formalmente:

Positividade → Verdadeiros homens livres → Loucos → Lei excluída.
Negatividade → Falsos homens livres → Não-loucos → Lei não-excluída.

> *Verdadeiros homens livres* → São livres → Sem a Lei.
> *Falsos homens livres* → Agem em liberdade → Com a Lei.

Entretanto, podemos ler a positividade e a negatividade assim descritas por meio de determinadas modalidades lógicas propostas por Lacan, quais sejam, respectivamente, o *impossível* ('não cessa de não se escrever') e o *contingente* ('cessa de não se escrever'), de maneira que:

a. a positividade dos 'verdadeiros homens livres (loucos)' consistiria, pois, na referência dos mesmos ao *real* (impossível), e

b. a negatividade dos 'falsos homens livres (não-loucos)' consistiria, pois, na referência dos mesmos ao *simbólico* (contingente).

Formalmente:

> Positividade → Verdadeiros homens livres → Referência ao *impossível* (real).
> Negatividade → Falsos homens livres → Referência ao *contingente* (simbólico).

Todavia, há em Lacan uma definição de *estrutura* que nos permitirá articular com rigor a positividade dos loucos à negatividade dos não-loucos, de sorte que possamos acrescentar algo ao imperativo categórico kantiano já comentado por mim – nos seguintes termos:

→ A estrutura é o real que vem à luz na Linguagem. Obviamente, não tem nenhuma relação com a «boa forma». (LACAN, J. «O aturdito» [1972], *in: Outros escritos* [2001]. Rio de Janeiro: Jorge Zahar Editor, 2003: 477.) ←

Observação: no contexto de retificação das insuficiências lógicas internas ao ensino de Lacan propostas nessas páginas, a definição de *estrutura* talvez deva ser a seguinte:

→ A estrutura é o que ressalta do real (*impossível*: 'não cessa de não se escrever') de Linguagem (S^1: Significante-uniano enquanto 'marca apagada, lugar de uma falta, o próprio conjunto vazio, a ordem significante') no Discurso (S^2: Representante-*da*-representação enquanto 'inconsciente'). Obviamente, não tem nenhuma relação com a "boa forma". ←

Resumidamente:

→ A estrutura é o que ressalta do real de Linguagem (S^1) no simbólico de Discurso (S^2). ←

Formalmente:

ESTRUTURA
Real de Linguagem: $S^1 \to S^2$: Simbólico de Discurso

\C/

Qual seria afinal o aporte trazido pela assertiva lacaniana quanto aos 'verdadeiros homens livres' à Lei Fundamental da Razão Prática?

Ora, o imperativo categórico kantiano *demarca o horizonte moral da Lei* (por definição, universal), e, pois, por tudo o que expus anteriormente, para ele estão voltados não os 'verdadeiros homens livres' – aqueles que *são* livres (especificamente, os loucos) – mas sim os 'falsos homens livres' – aqueles que *agem em liberdade* (genericamente, os não-loucos).

Contudo, a estrutura lacaniana paradoxalmente *inclui a exclusão*, não admitindo um espaçamento regido pela fronteira interno/externo e passando a ler o excluído enquanto 'furo' (*trou*, nos termos de Lacan) no e do Outro (Ⱥ), a saber, furo na e da tríade estrutural Linguagem (Interdição: *real*) & Discurso (Inter-dicção: *simbólico*) & Fala (Dicção: *imaginário*).

Isso significa que a estrutura mentada por Lacan faz obstáculo à universalidade pretendida por Kant...

Concretamente: a Lei Fundamental da Razão Prática será válida se (somente se) aquele a quem ela está endereçada puder estabelecer a máxima de sua vontade 'como princípio de uma legislação universal', ao preço de, no entanto, *abrir mão da positividade em ser um verdadeiro homem livre* (especificamente, um louco) *em prol de agir no seio da negatividade como um falso homem livre* (genericamente, um não-louco) – nada mais nada menos.

Sendo assim, o *ser livre* (louco, fora da Lei) será recalcado e substituído pelo *agir em liberdade* (não-louco, dentro da Lei).

Formalmente:

Negatividade → Falso homem livre → Agir em liberdade
Positividade → Verdadeiro homem livre → Ser livre
Generalidade → Não-louco
Especificidade → Louco.
(*Leitura*: o que está sobre a barra recalca e substitui o que está sob ela.)

Face a isso, não há como não admitir que as subjetividades cidadãs – apensas ao imperativo categórico kantiano – configuram-se e operam na *pólis* como genéricos *falsos homens livres*, gozando negativamente de liberdade e nada querendo saber da especificidade dos *verdadeiros homens livres,* os quais, positivamente loucos, apesar de tudo pulsam ainda e sempre no e do coração da Lei e/ou Outro (Å).

Concluamos: enquanto a negatividade e a generalidade, intrínsecas à Lei Fundamental da Razão Prática, geram *falsos homens livres* a título republicano de 'não-loucos' (aqueles que *agem* em liberdade), pois bem, a positividade e a especificidade, intrínsecas à estrutura lacaniana, testemunham a existência de *verdadeiros homens livres* a título de 'loucos' – aqueles que *são* a liberdade.

\UMA LÓGICA SUICIDA/

\DESSIMBOLIZAÇÃO ⇄ IMAGINARIZAÇÃO/

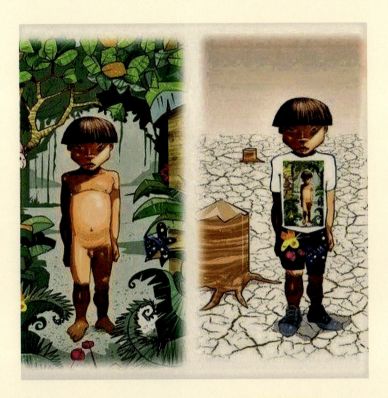

A cópula entre o Capital e a Ciência (Tecnociência) *dessimboliza* o Campo Discursivo Geral (subjetividades, sociedades e culturas), ou seja, *ela procura neutralizar – no limite, excluir – os elementos simbólicos que, a título de representantes, instituem o laço social* (Nota 01).

Essa dessimbolização faz parte da lógica que preside a reprodução e expansão planetárias do Capital copulado à Ciência (Tecnociência), qual seja, a produção e mercancia tecnocientíficas do próprio Capital *não devem ser confrontadas com quaisquer componentes que operem como mediadores simbólicos – vale dizer, como representantes – interpostos entre elas* (N. 02).

Por que não deve existir essa interposição?

Porque ela remete a vetorização interconexa produção(↔) mercancia a um campo – rigorosamente, o Campo Simbólico –, o qual captura essa vetorização e a subsome a *representantes*, ou seja, a *significantes* que, demonstrou-o exaustivamente a Antropologia (Lévi-Strauss) e a Psicanálise (Freud lido por Lacan), *instituem os laços sócio-discursivos (sociedades e culturas) e os enredos familiares (subjetividades)* (N. 03).

Ora, ao indexar a vetorização produção(↔)mercancia a representantes/significantes, o Campo Simbólico trabalha a contrapelo da lógica interna ao dispositivo capitalista-tecnocientífico, *posto que atrasa e/ou descontinua um modus operandi que deveria ser pautado única e exclusivamente pelo fluxo direto e imediato entre coisas.*

Nesse sentido, a escandalosa pergunta que demarca o horizonte da cópula entre o Capital e a Ciência (Tecnociência) pode ser expressa nos seguintes termos:

└ Para que a existência do Campo Discursivo Geral (Simbólico) – logo, para que a existência de subjetividades, sociedades e culturas – *se o que nos interessa são diretas e imediatas transações planetárias entre coisas?* A não ser que esses *excessos* (subjetividades, sociedades e culturas) sejam eles mesmos dessimbolizados, reificados, tecno-objetificados e... *descartados*! (N. 04)

Todavia, por razões topológicas exaustivamente demonstradas por Lacan, *não há dessimbolização que, ato contínuo,* não resulte em imaginarização, ou seja, qualquer tentativa de neutralizar (no limite, excluir) os componentes estruturalmente constitutivos do registro Simbólico (*a rigor*: significantes enquanto representantes em rede, logo, *mediadores*), pois bem, essa exdrúxula tentativa aciona direta e imediatamente o registro Imaginário (*a rigor*: significados enquanto representações em série, logo, *fixações*).

Formalmente:

DESSIMBOLIZAÇÃO ⋈ IMAGINARIZAÇÃO

> **Registro do Imaginário:** *significados* → representações em série: *fixações*.
> Registro do Simbólico: *significantes* → representantes em rede: *mediadores*.
> *Leitura*: sobre a barra, o Imaginário neutraliza e/ou substitui o Simbólico.

\REVIRAMENTO ₪ COLONIZAÇÃO/

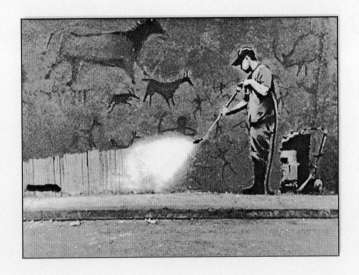

A lógica que cauciona a cópula entre o Capital e a Ciência (Tecnociência) consiste portanto em *fixar representações/significados em série lá onde ocorrem mediações operadas por representantes/ significantes em rede*, de modo a neutralizar (no limite, excluir) essas mediações e favorecer a livre extração/circulação do que KARL MARX (1818 – 1883) denominou de *Mehrwert* (Sobrevalor ou Mais-valia).

Mas é aí que a lógica do dispositivo capitalista-tecnocientífico emperra...

Por quê?

Porque a práxis intrínseca ao Campo Discursivo Geral caracteriza-se por *tratar o real pelo simbólico*, instituindo simultaneamente quer os enredos familiares (subjetividades) quer as narrativas civilizacionais (sociedades e culturas) – ao fazê-lo, o registro do

Imaginário resta em segundo plano e a título de mero efeito representativo (significados) de articulações inaparentes entre representantes (significantes) (N. 05).

Por outras palavras, a cópula entre o Capital e a Ciência (Tecnociência) confronta-se com o fato de estrutura inerradicável em acordo com o qual há a instituição e/ou fundação de subjetividades, sociedades e culturas se (somente se) *o real for tratado pelo simbólico*, e, pois, se emergirem *mediadores* (representantes/significantes) que erijam e deem sustentabilidade ao Campo Discursivo Geral.

Claramente: por imposição de sua lógica interna (cf. supra), o dispositivo capitalista-tecnocientífico tenta *revirar e colonizar* a estruturação que informa as subjetividades, sociedades e culturas, procurando a todo custo trazer para o primeiro plano da práxis aquilo que essa mesma práxis coloca em segundo plano, vale dizer, busca-se imperiosamente *sobrepor o imaginário* (representações/significados em série, direta e imediata circulação entre coisas, etc) *ao simbólico* (representantes/significantes em rede, circulação *nos* e *pelos* mediadores, etc).

Nesse sentido, a cópula entre o Capital e a Ciência (Tecnociência) investe frontalmente contra o *modus vivendi* instituinte do Campo Discursivo Geral, intentando cega e loucamente neutralizar o *tratamento do real pelo simbólico* e substituí-lo (no limite) pelo *tratamento do real pelo imaginário*.

Entretanto, o tratamento do real pelo simbólico (*práxis*) não pode ser nem neutralizado nem muito menos substituído pelo tratamento do real pelo imaginário (dispositivo capitalista-tecnocientífico), pois, caso isso ocorresse, as subjetividades, as sociedades e as culturas – logo, o Campo Discursivo Geral – *implodiriam sem mais*, empuxando tudo e todos para o Caos (anomia aberta, desarticulação imediata dos laços sociais, confronto direto entre forças, violência generalizada, passagens ao ato, etc).

Formalmente:

REVIRAMENTO ꝏ COLONIZAÇÃO

> Cópula Capital/Tecnociência → *modus operandi*: tratar o Real pelo Imaginário
> Práxis do Campo Discursivo → *modus vivendi*: tratar o Real pelo Simbólico
>
> *Leitura*: sobre a barra, o *modus operandi* procura revirar/colonizar o *modus vivendi*.

Assim, a cópula entre o Capital e a Ciência (Tecnociência) choca-se a cada instante com a práxis daqueles que Lacan viu por bem cognominar de faletras (*parlêtres*, no original francês), resultando desse enfrentamento tresloucado um *trauma inassimilável*, qual seja, almeja-se instituir subjetividades, sociedades e culturas no e pelo registro Imaginário (indexiando-as, ato contínuo, à vetorização produção[↔]mercancia) lá onde são instituídas subjetividades, sociedades e culturas apenas e tão-somente no e pelo registro Simbólico.

Para dizê-lo de uma vez: o reviramento e a colonização do Campo Discursivo Geral pelo dispositivo capitalista-tecnocientífico são brutalmente *traumáticos*, ou seja, expressam a impossibilidade real de as subjetividades, sociedades e culturas serem instituídas e operarem exclusivamente pelo registro Imaginário (no limite, restando objetificadas e imergidas no fluxo transnacional de tecnomercadorias pautado pela *descartabilidade de tudo e todos*).

Atenção: às escuras tal dispositivo fornece 'soluções' também elas imaginárias para os gritantes impasses criados por ele mesmo, auto-capturando-se em um círculo vicioso que cava sob seus pés uma *no man's land* cada vez mais bárbara, niilista e mortífera (N. 06).

As respostas desde o traumatismo instalado pela cópula entre o Capital e a Ciência (Tecnociência) aí estão, deixando-nos nada menos que perplexos: essas respostas podem ser encapsuladas no abrupto encurtamento da tríade freudiana *inibição-sintoma-angústia*, reduzindo-se esse importante constructo clínico apenas à angústia e expondo as subjetividades, sociedades e culturas a um sinistro cortejo de devastações ('novas doenças da alma, novas modalidades de gozo', etc) (N. 07).

Some-se a isso o colapso da transcendentalidade ontoética da Natureza face ao 'sujeito cognoscente/descartador' (responsável pela desertificação ecossistêmico-social do planeta) e estaremos fartamente entregues à consecução daquilo que dois excelentes filósofos denominaram de 'calamidade triunfal' (N. 08).

Há alguma possibilidade de reversão dessa catástrofe?

Sim: ela está na salvaguarda fornecida pela própria práxis que nos institui como falantes – *tratar o real pelo simbólico* – e que faz obstáculo perene ao reviramento e à colonização do Campo Discursivo Geral tal como violentamente assestados pelo dispositivo capitalista-tecnocientífico – *tratar o real pelo imaginário*.

De fato, sem percebê-lo (inconscientemente, e, pois, decisivo), *respondemos com o retorno à simbolização*, vale dizer, (e ninguém melhor do que Lacan para divisá-lo), *re-instalamos e ressignificamos a cada vez o Gozo do Outro* (N. 09).

\NOTAS/

(Nota 01) Cf. DUFOUR, D-R. *A arte de reduzir as cabeças: sobre a nova servidão na sociedade ultraliberal.* Rio de Janeiro: Editora Companhia de Freud, 2005.

(N. 02) Cf. DUFOUR, D-R. "O neoliberalismo: a dessimbolização, uma forma de dominação inédita", *in: A arte de reduzir as cabeças: sobre a nova servidão na sociedade ultraliberal.* Rio de Janeiro: Editora Companhia de Freud, 2005: 199 – 209.

(N. 03) Cf. FREUD, S. "Totem e tabu" (1913), *in: Edição standard brasileira das obras psicológicas completas de Sigmund Freud.* Vol. XIII (1913 – 1914). Rio de Janeiro: Imago Editora, 1996.
Cf. LÉVI-STRAUSS, C. *As estruturas elementares do parentesco.* Petrópolis: Editora Vozes, 1982.
Cf. LACAN, J. "Função e campo da fala e da linguagem em psicanálise" (1953), *in: Escritos* (1966). Rio de Janeiro: Jorge Zahar Editor, 1998: 238 – 324.

(N. 04) IMMANUEL KANT (1724 – 1804) já nos alertara:
→ Tudo tem ou um preço ou uma dignidade. Pode-se substituir o que tem preço por seu equivalente; em contrapartida, o que não tem preço – portanto, o que não tem equivalente – é o que possui uma dignidade. (KANT, I. *Fundamentação da metafísica dos costumes* [1785].) ←

(N. 05) Cito Lacan:

→ O que é uma práxis? Parece-me duvidoso que esse termo possa ser considerado como impróprio no que concerne à Psicanálise. É o termo mais amplo para designar uma ação realizada pelo homem, qualquer que ela seja, que o põe em condição de *tratar o real pelo simbólico*. Que nisso ele encontre menos ou mais imaginário tem aqui valor apenas secundário. (LACAN, J. "A excomunhão", *in: O seminário, livro 11: os quatro conceitos fundamentais da psicanálise* [1964]. Sessão de 15 de Janeiro de 1964. Rio de Janeiro: Jorge Zahar Editor. Segunda Edição, 1998: 14.) ←

(N. 06) O filme *Blade runner* (1982), do diretor inglês RIDLEY SCOTT (*1937), mostra com rigor a barbárie, o niilismo e o morticínio imperantes na *no man's land* capitalista-tecnocientífica.

(N. 07) A propósito da tríade freudiana *inibição-sintoma-angústia*, remeto os leitores às excepcionais observações de Lacan em: *O seminário, livro 10: a angústia* (1962 – 1963). Rio de Janeiro: Jorge Zahar Editor, 2005.

(N. 08) A propósito da expressão 'calamidade triunfal', cito THEODOR ADORNO (1903 – 1969) e MAX HORKHEIMER (1895 – 1973):
→ No sentido mais amplo do progresso do pensamento, o esclarecimento [*Aufklärung*] tem perseguido sempre o objetivo de livrar os homens do medo e de investi-los da posição de senhores. Mas a Terra totalmente esclarecida resplandece sob o signo de uma calamidade triunfal. (ADORNO, TH. e HORKHEIMER, M. "O conceito de esclarecimento", *in: Dialética do esclarecimento*. Rio de Janeiro: Jorge Zahar Editor, 2006: 17.) ←

(N. 09) Notação lacaniana para Outro: A, ou seja, *Autre-barrée* (Interdição: Linguagem / Inter-dicção: Discurso / Dicção: Fala).
Por 'Gozo do Outro' deve-se entender a impossível experiência subjetiva de 'uma pura sensação sem forma' (cf. Lacan: *Seminário 17*) e/ou, em termos metafóricos, o 'gozo de Deus' (cf. Lacan: *Seminário 20*).

\VAMOS ORDENAR A 'HISTERIA'?/

✦

\O ORDENAMENTO DO SUJEITO-DO-INCONSCIENTE ($)/

O ordenamento discursivo do candidato à análise é decisivo para o correto desdobramento do que irá ou não transcorrer sob o neologismo freudiano *Psychoanalyse* (Psicanálise).

Esse ordenamento consiste em 'pôr em seu lugar o que está em questão', a saber, no caso, *posicionar topologicamente as significações do candidato à análise de modo que o dispositivo propriamente analítico seja estruturado como tal* (Nota 01).

Ora, o posicionamento topológico das significações do candidato à análise deverá ocorrer *na e pela Plataforma Discursiva*, qual seja, naquele elemento mesmo que estrutura e faz operar diacronicamente – portanto, lógico-temporalmente – sua fala.

Entretanto, *atentemos para o seguinte*: trata-se de uma *candidatura à análise*, e, pois, para que essa inscrição venha a se posicionar naquilo que se almeja obter, será preciso que ela forneça o *ethos* (modo de ser próprio) no e pelo qual a comumente dita 'entrada em análise' poderá ser discursivamente validada.

Com efeito, qual é o *ethos* pelo qual o candidato à análise obtém sua inscrição no dispositivo epistemoclínico cognominado *Psychoanalyse* (Psicanálise), estruturando-o e fazendo-o operar de maneira legítima?

No texto basilar de sua incidência equivocante – logo, legitimamente poética – no campo psicanalítico, *Função e campo da fala e da linguagem em psicanálise* (1953), Lacan nos ensina que esse *ethos* é a *palore pleine* (palavra plena), qual seja, uma questão que institui o Outro enquanto lugar 'a-se-saber' para o analisando (N. 02).

Assim, a palavra plena é o questionamento como e enquanto tal, emergente na fala do analisando e que o fez transpassar sua candidatura à análise, substituindo o ponto final do dito *'Eu sofro.'*

e posicionando-o doravante no ponto de interrogação do dito '*Por que sofro?*' – substituição portanto instituinte do lugar 'a-se-saber' enquanto, propriamente, Outro (Ⱥ).

Nesse sentido vetorial (*da* candidatura à análise), o candidato adquiriu a cidadania discursiva de *analisando*, qual seja, a de falante já então corretamente posicionado no 'tempo para compreender' – a temporalidade lógico-discursiva na qual o ponto de interrogação do dito '*Por que sofro?*' será exaustivamente percorrido no registro *simbólico*, e, pois, no fato de estrutura psicanalítico segundo o qual as *representações* (significados) estão irrecorrivelmente apensas e indexadas ao encadeamento de *representantes* (significantes) enquanto 'marcas apagadas e/ou traços sem representação' (N. 03).

Observação: a palavra plena do analisando ('*Por que sofro?*') inaugurou a Plataforma Discursiva constituída por *quatro discursos radicais*, ou seja, *quatro discursos sem palavras* (discursos algebricamente formalizados pela articulação topológica entre as letras psicanalíticas S^1, S^2, $, a$) – pelo ordenamento lógico em 'giro retroativo': Discurso-Mestre (Discurso-Inconsciete), Discurso-Universitário (Discurso-Outro), Discurso-Psicanalítico (Discurso-Desejo) e Discurso-Histérico (Discurso-Analisando).

De fato, concluída a experiência epistemoclínica do 'tempo para compreender' – pautada pela palavra plena '*Por que sofro?*' –, o analisando tomar-se-á discursivamente ultrapassado pelo sintagma *sujeito-psicanalítico*, enquanto função que, posicionada no lugar Agente, institui o Discurso-Histérico, ou melhor, propriamente, o Discurso-Analisando.

Observação: exaustivamente experienciada no 'tempo para compreender', a palavra plena '*Por que sofro?*' institui a interdição/inter-dicção/dicção do analisando (sua estrutura): a partir de então, ele terá se tornado (futuro anterior) – pela subsunção das representações (significados) aos representantes (significantes) – uma subjetividade indexada ao sujeito interditado/inter-dictado/dictado, e, pois, a rigor, essa subjetividade está necessariamente referida ao Sujeito-do-Significante, *logo*, Sujeito-do-Inconsciente, vale dizer, Sujeito-do-Discurso (Sujeito do 'a-se-saber' do Outro: $ ↔ Ⱥ).

Mas por que é melhor retificar a nomeação Discurso-Histérico por Discurso-Analisando?

Porque o termo 'histeria' (e seus correlativos 'neurose histérica, sujeito histérico, sintoma histérico', etc) *não tem absolutamente nada a ver nem a fazer com uma renovada leitura freud-lacaniana da clínica psicanalítica*: o termo foi apressada e canhestramente tomado de empréstimo por Freud de dispositivos não-psicanalíticos (Neurologia, Psiquiatria, Psicologia, etc), prestando-se ao mal-entendido (de Lacan, inclusive) segundo o qual a práxis psicanalítica seria pautada por 'estruturas clínicas' ditas Neurose, Perversão e Psicose (N. 04).

(Infelizmente não há espaço nessas anotações para eu desdobrar minha argumentação contrária à existência *psicanalítica* das mal-ditas (hífen importante!) 'estruturas clínicas', favorável que será, meu argumento, em outra ocasião, à presença e ao ordenamento apenas e tão-somente do sujeito-psicanalítico [sujeito-interditado/inter-dictado/dictado: $].)

Não há como portanto 'ordenar a histeria', muito simplesmente porque nem 'histeria' nem 'histéricas/histéricos' existem para a Clínica dos Discursos, gestada por Lacan no transcorrer de seu ensino e finalmente formalizada no conjunto de cinco seminários que concluem a Lógica do Significante (Lógica de Interdição/Inter-dicção/Dicção), quais sejam, os seminários *De um Outro ao outro* (S. 16), *O avesso da psicanálise* (S. 17), *De um discurso que não seria do semblante* (S. 18), *...ou pior* (S. 19) e *Mais, ainda* (S. 20).

O ordenamento epistemoclínico ocorre pois na e pela instituição da Plataforma Discursiva dos *quatro discursos radicais* ('sem palavras'), no transcurso da qual produzir-se-á ou não o único diagnóstico verdadeiramente psicanalítico, qual seja, o da *autorização de si mesmo entre pares* (Autorização & Escola): das 'entrevistas preliminares' (palavra vazia: *candidatura à análise*) passa-se discursivamente ao 'tempo para compreender' (palavra plena: *entrada em análise* e/ou *analisando*), passando-se discursivamente em seguida ao 'momento de concluir' (palavra real: *conclusão de análise, ordenamento do constructo interdição/inter-dicção/dicção, sujeito-psicanalítico*).

Todavia, a subjetividade aí em tela irá *autorizar-se a analista* e, pois, irá avessar a Plataforma Discursiva a título de semblante de objeto causa de desejo (falta como objeto), ou escolherá retornar ao giro retroativo da plataforma sob a égide do Significante-mestre (S^1)?

Concluamos com uma importante intervenção de Lacan:

→ Vocês devem compreender que o mais-além ao qual somos reenviados é sempre outra palavra, mais profunda. (...). Afinal de contas, é ao ato mesmo da palavra enquanto tal que somos reenviados. É o valor desse ato atual que faz a palavra vazia ou plena. O de que se trata na análise da transferência é saber em que ponto da sua presença a palavra é plena. (LACAN, J. "A função criativa da palavra", *in: O seminário, livro 01: os escritos técnicos de Freud* [1953 – 1954]. Sessão de 09 de Junho de 1954. Rio de Janeiro: Jorge Zahar Editor, 1979: 277.) ←

\NOTAS/

(Nota 01) Cito Lacan:
→ (...) pôr em seu lugar o que está em questão. Afinal, se algo tem sentido no que nos preocupa, só pode ser o de pôr as coisas em seu lugar. (LACAN, J. "Produção dos quatro discursos", *in: O seminário, livro 17: o avesso da psicanálise* [1969 – 1970]. Sessão de 26 de Novembro de 1969. Rio de Janeiro: Jorge Zahar Editor, 1992: 19.) ←

(N. 02) Cf. LACAN, J. "Função e campo da fala e da linguagem em psicanálise" (1953), *in: Escritos* (1966). Rio de Janeiro: Jorge Zahar Editor, 1998: 238 – 324.

(N. 03) O significante (S) é uma marca qualquer do Outro (Ä) que faz de você a subjetividade equivocada dela ($).

(N. 04) Ao longo de seu ensino Lacan trouxe à luz as mal-ditas (hífen importante!) 'estruturas clínicas', valendo-se dos mecanismos freudianos ditos *Verdrängung* (Recalcamento: Neurose), *Verleugnung* (Desmentido: Perversão) e *Verwerfung* (Forclusão: Psicose).

\VOCÊ DESEJA O QUE QUER?/

❖

Essa questão pauta o trabalho clínico-discursivo realizado em análise e cabe ao analista sustentá-la do início à conclusão da *suposição* de saber a um *Outro* (suposição que Freud chamou de 'transferência').

Por quê?

Porque ela demarca a diferença estrutural entre *desejo* e *gozo*, ao mesmo tempo em que suporta – *como tal* – o correto ordenamento discursivo-clínico do analisando, assim como a necessária referência entre ambos.

De fato, o analisando *não sabe que quer gozar através de seus investimentos discursivo-objetais*, ou seja, não sabe que quer destruí-los (aos objetos) e nesse mesmo movimento destruir-se (dessubjetivar-se, vale dizer, objetificar-se 'por inteiro' ao pés do Outro).

Freud denominou esse procedimento de *além do princípio de prazer* (1920) e Lacan de *o significante é a causa do gozo* (1972).

Desde então, para Freud, a Necropulsão (*Todestrieb*) é a despótica regente do circuito pulsional (necroanal, necro-oral, necrogenital), fazendo valer a cada minuto o Masoquismo-Primordial (*Urmasochismus*).

Desde então, para Lacan, o Significante (*Signifiant*) institui a substância gozante (*substance jouissante*) e ela quer porque quer 'servir' ao Outro (*Autre*).

Em ambos os casos, trata-se de *vontade de destruição direta* – ou, com mais rigor, trata-se de *direta destruição da vontade*.

(Protestando corretamente contra essa estruturação, Nietzsche dirá que é preferível a *vontade de nada* ao *nada de vontade*...)

Naturalmente, a angústia é o afeto que, de Nietzsche a Heidegger e de Freud a Lacan, ressalta na fala do analisando em protesto mudo à crueldade da Rainha (Necropulsão) e à voracidade do Rei (Significante), forçando o analisando a retomar, a cada vez, sua pobre tentativa de 'nomear o Outro' (única maneira de superar a angústia, dirá Lacan): o analisando não percebe que a nomeação do Outro resulta por ser (por ser discursiva) *gozo com a renúncia ao gozo*, vale dizer, nos precisos termos de Lacan, 'mais-gozar' (*plus-de-jouir*: gozo compensatório que, como tal, compensa e/ou recupera a renúncia ao gozo).

Pois bem, se o gozo é *isso*, o que *disso* será o desejo?

Ora, sejamos claros com nosso campo epistemoclínico e consequentes com nossa prática: *o desejo é o gozo como falta*, ou, o que seria dizer o mesmo, o desejo é a *falta como objeto*.

Noutros termos, todo o dispositivo psicanalítico estrutura-se e opera de modo a fazer com que *o amor permita ao gozo condescender com o desejo*, ou seja, 'se ao supor saber ao Outro eu o amo' – aí está a soletração correta da transferência (Übertragung) –, pois bem, *cabe ao analista acolher essa suposição amorosa e sustentá-la ao ponto de que sua dessuposição tenha enfim possibilitado ao analisando desejar seu gozo, nada mais nada menos.*

Mas o que significa precisamente 'desejar seu gozo'?

Significa *construção em análise*: trabalhar no e pelo discurso amoroso/transferencial de maneira que o reinado estrutural do Significante e da Necropulsão *seja dessuposto*, ou, o que seria dizer o mesmo, de modo que *o gozo possa faltar* – mas faltar no único lugar próprio ao faltar, a saber, *na palavra* (por extensão, no discurso).

Retomemos portanto a questão: – *Você deseja o que quer?*

Essa questão encapsula ao seu modo aquilo que Lacan chamou de 'ética da psicanálise' (éthique de la psychanalyse), fornecendo-nos a abertura do que será desdobrado em análise e conquistado ao seu final, qual seja, *bem-dizer o impossível de dizer-bem*.

Bem-dizer: eis o desejo (a falta como objeto) sob a forma do 'mais-gozar' (*plus-de-jouir*).

O impossível de dizer-bem: eis o gozo ('o que quer') sob a modalidade do 'real' (*réel*).

Concluamos: a função Desejo do Psicanalista sustenta o 'semblante' (*semblant*) do corte necessário entre o Significante (do gozo: S^1) e a Letra (do desejo: *a*), de modo que desse corte advenha a subjetividade indexada ao sujeito da estrutura ($) – sujeito dividido estruturalmente pelo *querer* (a decomposição) e pelo *desejar esse querer* (a recomposição).

Por fim, a questão *Você deseja o que quer?* pode ser formalizada nos seguintes termos:

$$(\$ \lozenge a)$$

Leitura: o Sujeito ($) é causado pelo gozo como falta, e, pois, pela falta como objeto (*a*).

\ZIZEK OU COMO NÃO LER LACAN/

✦

Em 23 de Junho de 2010 o 'Segundo Caderno' do jornal *O Globo* (Rio de Janeiro) trouxe o anúncio de lançamento daquele que era até ali o mais recente livro de SLAVOJ ZIZEK (*1949) traduzido para o português, qual seja, a obra intitulada *Como ler Lacan* e sob a chamada promocional 'uma maneira erudita e *pop* de ler Lacan' – acrescentando-se: 'Se você acha que os textos e ideias de Lacan são incompreensíveis, é porque ainda não sabe *Como ler Lacan*' (Nota 01).

Pois bem, tomado de angustiosa perplexidade – afinal, será que Zizek teria aprendido a ler Lacan *sem* Miller? –, dirigi-me rapidamente às livrarias para obter o já incensado volume, a um só tempo erudito e *pop* e/ou *pop* e erudito...

Mas oh decepção!

Porque logo na 'Introdução' deparei-me com o seguinte:

→ Não há maneira melhor de ler Lacan, então, que praticar seu modo de leitura e ler os textos de outros *com* Lacan. Assim, cada capítulo desse livro vai confrontar uma passagem de Lacan com outro fragmento (de filosofia, de arte, de cultura popular e ideologia). A posição lacaniana será elucidada através da leitura lacaniana do outro texto. (ZIZEK, S. "Introdução", *in*: *Como ler Lacan*. Rio de Janeiro: Jorge Zahar Editor, 2010: 12.) ←

Observem: transcorridos praticamente vinte anos desde a publicação em língua portuguesa de *O mais sublime dos histéricos: Hegel com Lacan* (1991), o famigerado *com* ('ler os textos de outros *com* Lacan') retorna engalanado dos pés à cabeça sob forma de *narcíseo espelhamento* – aliás, Zizek confessa brutalmente o perverso espelhamento 'Zizek *com* Lacan', entregando-se sem mais a uma petição de princípio (quase um chiste) que faria as delícias do velho Freud:

→ A posição lacaniana será elucidada através da leitura lacaniana do outro texto. (ZIZEK, S. "Introdução", *in*: *Como ler Lacan*. Rio de Janeiro: Zahar, 2010: 12.) ←

Entretanto, nessa breve nota não me proponho listar os momentos em que o eriçado filósofo 'elucida a posição lacaniana através da leitura lacaniana do outro texto' (sic), mas permitam-me pelo menos uma amostra:

→ Quando, em Fevereiro de 2003, Colin Powell discursou na assembleia da ONU para defender o ataque ao Iraque, a delegação dos Estados Unidos pediu que a grande reprodução de *Guernica* de Picasso na parede atrás da tribuna fosse encoberta com um ornamento visual diferente. Embora a explicação oficial fosse que *Guernica* não fornecia o pano de fundo visual adequado para a transmissão televisiva do discurso de Powell, ficou claro para todos o que a delegação dos Estados Unidos temia: que *Guernica*, que imortaliza os resultados catastróficos do bombardeio aéreo alemão à cidade espanhola durante a guerra civil, desse origem a 'associações do tipo errado' se servisse como pano de fundo para o discurso de Powell defendendo o bombardeio do Iraque pela força aérea muito superior dos Estados Unidos. *É isso que Lacan quer dizer quando afirma que o recalque e o retorno do recalcado são um único e mesmo processo*: se a delegação dos Estados Unidos tivesse se abstido de pedir seu ocultamento, provavelmente ninguém associaria o discurso de Powell à pintura exibida atrás dele. Foi precisamente esse gesto que chamou a atenção para a associação e confirmou sua veracidade. (ZIZEK, S. "I. Gestos vazios e performativos: Lacan se defronta com a conspiração da CIA", *in*: *Como ler Lacan*. Rio de Janeiro: Zahar, 2010: 29. [Grifos meus: J. M. C. MATTOS.]) ←

Ora, no parágrafo anterior, Zizek vale-se do conceito psicanalítico de *recalque* para interpretar um exemplo colhido na realidade e o faz sem nenhuma diferenciação lógico-conceitual, ou seja, ao contrário da suposição do palrador filósofo, o retorno do recalcado poderia ter ocorrido exata e precisamente se a delegação dos Estados Unidos *não* pedisse que 'a grande reprodução de *Guernica* de Picasso na parede atrás da tribuna fosse encoberta com um ornamento visual diferente'.

Sendo assim, por que o retorno do recalcado poderia ter ocorrido?

Porque o recalcado (*Verdrängt*) é um fato-de-estrutura cuja ocorrência – pela via de seu retorno equivocador do campo representacional (as ditas 'formações do inconsciente' testemunham-no)

– independe inteiramente de situações conjunturais nas quais o que está em cena discursiva é a *repressão voluntária* tal como a realizada pela delegação estadunidense.

Noutros termos, à semelhança de elefante adentrando abrupta e atabalhoadamente em delicada sala de cristais, no exemplo anterior Zizek *toma o recalcado (estrutural) pelo reprimido (conjuntural)*, querendo nos fazer acreditar que o grotesco imbróglio criado por ele mesmo nos ensinaria afinal como ler Lacan!

Em resumo, ao praticar inadvertidamente uma intertextualidade maculada pela ausência de mediação simbólica entre as discursividades (portanto, entre os conceitos próprios a cada uma delas), o ansioso filósofo não consegue sobrepujar o *modus faciendi* apelativo de um 'com' e de um 'como' ao fim e ao cabo *narcíseos*, lançando-se erraticamente em um frenesi teorizante cujos contornos não lhe são fornecidos pelo *tertius* articulador (diferenciador, logo, referenciador) mas sim pelo espelhamento mortífero.

※

\NOTAS/

(Nota 01) Cf. *O Globo*. "Segundo Caderno", 24 de Junho de 2010: 05.

Cf. ZIZEK, S. *Como ler Lacan*. Rio de Janeiro: Zahar, 2010

※

\UMA CONFIDÊNCIA FINAL DE LACAN/

※

Espanta-me o pouco caso ou má-fé com que Lacan é traduzido para a Língua Portuguesa falada e escrita no Brasil.

Ora, passando os olhos pela *Internet* deparei-me com a fala original de Lacan e sua tradução em legendas que no geral dizem o contrário do que o psicanalista francês se propusera enunciar, lançando os ouvintes em uma noite na qual todos os pardos são gatos...

Assim, munido de meu farolete, entreguei-me novamente à tarefa de clarear um pouco os espíritos, não sem antes advertir-me de que eu fora derrotado nas vezes em que me apresentara como um analista que também lera Kant e Wittgenstein – não há nada de arrogante nessa sinalização, posto que se trata da confissão de um fracasso.

E para piorar as coisas pro meu lado, acrescentei um comentário à minha tradução, testemunhando dessa maneira o quão sou pouco atento para advertências sobre a impossibilidade de elucidar os espíritos – Lacan já nos informara de que não há *sob hipótese alguma* desejo de saber...

Mas deixemos pra lá minhas derrotas e passemos à confidência lacaniana.

Próximo à conclusão de seu ensino Lacan diz o seguinte:

→ La métaphore du Noeud Borroméen à l'état le plus simple est impropre. C'est un abus de métaphore, parce qu'en réalité il n'y a pas de chose qui supporte l'Imaginaire, le Symbolique et le Réel.

Qu'il n'y ait pas de rapport sexuel, c'est ce que est l'essentiel de ce que j'énonce.

Qu'il n'y ait pas de rapport sexuel parce qu'il y a un Imaginaire, un Symbolique et un Réel, c'est ce que je n'ai pas osé dire.

Je l'ai quand même dit.

Il est bien évident que j'ai eu tort, mais je m'y suis laissé glisser. Je m'y suis laisser glisser tout simplement.

C'est embêtant. C'est même plus qu'ennuyeux. C'est d'autant plus ennuyeux que c'est injustifié.

C'est ce qui m'apparäit aujourd'hui. C'est du même coup ce que je vous avoue.

Bien! ←

→← Citação colhida em: LACAN, J. *Le séminaire, livre 26: la topologie et le temps* (1978 – 1979). Paris, 09 de janeiro de 1979. Inédito.

Link para o vídeo: https://www.youtube.com/watch?v=amJyIPGltSA

\TRADUÇÃO/

→ A metáfora do Nó Borromeano em seu estado mais simples é imprópria. É um abuso metafórico porque na realidade *não há nada que suporte* o Imaginário, o Simbólico e o Real.

Que não haja correspondência e/ou complementaridade sexual (*rapport sexuel*), *isto que é essencial do que enuncio*.

Que não haja correspondência e/ou complementaridade sexual (*rapport sexuel*) porque há um Imaginário, um Simbólico e um Real [desenodados], é isso o que não ousei dizer.

Eu o tenho dito mesmo [afirmo aqui esta minha falta de ousadia].

É bem evidente que eu estava errado [por não ter ousado dizer], mas me deixei levar; me deixei levar, muito simplesmente.

É aborrecido. É mesmo mais do que aborrecido. É tão mais aborrecido por ser injustificado [que eu não tenha ousado dizer que a inexistência da relação sexual decorre do desenodamento entre Imaginário, Simbólico e Real].

É isso que me parece hoje. Concomitante a isso, eis o que lhes confidencio.

Bem! ←

→← Citação colhida em: LACAN, J. *O seminário, livro 26: a topologia e o tempo* (1978 – 1979). Paris, 09 de janeiro de 1979. Inédito.

\COMENTÁRIO DE J. M. C. MATTOS/

O essencial do ensinamento de Lacan é o fato de estrutura segundo o qual 'não há relação sexual (*rapport sexuel*)' entre os faletras (*parlêtres*).

Esse fato de estrutura diz respeito à impossibilidade de 'se escrever' a relação sexual (*rapport sexuel*), ou seja, fazê-la representar-se no e pelo constructo Linguagem/Discurso/Fala.

Nos termos de Lacan:

→ E o que faz com que a relação sexual (*rapport sexuel*) não possa se escrever é justamente esse buraco que toda Linguagem enquanto tal tampona: o acesso do ser falante a algo que se apresenta como, em certo ponto, *tocando no real*. Nesse ponto, aí se justifica que o real eu o defina como impossível, porque aí justamente ela não chega jamais – essa é a natureza da Linguagem – a escrever a relação sexual (*rapport sexuel*). (LACAN, J. *O seminário, livro 21: les non-dupes errent* [1973 – 1974]. Sessão de 20 de Novembro de 1973. Inédito.) ←

Isso posto, na sessão de 09 de Janeiro de 1979 (citada supra) Lacan dirá que a inexistência da relação sexual (*rapport sexuel*) *deve ser creditada* ao desenodamento entre Imaginário, Simbólico e Real – nos seguintes termos:

→ Que não haja correspondência e/ou complementaridade sexual (*rapport sexuel*) porque há um Imaginário, um Simbólico e um Real [desenodados], é isso o que não ousei dizer. ←

Assim, a metáfora 'Nó Borromeano' – registros Imaginário, Simbólico e Real *enodados dois a dois* – é imprópria para demarcar corretamente a inexistência da correspondência e/ou complementaridade sexual (*rapport sexuel*).

Pois bem, em seguida Lacan lamenta-se por 'não ter ousado dizer' até ali a impropriedade do Nó Borromeano *vis-à-vis* a inexistência da correspondência e/ou complementaridade sexual (*rapport sexuel*) entre os faletras (*parlêtres*) e que esta falta de ousadia teria sido o seu erro, na medida em que ele deixou-se 'muito simplesmente levar' – deixou-se levar pela falta de ousadia em demarcar *ab ovo* a causalidade estrutural entre a inexistência da relação sexual (*rapport sexuel*) e o desenodamento entre Imaginário, Simbólico e Real.

Finalmente, neste 'deixar-se levar' – nessa vacilação e/ou tropeço – residiria o motivo do aborrecimento sem justificativa de Lacan, pois ao concluir seu ensino ele nota com pesar que lhe faltara 'ousadia' para assumir que o 'essencial do que enuncio' – a inexistência da correspondência e/ou complementaridade sexual (*rapport sexuel*) – deve em última instância ser atribuída ao desenodamento entre Imaginário, Simbólico e Real.

Todavia, Lacan não dera esse passo, confidenciando-o contrariado aos seus ouvintes.

\QU'IGNORÂNCIA!/

Interpretação psicanalítica do posicionamento discursivo de NATÁLIA PASTERNAK.
Posicionamento expresso no livro intitulado QUE BOBAGEM! (2023)

※

Há pelo menos oito observações de Lacan necessárias para o correto ordenamento do atual debate sobre se a Ciência é ou não uma Psicanálise.

(O leitor atento terá percebido que no parágrafo anterior eu inverto perversa e obscenamente os termos da equação em disputa, inversão que será justificada em estilo lacaniano-elíptico – não menos perverso e obsceno, frise-se – no último parágrafo da presente intervenção.)

As observações de Lacan, poucas vezes frequentadas pelos psicanalistas, são as seguintes (em ordenamento cronológico):

→ Como progride uma análise?, senão pelas intervenções que impedem o sujeito a se objetivar, a se tomar, ele mesmo, por objeto. (LACAN, J. «Primeiras intervenções sobre Balint», *in: O seminário, livro 01: os escritos técnicos de Freud* [1953 – 1954]. Sessão de 26 de Maio de 1954. Rio de Janeiro: Jorge Zahar Editor, 1979: 236.) ←

→ A Ciência, se a examinarmos de perto, não tem memória. Ela esquece as peripécias em que nasceu uma vez constituída, ou seja, uma dimensão da verdade, que é exercida em alto grau pela Psicanálise. (LACAN, J. "A ciência e a verdade" [1965], *in: Escritos* [1966]. Rio de Janeiro: Jorge Zahar Editor, 1998: 884.) ←

→ Não há universo do discurso. (LACAN, J. *O seminário, livro 14: a lógica do fantasma* [1966 – 1967]. Sessão de 16 de Novembro de 1966. Inédito.) ←

→ (...) a ciência é uma ideologia da supressão do sujeito (...). (LACAN, J. "Radiofonia" [1970], *in: Outros escritos* [2001]. Rio de Janeiro: Jorge Zahar Editor, 2003: 436.) ←

→ Pois bem, o Discurso-Psicanalítico se especifica, se distingue por formular a pergunta de que serve essa forma de saber [científico], que rejeita e exclui a dinâmica da verdade. §. Primeira aproximação: serve para recalcar aquilo que habita o saber mítico. Mas ao excluí-lo no mesmo movimento, ela [a forma de saber científico] nada mais conhece dele [daquilo que habita o saber mítico] a não ser sob a forma do que reencontramos nas espécies do Inconsciente, quer dizer, como resíduo desse saber [do saber mítico], sob a forma de um *saber disjunto*. O que será reconstruído desse saber disjunto não retornará de maneira alguma ao Discurso-Científico, nem às suas leis estruturais. §. Quer dizer, aqui me diferencio do que Freud enuncia sobre isso [sobre a inscrição da Psicanálise no Discurso-Científico]. *Esse saber disjunto, tal como o reencontramos no Inconsciente, é estranho ao Discurso-Científico*. Por isso, justamente, é assombroso que o Discurso-Inconsciente se imponha. Impõe-se exatamente pelo que eu enunciava outro dia dessa forma que empregava, podem crer, por não ter outra melhor: que não diga asneiras. Por mais insensato que seja esse Discurso-Inconsciente, ele corresponde a algo relativo à instituição do próprio Discurso-Mestre. É isso que se chama de Inconsciente. Ele se impõe à Ciência como um fato [de discurso]. (LACAN, J. "O mestre castrado", *in: O seminário, livro 17: o avesso da psicanálise* [1969 – 1970]. Sessão de 18 de Fevereiro de 1970. Rio de Janeiro: Jorge Zahar Editor, 1992: 85.) ←

→ A astúcia analítica não será matemática. É mesmo por isso que o Discurso-Psicanalítico se distingue do Discurso-Científico. (LACAN, J. "Do barroco", *in: O seminário, livro 20: mais, ainda* [1972 – 1973]. Sessão de 08 de Maio de 1973. Rio de Janeiro: Jorge Zahar Editor. Segunda Edição, 1985: 159.) ←

→ O Discurso-Científico tem consequências irrespiráveis para o que se chama Humanidade. A Psicanálise é o pulmão--artificial graças ao qual se tenta assumir o que é preciso encontrar de gozo no falar para que a História continue. (LACAN, J. "Déclaration à France-Culture à propos du 28e. Congrès de Psychanalyse" [EFP: 1973], *in: Le Coq Héron*. Paris [France]. Nº 45 – 46: 05.) ←

→ Enfim, é preciso perceber que a Psicanálise não é uma ciência exata. (LACAN, J. "Abertura da seção clínica de Vincennes" [05 de Janeiro de 1977]. in: Opção lacaniana. Nº 30. São Paulo: Eólia, 2001: 09.) ←

☥

\UM PUXÃO EQUIVOCADO NAS ORELHAS DOS PSICANALISTAS/

Sejamos claros e consequentes: a bióloga NATÁLIA PASTERNAK (*1976) *acerta* ao afirmar que a Psicanálise 'é uma bobagem!', *mas o faz não pelas razões alegadas por ela nem pelas consequências irrelevantes atribuídas ao dispositivo clínico-psicanalítico.*

De fato, SIGMUND FREUD (1856 – 1939) descobriu 'uma bobagem', ou seja, algo que – se lido corretamente – possui um estatuto lógico e conceitual próprio, não se inserindo, todavia, em quaisquer protocolos epistemológicos de legitimidade teórica e prática até ali existentes, posto que, estruturalmente, *situa-se no avesso discursivo desses protocolos.*

Ora, JACQUES LACAN (1901 – 1981) é o lógico que efetivamente conseguiu, no transcorrer das três décadas de seu ensino, fornecer com admirável rigor metodológico os lineamentos básicos da descoberta freudiana do Inconsciente (*Unbewusste*, nos termos de Freud), de modo a, *pari passu*, demonstrá-lo (logicamente) e de-*monstrá-lo* (topologicamente) como *uma bobagem* (*Unebévue*, nos termos neológicos de Lacan).

Entretanto, por que o Inconsciente (*Unbewusste*, e, pois, *Unebévue*) é, teórica e praticamente, *uma bobagem*?

Porque ele é *efeito* de um dispositivo clínico dito *análise* – nada mais nada menos.

E o que devemos entender por esse dispositivo?

Pois bem, por dispositivo clínico dito *análise* devemos entender *um determinado agenciamento de componentes discursivos votado para o tratamento de subjetividades pautadas pela suposição de que há um campo de saber capaz como tal de ouvir e de responder aos seus 'sintomas' (mal-estares psicoemocionais os mais diversos).*

Nesse contexto divisamos dois elementos centrais para a correta operatividade do dispositivo clínico-analítico, quais sejam, de uma parte, a *direção do tratamento de subjetividades*, e, de outra, a *suposição de que há um campo de saber*.

Deve-se todavia observar que essas partes correlatas – a *direção* e a *suposição* – constituem-se de posicionamentos discursivos estruturalmente *diversos e díspares um do outro*, quais sejam, respectivamente, o posicionamento nomeado de Discurso-Psicanalítico (Discurso-Desejo) e o nomeado de Discurso-Histérico (Discurso-Analisando).

Contudo, não há espaço aqui para eu descrever os elementos conceituais e lógicos de cada uma dessas discursividades e que fazem com que sejam diversas e díspares uma da outra: basta-me acentuar que ambas se situam em uma plataforma discursivo-clínica pautada por 'quatro discursos radicais' cujo 'avesso interpretativo' – do qual decorre o necessário 'giro retroativo' entre os discursos – é operado pelo Discurso-Psicanalítico (Discurso-Desejo).

Além disso, cabe ressaltar que essa plataforma discursivo-clínica *não se perfaz* como 'campo unitário', ou seja, ela não exibe determinada 'unificação teórica' que a legitimaria como 'sistema', vale dizer, como *corpus* doutrinário cujos componentes lógico-conceituais e metodológicos estariam clara e distintamente assentados, univocamente articulados, etc.

Assim, a 'bobagem' aqui em tela – instituinte do *ethos* (modo próprio) da Psicanálise – não é outra senão a *suposição* por parte do analisando de que há um campo de saber que ouviria e responderia clínico-objetivamente à demanda de tratamento dos seus 'sintomas', fornecendo-lhe, ato contínuo, 'resultados verificáveis, mensuráveis, comprováveis', etc.

Essa suposição foi genialmente formalizada por Lacan a título de Sujeito-suposto-Saber (SsS), constructo que pauta ao fim e ao cabo aquilo que Freud cognominara de 'transferência' (*Ubertragung*) e que, tudo re-considerado em termos lógicos, institui e/ou inaugura discursivamente o *um* Inconsciente (*Unbewusst / Unebévue*) e/ou *um* Outro do analisando.

Mas a bobagem psicanalítica – *par excellence*, discursiva – está encapsulada naquilo que Lacan nomeou muitíssimo a propósito de 'palavra plena' (*parole pleine*), a saber, a enunciação interrogativa que abre para o analisando o Campo do Outro, e, pois, o horizonte *alter* de seu (dele, analisando) Inconsciente: *Por que sofro?*

Essa palavra plena – discursivo-transferencial que interroga o Outro, instituindo-o – testemunha com rigor e vigor exemplares o estatuto 'bobagem' da Psicanálise, posto que este '*um* Outro do analisando' (seu *um* Inconsciente) é de fato e de direito uma *suposição de saber* que, como e enquanto tal, *desdobra para o analisando um saber que lhe falta sob a forma benfazeja do ponto de interrogação* (?) – nada mais nada menos.

Alcançamos aqui o ponto nodal da leitura que Lacan realiza da escrita de Freud: o *um* Inconsciente e/ou *um* Outro do analisando – instituído pelo ponto de interrogação (?) transferencial, característico da palavra plena – é o saber suposto por esse analisando *mesmo e que lhe falta*, ou melhor, (estamos nesse momento subsumidos pela genialidade de Lacan), o *um* Inconsciente e/ou *um* Outro do analisando é estruturalmente *falta como saber*.

Sendo assim, uma análise transcorre pautada por três momentos lógico-discursivos, *cada um deles constituído por seu ponto gramatical específico* – nos seguintes termos:

└─ O ponto final (.) da palavra vazia (*parole vide*): não-interrogativo, e, pois, não-instituinte do *um* Inconsciente e/ou do *um* Outro do analisando, qual seja, *Eu sofro.*

O dito (*Eu sofro.*) é vazio de suposição de saber ao Outro, e, pois, ele é não-transferencial e/ou não-clínico.

A palavra vazia (*Eu sofro.*) pauta o momento da *entrevista preliminar*, situada como tal no registro *imaginário* (notação topológica: I).

└─ O ponto de interrogação (?) da palavra plena (*parole pleine*): interrogativo, e, pois, instituinte do *um* Inconsciente e/ou do *um* Outro do analisando, qual seja, *Por que sofro?*

O dito (*Por que sofro?*) é pleno de suposição de saber ao Outro, e, pois, ele é transferencial e/ou clínico.

A palavra plena (*Por que sofro?*) pauta o momento da *entrada em análise*, situada como tal no registro *simbólico* (notação topológica: S).

└O ponto de exclamação (!) da palavra real (*parole réel*): exclamativo, e, pois, entusiasmadamente afirmativo do *um* Inconsciente e/ou do *um* Outro do analisando, qual seja, *Falta como saber!*

O dito (*Falta como saber!*) é pleno de dessuposição de saber ao Outro, e, pois, ele é transferencial-conclusivo e/ou clínico-conclusivo.

A palavra real (*Falta como saber!*) pauta o momento da *conclusão de análise*, situada como tal no registro *real* (notação topológica: R).

Portanto, há 'três palavras' – seguidas de 'três pontos gramaticais' – cujos estatutos clínicos são decisivos para o correto e apropriado ordenamento da Plataforma Discursiva ('quatro discursos radicais', nos termos de Lacan) em tela no dispositivo psicanalítico, quais sejam, a *palavra vazia* (não-transferencial), a *palavra plena* (transferencial) e a *palavra real* (transferencial-conclusiva).

Formalmente:

MOMENTOS LÓGICO-DISCURSIVOS DE UMA ANÁLISE
Pontos gramaticais: (.) → (?) → (!)
Eu sofro. → *Por que sofro?* → *Falta como saber!*
Palavra vazia → Palavra plena → Palavra real
Entrevista → Entrada → Conclusão
Imaginário → Simbólico → Real
I.S.R.

Lacan sumaria esses momentos nas seguintes e decisivas passagens:

→ Por mais *bobagem* que seja o Inconsciente, ele se impõe à Ciência como um fato de discurso. (LACAN, J. "O mestre castrado", *in: O seminário, livro 17: o avesso da psicanálise* [1969 – 1970].

Sessão de 18 de Fevereiro de 1970. Rio de Janeiro: jorge Zahar Editor, 1992: 85.) ←

→ O que descobrimos na experiência de qualquer análise é justamente da ordem do saber-inconsciente e não do conhecimento ou da representação. Trata-se precisamente de algo em uma relação de razão que, como tal, articula um significante (S¹) a outro significante (S²). §. Entretanto, é nessa relação – justamente na medida em que ela *não se sabe* – que reside a base do que se sabe. §. Nela está a irrupção da série de lapsos e tropeços na qual se desdobra o Inconsciente. (LACAN, J. "O mestre e a histérica", *in: O seminário, livro 17: o avesso da psicanálise* [1969 – 1970]. Sessão de 17 de Dezembro de 1969. Rio de Janeiro: Jorge Zahar Editor, 1992: 28.) ←

→ É preciso que o *real* se sobreponha ao *simbólico* para que o Nó Borromeu seja realizado. É muito precisamente o de que se trata na análise: fazer com que o *real* – não a realidade, no sentido freudiano – se sobreponha ao *simbólico*. É claro que isto que eu enuncio aqui sob essa fórmula não tem nada a ver com um sobrepor-se no sentido *imaginário* de que o *real* devesse dominar o *simbólico*. (LACAN, J. *Seminário RSI* [1974 – 1975]. Sessão de 14 de Janeiro de 1975. Inédito.) ←

Concluamos: a Psicanálise é *uma bobagem* porque seu *ethos* (modo próprio) é pautado, desdobrado e sustentado pela *suposição* discursivo-transferencial de existência de um campo de saber apto como tal para ouvir e responder à demanda de tratamento de 'sintomas' por parte do analisando – essa suposição, marcada pela incidência e articulação sequencial de três pontos gramaticais (*final, interrogação, exclamação*, cf. supra) e testemunhada pelo analista, institui esse campo a título de *um* Inconsciente e/ou *um* Outro enquanto rigorosamente *falta como saber*.

Nesse sentido, a bobagem psicanalítica revela-se afinal como o *avesso estrutural* daquilo que o Discurso-Científico palra aos quatro ventos como besteira e marcada em última instância pela má-fé de seus prestidigitadores (os iracundos psicanalistas): pelo contrário, de boa cepa freud-lacaniana, nossa bobagem é de muitíssima boa-fé e há um século e meio desafina desbragadamente o coro dos contentes...

Justificamos assim os veementes protestos dos servidores do Discurso-Científico (cientistas, epistemólogos, etc) dirigidos à pretensa 'cientificidade' da Psicanálise, pois, de fato e de direito, na realidade construída por critérios de validação epistêmico-discursiva (mensurar, antecipar, projetar, falsificar, contrapor-se, etc), não há em suma como objetivar uma... *suposição*!

Mas, ao contrário da bobagem negativa denunciada a toque de caixa nas mídias pelos 'idiotas da objetividade' (imortal expressão de nosso analista de costumes NELSON RODRIGUES [1912 – 1980]), a suposição e/ou bobagem psicanalítica é despudoradamente *positiva*, exibindo a olhos nus e ouvidos escancarados seja a freudiana *Konstantekraft* (força constante) da Pulsão seja a lacaniana *manque comme objet* (falta como objeto) do Desejo – confluindo ambas, na e pela experiência clínico-psicanalítica, para a criação de subjetividades menos objetivamente idiotas...

Ouçamos Lacan:

→ Em suma, reencontramos aqui o sujeito do significante [$], tal como o articulamos no ano passado. Veiculado pelo significante [S^1] em sua relação com outro significante [S^2], ele deve ser severamente distinguido tanto do indivíduo biológico quanto de qualquer evolução psicológica classificável como objeto da compreensão. (LACAN, J. "A ciência e a verdade" [1966], *in: Escritos* [1966]. Rio de Janeiro: Jorge Zahar Editor, 1998: 890.) ←

Com efeito, afirmara GALILEU GALILEI (1564 – 1642) aos seus patéticos inquisidores: *Eppur si muove!*

Face a isso, como respondem os psicanalistas *influencers à bióloga Pasternak*?

Ora, eles sobem bisonhamente no cadafalso preparado por ela e, antes que o encapuçado verdugo lhes decepe os miolos mofados, querem porque querem provar e brandir para a sociedade 'a cientificidade inconcussa da Psicanálise' (sic)!

(Pausa para rirmos.)

O espetáculo é tragicômico: via de regra freudiana, ou seja, vetustamente exibindo barba e cabelo grisalhos (em prol, claro está, de sua demanda por respeitabilidade e honorabilidade... científicas), pois bem, os psicanalistas diminuem ainda mais a voz para, ato contínuo, deporem aos pés de Pasternak e asseclas a 'objetividade psicanalítica' – temerosos da lâmina a um milímetro de seus pescoços, eles sobrelevam angustiada e gagamente (eu os cito) 'a indubitável cientificidade do procedimento metodológico e dos resultados terapêuticos obtidos, muito embora inverificáveis do ponto de vista quantitativo' (sic), etc.

Bem, a Psicanálise freud-lacaniana tem tudo a ver com a *falta como objeto* (Desejo) no campo da *falta como saber* (Inconsciente) e quase nada com a terapia...

Vamos pois combinar: a *falta como objeto* (Desejo) no campo da *falta como saber* (Inconsciente) – a rigor, a bobagem descoberta por Freud e validada logicamente por Lacan – é de pavio a fio e vice-versa o que faz com que a Ciência *não esteja preparada* para a Psicanálise, *non è vero?*

Contudo, não passa pela cabeça daqueles *influencers* do cretinismo terapêutico – cabeça gozosa e antecipadamente decepada por Pasternak *and your time* – endereçar ao mundo a pergunta que não quer e que jamais deve calar:

– *Quem disse, Berenice, que os saberes (quaisquer) devem prestar conta de suas autoridades e legitimidades discursivas à Ciência?*

\A CRIANÇA NATÁLIA/

\A/

A bióloga NATÁLIA PASTERNAK (*1976) defende o discurso ao qual ela serve, ou seja, expõe os critérios de legitimação lógico-conceitual e metodológica próprios do Discurso-Científico e advoga pela preservação deles.

No caso (*entenda-se*: no caso empírico-científico), os servidores do Discurso-Científico trabalham com o OBJETO SEM FALTA no campo do SABER SEM FALTA (*entenda-se*: os servidores do Discurso-Científico trabalham com o Objeto Cognoscível no campo do Sujeito Cognoscente).

Nós, psicanalistas transferidos à leitura que JACQUES LACAN (1901 – 1981) realiza da escrita fundacional de SIGMUND FREUD (1856 – 1939), servimos ao Discurso-Psicanalítico, ou seja, expomos os critérios de legitimação lógico-conceitual e metodológica próprios de tal discurso e advogamos pela preservação deles.

No caso (*entenda-se*: no caso clínico-psicanalítico), na posição de servidores do Discurso-Psicanalítico, nós trabalhamos com a FALTA COMO OBJETO no campo da FALTA COMO SABER (*entenda-se*: trabalhamos com o Desejo no campo do Inconsciente).

Pois bem, num certo momento de seu ensino Lacan dirá que o Discurso-Científico *não está estruturalmente preparado para a admissão dessas faltas*, posto que ele opera segundo uma estruturação discursiva que não lhe permite tematizá-las e admiti-las como tais.

Além disso, especificamente, Lacan dirá que o Discurso-Científico é uma ideologia da supressão do Sujeito do Inconsciente (cf. a intervenção intitulada *Radiofonia*: 1970), ou seja, trata-se de uma discursividade caudatária do senso-comum (daí o termo 'ideologia') em acordo com o qual a subjetividade é adscrita apenas e tão-somente ao 'individual' e à 'consciência de si e/ou auto-consciência' (sic).

Ora, *uma coisa é uma coisa e outra coisa é outra coisa*: como dissemos anteriormente, o Discurso-Científico opera rigorosa e metodologicamente no campo do OBJETO SEM FALTA (Objeto Cognoscível) e do SABER SEM FALTA (Sujeito Cognoscente), enquanto que o Discurso-Psicanalítico opera rigorosa e metodologicamente no campo da FALTA COMO OBJETO (Desejo) e da FALTA COMO SABER (Inconsciente).

De fato, ensina-nos Lacan no *Seminário 17* (1969 – 1970), intitulado bem a propósito de *O avesso da psicanálise*: 'é preciso colocar as coisas em seus devidos lugares'.

\B/

A posição discursiva de Pasternak (servidora do Discurso-Científico, etc) faz com que ela DEMANDE OBJETIVIDADE NÃO-SEXUADA – nada mais nada menos do que isso.

Entretanto, paradoxalmente, demandar objetividade não-sexuada é exigir satisfação discursivo-pulsional (*mais-gozar*: gozo compensatório) sob condição de a SUBJETIVIDADE SEXUADA (nos termos Homem & Mulher) SER RIGOROSAMENTE EXCLUÍDA.

– NOTA: a subjetividade sexuada (nos termos Homem & Mulher) é pautada estruturalmente pela clivagem do Sujeito ($: sujeito-clivado, ou seja, sujeito da 'falta como objeto no campo da falta como saber').

Ora, considerando-se que o Discurso-Psicanalítico INCLUI a subjetividade sexuada em seu campo, ele NÃO PODE portanto satisfazer à demanda de objetividade não-sexuada exigida por Pasternak!

Assim, por um lado Pasternak DENUNCIA A IMPOTÊNCIA DO DISCURSO-PSICANALÍTICO EM SATISFAZÊ-LA e por outro lado ELA REPETE A CADA VEZ ESTA DENÚNCIA, obtendo afinal a única satisfação possível (o único gozo possível) aí em cena, qual seja, o mais-gozar discursivo (gozo compensatório advindo da impossibilidade estrutural de obtenção de um 'gozo plenamente satisfatório', etc).

Nesse sentido, Pasternak *não percebe* que, de modo paradoxal, ela mais-goza de sua denúncia da impotência do Discurso-Psicanalítico em satisfazer sua demanda de objetividade não-sexuada, vale dizer, é esta impotência mesma que em última instância lhe fornece a satisfação discursivo-pulsional implícita em sua demanda por objetividade não-sexuada!

Tragicomicamente, incluindo-se aqui a subjetividade de Pasternak, a objetividade não-sexuada demandada pela bióloga REVELA-SE ENFIM COMO DEMANDA DE MAIS-GOZAR (gozo compensatório, etc), à qual apenas sua reiterada denúncia do Discurso-Psicanalítico pode – pode? – satisfazer.

\C/

Tocamos enfim no principal, qual seja, na metáfora com a qual Pasternak supõe denunciar a impostura lógico-conceitual e metodológica do Discurso-Psicanalítico: exclama ela alegremente *A Psicanálise é uma Disneylândia discursiva!*

Contudo, o velho e bom BLAISE PASCAL (1623 – 1662) já nos alertara para o fato de estrutura segundo o qual *o coração tem razões que a própria razão desconhece* – como se sabe, na contramão do que pretendera Pascal, esse alerta fez cômica fortuna entre os românticos...

De sua parte, o velho e bom Freud também já nos havia alertado para o fato de estrutura segundo o qual *a realidade do Inconsciente é inapelavelmente infantil e sexual* – como se sabe, na contramão do que pretendera Freud, esse alerta fez cômica fortuna entre os psicanalistas...

Isso posto, a metáfora 'a Psicanálise é uma Disneylândia discursiva' expressa a ignorância crassa-inconsciente de Pasternak para com as sábias advertências descritas aqui, pois as razões de seu coração (desconhecidas pela razão de sua consciência, assevera Pascal) e a realidade infantil e sexual de seu Inconsciente (desconhecida pela realidade adulta e assexuada de sua consciência, assevera Freud), vamos lá, dizia eu, ambas empuxam a cômica Pasternak a *fantasiar* – logo, a desejar – que o parque de diversões estranhamente cognominado 'Psicanálise Disneylândia' possa um dia acolhê-la *festivamente*, de modo que a menina Natália consiga, livre afinal de seus fantasmas protossexuais, brincar desculpabilizada de cientista...

\BIBLIOGRAFIA/

LACAN, J. "A ciência e a verdade" (1965), *in: Escritos* (1966). Rio de Janeiro: Jorge Zahar Editor, 1998: 869 – 892.

LACAN, J. "Radiofonia" (1970), *in: Outros escritos* (2001). Rio de Janeiro: Jorge Zahar Editor, 2003: 400 – 447.

LACAN, J. *O seminário, livro 01: os escritos técnicos de Freud* (1953 – 1954). Rio de Janeiro: Jorge Zahar Editor, 1979.

LACAN, J. *O seminário, livro 02: o eu na teoria de Freud e na técnica da psicanálise* (1954 – 1955). Rio de Janeiro: Jorge Zahar Editor, 1985.

LACAN, J. *O seminário, livro 04: a relação de objeto* (1956 – 1957). Rio de Janeiro: Jorge Zahar Editor, 1995.

LACAN, J. *O seminário, livro 07: a ética da psicanálise* (1959 – 1960). Rio de Janeiro: Jorge Zahar Editor, 1988.

LACAN, J. *O seminário, livro 11: os quatro conceitos fundamentais da psicanálise* (1964). Rio de Janeiro: Jorge Zahar Editor, 1998.

LACAN, J. *O seminário, livro 14: a lógica do fantasma* (1966 – 1967). Inédito.

LACAN, J. *O seminário, livro 17: o avesso da psicanálise* (1969 – 1970). Rio de Janeiro: Jorge Zahar Editor, 1992.

LACAN, J. *O seminário, livro 20: mais, ainda* (1972 – 1973). Rio de Janeiro: Jorge Zahar Editor, 1985.

LACAN, J. *O seminário, livro 22: RSI* (1974 – 1975). Inédito.

PASTERNAK, N. & ORSI, C. *Que bobagem!: pseudociências e outros absurdos que não merecem ser levados a sério.* São Paulo: Editora Contexto, 2023.

\QUE É PSICANÁLISE?/

❖

> A arte do analista deve consistir em suspender as certezas do sujeito, até que se consumem suas últimas miragens. E é no discurso que deve escandir-se a resolução delas. (LACAN, J. "Função e campo da fala e da linguagem em psicanálise" [1953], in: *Escritos* [1966]. Rio de Janeiro: Jorge Zahar Editor, 1998: 253.)

Psicanálise é arte ultradelicada exercida por uma função que testemunha a criação ficcional pelo analisando de seu '*um* Inconsciente e/ou *um* Outro'.

(Lacan nomeou essa função testemunhal de Desejo do Psicanalista.)

(Trata-se de '*um* Inconsciente e/ou *um* Outro' porque *a criação ficcional é obra de uma subjetividade singular e real, ou seja, impossível de ser reproduzida por terceiros*.)

(A criação é ficcional porque *estruturalmente discursiva* e pautada pela temporalidade gramatical dita 'futuro anterior' [terá sido], própria ao fenômeno transferencial que institui o '*um* Inconsciente e/ou *um* Outro' do analisando.)

Nesse contexto discursivo (não há como não sê-lo), a criação ficcional pelo analisando de seu '*um* Inconsciente e/*ou um* Outro' chama-se 'transferência', ou seja, essa criação consiste na subsunção estrutural (englobamento necessário) do analisando pelo Sujeito suposto ao Saber Inconsciente (SsS, termos de Lacan).

(A rigor, o analisando 'é' o Sujeito suposto ao Saber Inconsciente, vale dizer, ele 'é' a ficção transferencial instituinte de seu '*um* Inconsciente e/ou *um* Outro'.)

Em termos epistemoclínicos (porque há *um* saber sob tratamento discursivo), a transferência opera o ordenamento da 'falta como objeto' (Desejo) no campo da 'falta como saber' (Inconsciente e/ou Outro).

(Sim: Desejo é *falta como objeto* e Inconsciente é *falta como saber*.)

Concluída essa operação transferencial de ordenamento do Desejo (da *falta como objeto*) no campo do Inconsciente (da *falta como saber*), o analisando terá estado apto para *reinventar a Psicanálise*, a saber, ele terá sido ultrapassado pelo único diagnóstico legitimamente psicanalítico: 'autorizar-se de si mesmo a analista' (termos de Lacan).

(Sim: a cada autorizar-se de si mesmo a analista, reinventa-se a Psicanálise.)

A sutilíssima arte psicanalítica então conclui-se no e pelo autorizar-se de si mesmo a analista, abrindo-se novamente nesse ponto de reinvenção.

\UM (APENAS UM) DIAGNÓSTICO CLÍNICO/

✦

A CLÍNICA DOS DISCURSOS testemunha a existência de um (apenas um) diagnóstico clínico, qual seja, A AUTORIZAÇÃO DE SI MESMO: ela é o ato maior de ultrapassamento do analisando pela sua experiência de giro retroativo no interior da PLATAFORMA DISCURSIVA – giro radical que lhe permitiu escrever sua FALTA COMO OBJETO (logo, Desejo) no campo de sua FALTA COMO SABER (logo, Inconsciente), autorizando-o à escritura instituinte da função DESEJO DO PSICANALISTA, a saber, (Semblante : a / S^2 : Verdade).

Ouçamos Lacan:

→ L'autorisation est le seul diagnostic véritablement psychanalytique, car elle témoigne du passage clinique de l'analysant à l'analyste. (LACAN, J. *Le séminaire, livre 24: l'insu que sait de l'une-bévue s'aile à mourre* [1976 – 1977]. Leçon 10 Mai 1977. Inédite.) ←

→ A autorização é o único diagnóstico verdadeiramente psicanalítico, pois ela testemunha a passagem clínica de analisando a analista. (LACAN, J. *O seminário, livro 24: l'insu que sait de l'une-bévue s'aile à mourre* [1976 – 1977]. Sessão de 10 de Maio de 1977. Inédito.) ←

Nesse âmbito, a FALTA COMO OBJETO (Semblante: Desejo) e a FALTA COMO SABER (Verdade: Inconsciente) operam ambas a título de RESPOSTA DO REAL, posto que 'analista' é a função que testemunha a cada vez o ordenamento correto do impossível na Estrutura (Ꞙ) – nos seguintes termos:

→ É preciso que o real se sobreponha ao simbólico para que o Nó Borromeu seja realizado. É muito precisamente o de que se trata na análise: fazer com que o real – não a realidade, no sentido freudiano – se sobreponha ao simbólico. É claro que isso que eu enuncio aqui sob essa fórmula não tem nada a ver com um sobrepor-se no sentido imaginário de que o real devesse dominar o simbólico. (LACAN, J. *Seminário 22: R.S.I.* [1974 – 1975]. Sessão de 14 de Janeiro de 1975. Inédito.) ←

Assim, o único diagnóstico epistemoclínico válido na análise é aquele que resulta como ULTRAPASSAMENTO DO ANALISANDO PELA AUTORIZAÇÃO DE SI MESMO À FUNÇÃO DESEJO DO PSICANALISTA, na medida em que ela ordena corretamente na Estrutura (A̸) quer o avesso da Plataforma Discursiva (avesso: Discurso-Psicanalítico enquanto Discurso-Desejo) quer a sobreposição do real (impossível: 'não cessa de não se escrever') ao simbólico (contingente: 'cessa de não se escrever').

Finalmente, a REINVENÇÃO DA PSICANÁLISE está estritamente indexada a esse diagnóstico, na medida em que ele testemunha – a cada vez, *singularmente* (isso não tem nada a ver com 'indivíduo') – o nascimento até ali inédito de UM (APENAS UM) NOVO ANALISTA.